临床医师诊疗丛书

名誉总主编　夏穗生　黄光英
总　主　编　陈安民　徐永健

# 普通外科疾病诊疗指南

第3版

主　编　陈孝平　易继林



科学出版社
北　京

## 内 容 简 介

本书分为两部分共三十八章。第一部分系统介绍了外科总论、普通外科基本问题及普通外科常见疾病的病因、病理、诊断、鉴别诊断和治疗；第二部分系统阐述了普通外科手术治疗的基础理论和各种手术方法，包括甲状腺、乳腺、胃、肠、肝、胆、胰、脾、肛管、腹壁、周围血管等普通外科伤病的手术治疗技术，对各种手术的适应证、禁忌证、术中注意要点、术后处理和并发症防治等予以详述。全书内容翔实、丰富，较全面地反映了普通外科手术学的发展水平，具有较高的实用价值。

本书主要供临床各级医师查阅参考，也可作为高等院校相关专业本科生、专科生及接受成人教育的学生参考书。

**图书在版编目(CIP)数据**

普通外科疾病诊疗指南／陈孝平，易继林主编. —3 版. —北京：科学出版社，2014. 1
(临床医师诊疗丛书／陈安民，徐永健总主编)
ISBN 978-7-03-039153-7

I. 普… II. ①陈… ②易… III. 外科-疾病-诊疗-指南 IV. R6-62

中国版本图书馆 CIP 数据核字(2013)第 273185 号

责任编辑：戚东桂　郑　红／责任校对：鲁　素
责任印制：赵　博／封面设计：范璧合



科学出版社 出版
北京东黄城根北街 16 号
邮政编码：100717
http://www.sciencep.com

北京华宇信诺印刷有限公司印刷
科学出版社发行　各地新华书店经销
*
1999 年 4 月第　一　版　开本：787×960　1/32
2014 年 1 月第　三　版　印张：23
2025 年 2 月第十二次印刷　字数：617 000

**定价：69.00 元**
(如有印装质量问题，我社负责调换)

# 《临床医师诊疗丛书》
# 编委会

# 《普通外科疾病诊疗指南》
# （第 3 版）编写人员


**主　编**　陈孝平　易继林

**编　者**　（按姓氏汉语拼音排序）

曹志新　陈孝平　陈义发
丁志强　冯永东　龚建平
胡俊波　胡元龙　黄　丹
李兴睿　刘飞龙　刘谨文
罗学来　梅　斌　覃吉超
秦仁义　童宜欣　王　其
王剑明　吴剑宏　吴亚群
薛新波　严　群　阳　军
杨传永　易继林　殷　茜
俞亚红　张　林　张贯启
张万广　张志伟　周　毅
邹声泉　邹　游

# 前　言

普外科作为外科基础,近年来得到了飞速发展。为了适应我国医学的快速发展,满足广大从事普外科临床工作的外科医生和临床实习生的要求,进一步提高临床普外科医师的诊治技能和水平,科学出版社组织同济医院长期从事临床一线工作的普通外科专家、教授结合他们多年的临床、科研及教学经验撰写了便携式专科参考书《普通外科疾病诊疗指南》。全书以普通外科常见疾病症状的诊断、鉴别诊断与处理为主要内容,系统介绍了普通外科常见疾病症状的共同特点、诊断方法、鉴别诊断思路、手术方法等;内容全面,编排新颖,科学实用,临床指导性强,注重实用性和理论与实践的衔接,适合初、中级外科医师和实习医师阅读参考。

本书自出版以来,受到了广大读者的欢迎,多次重印。此次《普通外科疾病诊疗指南》(第3版)进行了全面的修改,保持了"使用方便"的风格,同时突出了近些年来普通外科领域的新理论、新技术、新方法。我们感谢大家一直以来对本书的厚爱,同时也恳请广大读者再次提出宝贵意见,以便我们修正。

编　者

2013年2月

# 《临床医师诊疗丛书》第3版前言

《临床医师诊疗丛书》于1999年第一次出版，共32个分册；2005年经过修订增至35个分册。本丛书出版至今，大部分分册累积印数达上万册，获得各方好评，深入人心。

随着近年来医学科学飞速发展，临床上新理论、新技术和新方法不断出现，第2版中的内容已显陈旧，难以全面反映学科发展水平和当前临床现状。因此，根据客观形势的变化情况对本丛书加以修订补充，既是时代迅猛发展的迫切要求，也是学科逐步完善的必经步骤。

此次修订保持了前两版的编写风格，仍是在反映学科最新进展的基础上，侧重疾病的诊断与治疗，坚持“使用方便”的原则。我们对35个分册进行了全面的修改，重点突出临床实践部分以及近几年来疾病诊断与治疗的一些新理论、新技术和新方法（特别是国内外新的诊断与治疗标准的介绍和医学名词的更新）。另外，本次改版新增《重症医学临床诊疗指南》、《医院感染预防与控制指南》、《过敏性疾病诊疗指南》、《临床输血指南》、《临床营养指南》、《创伤外科临床诊疗指南》6个分册，根据学科发展将原《胸心外科疾病诊疗指南》细分为《心血管外科疾病诊疗指南》和《胸外科疾病诊疗指南》，共计42个分册。此次改版还增加了线条图、流程图、影像图和表格等，便于读者理解和记忆。

本丛书十余年来一直受到医学界同仁的广泛支持和帮助，我们再次深表感谢；同时也恳请大家继续关注和喜爱《临床医师诊疗丛书》第3版，并提出宝贵意见，以便我们持续改进。编委会对科学出版社的精心编辑表示衷心感谢。

陈安民　徐永健
华中科技大学同济医学院附属同济医院
2013年4月

# 《临床医师诊疗丛书》第 2 版前言

《临床医师诊疗丛书》1999 年出版了第 1 版，共 32 个分册，本次对 32 个分册进行了全面的修改，另外增加了《老年疾病诊疗指南》、《临床病理诊断指南》、《临床护理指南》3 个分册。第 2 版共 35 个分册，保持了第 1 版的编写风格，重在临床“使用方便”四字。本次修改过程中，突出了近几年来疾病诊断与治疗的一些新理论、新技术、新方法。

本丛书自出版以来，受到了广大读者的欢迎。各个分册都进行了重印，不少分册多次重印。我们感谢大家对本丛书的厚爱，同时也恳求广大读者再次提出宝贵意见，以便再版时修正。编委会对原总主编夏穗生、黄光英、张良华三位教授对本丛书第 1 版所做出的贡献，对科学出版社的精心编辑一并表示感谢。

陈安民　徐永健

华中科技大学同济医学院附属同济医院

2005 年 5 月

# 《临床医师诊疗丛书》第1版前言

临床医学参考书籍可谓浩如烟海。从大型的学术专著到简明的临床应用手册,内容和形式层出不穷。然而对大多数工作在临床一线的中青年医师来说,尚缺一类便携式专科参考书。这类书在内容上应介乎前述两类参考书之间,既不像大型学术专著那样从基础到临床,庞杂繁复,查阅不便,又不至于像综合性的临床手册过于简单,不能满足临床诊断治疗细则的需要。有鉴于此,我们组织各临床专业科室的专家编撰了这套《临床医师诊疗丛书》。

同济医科大学建校已近百年,一直是国家卫生部直属重点高等医科院校。同济医院是同济医科大学的附属医院,为卫生部第一批评定的三级甲等医院,也是全国文明窗口十家示范医院之一。我们编撰这套《临床医师诊疗丛书》是以这所综合性大型教学医院多年来不断修订的临床诊疗常规为依据,博采各临床专业专家学者们的经验及心得,集临床医学精髓之大成,以现代性、实用性为特色,面向临床一线专业医师和技术人员。

全书由32个分册组成,包括26个临床医学二、三级专业学科和6个临床诊疗辅助专业分册。各分册结合综合性医院的诊疗常规,自临床的一般性问题到专科性疾病,从病因、病理至诊断、治疗,从常用的诊疗技术到高新专科手术及疗法,层次分明地予以阐述,重点在于实用性强的临床诊断、鉴别诊断及治疗方式、方法。

我们的目的及愿望是既为综合性大型医院提供一套全面系统的诊疗常规参考书，又能为临床主治医师、住院医师、研究生、实习医师奉献一套“新、全、实用”的“口袋”书。

全书编写历经一年，全体参编人员付出了艰辛的劳动，经过科学出版社编辑同志们的精心雕琢，全书各分册得以先后面世，我们谨对上述同仁的勤奋工作致以衷心的谢意。本丛书参编人员达数百人之多，故文笔文风殊难一致；限于编写者的水平，加之时间紧迫，疏误之处在所难免，祈望读者不吝赐教，以便再版时予以订正。

夏穗生　黄光英　张良华
同济医科大学附属同济医院
1998 年 9 月

# 目　　录

# 第一章　临床诊疗技术

## 一、静脉切开术

【适应证】

1. 严重脱水、休克及周围静脉塌陷致静脉穿刺困难者。
2. 重大手术前为保证术中输液及输血的量和速度者。
3. 危重或休克病人需保持静脉开放 72 小时以上者。
4. 需静脉切开置管监测者。

【操作要点】

（一）切开静脉选择

一般选择内踝前上方的大隐静脉，必要时也可选择卵圆窝处大隐静脉、头静脉、颈外静脉等。

（二）切开操作

1. 适当标记静脉，以 2% 普鲁卡因做局部浸润麻醉。

2. 直接在静脉之上做纵行或横向切开，以蚊式钳分开皮下组织，找到静脉并使其与周围组织分离。

3. 穿过两条丝线后，结扎远心端丝线。提起静脉结扎线，用剪刀将静脉横剪一小口，将静脉导管插入。一般需插入 10cm 以上。

4. 结扎近心端丝线，使静脉与导管密固，连接输液管开始输液。

5. 确认导管输注通畅后缝合皮肤切口并固定导管。

【注意事项】

1. 静脉切开输液一般可连续使用 5 ~ 7 天。

2. 最常见的并发症为静脉炎。导管留置期间每天应用 2.5% 碘伏和酒精涂敷，局部更换敷料。一旦发现小腿肿胀、静脉呈红线炎症,应即刻拔除输液管停止输液,予抬高患肢、局部热敷并应用抗生素治疗。

3. 输液中药物浓度不宜过高,以减少对血管壁的刺激。

## 二、深静脉置管术

**【适应证】**

1. 严重创伤、休克以及急性循环衰竭等危重病人的抢救。
2. 重大手术前为保证术中输液及输血的量和速度。
3. 需长期输液而周围静脉已无法利用者。
4. 需经深静脉进行全胃肠外营养治疗者。
5. 监测中心静脉压。
6. 用于肺动脉插管监测肺动脉压、肺动脉楔压及安置心内电极、心脏临时起搏器等特殊目的。

**【置管操作】**

(一) 插管途径

插管可选择锁骨下静脉、颈内静脉、颈外静脉、股静脉等,其中以锁骨下静脉最为常用。

(二) 穿刺针及导管

1. 针内管:导管经穿刺针内腔插入。使用此类穿刺针时,一般先用细针穿刺确定静脉的位置和方向,再改用 5 ~ 6cm 长的大口径薄壁穿刺针按细针定位方向进针。穿刺成功后,即由针腔内插入相应粗细的导管入静脉。注意当插入导管已出针尖、继续插入有困难时,绝不能后退导管,以免锐利的穿刺针头割裂甚至割断导管,造成导管碎片栓塞。

2. 管内针:又称外套管穿刺针,套管尖端与穿刺针严密封固,从而保证静脉刺破口的大小与外套管的外径一致,穿刺部位漏血的机会减少。成人一般用外径为 12mm、针杆长 16 ~ 17cm 的管内针,外套管内径为 14mm、外径 18 ~ 20mm。

(三) 操作方法

1. 锁骨下静脉穿刺:锁骨下静脉为腋静脉的延续,起于第

1 肋外缘，成人长约 3～4cm。因左侧有胸导管，临床多选右侧锁骨下静脉穿刺。成人送入导管约需 12cm。锁骨下静脉置管有易固定、可长期置管的优点。穿刺径路分经锁骨下和锁骨上两种进路，目前以锁骨上径路为常用。

(1) 锁骨上径路(图 1-1、图 1-2)：病人肩部抬高，头尽量转向对侧并挺露锁骨上窝。胸锁乳突肌锁骨头的外侧缘、锁骨上约 1cm 处为进针点。针杆与锁骨或矢状面(中线)呈 45°，在冠

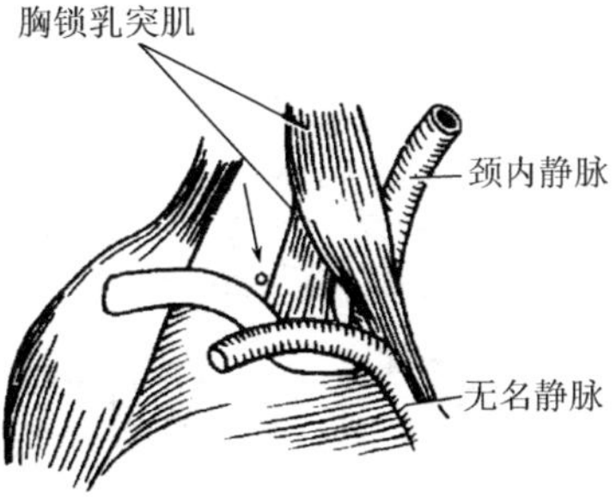


图 1-1　显示经锁骨上径路穿刺进针点

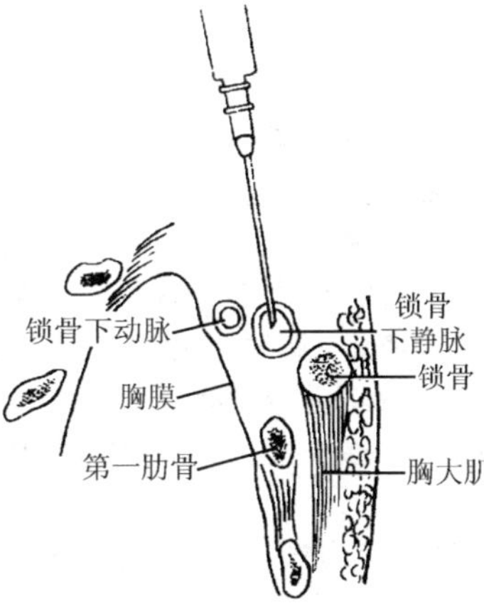


图 1-2　锁骨上穿刺进针点周围解剖关系

状面针杆保持水平或略向前偏 15°,指向胸锁关节。通常进针 15～20cm 即可进入静脉。进针过程中针尖在胸锁乳突肌锁骨头的深部肌膜中行进,不易损伤锁骨下动脉与胸膜,成功率高。

(2) 锁骨下径路:患者上肢垂于体侧并略外展,保持锁骨略向前,使锁肋间隙张开以便于进针。在锁骨中点下一横指处或锁骨中、内 1/3 交界处,紧靠锁骨下缘进针。针尖指向胸骨上切迹或甲状软骨下缘,穿刺时尽可能保持针杆与胸壁平行,避免进针过深刺破胸膜和肺(图 1-3)。

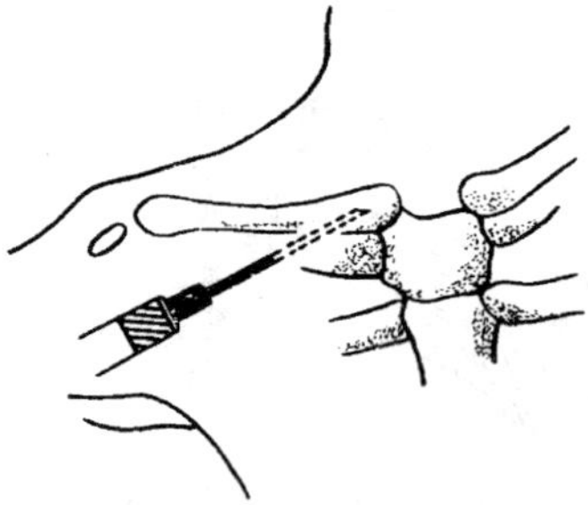

图 1-3　经锁骨下径路穿刺示意图

2. 颈内静脉穿刺:颈内静脉解剖位置固定,较少变异,且不因年龄、胖瘦而改变,穿刺并发症少,是临床上常用的中心静脉穿刺径路。因右侧颈内静脉较左侧粗,与无名静脉所成角度小(几乎为一直线),而左侧颈根部有胸导管,左侧胸膜顶亦较高,故多选用右颈内静脉插管。依据颈内静脉与胸锁乳突肌之间的关系,可分别在胸锁乳突肌的前、中、后三个方向进针。以中路途径较不易伤及胸膜及颈总动脉。

下面以颈内静脉中路穿刺为例,略述深静脉穿刺置管的一般方法。

(1) 病人仰卧,头低 15°～20°,使静脉充盈。颈短患者及婴幼儿可在肩下垫薄枕。头转向对侧,使颈部伸展。操作者站在病人头前。

(2) 消毒铺巾后触摸胸锁乳突肌的胸骨头和锁骨头以及与锁骨所形成的三角(胸锁乳突肌三角),确认三角形的顶部作为皮肤定点(图 1-4),并做皮下浸润麻醉。

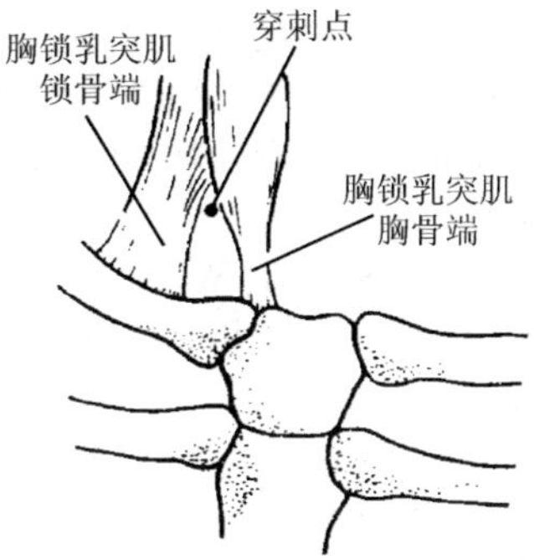


图 1-4　颈内静脉中路穿刺点示意图

(3) 试穿:针杆与中线平行,与皮肤呈 30°～45°指向尾端进针。在进针过程中保持注射器内轻度持续负压,以能及时确认针尖已进入静脉,成功即拔出试探针。

(4) 进针点皮肤用三刃针戳一小口直达皮下。

(5) 将连接注射器的外套管穿刺针沿前试探途径穿刺,预计针尖达到静脉浅面,一手持针杆,另一手持注射器并保持适当的负压徐徐进针,当针尖进入静脉时常有突破感,回抽血流通畅。

(6) 继续进针 2～3mm,确保外套管进入静脉腔,固定内针,捻转推进外套管。

(7) 拔除内针,外套管针座连接输液测压装置。

(8) 缝线固定针座。

3. 颈外静脉穿刺:由于颈外静脉在入锁骨下静脉处呈锐角,且有静脉瓣,患者呼吸及头颈位置的改变均可影响其血流,故导管的插入可在进入锁骨下静脉处受阻。必要时可先插入导引钢丝,然后沿钢丝导入导管。

【注意事项】

1. 皮肤戳口要够大够深,使外套管通过皮肤和皮下组织时无阻力。

2. 外套管推进有困难时,穿刺针尖可能偏于血管的一侧或内针进入过深顶于血管的对侧壁,遇此情况可拔除内针,将外套管针座连接注射器,慢慢地边抽边退出导管,直至回血通畅,然后较大幅度地捻转外套管,利用导管的自然弯度改变管尖的方向,使导管前进。

3. 用外导管穿刺针穿刺时,从皮肤至针尖进入静脉的距离常较用细针试探时为长,当针尖已达预计深度时可边吸边退针,常可获得畅通回血。

4. 在操作过程中一定要注意患者体位和局部解剖标志之间的关系。掌握多种径路亦属必要,以便一种径路失败时能及时改做另一径路。

5. 有条件者及有必要时,穿刺完毕后可立即拍摄胸部 X 线片以证实导管位置。

【并发症】

1. 心脏压塞:多由心脏穿孔引起,与导管过硬、置入过深有关,是最严重的并发症。

2. 气胸、血胸、水胸:气胸发生率为 2% ~ 10% 。术后应常规做胸部体检,必要时摄 X 线胸片,以及时发现气胸。呼吸困难及同侧呼吸音减低均提示气胸的可能。一旦确诊,及早做胸腔闭式引流。穿刺过程中若将静脉或锁骨下动脉壁撕破或穿透,同时又将胸膜刺破,血液流入胸腔则形成血胸。如导管误入胸腔或纵隔,液体注入上述部位就可引起水胸或水纵隔。插管后应常规将输液瓶降低至心脏水平之下,观察回血是否通畅,以确认导管前端是否位于血管腔内。此类并发症确诊后立应即拔除导管,必要时开胸止血并放置闭式引流。

3. 空气栓塞:空气经穿刺针或导管进入血管内,多发生在经针孔插入导管时。取头低位穿刺及采用外套管针穿刺,常可避免此种意外。

4. 局部血肿:多发生于使用管内针穿刺及误伤动脉时。

5. 感染：强调无菌操作技术，避免反复穿刺造成局部组织损伤过大及血肿形成。导管留置期间每天用2.5%碘伏和酒精涂敷，局部更换敷料亦可预防感染。注意，如病人有发热、白细胞增加、局部压痛和红肿，即应拔除导管，并做细菌培养，同时给予抗生素治疗。

附：中心静脉压监测

中心静脉压（CVP）为接近右心房的腔静脉压，亦可视为右心室充盈压。正常为0.58～1.17kPa（6～12cm$H_2O$），主要决定于心肌收缩力、血容量和静脉张力。

【测定方法】

静脉导管置入腔静脉后，通过"Y"形管或三通开关将水压力计、输液器及静脉导管连为一体。测压时先开放水压力计输液器通路、阻断输液器静脉导管通路，使水压力计的液面上升至2.94kPa（30cm$H_2O$）；再阻断水压力计输液器通路、开放水压力计静脉导管通路，观察水压力计液面下降至仅随呼吸而轻微上下波动时记录为CVP值。非测压时阻断水压力计输液器通路、开放输液器静脉导管通路，持续输注，保持管路通畅。亦可将导管与电子换能器相连接，如此可在监测示波屏上显示压力数据并可自动记录。

【注意事项】

1. 水压力计零点定位于右心房水平，相当于平卧位腋中线水平。

2. 连接导管不宜过细，每日以肝素生理盐水冲洗2次。

3. 导管一定要放置在右心房附近大静脉内，最好不以大隐静脉为入路，因为外科腹内压改变对CVP影响大。

【临床意义】

临床上常用CVP作为补充血容量的依据（表1-1），但应注意，强心剂、血管活性药物和胸腔压力等因素均可影响CVP。必要时应试做补液试验：于5～10分钟内输入等渗盐水250ml，若血压升高而CVP不变，提示血容量不足；若血压不变而CVP升高达0.29～0.49kPa（3～5cm$H_2O$），则提示心功能不全。

表 1-1 中心静脉压与补液的关系

| 中心静脉压 | 血压 | 原因 | 处理原则 |
|---|---|---|---|
| 低 | 低 | 血容量严重不足 | 充分补液 |
| 低 | 正常 | 血容量不足 | 适当补液 |
| 高 | 低 | 心功能不全或血容量相对过多 | 给予强心、纠酸、舒张血管 |
| 高 | 正常 | 容量血管过度收缩 | 舒张血管 |
| 正常 | 低 | 心功能不全或血容量不足 | 补液试验 |

## 三、腹腔穿刺术

【适应证】

1. 诊断性穿刺

(1) 腹部创伤疑有肝、脾等实质性脏器或胃肠等空腔脏器破裂者,特别是对受伤史不明或伤后昏迷者,以及休克难以用其他部位创伤解释者,均具鉴别诊断价值。

(2) 急性腹膜炎,如胃十二指肠溃疡急性穿孔、坏疽性阑尾炎穿孔、急性重型胰腺炎、绞窄性肠梗阻、肝癌破裂、宫外孕等诊断不清时。

(3) 慢性腹腔积液、腹腔积脓需明确其性质及细胞成分者。

2. 治疗性穿刺:对有膈下、盆腔及肠间积液或积脓者应予反复穿刺抽除;经腹腔穿刺向腹腔注入抗生素、抗癌药及防止肠管粘连药物等。

【操作要点】

1. 穿刺点:脐与髂前上棘连线的中、外 1/3 交界点之稍外方处最为常用。但此处并不是腹腔最低位处。因此,对出血量不多的肝、脾破裂,选择脐水平线与腋前线相交处穿刺,抽获结肠旁沟积血的阳性率较高。女性则自阴道后穹隆对腹腔最低位的盆腔穿刺最为理想。

2. 穿刺针:最简便的为视腹壁厚薄选用普通 7~9 号注射针。Potter 针带有针芯,且在针刃之后有一侧孔,进入腹腔后拔去针芯，可避免组织块堵塞针尖。套管针则具有可经套管置入导管而扩大抽吸范围的长处。

3. 穿刺方法：排空膀胱（必要时导尿）。向穿刺侧侧卧5分钟，使腹腔内液体沉积于该侧。穿刺手法要求稳而慢，手感分明地穿过腹壁各层，猛力一下穿入易损伤肠管，获脱空感后回抽。回抽无内容物时，可将穿刺针退至腹壁，改变方向、深度或变换体位后再次穿刺。仍为阴性时，可更换穿刺点或易侧穿刺。一般以双侧3处穿刺为限。穿刺所获内容物不能凭肉眼做出判断时应做细胞计数与分类、细胞学及细菌学检查、淀粉酶测定、胆色素定性或尿素定性试验等检查。

【注意事项】

1. 腹部疾患诊断已明确者不宜盲目地滥用腹腔穿刺术。腹内广泛粘连和重度鼓肠应列为禁忌证。

2. 诊断性腹腔穿刺简便易行，腹腔积血500ml以上的阳性率可达80%以上。但可有10%～20%的假阳性率及20%～30%的假阴性率，因此，在参照此项检查结果时，必须密切结合临床及其他辅助检查进行综合分析。高度疑有假阴性结果时，可进一步做诊断性腹腔灌洗术。

## 四、腹腔灌洗术

【适应证】

1. 诊断性腹腔灌洗术

（1）用一般诊断方法及腹腔穿刺后诊断仍未明确的疑难急腹症。

（2）症状和体征不甚明显的腹部创伤病例，临床仍疑有内脏损伤，或经短期观察症状和体征仍持续存在者；特别是神志不清或陷于昏迷的腹部创伤者。

2. 治疗性腹腔灌洗术：用抗生素肝素溶液持续腹腔灌洗治疗就诊晚、污染严重的弥漫性腹膜炎，以预防腹腔脓肿形成。

【操作要点】

1. 排空膀胱：仰卧位。无菌条件下于脐周戳孔，插入套管针。导管置入后即进行抽吸。若有不凝血10ml以上或有胆汁样液、含食物残渣的胃肠内容物抽出时,无灌洗之必要,立即改行剖腹探查;反之则经导管以输液的方法向腹腔快速(5~6分钟)注入等渗晶体液1000ml(10~20ml/kg),协助病人转动体位或按摩腹部,使灌洗液到达腹腔各处。然后,将灌洗液空瓶置于低位,借虹吸作用使腹腔内液体回流。一般应能回收500ml左右。取三管标本,每管10ml左右,分别送红细胞与白细胞计数、淀粉酶测定及沉渣涂片镜检和细菌学检查。必要时尚可做血细胞比容和氨、尿素及其他有关酶类的测定。一次灌洗阴性时,视需要可将导管留置腹腔,短时观察后重复灌洗。

2. 结果判定:回流液阳性指标如下:

(1) 肉眼观察为血性(25ml全血可染红1000ml灌洗液)。

(2) 浑浊,含消化液或食物残渣。

(3) 红细胞计数大于$0.1 \times 10^{12}/L$或血细胞比容大于0.01。

(4) 白细胞计数大于$0.5 \times 10^{9}/L$。但此项需注意排除盆腔妇科感染性疾病。

(5) 胰淀粉酶测定大于100U/L(苏氏法)判定为阳性。

(6) 镜检发现食物残渣或大量细菌。

(7) 第二次灌洗某项指标较第一次明显升高。凡具以上1项阳性者即有临床诊断价值。

**【注意事项】**

1. 腹腔灌洗对腹内出血的诊断准确率可达95%以上,积血30~50ml即可获阳性结果。假阳性及假阴性率均低于2%。

2. 腹腔灌洗必须在必要的B超、CT等影像学检查之后进行,以免残留灌洗液混淆腹腔积血、积液。

3. 有腹部手术史尤其是多次手术者忌做腹腔灌洗。一是穿刺易误伤粘连于腹壁的肠管;二是粘连间隔影响灌洗液的扩散与回流。妊娠和极度肥胖者亦忌用。

4. 判断灌洗结果时需结合临床其他资料综合分析。灌洗过程中要动态观察,必要时留置导管,反复灌洗及检验对比。

5. 单凭腹腔灌洗的阳性结果做出剖腹探查的决定,势必带来过高的阴性剖腹探查率，原因如下：

（1）灌洗技术上的错误即置管过程中腹壁损伤所致的少量出血漏入腹腔，特别以床边施行的闭合式置管法为多。

（2）腹膜后血肿血液成分经破裂或完整的后腹膜渗入腹腔。

（3）腹内脏器或组织的不需手术处理的轻微损伤。

（4）某些不宜手术治疗的腹腔感染性疾病，特别是妇科盆腔炎性疾病影响灌洗液的白细胞计数。

## 五、输液泵及微量注射泵的使用

**【输注泵类型】**

1. 转压式输注泵：又称蠕动泵。电机带动转子滚压泵管使输注液沿挤压方向注入。输注速率可在 0 至 400ml/min 之间调节，并有数字显示器随时提供输注液体的量及速率，有的还附有各种报警装置。此种输注泵常用于血液透析。肠内营养灌注泵（Flocare，图 1-5）也属于这一类型。

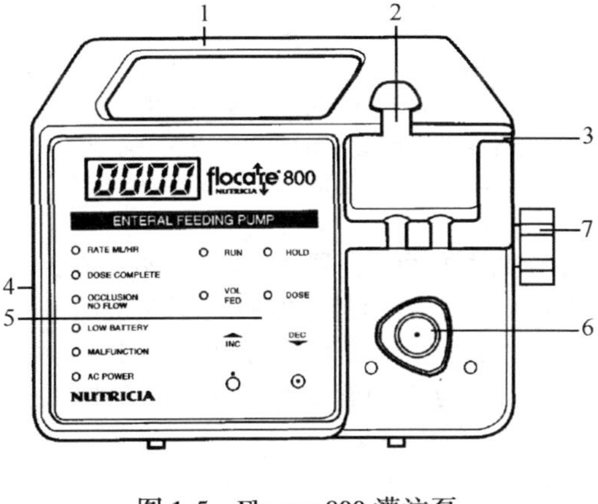


图 1-5　Flocare 800 灌注泵

1. 提手；2. 滴注室槽；3. 滴注管导槽；4. 操作面板；5. 功能键；6. 驱动转子；7. 调节钮

2. 容量输液泵:此类输液泵由微电脑自动控制,有固定和自选程序,可据临床需要准确地自动控制输液速率及容量,并具备各种安全控制监测报警系统(图 1-6)。

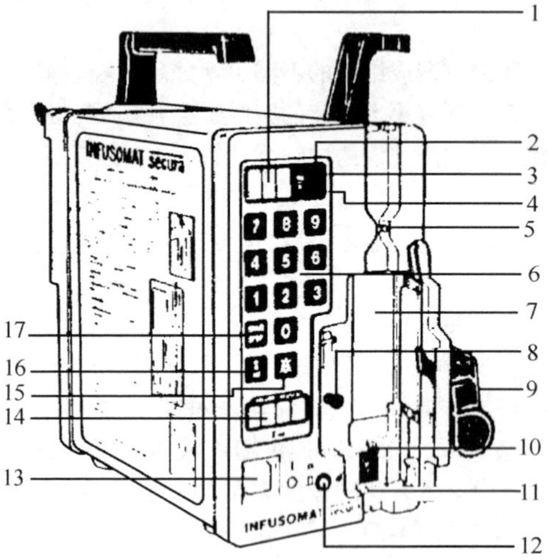


图 1-6　容量式输液泵

1. 速率显示;2. 报警灯;3. 电池显示;4. 运行显示;5. 安全断流装置;6. 输入键盘;7. 泵室;8. 开放断流按钮;9. 泵室门锁分离器;10. 泵管槽;11. 空气检测器;12. 电源指示;13. 主机开关;14. 定容显示;15. 消除报警键;16. 入量显示;17. 启动/停止键

3. 微量注射泵:由注射器槽(可放置 20 ~ 50ml 注射器)、电控推液装置、流量数字调节、报警系统及开关组成(图 1-7)。可精确地持续输注药物,尤其是各种剂量依赖性药物,如抗凝血制剂、肿瘤化疗药剂、血管活性药物等,其通用单位要求可达到微克/(千克 · 分)[μg/(kg · min)]。

**【注意事项】**

1. 各种自动输注泵的结构特点、操作及注意事项不尽相同,在操作前一定要详细阅读操作手册。

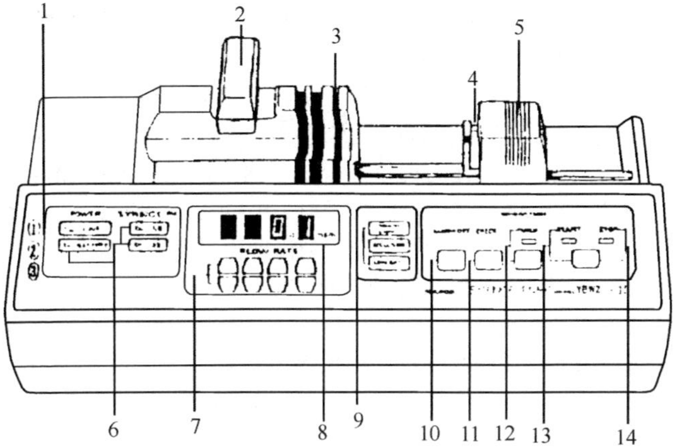

图 1-7　微量注射泵

1. 电源指示;2. 夹子;3. 注射器槽;4. 钩子;5. 滑座;6. 注射器规格显示;7. 流量置数;8. 速率显示;9. 报警显示;10. 关蜂鸣;11. 查询;12. 清洗显示;13. 启动按钮及显示;14. 停机按钮及显示

2. 要熟悉操作程序,按要求步骤进行操作。电源电压应符合输注泵电源要求,使用环境温度要适宜(15～40℃)。遇到特殊情况要及时和有关专业人员联系修理或调整。

3. 熟悉各种警报信号的特点、提示的意义及调整措施。如有液体溅在泵装置及传感器上,应及时清除。

4. 启动泵前要检查管道安装连接是否正确,是否有扭曲、接口松动、渗漏等情况。

5. 尽管自动输注泵具有自动控制及报警功能,多加巡视、密切观察仍是医疗安全的重要内容。

## 六、植入式、自控式给药系统的使用

**【植入式给药系统】**

1. 植入式给药系统的结构及原理:用于临床的全植入式

给药系统有两种类型：全植入式药物输注系统（totally implantable drug infusion system）和植入式注射室系统（implantable injection port system）。由于此类产品目前多用于肿瘤的化疗，多称为"化疗泵"。全植入式药物输注系统重约200g，3cm×9cm大小，圆盘状，其基本结构为美国人Blackshear于1972年设计，主体为由钛板分隔的内、外室，内室供储存药液，容量约50ml，其上方有自封膜（selfsealed membrane），可由此反复注射给药。自动注药原理为借助于外室中的氟利昂气、液态转换所产生的钛板运动。向内室注药时，钛板向下移动，外室中的气态氟利昂受压液化；嗣后，在体温的作用下，液态氟利昂渐次气化，推动钛板上移，使药液从阻逆毛细导管中恒量释放。某些型号还增加了与导管直接相通的侧孔，可供间歇性多次注药，亦可经此冲洗导管。

植入式注射室系统重约6～20g，底盘直径3cm左右，圆柱状，由钛金属或医用高分子材料制成（图1-8），主体为一储药室，容量约0.8ml，其上方的自封膜可供注射2000～10000次。此系统无连续释放药液功能。

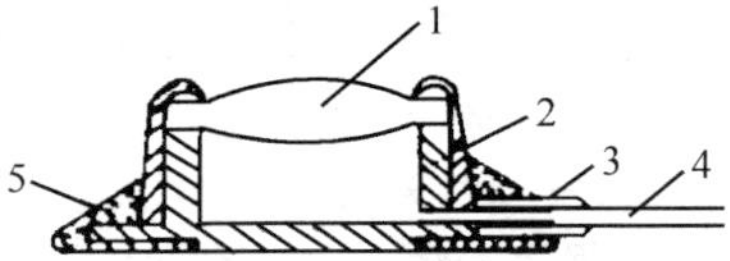


图1-8 植入式注射室系统模式图

1. 穿刺窗；2. 注射室体；3. 接头导管；4. 导管；5. 固定用底环

植入式给药系统的血管导管有动脉型及静脉型，动脉型导管的前端带有防止动脉血逆流的装置，而静脉型导管则无。近期产品多在导管上设置多个环形突起（防滑瓣），以防导管自血管结扎线滑脱。

2. 植入式给药系统的置入

(1) 灌注血管的选择原则：①保证需灌注器官的完全灌注；②不影响需灌注器官的血液供应；③药物，特别是化疗药应与动脉血(肝脏灌注也可经门静脉)充分混合,以免造成血管壁的损伤。

(2) 操作:①植入式给药系统的准备包括确认其型号、灭菌有效期;去外包装后检查部件是否完全;用肝素生理盐水液(100ml 生理盐水加肝素注射液 5000U)冲洗血管导管,确认导管通畅;将前述肝素生理盐水液 3～5ml 注入植入式给药系统储药室,确认开口通畅,他处无泄漏,并体会自封膜的韧度。②解剖出拟行插管的血管约 1cm,结扎其远灌注器官侧,斜行剪开结扎线向灌注器官侧血管壁 1/3～1/2,将充满肝素液的血管导管插入血管内,并向前推进适当长度(一般 5～10cm)。③为明确插管的血管及插管的深度是否合乎灌注要求,可经导管注入亚甲蓝液。以拟灌注区呈明显着色为佳。④后以细丝线将导管与血管结扎两道固定。注意结扎松紧要适当,过松导管有滑脱出血危险,过紧则影响注药。⑤将导管引至腹膜外,导管通过腹膜处应严密缝合。导管保留的长度应充分考虑腹壁的活动度,并留有适当余地,过长易扭曲成角,过短则可能因术后腹胀、深呼吸、体力活动等牵扯导管过度,甚至血管撕裂出血。截取适当长度后将导管与储药室牢固连接。⑥将储药室植入手术切口一侧皮下隧道内。制作隧道时应注意完善止血,储药室应旁开切口 1.5cm 以上,并与皮下组织做适当固定,以使其与切口隔开。

3. 并发症及其预防和处理

(1) 皮下隧道血肿或感染:制作皮下隧道时应严格无菌操作及严密止血,特别是此时已临近手术结束,术者思想上往往有松弛情绪;置入该装置时又需去除切口保护布巾,往往易忽略切口皮肤再次消毒。血肿一旦形成,可先行穿刺抽吸及加压包扎,局部适当予以冷敷,并给抗生素治疗。感染一旦发生,则往往需取除整个装置才能治愈。

(2) 导管堵塞:多见于静脉型导管。多因注药后未能用肝素液充满储药室及导管,血液慢慢回流入导管凝结而致导管堵塞。临床使用情况表明,每日均需注药时,可不必注入肝素液;但一疗程结束,需间隔 5 天以上时,一定不能省略此步骤。导管一旦堵塞,可试用肝素液或尿激酶等冲洗,注意不要轻易放弃,有时需连续冲洗 3 ~ 5 天才能达到目的。

(3) 药液误入皮下:发生原因主要有①储药室与导管的连接处松脱、断裂。②储药室及自封膜质量不佳。③穿刺或注药操作有误,药液未能完全准确地注入储药室。临床表现随外漏药液对局部组织刺激性的程度及量的多少而不同,轻者可仅有局部疼痛,重者可致组织坏死。若为前两种原因,处理上则应手术修复或取除给药装置;局部可用局部麻醉药(普鲁卡因或利多卡因)做封闭治疗,必要时封闭液中可酌加抗生素。若发生坏死或脓肿,则应清创引流及取除给药装置。

(4) 难治性皮下积液:高度腹水病例腹水可经导管周围间隙渗入给药装置所在的皮下袋内。通道一旦形成,则腹水不减少或消失,此种并发症也不得纠正。因此,对有腹水的病例,除导管通过腹膜处应严密缝合外,还可有意识地对其他腹壁层次及皮下袋与切口间的筋膜组织加强缝合。

**【病人自控性给药装置】**

病人自控性给药装置常用于对疼痛特别是术后疼痛的治疗。近代,对疼痛的发生机制及其对机体病理生理改变作用的研究富有成果。有效的镇痛不仅仅意味着医疗技术的人道精神,而且具有极重要的生理学意义。病人自控镇痛(patient controlled analgesia,PCA)始于 20 世纪 60 年代末,得益于微电子技术与制造技术的发展,现已有不少便携式、智能化、非重复使用的产品进入临床。目前,PCA 的主要适应证为术后疼痛、分娩痛、癌性疼痛、创伤疼痛,也适用于慢性疼痛、神经痛、心绞痛等。

当前,用于 PCA 的药物仍以阿片类为主,常用的有吗啡、芬太尼、丁丙诺啡或哌替啶等。PCA 药物的选择及组合具有较强的灵活性,应依病情、用药途径等确定,一般以复合用药为宜。PCA 装置设计的基本要求如下:

1. 储药盒(器)应具有足够大的容量以满足反复注药的要求。

2. 输注控制器流量精确,能按量给药。

3. 经自控按键促发控制器运转,并给予一指令剂量。

4. 时间间隔锁定,以防止病人在前次给药后限定时间内重复给药。

5. 能记录、显示药物及用药情况。

6. 有防止意外输注及抗反流功能。

7. 对泵的阻塞、脱落等故障有报警功能。

8. 体积小、重量轻,便于携带。

目前,临床所用的 PCA 装置可大致分为电子泵及一次性泵两类。前者较完整地体现了 PCA 的优越性,性能完备,各项参数设置灵活;而一次性泵(图 1-9)以弹性力为动力,无需电源,以流量管控制流速和时间锁定,基本能满足临床要求。

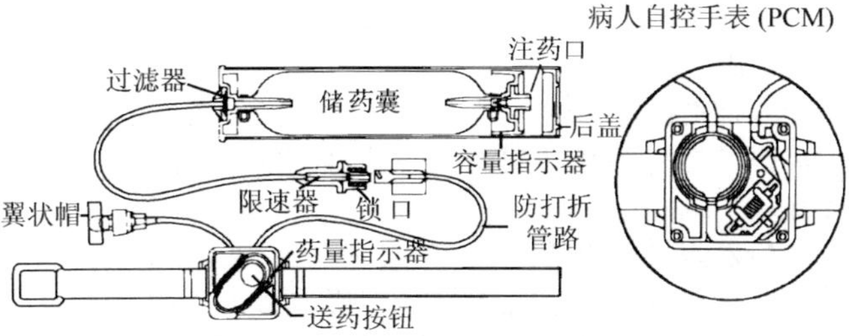


图 1-9　Baxter(美国)PCA 泵

# 七、外科输血

【适应证】

1. 失血:对失血量超过全身血容量的 30% 者,应输入全血,使血细胞比容不低于 35%。失血量超过全身血容量的 80% 者,还需加输凝血因子,如新鲜冰冻血浆和浓缩血小板,以改善凝血机制。

2. 休克:除输全血外,还应同时补充平衡盐溶液及代血浆。

3. 术前贫血:为保证贫血病人的术中携氧功能,术前应纠正贫血，以使血红蛋白提高到90g/L为宜。

4. 出血性疾病（血友病、血小板减少性紫癜等）患者围手术期常需输血，但必须输入新鲜血、新鲜冰冻血浆、浓缩血小板等，以改善凝血机制。

【注意事项】

1. 恪守同型输血原则，供受双方的血样必须做交叉配合试验。

2. 库存血输注前应仔细检查，如血液颜色暗紫，血浆呈红色（已溶血），血浆层暗淡无光呈褐色、乳糜色，有胶化凝集或呈絮雾状（多为细菌感染），以及有较大血凝块者都不宜输用。

3. 输入的血液必须过滤，以去除库存血中常有的聚集体与不定形颗粒，防止肺、脑、肾等重要器官的微循环栓塞。

4. 血中不宜加用药物，必须同时输注的药物应从另一静脉通路输注。

5. 严格执行无菌操作与管理，维持良好的静脉通路，输血时应密切观察并及时处理输血反应，输血后严密观察有无并发症。

【反应及并发症】

1. 发热：除血中致热原清除不彻底所致外，不少发热反应与人类白细胞抗原抗体反应有关。治疗应着重于预防，去除原因。一旦发生，应减慢输血速度或立即停止输血，并给予异丙嗪25mg。

2. 过敏：临床表现为荨麻疹、血压下降，甚而可致过敏性休克及因支气管痉挛而致的呼吸困难。严重者可给予小量肾上腺素、氢化可的松或地塞米松。

3. 溶血：血型不合所致的急性溶血反应是极为严重的并发症。典型症状是输血后头痛、心前区窘迫、全身麻木及腰部胀痛、寒战、高热、恶心、呕吐、面色苍白、大汗、血压下降、休克（甚至死亡），继而出现黄疸、血红蛋白尿及少尿型肾功能衰竭。救治原则是立即停止输血，给予输液及利尿剂，用大量激素，并给予碳酸氢钠使尿液碱化，必要时给予换血疗法。

4. 污染：血液被细菌污染可引起严重输血反应，轻者发热，重者休克。库血取出后不应在室温下保存，室温高时输血以不超过4小时输完为宜。处理原则为按感染性休克治疗。

5. 大量快速输血时可发生心脏负荷过重、出血倾向、枸橼酸中毒、高钾血症、体温下降、酸碱失衡等并发症。

防治上应注意：

(1) 大量快速输血时应监测中心静脉压。

(2) 大量输血应尽量采用新鲜血，以防止出血倾向。

(3) 大量输入含有枸橼酸钠的库血后应补充适量葡萄糖酸钙。

(4) 库血中钾离子释放增多，大量输血时应监测心电图，及时发现及处理可能出现的高钾血症。

(5) 大量输血时库血应适当复温。

(6) 库血 pH 低，大量输注后应适量补充碱性药物。

6. 可经输血传播的疾病包括乙型肝炎、非甲非乙型肝炎、疟疾、丝虫病、黑热病、梅毒、艾滋病等。

**【动脉输血】**

动脉输血是一种临床复苏手段。将血液加压经动脉输注，到达主动脉弓以灌注冠状动脉、颈总动脉，直接改善心肌及脑组织的灌注。另外，还可直接刺激动脉血管壁的感受器，反射性地调节神经系统和血管收缩中枢的功能。动脉输血一般采用经股动脉或桡动脉穿刺后加压注射，用 50～100ml 注射器于 2～3 分钟内注入 100～200ml 全血，总量在 500ml 以内。

动脉输血应注意：

1. 严防气泡注入。

2. 压力不宜高于正常动脉压 16kPa(120mmHg)。

3. 应尽量采用新鲜血，库血要复温至接近体温时输注。温度过低的血液经动脉输入后可引起心律失常，严重时可引起心室纤颤和心脏停搏。

**【成分输血】**

将全血和血浆用物理的和(或)化学的方法分离并制成各种血制品，针对病人不同需要，可达到缺什么就补什么的目的。目前可用于临床的有：①浓缩红细胞；②洗涤红细胞；③新鲜冰冻血浆;④白蛋白;⑤免疫球蛋白;⑥白细胞制品;⑦血小板制品;⑧凝血制品。

【自身输血法】

外科自身输血有三种方式。

1. 预存自身输血:即在严格无菌操作下,术前反复多次采取病人血储存,术中、术后再输回其自身。

2. 血液稀释法自身输血:手术开始前采血,同时按采血量∶代血浆∶晶体液等于1∶1∶0.5的比例输入代血浆及晶体液以稀释病人血液;手术后期或结束时再将采集的血液回输给病人。血液的稀释程度以血细胞比容降至30%为限。

3. 手术中血液回收:在无菌操作下采集病人手术区或体腔内的血液,经过抗凝和过滤、洗涤或浓缩后回输给病人。

## 八、三腔二囊管使用术

三腔二囊管(SengstakenBlackmore 管)广泛用于门静脉高压食管曲张静脉破裂出血的非手术治疗。现此法多已不作为食管曲张静脉出血的确定治疗,而用它作为术前准备、紧急止血或用其他方法不能止血时使用。

【三腔二囊管的结构】

三腔二囊管内含三个腔,当中的管腔通向导管前端,可通过此管腔抽吸或冲洗胃内容,两侧的管腔一个通向导管前侧的圆形气囊(胃气囊),另一管腔通向导管较后的长形气囊(食管气囊)。在三腔二囊管尖端有一金属标记,必要时可借X线了解三腔二囊管的正确位置。

【三腔二囊管的使用方法】

1. 用前检查并确认气囊及管道无漏气,必要时可将通向气囊的管道做适当标记。继而将两气囊内的气体排空,在气囊和导管的表面涂以液状石蜡备用。

2. 三腔二囊管由鼻孔置入,其头端到达咽部时令病人不断咽下少量水,有助于三腔二囊管顺利下行,一直插入至三腔二囊管上的50cm标记处。

3. 向胃气囊注入 150～200ml 气体，将三腔二囊管适当向上方牵引，使其有足够的压力施加在贲门部位，用胶布将导管固定在上唇或鼻翼上。有时单独胃囊压迫即能达到止血目的。然后向食管气囊内注气，并用水银压力计检测食管气囊内的压力，使其达到 2.7～4.0kPa(20～30mmHg)。

4. 通过中心管将所有胃内血液、气体和食糜吸尽，抽吸时可间断地用少量冷盐水冲洗导管。

5. 调节食管气囊内的压力，直到胃管内完全无血液抽出，通常压力达前述压力范围即可。若食管气囊压力超过 4.0～4.7kPa(30～35mmHg)，反复抽吸胃管内仍有新鲜血液，提示出血来自胃底冠状静脉分支，此时应将三腔二囊管拉紧，紧紧地固定在鼻部，或将三腔二囊管通过一滑轮悬吊一约 500g 重物牵引。同时，再增加胃气囊的充气量，以防三腔二囊管被拔出。

6. 将胃吸引管接持续负压吸引，每半小时用 40ml 冷盐水冲洗胃管一次，应保持胃处于空虚状态。

7. 一般需压迫 24～72 小时，如不再继续出血，先将气囊内气体放出，观察 1 天，不再出血可考虑拔管。拔管前先令病人咽下 30ml 液状石蜡以润滑三腔二囊管，以免拔出时造成黏膜及静脉损伤出血。若放气后又出血，则再将气囊充气，但应按前述的步骤保证两个气囊均在正确部位。有需连续压迫数周者。但对连续压迫超过 7 天放气后仍出血者，应考虑手术治疗。

8. 在压迫期间应静脉输液保持水电解质平衡和营养。出血停止后可酌情从胃管进行肠内营养治疗。

9. 压迫期间应强调不允许病人经口咽下任何物质，包括唾液，以免误吸引起肺部感染，口内存有过量唾液时应令病人随时吐出或用吸引器吸出。

**【并发症】**

1. 窒息：三腔二囊管滑脱至后咽部可造成气道梗阻引起窒息。预防方法是避免牵引过度。一旦发生，应迅即放出囊内气体并将三腔二囊管拔出。床头常规放置剪刀，以备紧急时将三腔二囊管三条管道一并剪断。

2. 食管黏膜严重糜烂：发生在气囊压力较大[大于4.7～5.3kPa(35～40mmHg)]并连续压迫较久时。为此应使食管气囊保持在能止血的最小压力，并每日至少将气囊放气2次，每次5～10分钟。

3. 误吸和肺部感染：为避免此并发症，应注意避免口腔中存留的液体或反逆物进入呼吸道，口腔中过多的唾液不要咽下，应随时吐出或用吸引器吸出。

## 九、鼻胃管引流术

【适应证】

1. 急性胃扩张。
2. 各种原因所致胃潴留。
3. 肠梗阻。
4. 上消化道出血病人。
5. 胃肠道吻合口瘘。
6. 急性胰腺炎、化脓性胆管炎、急性腹膜炎。
7. 行食管、胃、十二指肠、肝、胆、胰、脾手术者。
8. 昏迷、手术后病人需行肠内营养者。
9. 需进行胃液分析者。

【操作要点】

1. 胃管：鼻胃管引流(nasogastric tube drainage)最常用的是Levin管，其长度为127cm，每20cm有一刻度线，管腔较大，导管外径按国际通用的法国查里尔标准规尺(French，缩写为F)有F.12、14、16三种规格。另外还有双腔管，如米-艾(Miller-Abbott)管，此管带有一个球囊，充气或注水后可借助胃肠蠕动进入十二指肠与小肠，故多用于十二指肠与小肠的减压。

2. 置管前应耐心向病人解释置管的目的、步骤及可能出现的不适，取得病人的配合。

3. 病人取坐位或半卧位。

4. 先估算由鼻经咽腔再到胃内所需的胃管长度，方法为：

从耳垂至鼻尖（相当于鼻孔到喉部的距离）再到剑突的距离即大致为胃管应插入的长度，成人一般为45～55cm，可在度量处做一标记。

5. 将胃管前端的30～40cm涂以液状石蜡，止血钳夹闭胃管尾端，用镊子夹持胃管前端，经鼻腔缓缓插入咽喉部。如病人清醒，则嘱其做吞咽动作或给予少量温水促进吞咽，每吞咽一次将胃管送入10cm。

6. 当胃管进入到估算长度时，松开尾端血管钳，接注射器试吸，如有胃液吸出则表明胃管已进入胃内；或用注射器向胃管内注入10～30ml空气，同时用听诊器在胃区听诊，如能听到气过水声，也表明胃管已在胃内。调整胃管至适当深度，使注射器能很容易将大部分胃液抽出。

7. 置管完毕，将胃管用胶布固定于上唇或鼻翼处。胃管远端接电动吸引器或负压引流盒，记录每日引流量与引流物性质。

**【注意事项】**

1. 胃管经过咽喉部时，如病人有明显恶心反应，则嘱其深呼吸，等平稳后再行送入。特别敏感的病人，可在鼻腔及咽喉部喷洒4%可卡因或2%丁卡因。

2. 插管过程中，如病人出现明显呛咳、发绀等症状，则可能是胃管误入气管，此时应及时拔出，等病人平稳后再行置管。对意识不清者尤应注意此点。

3. 置管期间应做好鼻腔与口腔的护理，及时清洗病人的口鼻分泌物；对咽喉部有明显不适者，可每日给予雾化吸入。

4. 应定时观察胃管是否通畅，如已堵塞，可注入少量生理盐水冲洗管腔。

5. 应随时观察引流物的量与性质，以便对病情变化作出准确、及时的判断。拔管时应关闭负压，必要时还可先让病人口服30ml液状石蜡。

# 十、导　尿　术

【适应证】

1. 下尿道狭窄、前列腺增生或肿瘤及麻醉与手术引起的急、慢性尿潴留。

2. 外伤如骑跨伤、骨盆骨折、脊柱损伤引起自主排尿困难者。

3. 危重症与昏迷病人、大手术病人需要动态观察尿量及进行尿液检查者。

4. 盆腔、尿道及膀胱手术病人常规留置导尿管。

【操作要点】

1. 导尿管：导尿术(catheterization)使用的导尿管分为软性导管与金属导管两类，前者常用的有普通导尿管与球囊导尿管。

(1) 普通导尿管：规格有 F 8～20 不等。一般小儿用 F 8～12，成人用 F 14～18。

(2) 球囊导尿管：常用的是二腔的 Foley 导尿管，其主管用于尿液的引出，支管连接球囊，用于导管的固定或尿道与膀胱的压迫止血。Foley 导尿管径有 F 14～26，球囊有 5～100ml 数种，普通导尿常用 30ml 球囊导管。

(3) 金属导尿管：为一前端弯曲的金属导管，主要用于软性导尿管放置失败的尿潴留病人。其型号选择同软性导管。

2. 病人取仰卧或半卧位，男性病人两腿稍外展；女性病人两腿应尽量外展并屈髋屈膝或用截石位。

3. 置管应严格遵守无菌操作原则。先以 0.5% 碘伏或 0.1% 苯扎溴铵(新洁尔灭)消毒外阴部及尿道外口，铺盖孔巾。选用适当规格导尿管，前端 3～4cm 涂以液状石蜡。术者站立病人右侧，戴无菌手套，左手扶持阴茎并稍向腹侧拉直(对女性则以左手拇指和示指分开小阴唇)，显露尿道口，以镊子或血管钳持导尿管前端，将其自尿道外口缓缓插入，直至有尿液流出，表明导尿管已到达尿道内口，再继续向内插入 2～3cm 即为留置导尿管的最适位置。

4. 若需留置导尿管,应将其妥善固定。普通导尿管用胶布固定。男性病人先用两条纵形宽胶布对贴在阴茎与导尿管上,再用一条窄胶布螺旋形粘在阴茎上。女性病人会阴部潮湿,胶布常贴不住,可用两条线或胶布交叉缚住导尿管,再用胶布固定在大腿上。如使用球囊导尿管,可在其插入膀胱后,向球囊内注入15~30ml 生理盐水,并调整至不能再向外拉的位置即可。

5. 留置的导尿管接入无菌引流袋并计量。如需行尿液化验检查,应在导尿时留取中段尿液于无菌试管内送检。

6. 金属导尿管的置管方法:在尿道梗阻如较严重的前列腺肥大病人,软性导尿管常常无法插入膀胱,此时可使用金属导尿管。先将阴茎向腹侧牵拉,金属导尿管与躯干平行插入尿道口并徐徐推进,到达尿道膜部与球部时,将导尿管扶向垂直位,继续缓慢插入直至膀胱。金属导尿管只作一次性导尿,不能留置。

【注意事项】

1. 选用导尿管的规格应适宜,太细会出现引流不畅或尿液直接经尿道溢出;太粗则不仅置管困难,而且插管与留置时还会引起病人不适。

2. 对尿道有明显狭窄或有急性炎症病人应禁止置管,以防尿道损伤或使感染扩散。对这类病人可行膀胱造口术。

3. 对男性尿道梗阻病人在导尿时多次强制插管会引起尿道外括约肌痉挛,使导管受阻于尿道膜部,此时可向尿道内先后注入2%利多卡因4~5ml 或0.1% 丁卡因及3~4ml 液状石蜡,稍候片刻后再行置管。

4. 急性大量尿潴留时,应分次引出尿液,不宜一次排空,以免膀胱因突然减压而发生黏膜弥散性出血,或因腹压下降过快引起虚脱。

5. 留置导尿管期间,应每日清洁尿道口,并进行膀胱灌洗,以防逆行感染。灌洗液可用1∶5000 呋喃西林溶液或含其他抗生素如庆大霉素溶液,每日灌洗1~2次。

6. 对长期置管者,应每 2 周更换导管一次。在拔管前 2 天,应夹闭导尿管并定时开放,以恢复膀胱的容量与收缩功能。

【并发症】

1. 置管困难:术前做好解释工作,取得患者配合,消除其紧张情绪;老年女性患者需充分暴露尿道口避免误插阴道口;熟悉解剖位置。

2. 尿管阻塞:生理盐水冲管。

3. 尿道感染。

4. 膀胱痉挛。

5. 拔管困难。

6. 漏尿。

7. 尿管自行滑脱。

(陈义发)

# 第二章　外科休克

休克(shock)是由不同病因造成的以人体有效循环血量减少、组织器官血流灌注不足引起的以代谢障碍、细胞受损和脏器功能障碍为特征的一种综合征。外科常见的休克类型为低血容量性休克、创伤性休克和感染性休克。

## 一、概　　论

**【病理生理】**

各类休克共同的病理生理改变主要表现在微循环的改变，即有效循环血量减少及组织灌注不足；其临床表现也与微循环变化的对应关系较为明显。

1. 微循环收缩期：即休克早期。

因循环血容量减少，反射性交感神经兴奋，儿茶酚胺类物质分泌增多，使内脏小动、静脉血管平滑肌和毛细血管前括约肌收缩，血液通过新开放的直接通路和动静脉短路流经静脉回心，这时外周血压尚正常，但微循环仍处于低灌注、缺氧状态。

2. 微循环舒张期：为休克进展期。

微循环缺血、缺氧持续进展，酸性代谢产物堆积，这时细小动脉和毛细血管前括约肌对儿茶酚胺类的反应性降低而松弛，致使大量血液流入毛细血管网(微循环)滞留并使之扩张、麻痹，造成血液淤滞，此期，循环血量显著减少、血压下降，微循环缺氧更趋严重。

3. 微循环衰竭期：为休克晚期。

此期血管内皮细胞肿胀，白细胞和血小板黏附，红细胞变形、聚集，加重血液淤滞，甚至引起弥散性血管内凝血(DIC)。若器官损伤不重，可恢复；否则会因严重功能衰竭而致死亡。

感染性休克的微循环改变较为复杂。感染性休克的血流动力学有高动力型和低动力型两种。前者微循环呈舒张状态，表现为皮肤泛红、肢暖、心率快、心排血量增加，称为暖休克(高排低阻型)。低动力型(低排高阻型)表现为四肢厥冷、末梢发绀、脉搏细弱、血压下降，称为冷休克。“暖休克”较少见，当“暖休克”加重时也成为“冷休克”。持续休克状态下，因微循环障碍致细胞变性、坏死和出血而引起器官功能衰竭。易受累器官依次为肾、肺、脑、心、胃肠、肝、血液系统等。

【临床表现】

1. 休克代偿期：表现为精神紧张或烦躁不安、面色苍白、四肢湿冷、过度换气、心率增快、血压正常或稍高、脉压差缩小、尿量正常或减少。若处理不及时或不当，则进入抑制期。

2. 休克抑制期：表现为表情淡漠、反应迟钝或昏迷、面色苍白、发绀、出冷汗，脉搏细速或不可触及，浅表静脉萎陷，毛细血管充盈时间延长，心率多在每分钟 100 次以上，收缩压多在 10. 67kPa(80mmHg)以下或测不出，脉压差小，少尿或无尿。当出现皮肤黏膜发绀加重、瘀斑或消化道出血、进行性呼吸困难、血气分析有明显代谢性酸中毒和动脉血氧分压低于 8kPa (60mmHg)时则表示病情可能已发展至弥散性血管内凝血(DIC)阶段。

【诊断】

根据病史或发病经过，结合休克各期的典型表现，休克的诊断并不困难。重要的是要善于识别休克的早期征象，及时发现休克，以免错失抢救良机。

【休克的监测】

(一) 基本监测

1. 血压：血压是反映血容量、心排血量、外周血管阻力这休克三要素的客观指标。视病情每 15 分钟至 2 小时测量一次，对严重休克者应使用监护设备连续监测。

通常认为收缩压低于 12kPa(90mmHg)、脉压差小于 2. 67kPa(20mmHg)为休克诊断标准。

2. 脉率：监测的意义及方法同血压。但脉搏细速的改变常在血压下降之前,改变的程度常与休克相平行。结合中医脉象,经常体会休克各期的脉搏特点,有助于休克简便快捷的诊断和监测。休克指数系指脉率/收缩期血压(以 mmHg 计)之比值。如比值为 0.5,表示无休克;1.0~1.5,表示休克存在;2.0 以上表示休克严重。注意应排除药物、发热等导致心跳加快的因素。

3. 尿量:是反映肾血流灌注情况的有用指标。留置导尿管监测每小时尿量,必要时测定尿比重。正常值为 50ml/h 以上。一般有效血容量减少 20% 时出现少尿(低于 30ml/h),减少 35%~40% 以上时多致无尿。尿少但比重增加,表示仍存在肾血管收缩或血容量不足;而尿少且比重降低则佐证肾功能不全。

4. 精神状态:主要是反映脑组织的血液灌流状况。意识淡漠或烦躁、头晕、眼花、体位性晕厥等提示循环血量不足。神志模糊或昏迷提示休克严重。

5. 皮肤温度、色泽:反映体表灌流状况。四肢皮肤苍白、湿冷、花斑状等提示休克严重。观察甲床或口唇的末梢循环状况,有助于判断微循环状态。

（二）特殊监测

1. 中心静脉压(CVP):正常值为 0.49~0.98kPa(5~10cm$H_2O$)。如低于 5cm$H_2O$,表示血容量不足,高于 15cm$H_2O$ 则提示心力不全,高于 20cm$H_2O$ 时则提示存在充血性心力衰竭。

2. 动脉血气分析:主要反映肺通气、换气功能和体液酸碱平衡的变化。动脉血 $PaO_2$ 正常值为 10.7~13.3kPa(80~100mmHg),主要反映肺的氧合功能;$PaCO_2$ 主要反映通气状况,正常值为 4.8~5.8kPa(36~44mmHg)。pH 为 7.35~7.45。如 pH 降低,多为代谢性酸中毒。

3. 肺动脉楔压(PAWP):反应肺循环阻力。正常 PAWP 小于 1.60kPa(12mmHg),肺水肿时,PAWP 可超过 4.0kPa(30mmHg)。补充血容量过多时,PAWP 的升高较之中心静脉压的升高更早且更敏感。用 PAWP 指导输液、使用血管活性药物或强心剂等时，PAWP 以维持在 1.87～2.40kPa（14～18mmHg）之间为宜。

4. 心排血量和心指数：通过肺动脉插管和热稀释法，可测出心排出量和心指数，心指数正常值为 3.0L/（$min \cdot m^2$）± 0.50L/（$min \cdot m^2$）。

5. 动脉血乳酸盐测定：为反映组织缺氧和灌流状况的参考指标。正常值为 1～2mmol/L，血乳酸盐持续升高，提示预后不良。

6. 弥散性血管内凝血检查：血小板计数进行性下降，凝血酶原时间较正常延长 3 秒以上，纤维蛋白原减至 2g/L 以下，副凝固试验阳性，即可确诊为弥散性血管内凝血。

7. 氧供应及氧消耗：氧供应（$DO_2$）是指单位时间内机体组织所获得的氧量，氧消耗（$VO_2$）是指单位时间内组织所消耗的氧量。当 $VO_2$ 随着 $DO_2$ 而相应升高时，提示此时 $DO_2$ 不能满足机体代谢需要，需继续提高 $DO_2$，直至 $VO_2$ 不再升高为止。

8. 胃肠黏膜内 pH 监测：休克时缺血和缺氧可较早反映在胃肠黏膜的 pH 改变上。目前尚未广泛应用。

【治疗】

（一）一般紧急处置

1. 尽快控制活动性大出血。

2. 保持呼吸道通畅，必要时做气管插管或气管切开。给予氧吸入。

3. 体位：头、躯干抬高 20°～30°，以利呼吸，下肢抬高 15°～20°以利血液回心，避免过多搬动。

4. 适当保暖。

5. 创伤病人可适当镇痛。

（二）补充血容量

开放 2 条以上输液通道，可静脉留置套针、静脉切开或中心静脉穿刺置管输液。

要尽快恢复有效循环血量，除必须补足已丧失的血容量（包括全血、血浆和水电解质的丢失）外，还要充分考虑到开放的微循环所扣留的液体量。因此，所需的总液体量有时超过按临床表现所估计的液体损失量很多,故很有必要在中心静脉压等的监测下输注。在快速输入晶体液的同时,做好输血准备,或选用血浆或血浆代用品以提高胶体渗透压。对大量失血者应输入部分全血。

(三) 病因治疗

在有效血容量初步得以补充、休克有所纠正后,积极采用包括手术在内的措施治疗引起休克的病变;对非手术不能挽救的休克(如腹腔内大出血、急性梗阻性化脓性胆管炎),则应在抗休克的同时及早手术。

(四) 纠正酸碱平衡紊乱

休克期较长的病人大多伴有酸中毒,应进行动态动脉血气分析检查来指导药物纠酸治疗,常用的碱性药物为5%碳酸氢钠溶液。同时,对血钾、血钙亦应密切监测,适时纠正。

(五) 血管活性药物和强心药物的应用

1. 多巴胺(dopamine):小剂量[<10μg/(min·kg)]使用能增加心肌收缩力和增加心排血量,又有扩张肾动脉和肠系膜动脉的作用,有利于改善重要内脏和肾脏的血供。使用时应注意补充血容量,常用20~40mg加入250~500ml等渗葡萄糖溶液中静脉滴注,血压回升后,减慢滴速至逐渐停用。

2. 间羟胺(aramine):主要兴奋α受体,可收缩周围血管,增强心肌收缩力,增进脑、肾及冠状动脉血流,常用20~40mg加入5%葡萄糖溶液250~500ml内静脉滴注。

3. 去甲肾上腺素(noradrenaline):主要兴奋α受体,轻度兴奋β受体,使心肌收缩加强、收缩血管以提高外周阻力、升高血压,一般用5mg加入5%的葡萄糖溶液500ml中静脉滴注,注意避免渗漏至血管外,造成组织坏死。

4. 酚妥拉明(phentolamine):为阻滞α受体药物,轻度增加心肌收缩,舒张肾动脉及周围血管,增加冠状动脉血流量,作用快,维持时间短。用5~10mg加入5%葡萄糖溶液中,按0.3mg/min静脉滴注。

5. 毛花苷C(cedilanid):可增强心肌收缩力、减慢心率。

在中心静脉压监测下，输液量已足够，但动脉压仍低，而中心静脉压已超过 1.47kPa（15cm$H_2O$），可用毛花苷 C 快速洋地黄化，首次 0.4mg，缓慢静脉注射，有效时再给维持量。

（六）防治多器官功能障碍综合征

休克的主要死亡原因是最终发展是多器官功能障碍综合征，因此应密切监测各生命器官功能改变，及早采取有效措施给予支持、保护。具体方法参见第四章。

## 二、低血容量性休克

### 失血性休克（hemorrhagic shock）

各种原因引起血液或体液大量丢失均可导致低血容量性休克（hypovolemic shock），全身血量急速减少 20% ~ 25% 即可出现休克。常见的失血性休克如消化道大出血，肝、脾破裂，大血管损伤出血等；严重体液丢失，如肠梗阻、弥漫性腹膜炎、大面积烧伤、广泛软组织损伤等均可引起低血容量性休克。

【治疗】

失血性休克的治疗主要集中在补充血容量和止血两方面。

（一）补充血容量

1. 失血量的估计

（1）轻度休克，脉搏在 100 次/分以下，收缩压在正常范围，脉压略缩小，尿量近正常，估计失血量占全身血容量的 20%（800ml）。

（2）中度休克，脉搏在 100 ~ 120 次/分，收缩压 9.33 ~ 12kPa（70 ~ 90mmHg），脉压小，尿少，估计失血量占全身血容量的 20% ~ 40%（800 ~ 1600ml）。

（3）重度休克，脉搏在 120 次/分以上且细而弱或难于触及，收缩压低于 9.33kPa（70mmHg）或测不到，尿量更少或无尿，估计失血量占全身血容量的 40%（1600ml）以上。

2. 立即快速输注平衡盐溶液和人工胶体液，可在 45 分钟内输入 1000 ~ 2000ml，快速输注胶体液更容易恢复血容量和维持血流动力学的稳定，持续时间也较长，但要注意使用人工胶体液可能导致肾毒性增加影响预后。若血压回复正常并能维持稳定，表明失血量较少且未再继续出血，只要血细胞比容可维持在30%以上，则仍可继续输入上述溶液（补充量可达估计失血量的3倍），不必输血；若血压不能回升或短暂回升后又复下降，则表明失血量较多或还在继续出血，应输入新鲜全血。

3. 对烧伤、腹膜炎等以血浆丧失为主的休克，应以血浆来代替部分全血的输入。

4. 重症休克的快速补液应在中心静脉压监测下进行。

（二）止血

1. 迅即控制明显的外出血。

2. 对肝、脾破裂及大血管损伤等所致的内出血应尽快手术止血。

3. 对消化道大出血应针对病因采取紧急止血措施，参见第十九章急性消化道出血。

（三）关于使用升压药

对于低血容量性休克而言，扩容是当务之急，除非患者血压下降到非常危险的程度，否则不建议使用升压药物。因为升压药物虽然能维持血压，但是以牺牲组织灌注和血流为代价的。

## 创伤性休克

创伤性休克（traumatic shock）多见于严重创伤，如多发伤、骨折、挤压伤、大手术等。

**【特点】**

1. 全血或血浆的丢失加损伤部位的内出血、渗出、水肿而致血容量减少。

2. 严重创伤容易感染，细菌及内毒素可加重休克。

3. 损伤组织坏死、分解可产生具血管抑制作用的组胺、蛋白分解酶等炎性因子。

4. 多器官功能障碍综合征发生率较单纯低血容量性休克高。

【诊断】

1. 主要依据创伤病史及休克的临床表现。

2. 要反复仔细体检,甚至采用某些特殊检查,以避免遗漏不易发现的复合性损伤。

3. 及时发现感染及多器官功能损害等并发症。

【治疗】

1. 补充血容量:方法与步骤同失血性休克,但应注意损伤部位组织间隙外渗量的补充,故监测手段更为必要。

2. 根据创伤的性质及种类适时手术,以控制出血及清创。

3. 应用大量抗生素预防与控制感染。坏死组织多及感染严重时,应注意纠正代谢性酸中毒。

4. 注意不应使用血管收缩剂,以免加重组织缺氧性损伤。

## 三、感染性休克

感染性休克(septic shock)最常见于胆道感染、绞窄性肠梗阻、急性弥漫性腹膜炎、败血症、大面积烧伤及多部位复合创伤感染等。

【诊断】

病程中体温急剧变化(骤升或骤降),全身毒血症表现加重,如烦躁不安,脉搏细速,白细胞计数异常升高,可出现核左移、毒性颗粒、毒性空泡和(或)异形淋巴细胞等,均预示休克将要发生或已经发生。感染性休克依感染菌种的不同及所引起的血流动力学变化的不同而有两类不同的典型临床表现(表 2-1)。

**表 2-1 感染性休克两类不同的临床表现**

| | 革兰阴性杆菌 | 革兰阳性细菌 |
|---|---|---|
| 感染途径 | 胆道、肠道、泌尿道、产道等 | 皮肤疖、痈等 |
| 神经精神症状 | 躁动、淡漠、嗜睡、昏迷 | 神志不清 |
| 休克发生时间 | 早 | 晚 |
| 休克类型 | 高阻力型(冷休克) | 低阻力型(暖休克) |

续表

| | 革兰阴性杆菌 | 革兰阳性细菌 |
|---|---|---|
| 血压 | 极低→0 | 轻、中度降低 |
| 毛细血管充盈试验 | 时间延长 | <2 秒 |
| 脉压差 | <4kPa(30mmHg) | >4kPa(30mmHg) |
| 皮肤 | 苍白、湿冷、花斑、发绀 | 潮红、较暖、干燥 |
| 尿量 | 少尿,<25ml/h | 常不出现少尿 |
| 心排血量 | 降低 | 正常或略高 |
| 中心静脉压 | 降低 | 正常 |
| 代谢性酸中毒 | 严重 | 轻、中度 |
| 病死率 | 较高 | 较低 |

【治疗】

(一) 控制感染

1. 处理原发感染病灶:对有手术指征者应行紧急手术,如急性梗阻性化脓性胆管炎的胆道减压引流、腹腔内坏死组织(肠坏死、胰腺坏死)及积脓的清除及引流、深部脓肿的切开引流等。

2. 应用抗生素:一般可先按可能感染的细菌种类选择抗生素,严重者可经验性选用大剂量广谱抗生素。一旦获得细菌培养及药敏试验结果,立即换用有效抗生素。

3. 加强支持治疗及营养治疗。

(二) 补充血容量

一般可先输入低分子右旋糖酐 500ml 及平衡盐溶液 1000ml,先快后慢。注意血压是否回升、心率是否减慢、皮肤是否转暖。必要时输给适量血浆或白蛋白。输液总量视病情而定,最好以中心静脉压、肺动脉楔压监测输液。

(三) 纠正代谢性酸中毒

感染性休克中,代谢性酸中毒发生早而重,可在补充血容量的同时,从另一途径输注 5% 碳酸氢钠溶液 200ml,以后再根据血气分析结果补充。

（四）血管活性药物

在补足血容量、纠正酸中毒的基础上，通常需要使用一种或多种短效的拟肾上腺类药物如去甲肾上腺素、多巴胺和多巴酚丁胺等。有研究表明，去甲肾上腺素联合多巴酚丁胺在改善全身氧输送的同时还能纠正组织缺氧，对于感染性休克的疗效较佳。山莨菪碱或东莨菪碱、阿托品等对感染性休克的微循环改善更为安全有效。山莨菪碱，0. 01 ~ 0. 03mg/kg，每 10 ~ 30 分钟静注一次直至病情好转，一般 6 ~ 8 次。多巴胺或多巴酚丁胺 20 ~ 40mg 加入输液 250ml 中静脉滴注，能增加心排血量及降低外周阻力。若心功能有损害者可用毛花苷 C 治疗。

（五）肾上腺皮质激素的应用

虽然有学者认为大剂量糖皮质激素的使用不能改善全身性感染患者的存活率，可能会增加感染的危险性影响预后。但感染性休克治疗指南仍建议使用糖皮质激素治疗感染性休克。临床上多主张大剂量短期使用，如地塞米松 1 ~ 3mg/kg，加入 5% 葡萄糖溶液中静脉滴注，一次滴完。一般只用 1 ~ 2 次。

（胡元龙　周　毅）

# 第三章 水、电解质代谢及酸碱平衡失调

体液代谢和酸碱平衡失调常常是某一原发疾病的伴发现象或结果，其总的治疗原则是：①解除病因；②每日生理需要量约相当于5%～10%葡萄糖溶液1500ml、5%葡萄糖盐水500ml、10%氯化钾溶液30～40ml；③日补液量为当日生理需要量、前一日的额外丧失量和以往累积丧失量，其中累积丧失量应分作2～3天以上补给；④各种补液计算公式不能视为绝对法则，而只能作为补液种类和量的参考。在治疗过程中，应密切观察病情变化，及时调整补液的种类、总量及速度。

## 一、高渗性缺水

高渗性缺水（hypertonic dehydration）又称原发性缺水，水、钠同时损失，但失水多于失钠，临床以口渴为特征性表现。

**【病因】**

1. 水摄入不足：主要见于口腔、咽、食管疾患伴吞咽困难、昏迷及其他危重病人给水不足者。

2. 水分丢失过多：高热或高温环境下大量出汗、烧伤暴露疗法、糖尿病致大量尿液排出均可导致大量水分丢失。

**【病理生理】**

高渗性缺水的基本病理生理改变是细胞外液呈高渗状态，导致：

（1）下丘脑口渴中枢受刺激，患者出现口渴感。

（2）刺激下丘脑及神经垂体分泌和释放血管升压素（抗利尿激素），使肾小管对水的再吸收增加、尿量减少、尿比重增加。

（3）细胞内液中的水分转移至细胞外，造成细胞内脱水，

脑细胞脱水可引起脑功能障碍。

【诊断】

（一）临床表现

根据失水程度，将高渗性缺水分为三度。

1. 轻度缺水：失水量占体重的 2% ~ 4%，除口渴外，无其他症状。

2. 中度缺水：失水量占体重的 4% ~ 6%，表现为极度口渴、乏力、眼窝明显凹陷、唇舌干燥、皮肤弹性差、心率加快、尿少、尿比重增加（>1.025）。

3. 重度缺水：失水量占体重的 6% 以上，除有上述症状外，可出现烦躁、谵妄、昏迷等脑功能障碍症状，血压下降乃至休克，少尿乃至无尿，以及氮质血症等。

（二）实验室检查

1. 血常规：红细胞计数、血红蛋白、血细胞比容轻度升高。

2. 尿常规：尿比重升高。

3. 血钠>150mmol/L，血浆渗透压>310mmol/L。

【治疗】

1. 积极治疗原发病，尽早解除缺水或失液病因。

2. 补液

（1）失液量的估计

1）根据失水程度，按体重百分比的丧失来估计。每丧失体重的 1%，补液 400 ~ 500ml。

2）根据血钠浓度计算

补液量（ml）=［血钠测定值（mmol/L）－142］×体重（kg）×4（女性为 3）

（2）轻度失水者可口服补液；若病人不能口服或中、重度缺水者，则需静脉补液。

（3）初期补充 5% 葡萄糖溶液或 0.45% 氯化钠溶液，待血钠、尿比重降低后，可补充 5% 葡萄糖盐水。补液速度原则上先快后慢，第 1 日补给计算量的 1/2 或 2/3，其余第 2 日补完。同时应加上每日生理需要量及额外丢失液体。

(4) 同时缺钾需纠正时,应在尿量超过 40ml/h 后方可补钾。

## 二、低渗性缺水

低渗性缺水(hypotonic dehydrtation)又称慢性缺水或继发性缺水,水、钠同时丧失,但失钠多于失水。

**【病因】**

1. 胃肠道消化液持续丢失,如反复呕吐、腹泻、慢性肠梗阻、胆胰瘘及长期胃肠引流,补液不足或仅补充水分。

2. 大创面慢性渗液。

3. 大量应用排钠性利尿药[如噻嗪类、依他尼酸(利尿酸)等]而未注意补钠。

4. 急性肾功能衰竭多尿期、失盐性肾炎、肾小管性酸中毒、Addison 病等肾脏排钠增多而只补充水分。

**【病理生理】**

低渗性缺水的基本病理生理改变是细胞外液呈低渗状态,导致:

(1) 血管升压素分泌和释放减少、尿量增加,一方面使细胞外液低渗状态得到一定程度的恢复,另一方面使细胞外液容量减少。

(2) 若细胞外液低渗状态得不到纠正,则细胞外液向细胞内转移,使细胞外液容量进一步减少。当细胞外液容量减少至一定程度时,导致循环血量减少。因此,患者易出现休克(低钠性休克)。

(3) 血容量减少刺激容量感受器致血管升压素分泌增加,使肾小管对水的重吸收增多,此时,由多尿转为少尿;同时,肾素-醛固酮系统被激活,使肾小管对钠重吸收增加,并伴有氯和水重吸收增加,故尿钠、氯含量减少,乃至缺如。

**【诊断】**

(一) 临床表现

根据缺钠程度,临床上可将低渗性缺水分为三度。

1. 轻度缺钠：每千克体重缺钠相当于氯化钠 0.5g，血钠<135mmol/L。患者感乏力、头昏、手足麻木，但无口渴感。尿量正常或稍多，尿钠、氯减少，尿比重低。

2. 中度缺钠：每千克体重缺钠相当于氯化钠 0.5～0.75g，血钠<130mmol/L。除上述症状外，还有厌食、恶心、呕吐、视物模糊、站立性晕倒、脉搏细弱、血压下降。尿少，尿中几乎不含钠和氯。

3. 重度缺钠：每千克体重缺钠相当于氯化钠 0.75～1.25g，血钠<120mmol/L。除有上述中度缺钠症状外，还有肌肉痉挛性抽搐、表情淡漠、木僵乃至昏迷，常伴有严重休克、少尿或无尿。血尿素氮升高。

（二）实验室检查

1. 血常规：红细胞计数、血红蛋白、血细胞比容明显升高。

2. 尿液检查：尿 $Na^+$、$Cl^-$ 明显减少乃至缺如，尿比重<1.010。

3. 血钠<135mmol/L，血浆渗透压<280mmol/L。

【治疗】

（一）积极治疗原发病

略。

（二）补液、补钠

1. 补钠量估算方法

（1）按临床缺钠程度计算：如体重 50kg，中度缺钠（按每千克体重缺氯化钠 0.6g 计算），则补钠量为 30g 氯化钠。

（2）按血钠浓度计算

补钠量（NaCl，g）

=［142－血钠测定值（mmol/L）］÷17×体重（kg）×0.60（女性为 0.5）

2. 补液、补钠方法

（1）一般临床上先补给计算量的一半，再加上每日 NaCl 需要量 4.5g，其余一半的钠可在第 2 日补给。

（2）轻度和中度缺钠者可选用等渗盐水或 5% 葡萄糖盐

水。例如，缺钠30g，先补一半即15g，再加生理需要量4.5g，当日共需补给氯化钠19.5g，则可用5%葡萄糖盐水2000ml补充。

（3）重度缺钠者已出现休克时，应予快速补充晶体溶液和胶体溶液，补充血容量，改善微循环，提高血压。接着静脉给予5%氯化钠溶液200～300ml，尽快纠正血钠过低，以提高血浆渗透压；然后根据计算所得的补钠量再予以调整，结合病情决定是否需要继续补充高渗盐水或改用等渗盐水。

（4）补液时还需补充每日生理需要量2000ml。

（5）细胞外液丢失量还可参考血细胞比容计算：

补液量（ml）=（血细胞比容测定值-血细胞比容正常值）÷血细胞比容正常值×体重（kg）×200

3. 缺钠伴有酸中毒时，宜在补充血容量和钠盐的基础上予以纠正，可静脉滴注5%碳酸氢钠溶液100～200ml或平衡盐溶液。缺钠往往伴有缺钾，在尿量达40ml/h后，应及时补充钾盐。

## 三、等渗性缺水

等渗性缺水（isotonic dehydration）又称急性缺水或混合性缺水。此型缺水多见于外科病人。水和钠按其在血浆中的正常比例丢失，以细胞外液量（包括循环血量）迅速减少为突出表现。

**【病因】**

1. 消化液的急性丢失：如大量呕吐、腹泻、肠瘘等。

2. 体液在所谓“第三间隙”中：如肠梗阻、急性弥漫性腹膜炎、腹膜后感染等大量体液淤积于肠腔、腹腔或软组织间隙。

3. 大面积烧伤早期大量渗液。

**【病理生理】**

由于水、钠的急性丢失，造成细胞外液（包括血浆容量）的迅速减少、肾脏血流量减少，引起肾素-醛固酮系统兴奋，醛固酮分泌增加，导致肾远曲小管对钠的重吸收增加，伴随水的重吸收增加，使细胞外液量代偿性增加。因血浆渗透压变化不大,初期细胞内液容量变化不大。但当细胞外液大量丢失时,细胞内液逐渐转移到细胞外,以维持血容量,以致引起细胞内缺水;同时,细胞外液容量明显减少可引起血压下降、休克乃至急性肾功能衰竭。

【诊断】

(一)临床表现

患者有尿少、厌食、恶心、乏力等,但口渴并不明显;舌干燥、眼球下陷、皮肤弹性差。当体液在短期内迅速丢失达体重的5%,即丧失细胞外液总量的25%时,患者可出现脉搏细速、肢端湿冷、血压不稳或下降等血容量不足的表现;体液继续丢失达体重的6%~7%时,即可休克。常伴有代谢性酸中毒,若患者大量丢失胃液,则可伴发低氯、低钾性碱中毒。

(二)实验室检查

1. 血常规:血液浓缩明显,红细胞计数、血红蛋白及血细胞比容升高。

2. 尿液检查:尿钠减少或正常,尿比重升高。

3. 血钠、血浆渗透压在正常范围。

4. 血气分析:可有代谢性酸中毒或碱中毒。

【治疗】

(一)积极治疗原发病

略。

(二)补液、补钠

1. 补液量估算方法

(1)按临床表现估计:例如体重50kg,细胞外液丧失量占体重的5%,则补液量为3000ml等渗盐水或平衡盐溶液。

(2)按血细胞比容计算

补等渗盐水量(ml)

=(血细胞比容测定值-血细胞比容正常值)÷血细胞比容正常值×体重(kg)×250

2. 补液、补钠方法

(1)一般临床上先补给计算量的1/2~2/3,再加上每日氯化钠需要量 4.5g 及水 2000ml。

(2) 注意生理盐水中含 $Cl^-$ 量为 154mmol/L,明显高于血氯含量(103mmol/L),大量输注时有导致高氯性酸中毒的危险。因此,补液量较大时,应选用平衡盐溶液。

(3) 尿量达 40ml/h 后,应及时补充钾盐。

(4) 对已有周围循环衰竭者,除快速补充等渗盐水和平衡盐溶液外,还需补充胶体溶液。

## 四、水 过 多

水过多又称水中毒(water intoxication)或稀释性低血钠,指在病理和(或)人为治疗因素的作用下,摄入水总量超过排出水总量,使血浆渗透压降低、循环血容量增多及细胞内水过多。

**【病因】**

只有在血管升压素过多、肾功能不全或肾上腺皮质功能减退的情况下,或摄水过多、补液过量时,会发生水过多。

**【诊断】**

(一) 临床表现

临床表现可分为两类。

1. 急性水中毒:起病急。由于脑水肿和颅内压增高,神经精神症状出现最早且突出,如头痛、呕吐、失语、精神失常、定向障碍、嗜睡、躁动、抽搐、惊厥、谵妄、昏迷等;严重时可因脑疝形成而致呼吸、心搏停止。

2. 慢性水中毒:可有软弱无力、恶心、呕吐、嗜睡等,但往往被原发疾病的症状所掩盖;另外,因细胞外液量增加,可出现多尿、水肿、气急、心悸、血压升高、体重增加,皮肤苍白而湿润,严重时可发生急性左心功能衰竭、肺水肿。

(二) 实验室检查

1. 血常规:红细胞计数、血红蛋白和血细胞比容、红细胞平均血红蛋白浓度(MCHC)降低,红细胞平均容积(MCV)增加。

2. 尿液检查:尿比重低,尿钠增多。

3. 血浆渗透压、血钠明显降低，血钾、血氯亦降低。

【治疗】

1. 预防重于治疗：对有导致水过多病理因素者应严格控制入水量，并积极治疗原发病。

2. 立即停止水的摄入。

3. 应用速效利尿剂：宜选用襻利尿剂，如呋塞米（furosemide），有肾功能不全者，可加大剂量；渗透性利尿药 20% 甘露醇或 25% 山梨醇 250ml 静脉快速滴注。

4. 纠正细胞内、外液的低渗状态：常用 5% 氯化钠溶液，一般剂量为 5～10ml/kg，先给予 100ml 于 1 小时内缓慢静脉滴注，以后根据病情再决定后续用量。

5. 处理并发症：合并脑水肿，可选用 20% 甘露醇 250ml 静脉快速滴注；肺水肿时可选用 0.2～0.4mg 静脉推注。呋塞米 20～40mg 静脉注射；惊厥者，可给予 10% 葡萄糖酸钙 10～20ml，静脉缓慢注射；低钾者酌情补钾。

6. 透析治疗：适于病情急而严重的患者。

## 五、低钾血症

血清钾低于 3.5mmol/L 称为低钾血症（hypokalemia）。

【病因】

（一）钾摄入不足

钾摄入不足见于长期禁食而补钾不足或未补钾者。

（二）钾丢失或排出过多

1. 长期大量呕吐、腹泻、胃肠引流、肠瘘等消化道失钾。

2. 使用排钾性利尿药、急性肾功能衰竭多尿期、肾小管酸中毒等经肾脏失钾。

3. 原发性或继发性醛固酮增多症和皮质醇增多等尿钾排出过多。

（三）钾在体内分布异常

血清钾向细胞内转移，见于家族性低钾性周期性麻痹、应用大剂量胰岛素及葡萄糖液静脉滴注、急性碱中毒、棉酚中毒等。

【诊断】

（一）临床表现

轻度低钾可无任何症状。当血清钾<3mmol/L时，即可出现症状。

1. 神经肌肉系统症状：最早表现为肌肉软弱无力；当血清钾<2.5mmol/L时，可出现肢体松弛性瘫痪，腱反射迟钝或消失，严重时因膈肌、呼吸肌麻痹而出现呼吸困难。

2. 消化系统症状：食欲缺乏、纳差、恶心、呕吐、腹胀、肠麻痹。

3. 循环系统症状：因低钾引起心肌兴奋性、自律性增强，传导性降低，可出现心律失常、传导阻滞，严重时出现心室纤维颤动、心脏停搏。

4. 泌尿系统症状：慢性失钾可影响肾小管功能，对血管升压素不敏感，导致肾脏浓缩功能障碍，出现多饮、多尿、夜尿增多，严重时出现蛋白尿和颗粒管型。

5. 中枢神经系统症状：轻者神志淡漠、精神委靡；重者出现嗜睡、昏迷。

6. 对酸碱平衡的影响：低钾时，细胞内 $K^+$ 移至细胞外，细胞外 $H^+$ 移入细胞内，细胞内液 $H^+$ 浓度增加，而细胞外 $H^+$ 浓度降低，出现细胞内酸中毒和细胞外碱中毒并存。此外，因肾小管上皮细胞内缺钾，故排 $K^+$ 减少而排 $H^+$ 增多，出现代谢性碱中毒，同时排出反常性酸性尿。

（二）实验室检查

1. 血清钾<3.5mmol/L即可确诊。

2. 尿钾检查：尿钾<20mmol/L多提示胃肠道失钾，尿钾>20mmol/L多提示肾脏失钾。

3. 心电图：典型改变为T波低平、倒置，U波出现或TU融合，ST段下降。

【治疗】

1. 积极矫正低血钾的病因，给予含钾丰富的食物。

2. 补钾:轻度低钾,口服氯化钾 1～2g/次,每日 3 次;也可服用氯化钾肠溶片以减少胃部不适。重度缺钾或不能口服补钾者,需静脉补钾。注意补钾液的 $K^+$ 浓度应限制在 20～40mmol/L,即每 1000ml 液体中只能加入 10% 氯化钾溶液 15～30ml。补钾速度不得超过 20mmol/h。切忌 10% 氯化钾溶液直接静脉注射。一般每日补钾 3～6g。重度缺钾者,可每日补钾 9～12g。

3. 补钾时要注意尿量,24 小时排尿量超过 700ml 或每小时尿量超过 30ml,才能补钾;一般持续补 4～6 天,细胞内外钾才能达到平衡,重者 10～20 天才能纠正;对难治性低钾血症要同时纠正碱中毒、低镁血症、低钙血症。

## 六、高 钾 血 症

血清钾浓度超过 5.5mmol/L 称为高钾血症(hyperkalemia)。

**【病因】**

(一) 钾摄入过多

钾摄入过多见于补钾过量、输大量库血、应用大量含钾药物等。

(二) 肾脏排钾减少

1. 急、慢性肾功能衰竭伴少尿或无尿,为临床最常见、最重要的原因。

2. 长期应用保钾利尿药及血管紧张素转换酶抑制剂。

3. 致盐皮质激素减少的疾病,如肾上腺皮质功能减退症、双侧肾上腺切除等影响肾远曲小管排钾。

(三) 细胞内钾释出或外移

细胞内钾释出或外移见于重症溶血、大面积烧伤、创伤、中毒性感染、缺氧、休克、急性酸中毒、高钾性周期性麻痹、输注精氨酸等。

**【诊断】**

(一) 临床表现

1. 神经肌肉症状:血钾轻度升高,仅有四肢乏力、手足感觉异常、肌肉酸痛。当血清钾>7.0mmol/L时,可出现松弛性瘫痪,先累及躯干,后波及四肢,最后累及呼吸肌,出现呼吸困难。

2. 心血管症状:血钾升高主要使心肌的应激性下降,当血钾>7.0mmol/L时,可出现心率缓慢、传导阻滞等心律失常。严重时出现心室颤动、心脏停搏,其症状常与肾功能衰竭症状同时存在。

（二）实验室检查

1. 血清钾>5.5mmol/L即可确诊。

2. 心电图:早期改变为T波高尖,基底变窄,P波下降;当血清钾>8.0mmol/L时,P波消失,QRS波增宽,QT间期延长,严重时出现房室传导阻滞、心室颤动。但碱中毒常掩盖高钾血症和心电图改变,高镁血症可产生类似高钾血症的心电图改变,判断时要予以注意。

**【治疗】**

1. 立即停止钾盐(包括药物及食物)摄入。

2. 降低血钾浓度

(1) 使$K^+$暂时转入细胞内:①静脉注射5%碳酸氢钠溶液60~100ml,再继续静脉滴注100~200ml。②25%~50%葡萄糖溶液100~200ml或10%葡萄糖溶液500ml,按每3~4g葡萄糖加1U胰岛素,静脉滴注。必要时可每3~4小时重复给药。

(2) 促进排钾:①用环钠树脂20~25g加入温水或25%山梨醇100~200ml中,保留灌肠1/2~1小时,2~3次/日;口服剂量15~20g,2~3次/日,可加入25%山梨醇100ml中,饭前服用。②给予高钠饮食及排钾利尿剂,促进肾脏排钾。③病情严重且血钾呈进行性升高者,可行腹膜透析或血液透析。

3. 对抗心律失常:常用钙剂拮抗钾的作用,可立即给予10%葡萄糖酸钙20ml用50%葡萄糖溶液等量稀释后,静脉推注,必要时可重复使用。

## 七、镁代谢异常

镁代谢有其特点:①正常成人体内镁总量约为1000mmol,

但仅有 1% 存在于细胞外液中。②血清镁浓度正常值为 0.70 ~1.10mmol/L。③机体镁缺乏并不一定出现血清镁过低，而血清镁降低也不一定表示有镁缺乏。④镁负荷试验：正常人静脉输注氯化镁或硫酸镁 0.25mmol/kg 后，其 90% 很快从尿中排出；而镁缺乏病人注入相同量后，其 40% ~80% 可保留在体内，甚至每日仅从尿中排出 1mmol。

## 镁缺乏

【病因】

1. 摄入不足：长期禁食、厌食及长期静脉营养未注意镁的补充。

2. 镁丢失过多

(1) 大部分小肠切除、肠瘘、胆瘘、慢性腹泻、长期胃肠引流等引起胃肠道丢失镁。

(2) 某些肾脏疾患，如慢性肾盂肾炎、慢性肾小球肾炎影响肾小管对镁的再吸收，使肾脏失镁。

(3) 长期应用呋塞米和噻嗪类、洋地黄及胰岛素等药物引起镁从肾脏排除。

3. 其他：如急性坏死性胰腺炎、甲状旁腺切除术后，采用低镁透析液透析等。

【诊断】

低镁血症引起神经肌肉系统及心血管系统应激性增强。常出现精神紧张、记忆力下降、肌肉震颤、手足抽搐，严重时出现谵妄、神志不清、惊厥、癫痫样发作乃至昏迷。病史中有诱因以及临床有缺镁症状者应怀疑镁缺乏。值得注意的是，低镁、低钙、低钾血症三者关系密切，某些低钾、低钙血症患者在补充钾盐、钙剂后若症状不缓解，应怀疑有低镁血症。必要时做镁负荷试验。

【治疗】

采用 25% 硫酸镁溶液 5 ~10ml[0.25mmol/(kg · d)]加入 5% ~10% 葡萄糖溶液 500ml 中缓慢静脉滴注；出现抽搐时，可加大硫酸镁剂量为 10 ~20ml，加入 500ml 葡萄糖溶液中缓慢静脉滴注，速度不宜过快，以免发生急性镁中毒和心脏停搏。一般经上述治疗症状可迅速好转，但需要补镁 2～3 天才能使症状完全消失。完全纠正低镁血症需时较长，在症状解除后，仍应继续每日补镁 1～3 周（25% 硫酸镁溶液 5～10ml/d）。有肾功能受损时补镁时要谨慎，并定期测定血清镁浓度。

### 镁过多

【病因】

1. 急性或慢性肾功能衰竭伴少尿或无尿时补镁不当，注射硫酸镁过快或剂量过大。

2. 大面积烧伤、外科应激状态、严重脱水、糖尿病酮症酸中毒等。

3. 肾上腺皮质功能减退、甲状腺功能减退时，肾小管对镁重吸收增加。

【诊断】

临床表现有疲倦、乏力、腱反射消失和血压下降等症状。血清镁>3mmol/L 时，心脏传导功能发生障碍，出现房室传导阻滞，心电图类似于高钾血症的心电图改变；血镁>5mmol/L 时，出现昏迷、呼吸抑制乃至心脏停搏。根据有肾功能不全及补镁过多病史，结合临床症状及血镁升高可确立诊断。

【治疗】

1. 缓慢静脉注射 10% 葡萄糖酸钙溶液 10～20ml，以拮抗镁对心脏和肌肉的抑制作用。

2. 停止补镁，同时积极纠正缺水和酸中毒。

3. 血镁升高明显伴严重肾功能衰竭时，宜尽早行透析治疗。

## 八、钙代谢异常

血清钙浓度的正常值为 2. 5mmol/L，其中 45% 为离子化钙，约一半为与血清蛋白相结合的非离子化钙，5% 为与血浆及组织间液中其他物质相结合的非离子化钙。离子化与非离子化钙的比率与 pH 有关,pH 降低可使离子化钙增加,pH 升高则离子化钙减少。

## 低钙血症(hypocalcemia)

【病因】

1. 多见于甲状旁腺功能减退症、低镁血症、肾功能衰竭、急性碱中毒、急性坏死性胰腺炎等。

2. 慢性腹泻、肠瘘、胰瘘、维生素 D 缺乏及危重病患者长期胃肠外营养而补钙不足。

【诊断】

临床主要表现为神经肌肉系统兴奋性增强所致的症状和体征。可出现易激动、指(趾)端及口唇周围麻木或针刺感,手足、面部肌肉痉挛,腱反射亢进;当血钙低于 2mmol/L 时,出现手足抽搐、肌肉和腹部绞痛。体检时上臂压迫试验(Trousseau 征)和耳前叩击试验(Chvostek 征)阳性。血清钙低于 2.2mmol/L。心电图可出现 QT 间期延长。

【治疗】

应积极纠治原发病。出现手足抽搐时,可用 10% 葡萄糖酸钙溶液 10 ~ 20ml 缓慢静脉注射,必要时可于 4 ~ 6 小时后重复使用。抽搐严重者可给予苯巴比妥或地西泮等镇静剂。若存在碱中毒,应同时纠治。对甲状旁腺功能减退症等需长期补钙者应同时补充维生素 D。

## 高钙血症(hypercalcemia)

【病因】

1. 常见于甲状旁腺功能亢进症。

2. 某些恶性肿瘤如乳腺癌、肾癌、肺癌、骨转移性癌、多发性骨髓瘤等可分泌甲状旁腺素相关多肽,促进血钙升高。

【诊断】

早期症状可有倦怠、四肢无力、食欲下降、腹胀、恶心、呕吐;随着血钙浓度进一步升高,可出现严重头痛、幻觉、狂躁、昏迷;血钙浓度达 4 ~ 5mmol/L 时,即有生命危险。若长期高钙血症，可引起血管钙化、肾实质钙化、肾结石，同时影响肾小管浓缩功能，出现多尿、夜尿、口渴。

【治疗】

1. 积极治疗原发病，对甲状旁腺功能亢进症应手术治疗。

2. 重度高钙血症常伴有缺水，宜静脉给予大量生理盐水，扩充细胞外液、增加尿量，同时给予呋塞米 20～40mg 静脉注射，增加尿钙排出。

3. 对于维生素 D 中毒、肾上腺皮质功能减退症、结节病、多发性骨髓瘤并发高钙血症，可用大剂量肾上腺皮质激素治疗，减少钙自骨细胞外液转移。尚可给予乙二胺四乙酸（EDTA）和硫酸钠等以暂时降低血钙浓度。

4. 伴有严重肾功能衰竭者，应做透析治疗。

## 九、代谢性酸中毒

代谢性酸中毒（metabolic acidosis）是由于非挥发性酸生成过多和排出障碍，或由于体内失碱过多，使血浆[ $HCO_3^-$ ]原发性减少所致。根据阴离子间隙（AG）是否增大分为两类：AG 正常的代谢性酸中毒和 AG 增大的代谢性酸中毒。

【病因】

（一）AG 正常的代谢性酸中毒

1. $HCO_3^-$ 丢失过多：主要见于腹泻、肠瘘、胆瘘、胰瘘及输尿管乙状结肠吻合术后；长期应用碳酸酐酶抑制剂（如乙酰唑胺）亦可引起 $HCO_3^-$ 丢失。

2. 肾小管性酸中毒：包括远曲小管性酸中毒、近曲小管性酸中毒，前者泌 $H^+$ 功能障碍，后者对 $HCO_3^-$ 的重吸收障碍。

3. 输入含 $Cl^-$ 液体过多：如某些疾病因治疗需要给予氯化铵、盐酸精氨酸、盐酸赖氨酸、盐酸或大量生理盐水。

（二）AG 增大的代谢性酸中毒

1. 机体内酸性物质产生过多

（1）酮症酸中毒：因糖尿病、酒精中毒、饥饿时大量酮体堆积，产生酮症酸中毒。

(2) 乳酸性酸中毒：因休克、肺水肿、心脏停搏、抽搐、严重贫血、氰化物中毒、剧烈运动时引起组织缺氧、糖酵解增强，导致乳酸产生过多，产生乳酸性酸中毒。另外，还可见于严重肝病(乳酸利用障碍)和糖尿病。

2. 肾功能不全：急、慢性肾功能衰竭时，因肾脏排酸保碱功能障碍，引起代谢性酸中毒，常持久而严重。

**【代偿机制】**

代谢性酸中毒时因血浆[$H^+$]升高，立即引起细胞外液缓冲，$HCO_3^-$ 与 $H^+$ 结合产生 $H_2CO_3$，后者离解释放出 $CO_2$，使 $PCO_2$ 升高。机体很快出现呼吸代偿，升高的 $PCO_2$ 刺激呼吸中枢，引起呼吸加深、加快，$CO_2$ 呼出增多，使 $PCO_2$ 降低。同时，肾脏亦发挥代偿作用，肾小管上皮细胞碳酸酐酶及谷氨酰酶活性增强，增加 $H^+$ 和 $NH_3$ 的分泌、$H^+$ 与 $Na^+$ 交换和 $H^+$ 与 $NH_3$ 结合形成 $NH_4^+$，使 $H^+$ 排出增加，$NaHCO_3$ 再吸收增加。

**【诊断】**

(一) 临床表现

轻者因机体代偿可无症状。重者早期有疲乏、头晕、嗜睡，最突出表现为呼吸深而快，呼吸频率有时可达 50 次/分。体征可见面色潮红、口唇呈樱桃红色、心率加快、心律不齐、对称性肌张力减退、腱反射减弱或消失等。患者还常伴有重度缺水的症状和体征。病情严重者出现恶心、呕吐、昏迷、血压下降乃至休克。

(二) 实验室检查

1. 血气分析：pH、[$HCO_3^-$]明显下降，$PCO_2$ 在正常范围，AB、SB、BB 均降低，BE 负值增大。

2. 电解质：血 $K^+$、$Na^+$、$Cl^-$ 浓度测定有助于判断病情，且可据此大致计算阴离子间隙：$AG = [Na^+] - [Cl^-] - [HCO_3^-]$，正常值约为 8～12mmol/L；酸中毒时通常伴血钾升高。

3. 血糖、血酮、尿糖、尿酮：有助于排除糖尿病酮症酸中毒。

4. 血乳酸：乳酸性酸中毒时，血乳酸>3mmol/L。

5. 血尿素氮、肌酐：因肾功能不全引起酸中毒时，血尿素氮、肌酐升高。

【治疗】

1. 积极消除酸中毒病因，纠正缺水。

2. 碱性药物的使用：当[$HCO_3^-$]<10mmol/L时，应立即静脉给予碱性溶液。可选用5%碳酸氢钠溶液（每20ml含$HCO_3^-$ 12mmol），用量按下式计算：

所需$HCO_3^-$量(mmol)={[$HCO_3^-$]正常值−[$HCO_3^-$]测定值}(mmol/L)×体重(kg)×0.4

一般先给予计算量的1/3～1/2，然后根据临床症状改善情况及实验室检查结果，决定是否输给剩余量的全部或部分。纠正酸中毒的速度不宜过快，不宜过快使血浆[$HCO_3^-$]超过14～16mmol/L，以免诱发低钙、低钾症状（手足抽搐、神志改变、惊厥等）；同时，用量不宜过大，以免导致血浆渗透压过高及心脏负荷加重。

3. 纠正代谢性酸中毒后应注意补钾、补钙。

## 十、代谢性碱中毒

代谢性碱中毒（metabolic alkalosis）是由于酸丢失过多或碱摄入过多，使血浆[$HCO_3^-$]原发性增加所致。

【病因】

1. 酸性胃液丢失过多：常见于严重呕吐、幽门梗阻、长期胃肠减压。

2. 缺钾。

3. 碱性药物摄入过多：见于代谢性酸中毒时补充碱性药物过量和消化性溃疡长期服用可吸收碱性药物。

4. 利尿药的作用：如呋塞米和依他尼酸可抑制近曲小管对$Na^+$和$Cl^-$的重吸收，而不影响$Na^+$-$H^+$交换，使排$Cl^-$多于排$Na^+$，同时$K^+$排出增多引起低氯性碱中毒。

【代偿机制】

呼吸中枢受抑制，呼吸变慢变浅，肺泡通气减少，$CO_2$潴留

使 $PCO_2$ 升高，从而起一定的代偿作用。同时，肾小管上皮细胞中碳酸酐酶和谷氨酰酶活性降低，$H^+$ 和 $NH_3$ 分泌减少，$NaHCO_3$ 再吸收减少，$HCO_3^-$ 从尿液排出增加，尿液呈碱性，亦起一定的代偿作用。碱中毒时，氧合血红蛋白解离曲线左移，氧合血红蛋白不易释出，导致组织缺氧。

【诊断】

1. 临床表现：呼吸浅慢，口周、手足麻木，面部及四肢肌肉小抽动，以及嗜睡、谵妄等神经精神症状。伴低钾血症时，可有四肢松弛性瘫痪、腹胀。严重时，因脑组织缺氧可发生昏迷。

2. 血气分析：pH 及 [ $HCO_3^-$ ] 明显升高；$PCO_2$ 正常；SB、BB 增大，BE 正值增大。

【治疗】

1. 着重于治疗原发病：对丧失胃液所致的代谢性碱中毒，可输注等渗盐水或葡萄糖盐水，以恢复细胞外液量及纠正低氯性碱中毒。

2. 代谢性碱中毒几乎都伴有低钾血症，需同时补充氯化钾，才能加速碱中毒的纠正。但应注意在尿量达 40ml/h 以上时才能补钾。

3. 重症{ $pH>7.65$，血浆 [ $HCO_3^-$ ] 45～50mmol/L}者，除上述措施外，能口服盐酸精氨酸者，可给予 1～2g，分 3～4 次口服。不能口服者，可采用 0.1mol 的盐酸溶液静脉滴注。以细胞外液为纠正对象，所需盐酸的量按血清 $Cl^-$ 的测定值计算：

所需 0.1mol 盐酸量(ml) = (血氯正常值－血氯测定值)(mmol/L)×体重(kg)×2

一般在第一日给予计算值的一半，以后根据血 $Cl^-$、$Na^+$ 及 $CO_2CP$ 等，确定余量的需要与否。亦可采用盐酸精氨酸，按每千克体重用 2% 盐酸精氨酸 1ml 能降低 [ $HCO_3^-$ ] 约 0.45mmol/L 计算，得出应给予的盐酸精氨酸量，以 5% 葡萄糖溶液稀释成 0.9% 等渗溶液，分 2～3 次静脉滴入，肝功能不良者禁用。

4. 因碱中毒合并低钙血症出现手足抽搐时，可用 10% 葡萄糖酸钙溶液 20ml 缓慢静脉注射。

5. 纠正碱中毒不宜过速，一般也不要求完全纠正。

## 十一、呼吸性酸中毒

呼吸性酸中毒(respiratory acidosis)是由于肺通气、弥散及肺循环功能障碍，不能充分排出体内生成的 $CO_2$，使血液 $PCO_2$ 升高而形成的高碳酸血症。

**【病因】**

1. 呼吸中枢抑制：见于全身麻醉过深、镇静剂过量、中枢神经系统感染、肿瘤、外伤、急性脑血管病等。

2. 呼吸肌功能缺陷：见于急性脊髓灰质炎、急性感染性多发性神经根炎、高位脊髓损伤、重症肌无力、低钾血症、家族性周期性麻痹等。

3. 肺部疾病：见于慢性阻塞性肺气肿、哮喘、肺间质疾病、肺水肿、成人型呼吸窘迫综合征、广泛肺栓塞等。

4. 气道阻塞：见于喉头水肿、异物阻塞、溺水窒息。

5. 胸廓疾病：见于胸廓畸形、脊柱弯曲畸形、胸膜增厚、胸腔积液、气胸等。

6. 呼吸机使用不当。

**【代偿机制】**

代偿机制主要通过血液中缓冲系统代偿。$H_2CO_3$ 与 $Na_2HPO_4$ 结合，形成 $NaHCO_3$ 与 $NaH_2PO_4$，后者从尿中排出，使 $H_2CO_3$ 减少、$HCO_3^-$ 增多。另外，$H^+$ 与细胞内 $K^+$ 交换，进入细胞内的 $H^+$ 被细胞内蛋白质及 $Na_2HPO_4$ 缓冲；血浆 $CO_2$ 还可弥散进入红细胞，在碳酸酐酶作用下生成 $H_2CO_3$，后者再离解为 $H^+$、$HCO_3^-$，$H^+$ 与 $Hb^-$ 结合，生成的 $HCO_3^-$ 则自红细胞进入血浆，与血浆 $Cl^-$ 交换。急性呼吸性酸中毒常为失代偿性。慢性呼吸性酸中毒时，机体主要通过肾脏泌 $NH_3$、$H^+$ 和对 $NaHCO_3$ 的重吸收增加发挥代偿作用。

**【诊断】**

（一）临床表现

临床表现为乏力、头痛、呼吸急促、呼吸困难、发绀及明显神经系统症状，如视物模糊、烦躁不安；严重时呼吸不规则、血压下降、脑水肿、脑疝甚至呼吸停止；或因酸中毒、高钾血症引起心脏停搏。

（二）血气分析

1. 急性呼吸性酸中毒：pH 明显降低，可低于 7.0。$PCO_2$ 升高，常大于 6kPa(45mmHg)。血浆[$HCO_3^-$]正常。

2. 慢性呼吸性酸中毒：pH 下降不明显。$PCO_2$ 升高，常大于 45mmHg。血浆[$HCO_3^-$]有所增加。AB>SB。

【治疗】

1. 急性呼吸性酸中毒：应尽快去除病因，保持呼吸道通畅，改善通气功能。必要时可行气管插管或气管切开，使用呼吸机，以改善通气。适当给氧，但单纯给高浓度氧对改善呼吸性酸中毒帮助不大，反而使呼吸中枢对缺氧刺激不敏感，加重呼吸抑制。呼吸中枢受抑者，可给予呼吸兴奋剂。病情严重者，可酌情给予碱性药物。呼吸机使用不当造成者，应重新调整呼吸机的频率、压力或容量。

2. 慢性呼吸性酸中毒：其关键在于积极治疗原发病，包括控制感染、扩张小支气管、促进咳痰等措施，以改善肺泡的通气功能。此类病人对手术的耐受力较差，术前应充分准备，术中、术后应加强呼吸的管理。

## 十二、呼吸性碱中毒

呼吸性碱中毒(respiratory alkalosis)是由于肺通气过度，排出过多的 $CO_2$，使血液 $PCO_2$ 下降，导致低碳酸血症。

【病因】

1. 中枢神经系统疾病：如脑肿瘤、脑膜炎、脑炎、脑血管意外、颅脑外伤时发生通气过度。

2. 精神性通气过度：见于癔症发作时。

3. 肺部疾病：如肺炎、支气管哮喘、肺栓塞、肺水肿等通过反射机制引起过度通气。

4. 代谢旺盛:见于发热、甲状腺功能亢进等。

5. 呼吸机使用不当,持续时间过长且呼吸过频、过深。

【代偿机制】

$PCO_2$ 降低早期可抑制呼吸中枢,使呼吸变慢、变浅,$CO_2$ 排出减少,血液中[$H_2CO_3$]代偿性升高,但这种代偿作用很难持续下去。肾脏逐渐发挥代偿作用,肾小管上皮细胞泌 $H^+$ 和 $NH_3$ 减少,$NaHCO_3$ 的重吸收减少,血液中[$HCO_3^-$]降低,使[$HCO_3^-$]/[$H_2CO_3$]比值接近于正常,pH 维持在正常范围。病情严重时可出现失代偿性呼吸性碱中毒。

【诊断】

1. 临床表现:一般无症状,间或可有头晕,口唇、四肢麻木,重者出现手足抽搐及 Trousseau 征阳性。重症病人发生急性呼吸性碱中毒,常是发生急性呼吸窘迫综合征的先兆。

2. 血气分析

(1) pH 升高。

(2) $PCO_2$ 低于 35mmHg(4.67kPa)。

(3) [$HCO_3^-$]降低,代谢性酸中毒除外。

(4) SB>AB。

【治疗】

1. 积极治疗原发病,轻者可随原发病的治疗而逐渐恢复。

2. 可用纸袋罩住口鼻呼吸,增加呼吸道死腔,减少 $CO_2$ 的呼出;亦可用含 5% $CO_2$ 的氧气吸入。因呼吸机使用不当造成者,应调整呼吸机。若病情危重,pH>7.65,可采用药物阻断自主呼吸,然后行气管插管进行辅助呼吸,控制呼吸频率,减少潮气量,但治疗过程中需密切监测 $PCO_2$ 及 pH。

3. 对发生手足抽搐者,可给予 10% 葡萄糖酸钙溶液 10~20ml 缓慢静脉注射。

(胡元龙 周 毅)

# 第四章 多器官功能障碍综合征

1973 年,Tilnog 就主动脉破裂术后并发症的分析首次提出多系统器官衰竭(multiple system organ failure,MSOF),立即成为外科临床研究的热点,并逐渐认识到 MSOF 命名相对欠妥之处。现将此临床严重病症改称多器官功能障碍综合征(multiple organ dysfunction syndrome,MODS),定义为在急性疾病过程中,原器官无功能障碍的患者同时或序贯出现两个或两个以上的重要器官、系统的功能障碍或衰竭。

【病因】

1. 严重损伤:如创伤、烧伤、大手术后失血、缺水,在有或无感染的情况下均可发生 MODS,约占 MODS 病例的 50.5% 。

2. 感染:约 70% 左右的 MODS 系由感染引起,特别是严重的腹腔内感染(如重症胰腺炎、梗阻性化脓性胆管炎、绞窄性肠梗阻、急性腹膜炎等)所引起的败血症,其致病因素主要为内毒素。

3. 休克:严重休克,特别是休克晚期。

4. 心脏停搏、呼吸骤停复苏术后。

5. 其他:急性药物或毒物中毒,大量输血或输液,呼吸机应用失当,肢体、大面积的组织或器官缺血-再灌注损伤等。若原有慢性器官病损(冠心病、肝硬化、慢性肾病等)或免疫功能低下及营养不良等病理因素,则 MODS 发病更易、更重。

【发病机制】

MODS 的发病机制尚未完全阐明,基本的认识是众多的炎症细胞在数十种炎性介质、因子的引导下,引发细胞-细胞间的过度免疫反应,即被激发的效应细胞产生对各种器官靶细胞的细胞毒作用,以引起组织、器官的损伤与障碍。机体在遭受严重致病因素的侵袭后所激发的剧烈防御性免疫反应,一方面可起稳定自身的作用,但另一方面也可起损害自身的作用。因此,MODS 实质上可视为一个失控的全身自我破坏性炎症反应过程。参与 MODS 发病的炎症细胞主要有多形核中性粒细胞、吞噬细胞、内皮细胞及血小板等;而与 MODS 发病有关的主要炎性介质有白细胞介素-1(IL-1)、肿瘤坏死因子(TNF)、白细胞三烯、前列腺素 $I_2$ 等。但败血症休克以及由它导致的 MODS 中,致死的主要原因是内毒素。

【诊断】

各个系统器官功能障碍的临床表现各具特点,但有的症状、体征较为明显,且出现较早,如心、肺、肾、脑;而有的则当病变进展到相当程度才显示临床征象,如肝、胃肠、凝血系统。另外,依据 MODS 发病中器官、系统功能障碍出现的先后不同,有多种二重或三重系统器官功能障碍的组合,多见的如重症腹膜炎并发呼吸功能不全加肾功能障碍。诸如肾功能衰竭加呼吸衰竭、心力衰竭加呼吸衰竭等具特殊危害性的组合甚至被称为致死性组合。目前,较为一致的 MODS 的早期诊断要点为:

(1) 有严重创伤、休克、感染等发病因素。

(2) 存在持续高代谢和高动力循环等全身应激反应。

(3) 出现两个或两个以上系统、器官功能障碍。

1995 年,全国危重病急救医学学术会议发布的《多器官功能(障碍)综合征(MODS)病情分期诊断及严重程度标准》较为精确地评估了各系统、器官功能障碍的严重程度,对 MODS 的预后判断及治疗均具指导价值,现录于表 4-1。

**表 4-1　1995 年重修 MODS 病情分期诊断及严重程度评分标准及受累器官断依据评分**

| 受累器官 | 诊断依据 | 评分 |
|---|---|---|
| 外周循环 | 无血容量不足;MAP≈7.98kPa(60mmHg);尿量≈40ml/h。低血压时间持续 4 小时以上 | 1 |
| | 无血容量不足;6.65kPa(50mmHg)<MAP<7.98kPa(60mmHg);20ml/h<尿量<40ml/h;肢端冷或暖;无意识障碍 | 2 |

续表

| 受累器官 | 诊断依据 | 评分 |
|---|---|---|
| | 无血容量不足；MAP<6.65kPa（50mmHg）；尿量<20ml/h；肢端湿冷或暖；多有意识恍惚 | 3 |
| 心 | 心动过速；体温升高1℃；心率升高15~20次/分；心肌酶正常 | 1 |
| | 心动过速；心肌酶（CPK、GOT、LDH）异常 | 2 |
| | 室性心动过速；心室颤动；二~三度房室传导阻滞；心脏停搏 | 3 |
| 肺 | 呼吸频率20~25次/分；吸空气7.98kPa（60mmHg）<$PaO_2$≤9.31kPa（70mmHg）；$PaO_2$/$FiO_2$≥39.9kPa（300mmHg）；P（A-a）$DO_2$（$FiO_2$1.0）3.33~6.65kPa（25~50mmHg）；X线胸片正常（具备5项中的3项即可确诊） | 1 |
| | 呼吸频率>28次/分，吸空气6.6kPa（50mmHg）<$PaO_2$≤7.98kPa（60mmHg）；$PaCO_2$<4.65kPa（35mmHg）；26.6kPa（200mmHg）<$PaO_2$/$FiO_2$≤39.9kPa（300mmHg）；13.3kPa（100mmHg）<P（A-a）$DO_2$（$FiO_2$1.0）<26.6kPa（200mmHg）；X线胸片示肺泡无实变或实变≤1/2肺野（具备6项中的3即可确诊） | 2 |
| | 呼吸窘迫，呼吸频率>28次/分；吸空气$PaO_2$≤6.6kPa（50mmHg）；$PaCO_2$>5.98kPa（45mmHg）；$PaO_2$/$FiO_2$≤26.6kPa（200mmHg）；P（A-a）$DO_2$（$FiO_2$1.0）>26.6kPa（200mmHg）；X线胸片示肺泡实变≥1/2肺野（具备6项中的3项即可确诊） | 3 |
| 肾 | 无血容量不足；尿量≈40ml/h；尿$Na^+$、血肌酐正常 | 1 |
| | 无血容量不足；20ml/h<尿量<40ml/h；利尿剂冲击后尿量可增多；尿$Na^+$20~30mmol/L；血肌酐≈176.8μmol/L（2.0mg/dl） | 2 |

续表

| 受累器官 | 诊断依据 | 评分 |
| --- | --- | --- |
| | 无血容量不足;无尿或少尿(<20ml/h,持续6小时以上);利尿剂冲击后尿量不增多;尿 $Na^+$ >40mmol/L;血肌酐>176.8μmol/L(2.0mg/dl)。非少尿肾功能衰竭者:尿量>600ml/24h,但血肌。酐>176.8μmol/L(72.0mg/L),尿比重≤1.012 | 3 |
| 肝脏 | SGPT>正常值2倍以上,17.1μmol/L(1.0mg/dl)<血清总胆红素<34.2μmol/L(2.0mg/dl) | 1 |
| | SGPT>正常值2倍以上,血清总胆红素>34.2μmol/L(2.0mg/dl) | 2 |
| | 肝性脑病 | 3 |
| 胃肠道 | 胃肠道腹部胀气,肠鸣音减弱 | 1 |
| | 高度腹部胀气,肠鸣音近于消失 | 2 |
| | 麻痹性肠梗阻,应激性溃疡出血(具备2项中1项者即可确诊) | 3 |
| 凝血功能 | 血小板计数<100×10⁹/L,纤维蛋白原正常,PT及TT正常 | 1 |
| | 血小板计数<100×10⁹/L,纤维蛋白原2.0~4.0g/L,PT及TT比正常值延长约3秒,优球蛋白溶解>2小时,全身性出血不明显 | 2 |
| | 血小板计数<50×10⁹/L,纤维蛋白原<2.0g/L,PT及TT比正常值延长>3秒,优球蛋白溶解试验<2小时,全身性出血表现明显 | 3 |
| 脑* | 兴奋及嗜睡,语言呼唤能睁眼,能交谈,有定向障碍,能听从指令 | 1 |
| | 疼痛刺激能睁眼,不能交谈、语无伦次,疼痛刺激有屈曲或伸展反应 | 2 |
| | 对语言无反应,对疼痛刺激无反应 | 3 |

续表

| 受累器官 | 诊断依据 | 评分 |
| --- | --- | --- |
| 代谢 | 血糖 < 3.9mmol/L 或 > 5.6mmol/L；血 $Na^+$ <135mmol/L 或>145mmol/L；pH<7.35 或>7.45 | 1 |
| | 血糖 < 3.5mmol/L 或 > 6.5mmol/L；血 $Na^+$ <130mmol/L 或>150mmol/L；pH<7.20 或>7.50 | 2 |
| | 血糖 < 2.5mmol/L 或 > 7.5mmol/L；血 $Na^+$ <125mmol/L 或>155mmol/L；pH<7.10 或>7.55 | 3 |
| | 以上标准均需持续 12 小时以上 | |

* 修改 Glasgow 昏迷评分。

应用说明：

1. 每一个 MODS 患者都有多个器官受累，但受累器官病情的严重程度不可能完全一致。有的器官仅是功能受损，有的器官是衰竭早期，有的是衰竭期。为了清楚表示病情的严重程度、按评分计算，功能受损期定为 1 分，衰竭早期定为 2 分，衰竭期定为 3 分。

2. ①如若两个或两个以上器官，每个器官评分都是 1 分，可评定为 MODS 若干器官功能受损期。②如若两个或两个以上器官，每个器官评分都是 2 分，其他器官都是 1 分，可评定为 MODS 若干器官衰竭早期伴若干器官功能受损期。③如若两个或两个以上器官，每个器官评分都是 3 分，其他器官有的是 2 分，有的是 1 分，可评定为 MODS 若干器官衰竭期伴若干器官衰竭早期及若干器官功能受损期。

3. 功能受损期是发生 MODS 的先兆，应予特别重视，它是降低病死率的关键。

4. 衰竭早期及衰竭期病情的严重程度不同，做出区分可使不同组别的疗效有可比性。

## 【治疗】

MODS 目前尚无特异的治疗方法。治疗原则在于防治 MODS 的启动病因，一旦出现任何单个或多个器官功能障碍表现，即应尽快采用各种保护器官功能的支持疗法，以阻断病理连锁反应。

### （一）病因治疗

避免和消除诱发因素是防治 MODS 的关键。

1. 预防性应用抗生素，或针对性应用高效、广谱抗生素控制严重的全身感染。

2. 及时、彻底处理感染病灶：如坏死组织的彻底清创、腹腔脓肿的早期引流、梗阻性化脓性胆管炎的及时手术等均是控制外科感染的重要原则。

3. 尽早纠正休克，要尽快改善微循环，防止缺血-再灌注损伤。

4. 及时纠正水、电解质、酸碱失衡。

5. 尽早开始有效的营养治疗。

6. 消除炎性介质的作用，从理论上看，使用炎性介质的阻滞剂与拮抗剂可中断 MODS 发病的链环。但目前各种介质的特异性抗体或拮抗剂如内毒素抗体、IL-1 受体拮抗剂等多数都处在实验研究阶段，疗效尚不确切。

（二）脏器支持治疗

1. 防治急性呼吸窘迫综合征（ARDS）

（1）维持呼吸道通畅，及时清除气道分泌物，必要时行气管插管或气管切开。

（2）监测血气，及时纠正低氧血症。当吸入空气 $PaO_2 <$ 9.33kPa（70mmHg），或低氧血症进行性加重而不能靠单纯增加吸入氧浓度加以纠正时，应早期用机械辅助通气。呼气末正压（PEEP）是目前临床最常用的通气方法，早期使用可预防肺泡萎缩，提高功能残气量，增加肺泡血量，减少肺内分泌，改善血氧浓度。PEEP 治疗中，应监测吸入氧浓度、血流动力学及血气分析指标，防止气胸、心排血量减少、颅内压增高及氧中毒等并发症的发生。

（3）对不伴有严重感染或败血症者，可应用糖皮质激素，原则为尽早、大剂量、短疗程。

2. 防治急性肾功能衰竭

（1）出现少尿时，应针对肾前性因素进行纠治：①在中心静脉压的监测下做补液试验，进而纠正血容量不足。在 30～60 分钟内补液 500～1000ml，若尿量增加至 30ml/h 以上，而中心静脉压仍低于 0.588kPa（6cm$H_2O$），提示血容量不足，应继续补液。②早期使用大剂量呋塞米或依他尼酸钠，与多巴胺联合应用可能效果更好。③适当应用血管活性药物，如酚妥拉明、多巴胺，以及扩容剂甘露醇等。

(2) 进入少尿期后，治疗的关键则在于纠治高血容量、代谢性酸中毒、高钾血症、氮质血症，防止感染并发症的发生。早期透析对纠正水、电解质、酸碱平衡紊乱，减轻心、肺等器官的负担，防止感染和消化道出血等并发症极具价值，并能简化治疗。透析的指征为：在确定急性肾功能衰竭诊断2天内，凡属高分解代谢型(血尿素氮每日升高值大于8.9mmol/L)，应立即进行透析。值得注意的是，在MODS发生急性肾功能衰竭病例中，有不少是因认识不足、诊断延缓或掌握透析指征偏严而引起肾外器官次第受累。

3. 防治肝功能不全：治疗原则为采用综合疗法，加强支持治疗，抑制肝细胞坏死和促进肝细胞再生；密切监护，及早防治肝性脑病和凝血功能障碍等出血性并发症。重症病例可考虑血浆置换疗法。

4. 消化道出血的防治

(1) 预防措施：①常规应用$H_2$受体拮抗药；胃肠减压抽空胃液和反流的胆汁，必要时应用抗酸药物以中和胃酸，使胃腔内pH维持在4以上。②慎用可以诱发急性胃黏膜病变的药物，如阿司匹林、肾上腺皮质激素等。③应用大剂量的维生素A。④生长抑制激素的应用。⑤全肠外营养治疗或肠内营养治疗。

(2) 出血治疗：①输新鲜血。②持续胃肠吸引。③给抗酸药物、$H_2$受体拮抗药。④止血药。⑤用冰盐水洗胃有较好的止血作用。⑥有条件时，可采用选择性动脉插管(胃左动脉、肠系膜上动脉)行神经垂体升压素灌注疗法。⑦如经过积极非手术治疗后出血仍不能止住和(或)并有消化道穿孔，应迅速采用手术疗法。

5. 防治弥散性血管内凝血

(1) 诊断要点：①突然发生的多部位自发性出血，常为皮肤黏膜出血，伤口及注射部位渗血，严重者可有肺、胃肠系统、泌尿系统等内脏出血甚至颅脑出血；②微血管栓塞：表现为指（趾）、鼻、颊及耳部发绀；③微循环障碍：发病短期内出现低血压、休克，不易用原发病解释；④实验室检查：血小板<$100\times10^9$/L或进行性下降；血浆纤维蛋白原含量<1.5g/L或进行性下降；3P试验阳性或FDP>20mg/L；凝血酶原时间缩短或延长3秒以上，或者呈动态变化。

（2）治疗：①消除诱因、治疗原发病，如积极有效地控制感染，抗休克，纠正水、电解质紊乱及酸碱失衡等。②对无明显出血倾向者应及早使用肝素治疗：肝素钠（heparin sodium）一般剂量为62.5～125U/kg，静脉滴注，20～60分钟滴完，每6小时一次，以APTT延长1.5～2倍为度，若APTT>100秒，出血症状加重则应减量或停用，严重时给予硫酸鱼精蛋白对抗，每1mg鱼精蛋白能对抗1mg肝素。采用小剂量肝素治疗（成人每天用量600～1200U，加入葡萄糖溶液、血浆或低分子右旋糖酐内静脉滴注，或首次3125U，以后每4～6小时750U）则较安全，无需实验室监测。停药应注意逐渐减量，不可骤停。③抗血小板药物：用于轻型DIC或疑诊DIC而未肯定或处于高凝状态的患者。常用双嘧达莫（潘生丁）200～400mg/d，分3次口服，阿司匹林1.2～1.5g/d，分3次口服，后者多用于亚急性或慢性DIC，二者合用有协同作用。另外，亦可合用低分子右旋糖酐500ml/d静脉滴注。④抗纤溶药物：有继发纤溶时要在足量肝素的基础上应用。常用药物有氨基己酸（aminocaproic acid）、氨甲苯酸（止血芳酸，PAMBA）、氨甲环酸（止血环酸，AMCHA）等。⑤在肝素治疗的同时，可根据病情输新鲜全血、新鲜血浆、纤维蛋白原或浓缩血小板等以补充血小板和凝血因子。

6. 营养治疗：应激状态下，神经内分泌系统发生一系列反应，导致高合成代谢和高分解代谢、高血糖及胰岛素阻抗，其能量消耗可达基础能量消耗的1.1～2.0倍。近代的“代谢支持”（metabolic support）概念，避免了“静脉高营养”误区，使应激状态下患者的营养治疗更为合理、准确。人们认识到，重症患者的营养治疗并不仅是营养素的补充，而是保护器官的结构与功能、推进各种代谢通路、维护组织与细胞代谢的根本措施，也是防止 MODS 发生与进展的重要手段。营养治疗要点：

1）根据应激的严重程度提供相对足够的热量。如果热量不足会加重机体“自身相食”(autocannibalism)，热量过多也会加重机体代谢紊乱。

2）总热量约在 7536～10467kJ 选择。

3）降低葡萄糖的输入和负荷，以免产生或加重高血糖，葡萄糖不超过 500～600g/d。

4）在非蛋白热量中，提高脂/糖比值，使脂肪供能达总非蛋白热量的 50%～70%。

5）提高蛋白质的摄入量[2.0～3.0g/(kg·d)]或氨基酸的输入量。热量与氮量的比以 100～150∶1 为佳。

6）病情允许时，尽量采用肠内营养途径。

（胡元龙　周　毅）

# 第五章　临床营养治疗

## 一、营养治疗基础

**【基础代谢和基础代谢率】**

在空腹、清醒、安静状态下，适宜的气温（18～25℃）环境中，人体维持基本的生命活动而进行新陈代谢所消耗的热量，称为基础代谢。单位时间内人体每平方米体表面积所消耗的维持基础代谢的热能称为基础代谢率。基础代谢也称为基础能量消耗（BEE）。

BEE（kJ）= 1kcal×体重（kg）×24（h）×4.184（kJ/kcal）

如体重 60kg 男性，其 BEE=1×60×24×4.184=6025（kJ）

60kg 女性 BEE=6025×90%（kJ）

60kg 老年人 BEE=6025×85%（kJ）

基础代谢每日所需氮量为 0.12～0.2g/kg；非蛋白质热量：氮量=628kJ：1g。

**【健康活动男性成人的总能量消耗（TEE）】**

TEE =基础能量消耗（BEE）+消化过程耗能
　　+劳动或生活耗能（一般性工作计）

即：

TEE =（1440+144+864）（kcal）×4.184（kJ/kcal）
　　= 10242（kJ）

**【双重能源系统】**

现代代谢支持概念认为，正处在应激状态的机体营养状态迅速恶化，由葡萄糖以无氧酵解方式供能，葡萄糖耐量明显下降，因此输注高浓度（>25%）的葡萄糖溶液不仅达不到营养支持的目的，反而会由于血中促分解激素的增加、胰岛素阻抗的发生而致呼吸功能衰竭、淤胆和高血糖昏迷等严重并发症。为预防这些并发症,必须避免单纯依靠葡萄糖提供热量,应掺加脂肪乳剂提供总热量的30%~50%。由葡萄糖和脂肪乳剂两种主要能源底物提供热量的方法称为双重能源供应,也称为双重能源系统。

【能源底物的代谢】

1. 糖:糖是人体的主要供能物质,其主要成分淀粉在上段小肠受水解酶的作用水解为单糖(葡萄糖、果糖和半乳糖)而被吸收。葡萄糖的代谢要点包括:

(1) 氧化供能:每克葡萄糖完全氧化产能16.7kJ(4kcal)。

(2) 糖原的合成与分解:正常成人肝糖原约100g,肌糖原190~400g。肝糖原对饥饿时的血糖有调节作用,肌糖原只能在肌肉活动增加时被直接利用。禁食24小时,体内储存的糖原将全部耗尽。

(3) 糖异生作用:机体可利用乳酸、甘油、丙酮酸、氨基酸等非糖物质在肝、肾等器官内转变为糖,以弥补糖的不足,并保证某些只能利用葡萄糖能量的重要器官的供能。

(4) 糖代谢与胰岛素:糖代谢过程受胰岛素的控制,一般糖的利用率为5mg/(kg · min)。

2. 脂肪:脂肪在小肠内受胆汁及脂肪酶的作用被水解成甘油及脂肪酸。长链脂肪酸被乳化成乳糜,经淋巴系统吸收;短链脂肪酸以非酯化的形式被直接吸收。脂肪的主要生理功能是氧化供能,每克脂肪氧化可供能37.7kJ(9kcal)。空腹时,体内脂肪氧化可提供50%以上的能量需要,禁食1~3天,85%的能量来自脂肪。脂肪还是构成生物膜的主要成分。亚油酸、亚麻酸及二十碳四烯酸为机体的必需脂肪酸。

3. 蛋白质:正常成人每日蛋白质的最低生理需要量为35~40g。机体处于分解代谢状态时,蛋白质的生理性或内生性丧失每日可达4g氮左右。蛋白质的含氮量为16%,亦即每克氮相当于6.25g蛋白质。按肌肉组织计,则每克氮相当于30g肌肉组织。人体每日所需热能的10%~15%来自蛋白质,每克蛋白质氧化仅能产生16.7kJ(4kcal)热量。

(1) 必需氨基酸:赖氨酸、色氨酸、苯丙氨酸、蛋氨酸、苏氨酸、亮氨酸、异亮氨酸及缬氨酸,共8种。

(2) 支链氨基酸:亮氨酸、异亮氨酸及缬氨酸在结构上存在相同的分支侧链,是唯一能在肝外代谢的必需氨基酸。

**【营养状态判定指标】**

1. 体重:体重是评价营养状态的一项重要而又简便易测的指标。应每日测定一次。注意排除因水钠潴留或脂肪存积而表现的体重增加,选用理想体重百分比和(或)与平时(病前)体重的百分比更为可靠。

(1) 理想体重百分比(IBW%):

IBW% =(实测体重/理想体重)×100

理想体重(kg)=[身长(cm)-100]×0.9

身长在165cm以下的男性,其理想体重则为:

理想体重(kg)=[身长(cm)-105]×0.9

IBW%正常值为90%~120%。

(2) 与平时(病前)体重的百分比:

(实测体重/平时体重)×100

2. 三头肌皮褶厚度(TSF)测定:TSF可间接反映人体脂肪的储存,宜每周测定一次。临床上常用百分比(TSF%)来反映脂肪储存程度。

TSF% =(实测TSF厚度/TSF厚度理想值)×100

TSF测定方法:病人平卧,双臂在胸前交叉。也可取坐位,臂自然下垂。用卡尺以一定的夹力($10g/mm^2$)捏住肩峰与尺骨鹰嘴连线中点处的上臂伸侧皮肤,测定此皮褶厚度。不同年龄TSF理想值有所差别,我国尚无群体调查的数据。暂可借用日本报道的平均理想值(男性8.3mm,女性15.3mm)。

3. 上臂中点肌肉周径(AMC):AMC主要是判断骨骼肌量的变化,宜每周测定一次。

AMC(cm)=[MAC(cm)-TSF(cm)]×3.14

上臂周径(MAC)测定方法:在测量三头肌皮褶厚度的姿势下,用卷尺测量上臂中点的周长。

临床上常用的是AMC理想值百分比(AMC%):

AMC% =(实测AMC值/AMC理想值)×100

成人 AMC 的理想值,男性为 25.3cm,女性为 23.2cm。

4. 肌酐-身高指数(CHI%):可较客观地反映人体肌肉总量。肾功能正常时,24 小时尿肌酐排出量是恒定的。营养不良者尿肌酐排出的减少量与自身肌肉的丢失量呈正相关。可每 1~2 周测定一次。

CHI% =[病人实测 24 小时尿肌酐量(mmol)/(同等身长健康人理想体重(kg)×肌酐相关系数)]×100

肌酐相关系数:男性 8.2mmol/kg,女性 6.4mmol/kg。

5. 血清白蛋白:血清白蛋白半衰期长达 20 天,只有较严重的蛋白质不足或营养不良持续较长时间时才显著下降。可每 1~2 周测定一次。

6. 血清转铁蛋白:为肝脏合成的一种球蛋白,半衰期 8 天,其测定值能较早地反映内脏蛋白质储备量,但受缺铁的影响,可每周测定 1~2 次。血清转铁蛋白<2.0g/L 提示已存在营养不良。

7. 总淋巴细胞计数(TLC):可由血常规报告中的白细胞总数乘以淋巴细胞百分比获得。低于 $1.5\times10^9$/L(1500/$mm^3$)为异常。注意心力衰竭、尿毒症及使用免疫抑制剂均可使淋巴细胞减少。

8. 迟发性皮肤超敏反应:分别皮内注射 2 种抗原(结核菌素、白色念珠菌抗原、植物血凝素等)各 0.1ml,观察 48 小时,硬结、红斑>5mm 者为阳性。两项均呈阳性反应者表示细胞免疫有反应性。

9. 氮平衡试验:氮及热量摄入不足均可造成氮负平衡,氮平衡测定可动态反映蛋白质和能量平衡情况,常用于营养治疗过程中观察病人的营养摄入是否足够和了解分解代谢的演变。

氮平衡(g)=

24 小时氮摄入量(g)-[24 小时尿量(L)×尿尿素氮含量(g/L)+3g]

式中:3g 代表每日经尿、肺、皮肤的非尿素氮丢失。每排粪便 1 次,此值加 1g,以代表从粪便中丧失的氮。

目前,用于临床营养状态评定的指标均有一定的局限性,有些指标的正常值范围较大,精确性受到限制。同时检测数项指标进行综合分析，才能比较正确地判定患者营养状况的优劣。

表5-1给出了营养指标的正常值和营养不良分级标准。应用放射性核素稀释法测定身体中总的可交换钾和总的可交换钠，据此计算出机体的总水分、总蛋白质、总脂，从而准确可靠地判定患者的营养状况。

**表5-1　营养指标的正常值和营养不良的分级**

| 检查项目 | 正常值 | 营养不良分级 | | |
|---|---|---|---|---|
| | | 轻度 | 中度 | 重度 |
| 体重 IBW% | 90～120 | >80～90 | 60～80 | <60 |
| 与平时或病前体重比 | | >80～90 | 60～80 | <60 |
| 三头肌皮褶厚度 | 男>10mm<br>女>13mm | 40%～50% | 30%～39% | <30% |
| 上臂中点肌周长 | 男>20.2cm<br>女>18.6cm | >80% | 60%～80% | <60% |
| 肌酐身高指数 | >1 | >80% | 60%～80% | <60% |
| 血清白蛋白 | >35g/L | 28～35g/L | 21～27g/L | <20g/L |
| 血清转铁蛋白 | 2.0～2.5g/L | 1.8～2.0g/L | 1.6～1.8g/L | <1.6g/L |
| 淋巴细胞总数 | >1.5×$10^9$/L | 1.2×$10^9$～1.5×$10^9$/L | 0.8×$10^9$～1.2×$10^9$/L | <0.8×$10^9$/L |
| 免疫皮肤试验 | + | + | － | － |
| 氮平衡测定 | −1～+1g | −10～−5g | −15～−10g | <−15g |

【临床营养风险筛查】

营养风险是指现存的或潜在的与营养因素相关的导致患者出现不利临床结局的风险。营养风险筛查［nutrition risk

screening, NRS (2002)]是欧洲肠外肠内营养学会(ESPEN)推荐使用的住院患者营养风险筛查方法。

NRS(2002)总评分包括三个部分的总和,即疾病严重程度评分+营养状态减低评分+年龄评分(若70岁以上加1分)。

1. NRS(2002)对于营养状况降低的评分及其定义

(1) 0分:正常营养状态。

(2) 轻度(1分):3个月内体重丢失5%或食物摄入为正常需要量的50%~75%。

(3) 中度(2分):2个月内体重丢失5%或前1周食物摄入为正常需要量的25%~50%。

(4) 重度(3分):1个月内体重丢失5%(3个月内体重下降15%)或BMI<18.5或者前1周食物摄入为正常需要量的0~25%。

注意:3项问题任一个符合就按其分值,几项都有以照高分值为准。

2. NRS(2002)对于疾病严重程度的评分及其定义

(1) 1分:慢性疾病患者因出现并发症而住院治疗。患者虚弱但不需要卧床,蛋白质需要量略有增加,但可以通过口服补充剂来弥补。

(2) 2分:患者需要卧床,如腹部大手术后,蛋白质需要量相应增加,但大多数人仍可以通过肠外或肠内营养支持得到恢复。

(3) 3分:患者在加强病房中靠机械通气支持,蛋白质需要量增加而且不能被肠外或肠内营养支持所弥补,但是通过肠外或肠内营养支持可使蛋白质分解和氮丢失明显减少。

3. 评分结果与营养风险的关系

(1) 总评分≥3分(或胸水、腹水、水肿且血白蛋白<35g/L者)表明患者有营养不良或有营养风险,即应该使用营养支持。

(2) 总评分<3分:每周复查营养评定。以后复查的结果如果≥3分,即进入营养支持程序。

(3) 如患者计划进行腹部大手术,就在首次评定时按照新的分值(2分)评分,并最终按新总评分决定是否需要营养支持(≥3分)。

【饥饿及应激时的代谢改变】

（一）饥饿时的代谢改变

饥饿是指人体摄入的营养物质（主要为热量和蛋白质）不能满足机体维持各种代谢要求的最低需要量，其主要临床表现是体重下降。成人可耐受的最大体重丢失为35%～40%，超过此值将引起死亡。

饥饿早期的主要能量来源是储存的脂肪和蛋白质，其中脂肪约占85%以上，表现为脂肪动员增强，糖原异生增强，肌肉释放氨基酸加速，组织对葡萄糖的利用率降低。创伤及手术后常遇到短期饥饿的病人，此时输入葡萄糖可防止体内蛋白质的糖原异生。每输入100g葡萄糖可节省50g蛋白质。

（二）应激时的代谢改变

1. 应激状态下，神经内分泌系统发生一系列反应，导致高合成代谢和高分解代谢、高血糖及胰岛素阻抗。

2. 处于各种应激状态的患者，如严重创伤、大型手术、高位肠瘘、负荷肿瘤、化疗和放疗等病理状态下，其能量消耗为BEE的1.1～2.0倍，即所谓“应激系数”（表5-2）。

**表5-2　几种应激状态的热量应激系数**

| 病症 | 应激系数 | 总能量消耗 |
|---|---|---|
| 发热 | 1.2～1.4 | BEE×(1.2～1.4) |
| 中等手术 | 1.05 | BEE×1.05 |
| 大手术 | 1.1～1.2 | BEE×(1.1～1.2) |
| 腹膜炎 | 1.05～1.20 | BEE×(1.05～1.20) |
| 败血症 | 1.20～1.50 | BEE×(1.20～1.50) |
| 长骨骨折 | 1.15～1.30 | BEE×(1.15～1.30) |
| 多处损伤 | 1.30～1.50 | BEE×(1.30～1.50) |
| 大面积烧伤 | 1.50～2.0 | BEE×(1.50～2.0) |

（三）代谢支持要点

Cerra于1987年提出“代谢支持”（metabolic support）的

概念，从而摒弃了“静脉高营养”，使应激状态（如严重创伤、感染、大手术后、某些重症外科疾病）患者的营养治疗更为合理、准确。

1. 根据应激的严重程度提供相对足够的热量。如果热量不足会加重机体“自身相食”（autocannibalism），热量过多也会加重机体代谢紊乱。

2. 降低葡萄糖的输入和负荷，以免产生或加重高血糖。

3. 在非蛋白热量中，提高脂/糖比值。

4. 提高氨基酸的输入量。热量：氮为418～628：1

（四）营养支持与代谢支持

营养支持与代谢支持见表5-3。

**表5-3　营养支持与代谢支持的比较**

| | 营养支持 | 代谢支持 |
|---|---|---|
| 对象 | 饥饿状态下的营养不良 | 应激状态下的代谢紊乱 |
| 目的 | 改善营养状态，保护器官的结构与功能 | 推进各种代谢通路，维护组织与细胞代谢 |
| 营养基质 | 葡萄糖为主 | 混合性 |
| 蛋白质 | 1.0～1.5g/（kg·d） | 2.0～3.0g/（kg·d） |
| NPC：氮 | 628：1 | ≤418：1 |
| 脂肪占NPC百分比 | 30%～50% | 50%～70% |

## 二、肠外营养

**【适应证】**

凡是营养不良或有营养不良可能，并且无胃肠道功能的患者，都是肠外营养治疗的适应证。普通外科临床常见的肠外营养治疗指征有：

1. 不能进食或不允许进食的疾病：术后至少有4～5天不

能经口服或经鼻胃管进食、肠瘘(尤其是高位、高排肠瘘)、急性坏死性胰腺炎、麻痹性肠梗阻、长期昏迷者。

2. 胃肠吸收功能极差,以致生命难以维持的疾病:短肠综合征、广泛性肠道炎性疾病(如 Crohn 病、出血性肠炎、溃疡性结肠炎)等。

3. 高代谢所致的营养不足和免疫功能低下的疾病:大面积烧伤、严重创伤、多发性内脏损伤、败血症、弥漫性腹膜炎、全身复杂性大手术、器官移植(肝、脾、肾、心)。

**【肠外营养制剂】**

1. 葡萄糖:10%、25%、50%葡萄糖溶液。

2. 脂肪乳剂

(1) 长链脂肪乳剂(LCT):含油酸、亚油酸、亚麻酸,由16~20个碳原子构成碳链的三酰甘油酯,在营养支持中提供能量和必需脂肪,在代谢过程中需卡尼汀(肉毒碱)作为辅助因子才能进入细胞内的线粒体中。临床常用制剂为20%、30%英脱利匹特(introlipid),每毫升供能分别为8.37kJ、12.55kJ。

(2) 中链脂肪乳剂(MCT):碳链由6~12个碳原子构成。其优点是不需卡尼汀参与而能迅速从血中清除并在肝细胞内氧化而生成酮体,为脑组织和肌组织提供能量。

(3) 混合脂肪乳剂:由 LCT 与 MCT 混合而成,如力能 MCT(费森尤斯),lipfondine(力保肪宁)的混合比例为1∶1。

(4) 结构脂肪乳剂:将等摩尔数的长链三酰甘油和中链三酰甘油混合后在一定的条件下进行水解和酯化反应后形成的混合物,其中约75%为混合链三酰甘油。如力文(华瑞),结构脂肪乳供能均衡,患者耐受性好。

(5) ω-3鱼油脂肪乳剂:具有高含量的单不饱和脂肪酸。用于创伤、败血症及危重患者,作为辅助治疗型药物调节重症患者的炎症反应,降低炎症反应程度,维持或重建内环境的稳定。

3. 氨基酸:目前临床上常用的氨基酸制剂7%凡命注射液(vamin)、8.5%、11.4%乐凡命注射液(novamin)每1000ml含氮量分别为9.4g、14g、18g。

近年进入临床应用的力肽为临床营养领域多年重点研究

的结晶,弥补了 TPN 中谷氨酰胺的缺乏。该制剂为丙氨酰-谷氨酰胺双肽(dipeptiven)溶液,20% 的力肽 100ml 含 20g N-(2)-L-丙氨酰-谷氨酰胺(8.2g 丙氨酸和 13.46g 谷氨酰胺)。

4. 电解质:10% 氯化钾溶液、10% 氯化钠溶液、10% 葡萄糖酸钙溶液、20% 硫酸镁溶液、5% 碳酸氢钠溶液等。

5. 维生素:常用制剂有水乐维他(soluvit),含 9 种水溶性维生素;维他利匹特(vitalipid),含 4 种脂溶性维生素。各种维生素含量均为日需要量。

6. 微量元素:安达美(addamel)含 9 种微量元素的日需要量。有机磷制剂甘油膦酸钠(格力福斯,glycophose)。

7. 胰岛素(insulin)。

## 【肠外营养液的配制与输注】

### (一) 肠外营养治疗参考配方

肠外营养治疗参考配方见表 5-4 ~ 表 5-6,其中,凡命可用乐凡命替代。

**表 5-4　基本需要**(围手术期,一般放、化疗)

| 中心静脉输入 | | 周围静脉输入 | |
|---|---|---|---|
| 营养剂 | 剂量 | 营养剂 | 剂量 |
| 20% 英脱利匹 | 250ml | 20% 英脱利匹特 | 250ml |
| 25% 葡萄糖溶液 | 1000ml | 10% 葡萄糖溶液 | 1500ml |
| 7% 凡命 | 1000ml | 7% 凡命 | 750ml |
| 水乐维他 | 1 支 | 水乐维他 | 1 支 |
| 维他利匹特 | 1 支 | 维他利匹特 | 1 支 |
| 安达美 | 1 支 | 安达美 | 1 支 |
| 格力福斯 | 1 支 | 渗透压 | 550mmol/L |
| 胰岛素 | 42U | | |
| 液体总量 | 2280ml | 液体总量 | 2520ml |
| 非蛋白热量 | 6276kJ | 非蛋白热量 | 5858kJ |
| 脂肪:葡萄糖 | 1:2 | 脂肪:葡萄糖 | 1:1.2 |
| 非蛋白热量:氮 | 669:1 | 非蛋白热量:氮 | 653:1 |

表 5-5　中等需要(大手术、强力化疗、感染并发症)

| 中心静脉输入 | | 周围静脉输入 | |
|---|---|---|---|
| 20% 英脱利匹特 | 500ml | 20% 英脱利匹特 | 500ml |
| 25% 葡萄糖溶液 | 1000ml | 10% 葡萄糖溶液 | 1000ml |
| 7% 凡命 | 1500ml | 7% 凡命 | 1000ml |
| 水乐维他 | 1 支 | 水乐维他 | 1 支 |
| 维他利匹特 | 1 支 | 维他利匹特 | 1 支 |
| 安达美 | 1 支 | 安达美 | 1 支 |
| 格力福斯 | 1 支 | 胰岛素 | 20U |
| 胰岛素 | 42U | 渗透压:802mmol/L | |
| 液体总量 | 3030ml | 液体总量 | 3020ml |
| 非蛋白热量 | 8368kJ | 非蛋白热量 | 7950kJ |
| 脂肪：葡萄糖 | 1：1 | 脂肪：葡萄糖 | 1：0.9 |
| 非蛋白热量：氮 | 594：1 | 非蛋白热量：氮 | 845：1 |

表 5-6　高度需要(严重并发症、高流量瘘等高消耗状态)

| 中心静脉输入 | | 液体总量:3030ml |
|---|---|---|
| 30% 英脱利匹特 | 500ml | 非蛋白热量:10460kJ |
| 50% 葡萄糖溶液 | 500ml | 脂肪：葡萄糖为 1.5：1 |
| 7% 凡命 | 2000ml | 非蛋白热量：氮为 556：1 |
| 水乐维他 | 2 支 | |
| 维他利匹特 | 1 支 | |
| 安达美 | 1 支 | |
| 格力福斯 | 1 支 | |
| 胰岛素 | 42U | |

(二) 全营养混合液的配制

全营养混合液由葡萄糖、脂肪乳剂、氨基酸、电解质、微量元素、维生素、甘油磷酸盐、谷氨酰胺和水等组成。将所有上述物质按先后配制顺序灌入用高分子材料制成的3L“全合一”营养袋中，从而组成全营养混合液（total nutritional admixture，TNA；all in one）。

（三）肠外营养液的输注方法

肠外营养的输注途径可经中心静脉输注或经周围静脉输注。输注方法有持续输注法与循环输注法两种。

1. 持续输注法：将一天的营养液在24小时内均匀输入，由于各种营养物质同时等量输入，对机体氮源、能源及其他营养物质的供应处于持续均匀状态，胰岛素的分泌较为稳定，血糖值也不会因输入糖时多时少有较大波动；尤其对较长时间胃肠道不能利用、机体需要量增加、有较多额外丢失的患者，经中心静脉持续输注可以保证机体对热量及代谢基质的需要，同时还能减少患者遭受反复穿刺的痛苦。

2. 循环输注法：将一天的营养液在12～18小时内输注，其余时间可恢复活动，从而改善患者的生活质量，此种方法为临床广泛应用。在进行循环输注前，要计算热量、蛋白质和液体需要量以及输注时间，输注速度应逐渐增加或减少，以防高血糖发生。如高血糖持续存在，则应延长输注时间，小剂量胰岛素可加入营养液中以控制快速输注所致的高血糖，如以上处理无效，则仍应使用持续输注法。

**【肠外营养的护理与监测】**

1. 行中心静脉输注时应严格无菌操作规程，输注时要严密观察患者的生命体征与局部情况，了解患者有无胸闷、呼吸困难等，及时发现，及时处理。

2. 注意有无气栓、静脉炎、败血症等并发症的发生，输注过程中应加强巡视，有条件者可使用输液泵。

3. 每日应换输液管道一次，更换管道时，静脉导管与输液管连接处应用碘酊、酒精涂擦消毒；换输液管时，静脉导管一定要捏紧，防止空气进入血管。

4. 在静脉导管入口处周围应每日用碘酊、酒精消毒，并更换消毒敷料一次。发现敷料潮湿应及时更换，以防导管口感染。对导管入口处皮肤应定期做细菌培养。

5. 使用周围静脉输注时应每 24 小时更换输注部位,以减少对血管内皮的刺激,从而减少静脉炎的发生。

6. 观察输液反应,如有发生,应首先考虑为静脉导管感染,即刻拔出导管及留残液做培养。

7. 根据计划应用持续输注或循环输注,按时按量均匀完成每日输液量,切不能过快。

8. 定期进行残液培养及定期查血糖、肝肾功能、体重等,有利于掌握输注效果。

【肠外营养治疗的并发症与防治】

（一）与深静脉导管有关的并发症

与深静脉导管有关的并发症包括空气栓塞、导管栓子形成、导管头端异位、气胸、血胸、血气胸、水胸、纵隔积液、静脉炎、血栓形成、栓塞及局部感染和导管败血症。防治原则:

1. 置管操作必须严格执行操作规程和技术要求。

2. 导管留置期间必须严密观察导管的位置是否保持在原始固定位置、输注通畅与否,严防导管滑脱等意外。严格执行导管穿入皮肤处的灭菌消毒护理常规。一旦发生并发症应迅即处理。

3. 从严掌握经深静脉输注的适应证,一旦患者情况允许,尽快改由周围静脉途径输液。

（二）感染性并发症

肠外营养治疗期间出现发热、败血症,除与深静脉导管有关的导管败血症外,其原因尚有:①营养制剂的致热原与过敏性反应。②营养液配制过程中的污染。由于脂肪乳剂渗透压较糖及氨基酸低,pH 接近中性,微生物能在其中迅速生长。③肠道细菌易位。④肠外营养治疗以外的原因,如病人原有菌血症,或并存有切口感染、肺炎、尿路感染、静脉炎、腹腔内感染等。防治原则:

1. 营养液应在严格的无菌净化条件下配制。尽量采用三合一营养液袋输注。

2. 严格执行静脉输注的无菌操作常规。

3. 积极治疗体内其他感染灶，应用有效的抗菌药物。

4. 若考虑有肠道细菌易位所致感染的可能，应联合应用谷氨酰胺，以维持肠道屏障的结构与功能。

（三）代谢性并发症

可能出现的代谢性并发症包括高渗性非酮性昏迷、低血糖症、血清氨基酸不平衡、高氨血症、必需脂肪酸缺乏症、代谢性酸中毒、低钾血症、高钾血症、低磷血症、低钙血症、低镁血症，微量元素如锌、铜、铬、硒等缺乏，维生素 A、维生素 D 缺乏或过多症等，以及肝、胆功能异常和淤胆。防治原则：

1. 选用合理的营养液配方。为防止高渗性非酮性昏迷，应避免单独快速输入高渗葡萄糖溶液，或按 8～12g 葡萄糖加 1U 胰岛素。输注速度必须保持恒定。

2. 严格按常规要求监测血清电解质、酸碱平衡、血糖、尿糖以及肝、肾功能等。

3. 出现肝功能异常及黄疸时应考虑终止肠外营养治疗。

## 三、肠 内 营 养

**【适应证】**

自然营养摄入不足，应首选肠内营养。实施肠内营养的必要条件是必须最少有 100cm 空肠或 150cm 回肠具备完整的消化吸收功能。适应证主要包括胃肠道外疾病［围手术期营养补充，烧伤与创伤，中枢神经系统疾病，肿瘤化（放）疗的辅助治疗，心、肺疾病，肝、肾功能衰竭等］及胃肠道疾病（上消化道瘘、低位肠瘘、短肠综合征、炎性肠道疾病、胰腺疾病、结肠手术准备等）。

新近的一些研究指出，胃肠手术后早期即可开始肠内营养。手术后小肠的蠕动、消化、吸收功能在开腹术甚至结肠手术后几小时即可恢复正常。只要喂养管能保证置入空肠，术后第 1 天即可开始适应性灌注。

【肠内营养制剂】

临床常用的肠内营养制剂见表5-7。

**表5-7　临床常用的肠内营养制剂**

| 制剂 | 主要成分 | 热量 |
| --- | --- | --- |
| 安素(ensure) | 麦芽糖糊精,酪蛋白,植物脂肪 | 每听400g,总热量7531kJ |
| 能全素(nutrison powder) | 水解玉米淀粉,酪蛋白,玉米油 | 每听430g,总热量8368kJ |
| 百普素(pepti-2000) | 短肽链水解蛋白及氨基酸 | 每袋126g,总热量2067kJ |
| 爱伦多(elenter) | 复合氨基酸 | 每袋80g,总热量1255kJ |
| 能全力(nutrison fibre) | 麦芽糖糊精,酪蛋白,植物脂肪,大豆多糖纤维 | 每瓶500ml,总热量2092kJ |
| 瑞素 | 酪蛋白,大豆蛋白,大豆油和椰子果油,麦芽糖糊精 | 每瓶500ml,总热量2092kJ |
| 瑞高 | 同瑞素,但蛋白质、能量密度高 | 每瓶500ml,总热量3138kJ |
| 瑞代(糖尿病专用型) | 能量构成:糖占53%,脂肪占32%,蛋白质占15%;糖来源:70%腊质谷物淀粉,30%果糖 | 能量密度:3765kJ/L |
| 瑞能(肿瘤患者专用) | 50%以上脂肪供能 | 能量密度:5434kJ/L |
| 其他:要素饮食制剂、合成低渣饮食、天然混合食物(搅拌、粉碎并混入消化剂)等,容量、浓度逐日增加,要求经3~4天适应期后达到全量 | | |

【肠内营养液的输注】

(一)肠内营养液配制原则

营养液应按无菌规则配制,当日配制,即时冷藏,当日用完。

（二）肠内营养治疗的输入途径

1. 经胃肠道途径：包括口服及经咽造口、胃造口、鼻胃插管灌注。因胃容量大，对渗透压亦不甚敏感，故营养素可较粗放，输注亦较简便，适用于要素饮食、匀浆饮食、混合奶等的灌喂。缺点是较易引起反流及呕吐。对昏迷病人特别要警惕误吸的并发症。

2. 单纯经肠道途径：经鼻肠管或空肠造口灌注，为临床肠内营养最普遍使用的途径。其优点是避免了呕吐及误吸，可同时做胃十二指肠减压，适于长期治疗的需要，允许同时经口进食。另外，患者心理负担亦较小。

（三）肠内营养输入方式

1. 间歇分次投给：200ml/次，6～8 次/日。

2. 间歇重力滴注：250～500ml/次，4～6 次/日，滴注速度为 30ml/min。

3. 连续输注（100～125ml/h，12～24 小时连续输入）等，以经输注泵灌注为佳。

**【肠内营养治疗的并发症与防治】**

1. 喂养管并发症：导管放置不当，误入气管；深度不符合要求；硬质导管造成消化道穿孔等。严守操作规程，选用质地柔软、稳定性好的喂养管当可防止此类并发症。

2. 呕吐与误吸：因呕吐导致的误吸常见于虚弱、昏迷病人。防治原则：一是对此类病人不用或慎用经胃肠途径的灌注；二是密切注意观察喂养管的位置及灌注速率，采取床头抬高 30°，避免夜间灌注，要经常检查胃充盈程度及胃内残留量，当胃内残留量达 100～150ml 时，应减慢或停止灌注。

3. 腹泻：原因主要是营养液的"三度"（浓度、输入速度、温度）控制不当所致，此外，尚有小肠对脂肪不耐受、细菌性或真菌性肠炎及严重低蛋白血症等。防治原则是针对原因进行处理。注意营养液容量及浓度应逐日增加，营养液摄入时应有适当的加温措施。

4. 代谢并发症：完全的肠内营养治疗亦如肠外营养一样，可引起诸如水及电解质失平衡（脱水、高钠血症、高氯血症、氮质血症）、血糖紊乱等代谢并发症。防治上必须做到与监测肠外营养一样监测肠内营养治疗。要注意无溶质水的补充。

（胡元龙　胡俊波　冯永东）

# 第六章　甲状腺和甲状旁腺疾病

## 一、单纯性甲状腺肿

单纯性甲状腺肿的主要病因是缺碘，常见于碘缺乏地区，如离海较远的高原山区，又称为地方性甲状腺肿。

【病因、病理】

机体从食物和饮水中吸收的碘少，血中甲状腺素浓度降低，腺垂体促甲状腺激素分泌增加，使甲状腺代偿性增生。初期呈弥漫性增大，称为弥漫性甲状腺肿，病变逐渐发展形成许多结节，即结节性甲状腺肿，在此基础上可继发甲状腺功能亢进和癌变。另外，机体对甲状腺素需要量增加，如青春期、妊娠期、哺乳期和绝经期也可发生甲状腺肿；某些药物（磺胺、硫脲类药）、食物（萝卜、白菜）以及先天性因素，也可造成甲状腺素合成和分泌障碍，从而引起甲状腺肿。

【诊断】

（一）临床表现

1. 多发于女性。一般发生在青春期，流行地区常出现于入学年龄。

2. 甲状腺肿大小不等，形状不同；弥漫性肿大仍显示正常甲状腺形状，两侧常对称；结节性肿大一侧较显著；囊肿样变结节若并发囊内出血，结节可在短期内增大；少数患者可因甲状腺压迫气管、食管、血管而引发相应症状，压迫喉返神经出现声嘶。

（二）辅助检查

1. 血清 $T_3$、$T_4$：正常范围。

2. 颈胸部 X 线片：了解气管受压情况，协助诊断胸骨后甲状腺肿。

（三）鉴别诊断

位于甲状腺峡部的结节或囊肿需鉴别甲状舌骨囊肿。

胸骨后甲状腺肿有时不易与纵隔肿瘤鉴别。

【治疗】

1. 青春期、妊娠期生理性甲状腺肿无需治疗，可多吃含碘丰富的食物，如海带、紫菜等。

2. 单纯性甲状腺肿压迫气管、食管、血管或神经引起临床症状时，应尽早手术治疗，可行甲状腺大部切除术。

3. 巨大的单纯性甲状腺肿虽没有引起压迫症状，但影响生活和工作，也应予手术。

4. 结节性单纯性甲状腺肿继发功能亢进的综合征，或怀疑有恶变的可能，应尽早手术治疗。

## 二、甲状腺功能亢进

【分类】

甲状腺功能亢进（简称甲亢）可分为原发性甲亢、继发性甲亢和高功能腺瘤三类。

1. 原发性甲亢：最常见，病人年龄多在20～40岁，多发于近海地区。腺体肿大和功能亢进的综合征同时出现，腺肿多为弥漫性，两侧常对称。患者多有突眼，故亦称为“突眼性甲状腺肿”。有时伴有胫前黏液性水肿。

2. 继发性甲亢：较少见，年龄多在40岁以上。多发于单纯性甲状腺肿的流行区，由其转变而来，病人先有结节性甲状腺肿多年，以后才逐渐出现功能亢进综合征。患者无突眼症状和胫前黏液性水肿，容易发生心肌损害。

3. 高功能腺瘤：少见。腺体内有单个自主的高功能结节，其周围甲状腺组织呈萎缩改变，放射性碘扫描检查显示聚$^{131}$I量增加的“热结节”。患者无突眼症状和胫前黏液性水肿。

【诊断】

（一）临床表现

主要症状可归纳为五个方面，除突眼症状外都与甲状腺功能亢进有关。但除基础代谢率增高外，其他四方面症状可能不全存在。

1. 甲状腺肿大，但一般不引起压迫症状。

2. 交感神经功能过度兴奋，原发性甲亢更显著。性情急躁、容易激动、失眠、两手颤动、怕热、多汗、食欲亢进反而消瘦、体重减轻。

3. 双侧眼球突出、眼裂增宽和瞳孔散大。

4. 循环系统方面：脉快有力，脉搏常在每分钟 100 次以上，休息及睡眠时仍快。严重者可出现心律失常，最后发生心力衰竭。

5. 基础代谢率增高。

（二）辅助检查

1. 基础代谢率测定

常用公式：基础代谢率(%)=(脉率+脉压)−111

测定基础代谢率要在完全安静、空腹时进行。正常值为±10%，增高 20%～30% 为轻度甲亢，增高 30%～60% 为中度甲亢，增高 60% 以上为重度甲亢。

2. $^{131}I$ 测定：2 小时内甲状腺摄取 $^{131}I$ 量超过人体总量的 25%，或在 24 小时内超过人体总量的 50%，且吸 $^{131}I$ 高峰提前出现，都表示有甲亢。

3. 血清中 $T_3$ 和 $T_4$ 的测定：甲亢时，血清 $T_3$ 可高于正常 4 倍左右，而 $T_4$ 仅为正常的 2.5 倍，因此，$T_3$ 测定有较高敏感性。

【治疗】

（一）抗甲状腺药物治疗

1. 适应证

(1) 病程较短、病情较轻的原发性甲亢。

(2) 20 岁以下的青少年和儿童。

(3) 伴有其他严重疾患而不宜施行手术的病例。

(4) 手术前准备。

2. 禁忌证

（1）有压迫气管症状的患者，或是胸骨后甲状腺肿的病例。

（2）高度突眼的病例。

（3）妊娠和哺乳的妇女。

主要药物有丙硫氧嘧啶、甲硫咪唑或卡比马唑等。初用剂量为丙硫氧嘧啶每日 200～400mg，甲硫咪唑或卡比马唑每日 20～40mg，3～4 周后，如果疗效显著，即基础代谢率下降、体重增加，剂量可以减少。同时，给予甲状腺制剂，每日 30～60mg，以避免甲状腺的肿大和充血。维持剂量为丙硫氧嘧啶每日 100～200mg，甲硫咪唑或卡比马唑每日 10～20mg，连续服用 6～18 个月。在服用抗甲状腺药物时，每周需检查白细胞计数，如果降至 $3\times10^9$/L 以下，中性粒细胞计数降至 $0.45\times10^9$/L 时，要立即停药。

（二）放射性碘治疗

应用半衰期为 8 天的 $^{131}$I。通常剂量为每克甲状腺组织投 $^{131}$I 3700kBq，空腹一次口服，60%～70% 的患者在 1 次用药后 4～6 周内都有明显缓解，而 30%～40% 的患者在 3～4 个月后第二次用药。对正在服用碘剂的患者，治疗前 2～4 周应停服碘剂，也不进含碘食物。

（三）外科治疗

甲状腺大部切除术仍然是目前治疗甲亢的一种常用而有效的疗法，它能使 90%～95% 的病人获得痊愈，手术死亡率低于 1%。手术治疗的主要缺点是有一定的并发症，并约有 4%～5% 的病人术后可复发甲亢。

1. 手术指征

（1）继发性甲亢或高功能腺瘤。

（2）重度以上的原发性甲亢。

（3）腺体较大，伴有压迫症状，或胸骨后甲状腺肿等类型甲亢。

（4）抗甲状腺药物或 $^{131}$I 治疗后复发者。至于妊娠妇女，鉴于甲亢对妊娠可造成不良影响(流产、早产等),而妊娠又可能加重甲亢,因此,在妊娠早、中期具有上述指征者,仍应考虑手术治疗。

2. 禁忌证

(1) 青少年患者(除非存在严重的压迫症状)。

(2) 症状较轻者。

(3) 年老病人或有严重疾患不能耐受手术治疗者。

3. 手术切除范围:通常需切除腺体的80%~90%,并同时切除峡部,每侧残留腺体以成人拇指末节大小为恰当。

## 三、甲状腺炎症

### 急性化脓性甲状腺炎

临床上应区别急性甲状腺炎与急性甲状腺肿炎,前者少见,后者较常见。两者都由于口腔或颈部化脓性感染而引起,病原菌为葡萄球菌、链球菌和肺炎链球菌等。感染局限于甲状腺肿的结节或囊肿内时,因不良的血循环易形成脓肿。

【诊断】

1. 患者体温常升高。数日内甲状腺或甲状腺肿肿胀,有压迫和波及至耳、枕部的疼痛。

2. 严重的可引起压迫症状,气促、声音嘶哑,甚至吞咽困难等。

3. 腺组织的坏死和脓肿形成可引起甲状腺功能的减退。

【治疗】

局部早期宜用冷敷、晚期宜用热敷。给予抗菌药。有脓肿形成时应早期切开引流。

### 亚急性非化脓性甲状腺炎

亚急性非化脓性甲状腺炎常继发上呼吸道感染或流行性腮腺炎,可能是病毒感染引起。

【诊断】

（一）临床表现

1. 患者一般在 1～2 周前曾有上呼吸道感染史，病程一般为 3 个月左右。

2. 部分患者的病情较急、体温升高，疼痛常波及至耳，甲状腺肿胀并有枕部压痛，吞咽时加剧。

（二）辅助检查

1. 基础代谢率升高。

2. 血清 $T_3$、$T_4$ 浓度升高，但放射性碘的摄取量显著降低。

诊断有困难时，可用泼尼松进行治疗性试验。

【治疗】

泼尼松有明显疗效，疼痛很快缓解，肿胀消退。剂量是每日 4 次，每次 5～10mg，连用 2 周，以后逐渐减少剂量，全程 1～2 个月。但停药后易复发，可再用泼尼松，同时加用干甲状腺片，可有较好效果。X 线放射性治疗的疗效较泼尼松持久。抗菌药物则无效。

## 慢性淋巴细胞性甲状腺炎

此病较常见，是一种自身免疫性疾病。

【诊断】

（一）临床表现

1. 患者常为年龄较大的妇女，病程发展缓慢。

2. 甲状腺逐渐增大，常为弥漫性、对称性肿大，表面平滑，质较硬。颈部淋巴结多不肿大。临床上可出现轻度的呼吸困难或吞咽困难。

3. 50% 以上的病例甲状腺功能减退。

（二）辅助检查

1. 血沉增快，血清白蛋白降低、丙种球蛋白升高。

2. 基础代谢率降低，放射性碘的摄取量减少。

诊断困难时，可用甲状腺制剂进行治疗性试验：治疗后，如果甲状腺明显缩小，诊断即可确定。必要时，可行细针穿刺细胞学检查。

【治疗】

一般不宜手术切除。泼尼松治疗效果不持久。应用甲状腺制剂，每日 120 ~ 180mg，长期服用。如引起压迫症状，可考虑手术。

### 慢性纤维性甲状腺炎

临床少见，病因不明。

【诊断】

1. 甲状腺逐渐增大，常限于一侧，表面不平，质似铁样坚硬，颈部淋巴结不肿大。

2. 常累及喉返神经，可出现声音嘶哑、呼吸困难或吞咽困难等症状。

3. 甲状腺功能常减退。

4. 诊断方面不易与甲状腺癌鉴别，常需行细针穿刺细胞学检查。

【治疗】

1. 可试用泼尼松治疗，但效果不持久，伴甲状腺功能低下者可加用甲状腺素片。

2. 由于腺体与周围组织、器官发生紧密粘连，手术切除常不易。如果有压迫症状，可楔形切除甲状腺峡部以解除压迫。

## 四、甲状腺肿瘤

### 甲状腺腺瘤

甲状腺腺瘤分滤泡状和乳头状囊性腺瘤两种，前者较常见。

【诊断】

（一）临床表现

1. 患者多为 40 岁以下女性。

2. 一般均为甲状腺体内的单发结节，结节质较软、表面光滑、随吞咽上下移动,生长缓慢,大部分患者无任何不适感。

3. 乳头状囊性腺瘤有时可因囊壁血管破裂而发生囊内出血,此时肿瘤体积可在短期内迅速增大,局部出现胀痛。

（二）辅助检查

1. B 超:可判断单发或多发及囊性或实性。

2. 放射性核素扫描或 ECT:一般为温结节,囊性变后可呈凉或冷结节。

【治疗】

由于腺瘤有癌变的危险和引起甲状腺功能亢进的可能,应早期切除。

## 甲状腺癌

甲状腺癌约占全身恶性肿瘤的 0.2%（男性）、1%（女性）。

【病理类型】

1. 乳头状腺癌:约占 90%,恶性程度较低。主要转移至颈部淋巴结,有时原发癌很小,未被察觉,但颈部转移的淋巴结已很大,多为年轻女性。

2. 滤泡状腺癌:约占 5%,中度恶性。手术时约有 10% 患者已有血行转移,颈淋巴结转移较少,多为中年人。

3. 髓样癌:约占 4%,恶性程度中等。它发生于滤泡旁细胞(C 细胞),较早出现颈淋巴结转移,晚期可有血行转移。

4. 未分化癌:约占 1%,恶性程度高。很早转移至颈淋巴结,也经血行转移至骨和肺,多为老年人。

【诊断】

（一）临床表现

1. 甲状腺结节明显增大、质变硬,腺体在吞咽时的上下移动性减少。

2. 地方性甲状腺肿非流行地区的儿童甲状腺结节、成年男性甲状腺内的单发结节、多年存在的甲状腺结节短期内明显增大,应特别引起注意。

3. 早期无明显自觉症状,晚期出现波及至耳、枕部和肩的疼痛，声音嘶哑，继之发生压迫症状，如呼吸困难、吞咽困难和明显的 Horner 综合征。

4. 髓样癌常有家族史。由于肿瘤本身可产生激素样活性物质(5-羟色胺和降钙素)，临床上可出现腹泻、心悸、颜面潮红和血钙降低等症状。

（二）辅助检查

1. B 超：区别结节的囊性或实体性。实体性结节若含有细砂粒样钙化，则恶性的可能更大。

2. 放射性核素扫描或 ECT：如果为冷结节，则有 10% ~ 20% 可能为癌肿。

3. 细针穿刺细胞学检查。

（三）鉴别诊断

1. 亚急性甲状腺炎：病史中多有上呼吸道感染；血清 $T_3$、$T_4$ 浓度增加，但放射性碘的摄取量却显著降低；使用小剂量泼尼松后，局部疼痛很快缓解，甲状腺肿胀接着消失。

2. 慢性淋巴细胞性甲状腺炎：此病多发生在女性，病程较长，甲状腺肿大呈弥漫性、对称，表面光滑，试用甲状腺制剂后腺体常明显缩小。

3. 甲状腺腺瘤囊性变：由于囊内出血，短期内甲状腺腺体迅速增大，追问病史常有重体力劳动或剧烈咳嗽史。

【治疗】

以手术为主，而手术的范围和疗效与肿瘤的病理类型有关。

1. 乳头状腺癌：如果颈淋巴结没有转移，癌肿尚局限在一侧的腺体内，应将患侧腺体连同峡部全部、对侧腺体大部切除，也可行甲状腺全切除；如果癌肿已侵及左、右两叶，就需将两侧腺体连同峡部全部切除。对没有颈淋巴结转移的乳头状腺癌一般不需同时清除患侧颈淋巴结，术后继续服用甲状腺素制剂，即使在日后随访中再出现颈淋巴结转移，再行清除手术仍能达到较好疗效；但如已有颈淋巴结转移，则应在切除原发癌的同时清除患侧的颈淋巴结。

2. 滤泡状腺癌：即使癌肿尚局限在一侧的腺体内，也应行两侧腺体连同峡部的全部切除，术后服用甲状腺素制剂，如有远处转移应做放射性碘治疗。

3. 髓样癌：手术切除两侧腺体连同峡部，同时清除患侧或双侧颈淋巴结。

4. 未分化癌：治疗以外放射为主。

## 五、甲状旁腺功能亢进

甲状旁腺分泌的甲状旁腺素（parathyroid hormone，PTH）是一种水溶性多肽，主要调节体内钙的代谢，维持体内钙、磷的平衡。除甲状腺滤泡上皮以外，滤泡旁细胞产生一种与 PTH 有拮抗作用的激素，称为降钙素（calcitonin，CT），参与钙的代谢，使血钙降低。它们与血钙 $Ca^{2+}$ 浓度之间存在反馈关系，使血钙、血磷稳定在正常范围内。

**【分类】**

甲状旁腺功能亢进可区分为原发性与继发性两类。

1. 继发性甲状旁腺功能亢进多见于下列原因所致的低血钙时：

（1）肾功能不全（慢性肾炎）。

（2）维生素 D 缺乏（佝偻病、骨软化症等）。

（3）在妊娠或哺乳期母体失钙过多。长时期的低血钙和长时期刺激 PTH 的分泌增加，即发生甲状旁腺代偿性的增生、肿大。

2. 原发性甲状旁腺功能亢进多由于单发的甲状旁腺腺瘤（86%），较少由于多发的腺瘤（6%）或所有四个甲状旁腺的增生（7%），很少由于腺癌（1%）引起血钙持续升高。

原发性甲状旁腺功能亢进较多见，临床上可分为三种类型：

（1）肾型：约 70%，主要表现为尿路结石。

（2）肾骨型：约 20%，表现为尿路结石和骨骼的脱钙病变。

（3）骨型：约 10%，主要表现为骨骼的脱钙病变。

【诊断】

（一）临床表现

1. 多见于 20 ~ 50 岁，女多于男。

2. 对反复发作的肾结石，特别是两侧肾结石，应考虑到此病。

3. 骨型多属晚期，病变的骨骼（颅骨、指骨、股骨、盆骨和腰椎等）有疼痛，呈结节状增厚、凹凸不平、弯曲或畸形，有时发生病理性骨折。

4. 血钙升高，因而神经肌肉的应激性降低，引起全身肌张力低下、胃肠蠕动减弱，出现疲乏、食欲差、恶心、便秘，甚至因咽肌无力而引起吞咽困难。

5. 部分病人（10%）可伴有胃、十二指肠溃疡，且可合并上消化道出血。

6. 部分病人（10%）可并发急性胰腺炎或胆管结石。

（二）辅助检查

1. 血钙 > 2.7mmol/L，血磷 < 1.0mmol/L，尿钙 24 小时超过 200mg。

2. 血清 PTH > 100ng/L。

3. X 线显示骨质稀疏、变薄、变形，骨内有多个透明的囊肿影。

4. B 超是显示腺瘤的首选定位方法，其准确率可达 90%。

5. 甲状旁腺核素扫描显像：可明确病变甲状旁腺累及腺体数目及部位，以及了解有无存在异位甲状旁腺。

【治疗】

多采用手术治疗。

（易继林　李兴睿）

# 第七章 乳房疾病

## 一、乳 腺 癌

乳腺癌(carcinoma of breast)是女性常见的恶性肿瘤,近年来在我国一些大城市,乳腺癌已经超过宫颈癌,跃居女性恶性肿瘤首位,且发病率呈逐年上升趋势,发病年龄趋于年轻化,已成为威胁女性健康的主要肿瘤。

**【病因】**

乳腺癌的病因目前尚未完全阐明,但该病的许多危险因素已被确认,包括女性性别、年龄增大、家族中有年轻时患乳腺癌的情况、月经初潮早、绝经晚、生育第一胎的年龄过大、长期的激素替代治疗、既往接受过胸壁放疗、良性增生性乳腺疾病和诸如 BRCA1/2 等基因的突变。

**【病理】**

按肿瘤细胞的发生部位、组织结构特征将乳腺癌分为小叶癌和导管癌;按其发展过程、形态结构和预后关系分为原位癌和浸润癌,也可根据乳腺癌分子分型分为 luminal A 型、luminal B 型、basal-like 型、Her-2(+)型、normal 型。

1. 小叶原位癌(lobular carcinoma in situ):起源于小叶终末导管或腺泡,癌细胞局限于管泡内,未穿破其基底膜,小叶结构存在。

2. 导管内原位癌(ductal carcinoma in situ):起源于中小导管,癌细胞充满管腔,基底膜完整,无浸润现象,但癌细胞累及导管的范围较广或呈多中心性散在分布。

3. 浸润性小叶癌(infiltrating lobular carcinoma):通常由小叶原位癌发展而来,癌细胞突破基底膜向间质浸润性生长,约占浸润性癌的 5% ~10% 。

4. 浸润性导管癌(infiltrating ductal carcinoma):较常见,癌细胞浸润于管壁外的间质中,约占浸润性癌的 75% 。

除此之外,还包括许多特殊乳腺癌,如 Paget 病、炎性乳腺癌等。

乳腺癌主要经淋巴途径转移,也可经由血行转移及直接浸润胸壁肌肉、皮肤、肋骨等。研究表明,某些分子亚型的乳腺癌较早可出现血行转移,因此,乳腺癌早期即是全身性疾病。

**【乳腺癌分期】**

国际抗癌协会的 TNM 分类法:

**原发肿瘤(T)**

| | |
|---|---|
| $T_x$ | 原发肿瘤无法评估 |
| $T_0$ | 没有原发肿瘤证据 |
| Tis | 原位癌 |
| Tis(DCIS) | 导管原位癌 |
| Tis(LCIS) | 小叶原位癌 |
| Tis(Paget) | 乳头 Paget 病,与乳腺实质内的浸润性癌和(或)原位癌[DCIS 和(或)LCIS]无关。与 Paget 病有关的乳腺实质内的癌应根据实质内肿瘤的大小和特征进行分类,尽管仍需注明存在 Paget 病。 |
| $T_1$ | 肿瘤最大直径≤20mm |
| $T_{1mi}$ | 肿瘤最大直径≤1mm |
| $T_{1a}$ | 肿瘤最大直径>1mm,但≤5mm |
| $T_{1b}$ | 肿瘤最大直径>5mm,但≤10mm |
| $T_{1c}$ | 肿瘤最大直径>10mm,但≤20mm |
| $T_2$ | 肿瘤最大直径>20mm,但≤50mm |
| $T_3$ | 肿瘤最大直径>50mm |
| $T_4$ | 不论肿瘤大小,直接侵犯胸壁和(或)皮肤(溃疡或有皮肤结节) |
| $T_{4a}$ | 侵犯胸壁,仅仅胸肌粘连/侵犯不包括在内 |
| $T_{4b}$ | 乳房皮肤溃疡和(或)同侧乳房皮肤的卫 |

| | |
|---|---|
| | 星结节和(或)皮肤水肿(包括橘皮样变),但不符合炎性乳腺癌的标准。 |
| $T_{4c}$ | $T_{4a}$ 和 $T_{4b}$ 并存 |
| $T_{4d}$ | 炎性乳腺癌 |

**区域淋巴结(N)**

| | |
|---|---|
| $N_x$ | 区域淋巴结无法评估 |
| $N_0$ | 无区域淋巴结转移 |
| $N_1$ | 同侧Ⅰ、Ⅱ级腋窝淋巴结转移,可活动 |
| $N_2$ | 同侧Ⅰ、Ⅱ级腋窝淋巴结转移,临床表现为固定或相互融合;或缺乏同侧腋窝淋巴结转移的临床证据,但临床上发现有同侧内乳淋巴结转移 |
| $N_{2a}$ | 同侧Ⅰ、Ⅱ级腋窝淋巴结转移,互相融合或与其他组织固定 |
| $N_{2b}$ | 仅临床上发现同侧内乳淋巴结转移,而无Ⅰ、Ⅱ级腋窝淋巴结转移的临床证据 |
| $N_3$ | 同侧锁骨下淋巴结(Ⅲ级腋窝淋巴结)转移伴或不伴Ⅰ、Ⅱ级腋窝淋巴结转移;或同侧锁骨上淋巴结转移伴或不伴腋窝或内乳淋巴结转移 |
| $N_{3a}$ | 同侧锁骨下淋巴结转移 |
| $N_{3b}$ | 同侧内乳淋巴结及腋窝淋巴结转移 |
| $N_{3c}$ | 同侧锁骨上淋巴结转移 |

**远处转移(M)**

| | |
|---|---|
| $M_0$ | 无远处转移的临床或影像学证据 |
| $M_1$ | 通过传统临床和影像学方法发现的远处转移和(或)组织学证实超过0.2mm的转移灶 |

**TNM 分期**

| | |
|---|---|
| 0期 | $TisN_0M_0$ |
| ⅠA期 | $T_1N_0M_0$ |
| ⅠB期 | $T_{0\text{-}1}N_1M_0$ |

| | |
|---|---|
| ⅡA 期 | $T_{0-1}N_1M_0$，$T_2N_0M_0$ |
| ⅡB 期 | $T_2N_1M_0$，$T_3N_0M_0$ |
| ⅢA 期 | $T_{0-2}N_2M_0$，$T_3N_{1-2}M_0$ |
| ⅢB 期 | $T_4N_{0-2}M_0$ |
| ⅢC 期 | 任何 $TN_3M_0$ |
| Ⅳ期 | 任何 T 任何 $NM_1$ |

【预后】

对乳腺癌预后的估计，目前主要与原发灶大小、年龄、淋巴结转移、乳腺癌的组织病理学类型和分级、脉管浸润以及雌激素、孕激素受体情况和癌基因等相关。

【诊断】

（一）临床表现

1. 乳房肿块：最为常见，肿块质硬、表面不光滑、与周围组织界限不清、活动度不大，常为无意中或体检发现，多发生于外上象限。

2. 乳房皮肤改变

（1）酒窝征：Cooper 韧带受累收缩，致肿瘤表面皮肤凹陷，为乳腺癌早期征象。

（2）橘皮征：皮下淋巴网受累，淋巴管为癌细胞阻塞而回流障碍致皮肤水肿、毛囊处深陷，皮肤呈点状凹陷，为晚期乳腺癌征象。

（3）皮肤溃疡，胸壁、乳房静脉充盈，乳头乳晕区糜烂、湿疹等。

3. 乳头内陷、偏移或抬高：肿瘤侵犯大导管或发生于乳晕区，大导管收缩向内牵拉乳头致乳头内陷；外上象限肿瘤可使乳头偏移、抬高。

4. 乳头溢液：血性溢液尤应注意。

5. 局部淋巴结：腋下及锁骨上、下淋巴结肿大。

6. 远处转移：易转移至脊柱、肺及胸膜、肝脏和脑。

（二）特殊检查

1. 乳腺钼靶片：表现为乳腺结构改变，肿块形态不规则，边界不清、密度不均,边缘呈毛刺状,内可有簇状或线样分支状钙化。对40岁以上女性准确率较高,因其对年轻致密乳腺组织穿透能力差,因此一般不建议40岁以下、无明显乳腺癌高危因素或临床体检未发现异常的女性进行此项检查。

2. 乳腺超声检查:乳腺彩超可作为乳腺癌筛查的联合检查措施,其无创、无放射性,可重复检查,可作为大部分乳腺病变的首选辅助检查。乳腺癌B超,表现为形状不规则,边界不清,边缘不光整、呈蟹足状或毛刺状,内部可见细小钙化灶呈成簇或散在的颗粒状、短段状,后方见衰减声影;肿块内部及周边的血流明显增多,走向杂乱,阻力指数(RI)>0.7高度怀疑为恶性病变。周围组织的变化包括皮肤及皮下组织水肿增厚、结构扭曲、Cooper韧带改变、导管异常扩张或走行扭曲。

3. 乳腺MRI检查:可作为乳腺临床体检、超声或钼靶检查发现的疑似病例的补充检查、保乳手术的术前检查或新辅助化疗评价指标等。配合灌注成像绘制时间-信号强度增强曲线可有效提高小病灶的检出率并辅助诊断病灶性质。具体表现为形态不规则、边缘呈蟹足状、内部强化不均匀,时间-信号强度增强曲线表现为廓清型曲线。

4. 细针穿刺细胞学检查(FNAC):此法可靠性强,经济、迅速、简便,对较大肿块正确率高,假阳性率低,但肿块直径<1cm易漏诊。大量资料表明,细针穿刺导致癌细胞扩散的可能性极低,不会影响患者生存率及存活时间,也未发现增加局部扩散的情况。对临床高度怀疑乳腺恶性疾病、明确术前诊断、选择手术方式、区分乳腺良恶性病变、增生不能排除恶变时可提供辅助诊断。目前临床上不作为主要的确诊手段,对于需要手术或者新辅助化疗的患者,不推荐以细针穿刺的结果作为诊断依据。

5. 细胞学涂片检查:乳头溢液是乳腺癌的重要体征之一,大多见于导管内乳头状瘤。此检查患者无明显痛苦,但假阴性率较高,需反复多次检查。对临床高度怀疑恶性但无阳性发现时,应进一步检查,以免贻误治疗。

6. 乳管镜检查:主要运用于导管内乳头状瘤的辅助诊断。

可明确导管内病变的准确位置和形状。

7. 乳腺组织学活检(包括粗针活检和 MAMMATOME 活检):和细针穿刺不同,组织学活检获得的是组织块,可以作为乳腺癌和新辅助化疗前的诊断依据。对于临床不可触及的肿块可以结合影像学,例如在乳腺钼靶、超声及 MRI 影像引导下进行的乳腺组织病理学检查。本法检出率高,除可准确得出组织学结果外,还可进行免疫组化检查。

8. 术前应常规化验血常规和凝血功能,签署知情同意书,核对和确认影像资料,检查影像引导设备和活检设备,确保精度和准度。

9. 肿块切除活检:手术切除应包括肿块及周围约 1cm 左右正常腺体组织。切口应设计在再次手术切除范围内。

**【特殊类型乳腺癌的诊断】**

根据病史、临床表现及钼靶摄片、超声、细针穿刺细胞学等辅助检查,乳腺癌的诊断多无困难,但对特殊类型乳腺癌的诊断需要注意:

1. 炎性乳腺癌(inflammatory carcinoma):患者多为中青年,可合并妊娠、哺乳,患乳表面皮肤有红、肿、热、痛等急性炎症性病变的表现,伴暗红色、弥漫性水肿及橘皮样改变,乳房质硬,早期出现腋窝淋巴结肿大,白细胞数正常,无明显发热等全身炎性表现,经短期抗生素治疗无效,则考虑炎性乳癌可能。乳腺病变腺体及皮肤活检可明确诊断。

2. 隐匿性乳腺癌(occult carcinoma of the breast):多以腋窝淋巴结肿大为首发症状,经病理或细针穿刺细胞学检查可确定腋窝肿大淋巴结为转移性癌。乳腺原发病灶隐匿,同侧乳房皮肤无异常改变,乳腺肿块亦不可触及。如乳腺超声及钼靶仍不能发现同侧乳腺病灶,需行乳腺磁共振灌注成像。约 90% 腋窝淋巴结转移癌来源于乳腺,当原发灶不能确定时,腋窝淋巴结活检如为转移性腺癌,且免疫组化支持乳腺来源的诊断时,可行乳腺癌改良根治术,将切除标本行连续病理切片,多能找到原发病灶。

3. 乳头湿疹样癌(Paget's disease):又称为 Paget 病,表现

为乳头、乳晕糜烂、湿疹样变，可伴有瘙痒，乳晕区皮肤增厚、粗糙、表面有灰黄色痂皮，痂下可见肉芽创面伴少量渗液，早期乳内无肿块，皮肤科治疗无效时，应高度怀疑本病。对临床以乳头、乳晕湿疹就医的患者，应多次涂片做细胞学检查以免漏诊，必要时行乳头、乳晕区皮肤活检。

4. 男性乳腺癌(carcinoma of male breast)：约占全部乳腺癌的1%左右，发病年龄高于女性，病程长。因易被忽视或诊断为男性乳腺增生而延误治疗，预后较差。临床表现为乳晕区肿块，可通过病理学检查确诊。

【治疗】

乳腺癌是一种全身性疾病，在疾病发生的早期已经出现远处转移。现阶段绝大多数学者接受这样的观点：乳腺癌发生转移的早晚与其分子分型有关。乳腺癌的治疗是以根治性手术为基础的综合性治疗。近年来，在乳腺癌的局部及全身治疗上都有较大的突破，因此乳腺癌的无病生存率及总生存率也有很大的提高。

(一) 手术治疗

1. 手术目的：切除全部肿瘤组织、所属淋巴结及可能发生转移的周围组织，最大限度减少肿瘤抗原，降低非手术治疗的肿瘤负荷，利于机体自身免疫功能有效地发挥作用，以求最大限度地发挥术后综合治疗的作用，并通过病理检查获得必要的资料，指导术后综合治疗方案的制订并评估预后。

2. 手术适应证：临床Ⅰ、Ⅱ期首选手术治疗，Ⅲ期或Ⅳ期患者可先行新辅助化疗，降级后考虑手术治疗。

3. 手术方式

(1) 乳腺癌改良根治术：手术范围包括乳房、乳房周围脂肪组织(内侧至胸骨旁，外侧至背阔肌前缘，上至锁骨下，下至腹直肌前鞘上段)及同侧腋窝淋巴结清扫术(Ⅱ-Ⅲ腋水平)。根据保留胸小肌与否分为Patey术式(保留胸大肌，不保留胸小肌)和Anchincloss(保留胸大、小肌)。

(2) 保乳手术：包括乳腺区段切除术及腋窝淋巴结清扫术(Ⅱ-Ⅲ腋水平)。此类手术需完整切除包括皮肤、肿瘤、肿瘤周围 1 ~ 2cm 正常乳腺组织及其下的胸大肌筋膜。术后需行根治性放疗，疗效与改良根治术相似，但局部复发风险稍高。

（3）单纯乳房切除术：切除患侧乳房及胸大肌筋膜。

（4）皮下腺体单纯切除术：保留乳头的乳腺腺体切除术。

（5）早期的乳腺癌标准根治术（Halsted 术式）、乳腺癌扩大根治术因创伤大、预后较乳腺癌改良根治术无明显优势现已少用。对于局部晚期乳腺癌可先行新辅助化疗达到降期的效果，再行乳腺癌改良根治术或保乳手术。

（6）前哨淋巴结活检术（sentinel lymph node biopsy，SLNB）：前哨淋巴结指患侧腋窝中接受乳腺癌淋巴引流的首个淋巴结，可采用示踪剂显示后切除活检。根据前哨淋巴结的病理结果预测腋淋巴结是否有肿瘤转移，对淋巴结阴性的乳腺癌病人可不作腋淋巴结清扫，可使患者并发症显著降低。

4. 手术方式的选择：对已有有效定型手术治疗的肿瘤选择新手术方式时，应考虑新手术方式的疗效，以及本单位的医疗条件，应在保证疗效的前提下，考虑乳房外形的保留，不可盲目追求缩小手术范围，本末倒置，丧失治愈机会。

（1）保乳治疗的适宜人群：临床Ⅰ期、Ⅱa 期的早期乳腺癌，尤其适合肿瘤最大直径不超过 2cm，且乳房有适当体积，术后能够保持良好乳房外形的早期乳腺癌患者；Ⅲ期患者（炎性乳腺癌除外）经术前化疗降期后也可以慎重考虑。

（2）前哨淋巴结活检术的指征：SLNB 是早期浸润性乳腺癌的标准治疗手段，2009 年 St. Gallen 专家共识会支持除炎性乳腺癌以外的所有临床腋窝淋巴结阴性乳腺癌作为 SLNB 的适应证。

（3）Paget 病患者如无乳房肿块，可行单纯乳房切除术或改良根治术。

（二）化疗

辅助化疗的目的是降低肿瘤复发率，提高总生存率。辅助化疗方案的制订应综合考虑肿瘤的临床病理学特征、患者方面的因素和患者的意愿以及化疗可能的获益和由之带来的毒性等。行免疫组化检测时，应该常规包括 ER、PR、Her-2 和 Ki67。

70岁以上的患者接受化疗可能会获益,但应慎重权衡化疗带来的利弊。首次化疗前应充分评估患者的脏器功能,检测方法包括血常规、肝肾功能、心电图等。以后每次化疗前应常规检测血常规和肝肾功能,使用心脏毒性药物前应常规做心电图和(或)左室射血分数测定。育龄妇女应妊娠试验阴性并嘱避孕。

1. 适应证和禁忌证

(1) 术后辅助化疗适应证:原则上淋巴结阳性的患者需要接受化疗,对于淋巴结阴性的高复发风险患者,如激素受体阴性、Her-2阳性、组织学分级为3级等也应接受化疗。

(2) 新辅助化疗的适应证:不可手术的局部晚期乳腺癌(Ⅲ期,不含 $T_3N_1M_0$),用于提高切除率;可手术的乳腺癌($Ⅱ_A$、$Ⅱ_B$ 及 $T_3N_1M_0$)患者有强烈的保乳意愿,除了肿瘤大小外,其他条件均符合保乳标准,进行新辅助治疗后可提高保乳的成功率。

(3) 禁忌证:妊娠早期女性;妊娠中期女性患者应慎重选择化疗;年老体弱且伴有严重内脏器质性病变患者;未经组织病理学确诊的乳腺癌,不推荐将细胞学作为病理诊断标准。

2. 化疗方案:选择联合化疗方案,常用方案如下:

(1) 以蒽环类为主的方案,如CAF、A(E)C、$FE_{100}C$ 方案。

(2) 蒽环类与紫杉类联合方案,如TAC。

(3) 蒽环类与紫杉类序贯方案,如AC→T/P或FEC→T。

(4) 不含蒽环类的联合化疗方案,适用于老年、低风险、蒽环类禁忌或不能耐受的患者,常用的有TC方案及CMF方案。

3. 化疗常见的不良反应

(1) 骨髓抑制。

(2) 肝、肾功能损害。

(3) 部分或完全停经。

(4) 消化道反应。

(5) 心脏毒性。

(三) 内分泌治疗

辅助内分泌治疗的目的是降低肿瘤复发率,提高总生存率,适用于激素受体ER和(或)PR阳性的乳腺癌患者。内分泌治疗与化疗同时使用可能会降低疗效,一般在化疗后使用,但可以和放射治疗以及曲妥珠单抗治疗同时应用。

1. 绝经前患者:首选他莫昔芬20mg/d,口服五年。治疗期间注意避孕,并每半年至一年行一次妇科检查,通过B超了解子宫内膜厚度。对他莫昔芬有禁忌者可行卵巢去势。有高度复发风险且化疗后未导致闭经的患者,不愿意接受辅助化疗的中度风险患者,也可加行卵巢去势。卵巢去势有手术切除卵巢、卵巢放射及药物去势(GnRHa),若采用药物性卵巢去势,文献报道的治疗时间是2~3年。

2. 绝经后患者:对于已确定绝经的患者首选第三代芳香化酶抑制剂(来曲唑、阿那曲唑)治疗5年。对于围绝经期或化疗致闭经的患者,可在他莫昔芬治疗2~3年后再转用依西美坦或阿那曲唑2~3年。对于高复发风险者可在他莫昔芬治疗满5年之后再继续应用5年来曲唑。如患者经济条件不允许,也可选用他莫昔芬治疗5年,治疗期间同样要检测子宫内膜厚度。

芳香化酶抑制剂和LHRH类似物(GnRHa)可导致骨密度下降或骨质疏松,因此在使用过程中应每6个月检测一次骨密度,并给予维生素D和钙片治疗,骨量减少可开始考虑给予双磷酸盐治疗。

(四)辅助曲妥珠单抗治疗

对于Her-2/neu基因过表达的浸润性乳腺癌患者采用1年曲妥珠单抗辅助治疗可以降低乳腺癌的复发率,如原发肿瘤直径>1.0cm时,推荐使用曲妥珠单抗。治疗前左室射血分数<50%或正在进行多柔比星化疗,是使用曲妥珠单抗的相对禁忌证。

(五)乳腺癌全乳切除术后放射治疗

全乳切除术后放疗可以在腋窝淋巴结阳性的患者中将5年局部复发率从22.8%降低到5.5%。全乳切除术后,具有下列预后因素之一,则符合高危复发,具有术后放疗指征,该放疗指征与全乳切除的具体手术方式无关:

(1)原发肿瘤最大直径≥5cm,或肿瘤侵及乳腺皮肤、胸壁。

(2)腋窝淋巴结转移≥4个。

(3) 淋巴结转移1~3个的$T_1/T_2$。

目前的资料也支持术后放疗的价值,其中包含至少下列一项因素的患者可能复发风险更高、术后放疗更有意义:年龄≤40岁、腋窝淋巴结清扫数目<10枚时转移比例>20%、激素受体阴性、Her-2/neu过表达等。

## 二、乳房原发肉瘤

乳房原发肉瘤(Primary breast sarcoma)是来源于乳房结缔组织的恶性肿瘤,发病率不足乳房恶性肿瘤的1%,其肿瘤繁多,可发生于血管、肌肉、脂肪、淋巴等间质组织中。

肉瘤发病年龄与乳腺癌相似,多为不断生长的单发肿块,其生长速度快于上皮组织来源的乳腺癌。

肉瘤的主要扩散途径为血行转移,最常见累及脏器为肺、骨髓和肝脏;较少经淋巴途径转移。

**【病理】**

肿瘤大体观一定程度上受组织学类型影响,但总体上呈结节或圆形,质硬,与周围组织有明显界限,切面呈黄褐、灰白色不等,有囊性变、出血及坏死等。

**【诊断】**

本病多发生于30~50岁中年妇女,表现为迅速生长的无痛性肿块,多为单发、圆形、光滑、活动;大者可占据整个乳房,因生长迅速可使乳房皮肤变薄、破溃;多经血行转移,少有淋巴结转移。诊断乳房原发肉瘤需首先排除良、恶性梭形细胞病变。

**【治疗】**

治疗方法是广泛切除,以达切缘无肿瘤细胞残留。不建议行腋窝淋巴结清扫,除非有肿大淋巴结或影像学提示可以切除淋巴结。术后病检若为血管来源,可考虑行放疗和化疗。

## 三、乳房分叶状肿瘤

分叶状肿瘤(phyllodes tumours)是纤维上皮性肿瘤。临床上少见,约占全部女性乳腺肿块的0.3%~0.5%。根据其组织学特点分为良性、交界性及恶性。发病年龄分布较广,见于10~70岁女性,平均年龄为40岁。良性分叶状肿瘤患者的平均年龄比恶性分叶状肿瘤患者的平均年龄较小。

【病理】

分叶状肿瘤为圆形或卵圆形结节肿块,无真包膜。肿瘤大小不一,可从直径不到1cm到直径40cm。切面为灰白色分叶状外观,可见肿瘤内坏死和出血。良性肿瘤呈膨胀性生长,但不突破包膜。恶性肿瘤有包膜浸润(表7-1)。

**表7-1 分叶状肿瘤的组织学特点**

| 组织学特点 | 良性 | 交界性 | 恶性 |
|---|---|---|---|
| 间质细胞的异型性 | 轻度 | 显著 | 显著 |
| 有丝分裂活性(10个细胞中) | <4个细胞/高倍镜视野 | 4~9个细胞/高倍镜视野 | ≥10个细胞/高倍镜视野 |
| 间质的过度生长 | 无 | 无 | 有 |
| 肿瘤的边界 | 局限性边界 | 局限或浸润性边界 | 浸润性边界 |

【临床表现】

分叶状肿瘤表现为可触及的无痛性肿块,偶尔可伴疼痛。一般为持续性生长,也有长期稳定的结节突然迅速生长。肿块增大挤压皮肤时,皮肤可变薄、静脉曲张,少数患者可出现皮肤溃疡,这在良性、交界性及恶性分叶状肿瘤中均可发生。偶有发现异位、双侧乳腺组织的分叶状肿瘤。

【诊断】

作出分叶状肿瘤诊断应该慎重。尽管对临床症状充分了解,并根据辅助检查结果进行诊断评估,许多分叶状肿瘤仍不能在术前明确诊断。乳腺钼靶片和超声检查中,分叶状肿瘤的表现与大的纤维腺瘤相似,细针穿刺和空芯针穿刺活检也难以区分分叶状肿瘤与纤维腺瘤。病理组织学检查可获得准确的诊断。

【治疗】

手术治疗。无论良性或恶性,均需扩大切除以保证切缘阴性,一般切缘距肿瘤 1cm 以上。腋窝清扫在临床可疑的腋窝淋巴结转移的患者是可行的。放射治疗及全身治疗的使用未被证实。

## 四、乳腺恶性肌上皮瘤

乳腺恶性肌上皮瘤又称肌上皮癌,是一种来源于肌上皮的恶性肿瘤。本病罕见且诊断困难,主要依赖组织病理学及免疫组化检查。

【诊断】

早期症状不明显,缺乏特征性临床表现。通常为无痛性肿块。肿块短期内明显增大、质硬、边界不清,与皮肤粘连,与深部组织无粘连,血行转移率较高。

【治疗】

手术治疗。对放疗不敏感。

## 五、转移性乳腺肿瘤

转移性乳腺肿瘤较少见,临床上发病率为 1.2% ~2% 。最常见为对侧乳腺病灶通过淋巴管转移到另一侧,特别是绝经前女性患者。非霍奇金淋巴瘤、白血病、黑色素瘤、肺癌、胃癌和卵巢癌等均可通过血行转移至乳腺。乳腺钼靶及超声检查对乳腺肿瘤原发灶及继发灶的鉴别能力有限。细针穿刺和空芯针活检有助于诊断,临床上对鉴别双侧原发还是从对侧乳腺转移很重要。所有可疑病灶均应活检,以明确诊断,为治疗提供参考。

## 六、乳房原发淋巴瘤

乳房原发淋巴瘤(PBL)占乳腺肿瘤的 0.04% ~1.1% ,见于 18～52 岁女性。主要病理类型为弥散性大 B 细胞性淋巴瘤(DLBCL),也可见其他类型。

【临床表现与诊断】

典型临床表现为无痛性肿块,不与皮肤或胸壁粘连。皮肤溃疡、红斑或糜烂则表示病变侵及皮肤。皮肤受累时考虑是否为 T 淋巴细胞瘤。大部分 B 细胞淋巴瘤可触及乳腺肿块,伴或不伴腋窝肿大淋巴结。对肿块组织细胞学检查是原发性乳腺淋巴瘤的确诊手段。

【治疗】

对乳房原发淋巴瘤的外科手术应局限于对乳房肿块或淋巴结的活检诊断。美罗华加蒽环类为基础的化疗及放射治疗是主要方法。

## 七、乳腺白血病

乳腺白血病(leukemia of the breast)罕见,双乳弥漫性变硬,明显水肿,皮肤红、肿、热、痛等,常被诊断为乳腺炎或炎性乳腺癌。实验室检查可发现白血病性血象。手术可因术后大出血和感染而致患者很快死亡,应行内科治疗。

## 八、乳腺纤维腺瘤

乳腺纤维腺瘤(fibroadenoma of the breast)为乳腺最常见的良性肿瘤,约占所有乳腺肿瘤的 10%,占良性肿瘤的 3/4。好发于青年女性,多无明显症状,常无意中自检发现。

【病因】

本病病因是小叶内纤维细胞对雌激素的敏感性异常增高,可能与纤维细胞所含雌激素受体的量或质的异常有关。雌激素是本病的刺激因子,因此纤维腺瘤好发于性功能旺盛期。

【病理】

肿瘤大体观一般呈圆形或椭圆形,直径多在 3cm 内,表面光滑、结节状,质韧、有弹性、边界清楚,可有完整包膜。镜下观可分为管内型纤维腺瘤、管周型纤维腺瘤、混合型纤维腺瘤、囊性增生型纤维腺瘤和分叶型纤维腺瘤(巨纤维腺瘤)。

【临床表现】

无痛性乳腺肿块,生长缓慢,好发于乳房外上象限,多为单发,少数属多发。质似硬橡皮球的弹性感,表面光滑,易于推动。月经周期对肿块大小无影响。除肿块外,患者多无明显自觉症状。

【诊断】

乳腺内单发或多发肿块,多位于外上象限,呈球形或葫芦状。与周围组织界限清楚,质韧、光滑,活动度大,触诊指下有“滚珠感”,无压痛。

【治疗与预后】

手术切除包括肿瘤在内的部分腺体组织,常规送病理检查。预后良好。

## 九、导管内乳头状瘤

导管内乳头状瘤(intraductal papilloma)是发生于乳头及乳晕区导管的良性乳头状瘤,分为单发性导管内乳头状瘤、多发性乳头状瘤及乳头状瘤病。

本病多见于经产妇女,以 40 ~45 岁居多,发病原因可能与雌激素水平增高或相对增高相关。

【病理】

多发生在乳管开口部至壶腹部以下 1.5cm 左右的导管内。管腔内有乳头状物突向管腔,多为舌状,有蒂、富血管、易出血。镜下见导管上皮和间质增生形成有纤维脉管束的乳头状结构,境界清楚、无包膜。

发生于乳腺中小导管的多发性乳头状瘤称为乳头状瘤病。该病常伴有乳腺囊性增生。乳头状瘤病在Ⅲ-Ⅳ级乳管中呈白色半透明小颗粒状附于管壁,无蒂,属于癌前病变。

【临床表现及诊断】

1. 无痛性、间断性乳头溢液:多为淡黄色浆液性或血性溢液。

2. 部分患者乳头下方或乳晕区可触及直径0.5~1cm小肿块。

3. 乳腺溢液涂片细胞学检查,镜下可见呈乳头状排列的细胞。

4. 纤维乳管镜检查:可直接发现肿瘤并定位。

5. 乳腺导管造影:导管内可见单发或多发的圆形或类圆形充盈缺损,近端导管扩张,管壁光滑。

【治疗】

乳腺区段手术切除。切除包括病变乳管在内的乳腺区段组织。年龄较大者可行保留乳头乳晕的乳腺单纯切除术。

## 十、急性乳腺炎

急性乳腺炎(acute mastitis)是乳腺的急性化脓性感染,是乳腺管内和周围结缔组织炎症,多发生于产后哺乳期的妇女,尤其以初产妇多见。可发生于乳房的各个象限,多为金黄色葡萄球菌或链球菌感染。先天性乳头内陷或各种原因致后天性乳头内陷可致乳晕周围反复出现急性炎症病变,发病痛苦,难以治愈。

【病因】

1. 给婴儿哺乳时乳头破损或皲裂,细菌侵入乳房致感染性炎症。

2. 乳管内乳汁淤积、残留,成为进入乳管致病菌生长繁殖的培养基。

3. 乳头内陷,致乳管内分泌物排出不畅、淤积致感染。

【临床表现与诊断】

1. 患侧乳房红、肿、热、痛,局部可触及硬块,压痛明显,不经治疗可发展为乳腺脓肿,脓肿传入乳管甚至可见乳头溢脓。

2. 病情严重者伴寒战、高热及白细胞升高等全身感染症状。

【治疗】

1. 抗生素治疗,多使用青霉素。

2. 局部热敷或理疗，促进炎症吸收。

3. 未形成脓肿者，可继续哺乳，哺乳后应吸尽剩余乳汁。如有乳头破损或皲裂，应停止婴儿直接吸乳，可用吸乳器吸出乳汁喂养婴儿。

4. 已形成脓肿者，应及时切开排脓，如脓肿与大乳管相通，切排术后切口不愈形成乳瘘则应停止哺乳并药物退奶。

5. 对乳头内陷者，应指导其经常清洗乳头，对乳头严重内陷、难以外翻者，可考虑行矫形手术。新生儿及青春期少年可能有少量乳头溢液，如强行挤压，可能诱发急性乳腺炎，甚至脓肿形成，应注意避免挤压。

## 十一、乳腺结核

乳腺结核（tuberculosis of the breast）为少见乳腺疾病，多继发于肺结核、肠结核或肠系膜淋巴结核经血行传播至乳房。好发于20～40岁女性，病程缓慢。

**【病理】**

乳腺组织中有典型的结核结节散布，并有干酪样坏死。

**【临床表现】**

1. 乳房内单发或多发肿块，边界不清，无明显疼痛，常与皮肤粘连，但少有橘皮样改变，病程进展缓慢。约1/3患者有反复炎症发作史。

2. 脓肿形成：脓肿切开或破溃后形成经久不愈的溃疡或窦道，部分有干酪样坏死物流出。常伴患侧腋淋巴结肿大。

3. 部分患者可以出现患侧乳腺部分硬化、变形、乳头内陷，需要与乳腺癌鉴别。

**【诊断】**

1. 脓液涂片：坏死组织中可见成团类上皮细胞，散在的朗汉斯巨细胞和淋巴细胞，抗酸染色可找到结核杆菌。

2. 脓液培养：结核杆菌阳性可确诊。

3. 细胞学检查可协助诊断。

4. 乳腺钼靶检查：片状不均匀模糊影，外形不整，部分可见弥漫性小钙化点。脓肿形成时常出现大片密度不均的浸润，内有不规则的低密度影。

【治疗】

1. 全身抗结核药物治疗。

2. 单发肿块，行病灶切除；反复病变，尤其已破溃形成溃疡或瘘管者，行单纯乳房切除。

3. 脓肿形成者，可在穿刺排脓同时注入抗结核药，每周一次。

## 十二、乳腺囊性增生症

乳腺囊性增生症是一组临床常见的异质性疾病，临床所用的“乳腺腺病、乳腺结构不良、乳房囊肿病、纤维囊性乳腺病”等均属于乳腺增生性疾病，因侧重点不同名称有所差异。

本组疾病是临床最为常见的乳房良性疾病，既非炎症，亦非肿瘤，好发于25～45岁中青年妇女，少数绝经后妇女也有发病。在临床上50%女性有乳腺增生的表现，在组织学上则有90%女性可见乳腺结构不良的表现。乳腺囊性增生症的发病年龄一般始于30岁，40～50岁为发病高峰，青年女性少见，绝经后发现率迅速下降，在成年妇女中的发病率约为5%。对于经过病理确诊的乳腺非典型增生，需要加强随访。

【病因】

本病的发生、发展与卵巢内分泌状态密切相关，临床上多数患者症状与月经周期有关。大量资料表明，当雌激素分泌过多、孕酮相对减少时，不仅乳腺实质增生，导管上皮也可不规则增生，引起导管扩张和囊肿形成。

【病理】

病理表现多样，共同特点是乳腺实质的腺体成分非肿瘤性增多、增大、变形伴间质纤维化。乳腺囊性增生症在病理学上包括多种形态不同、名称有异的病变。增生的不同类型、不同程度可不同比例地存在于同一患者的腺体中。下面主要介绍临床常见的几种病变类型：

1. 囊肿:是充满液体的圆形或椭圆形结构,由末梢导管高度扩张而成。如仅有囊性扩大无上皮增生者,称为单纯性囊肿;如囊肿上皮呈乳头状生长时称为乳头状囊肿。

2. 普通型导管增生:导管内上皮增生厚度超过四层上皮细胞,增生的细胞常形成搭桥并常使导管扩张,这种增生可形成实性、筛状或乳头状结构。

3. 硬化性腺病:由来源于终末导管小叶单元的变形的上皮细胞、肌上皮细胞及硬化性间质成分构成。

4. 非典型导管增生(ADH):具有低级别导管原位癌(DCIS)的某些细胞核组织结构特点(如细胞核形态单一,细胞排列规则,细胞间有圆形规则的管腔),并与普通型导管增生同时存在。

5. 非典型小叶增生(ALH):其细胞构成与小叶原位癌相似,不仅累及小叶单位也可累及导管。小叶内具有细胞学的非典型性且变形、扩张的腺泡只累及小叶一半以下。

【临床表现】

1. 乳痛:为最常见的临床症状,25～45岁女性多见,周期疼痛为主要特征,亦有与月经周期无关的无规律性疼痛者,多为胀痛、隐痛,可向上臂、腋窝、肩背部放射,严重者可有剧烈的疼痛,衣服摩擦、行走都可使疼痛加剧,影响工作、生活。

2. 乳房肿块:常见,肿块随月经周期缩小、变软或增大、变硬。部分患者可在乳内出现较大的球形、囊性肿块,表面光滑,活动度好。

3. 乳头溢液:乳头间歇性或持续性溢液,为清亮或淡黄色液,一般量少。

【诊断】

1. 乳腺体检可触及条索状或散在、成片的小结节,质韧,与周围组织界限不清,与皮肤、胸肌无粘连,活动度大,可伴有压痛。结节可在经前期变硬、增大,月经来潮后变软、缩小。囊肿者可在乳内触及较大球形肿块,表面光滑、活动且易与乳腺纤维腺瘤相混淆。

2. 乳腺超声检查见腺体层次结构紊乱,可见粗大的线条或带状强回声,回声不均,有囊肿时可见大小不等、边界光滑的无回声区。一般建议乳腺超声检查于月经后1周内进行。

3. 有乳头溢液者取溢液细胞涂片有助于诊断。

4. 触及乳腺肿块者可行细针穿刺细胞学检查,应多处、多点穿刺。

5. 乳腺钼靶摄片有助于了解腺体结构、肿块形态、有无钙化点,可作为与乳腺癌相鉴别的重要手段。因致密型腺体成像效果不佳,建议作为45岁以上患者检查手段。

6. 对临床或细胞学检查可疑癌变者,建议行肿块活检手术,以明确病理诊断。

【鉴别诊断】

乳腺囊性增生症的诊断中最重要的就是与乳腺癌相鉴别。对临床上可疑恶性的乳腺肿块,必须切除并行组织病理检查。乳腺增生的大体标本质地较乳腺癌软、质韧,肿块无浸润性生长,瘤体中心无出血、坏死。

小叶原位癌与非典型小叶增生、导管原位癌与非典型导管增生、硬化性腺病与硬癌在冰冻切片中不易鉴别,需经常规石蜡切片检查确诊。

【治疗】

1. 临床症状轻微者可不用药物治疗,以健康宣教为主,嘱患者3~6个月定期复查,并指导患者月经后自检。

2. 药物治疗可缓解疼痛,部分病人肿块缩小消散。

(1) 软坚散结的中成药,如乳疾灵颗粒、乳核散结片、乳癖消胶囊、消炎丸、小金丹等。

(2) 他莫昔芬:雌激素受体拮抗剂,每次10mg,每日一次口服,3个月为一个疗程。适用于病检确定为非典型增生的病人。因有使子宫内膜增厚的副作用,在乳腺增生性疾病的病人中不建议长期使用。

(3) 溴隐亭(bromocrip-tine):多巴胺受体长效激活剂,间接调节激素水平。每次2.5mg,每日两次口服,3个月为一个疗程。疗效不确切,不常规使用。对于无明显乳房肿块而仅有乳头溢液的病人可试用。

(4) 维生素E:调节黄体酮与雌二醇的比值,每次100mg,每日三次口服,无明显不良反应,可与软坚散结的中成药同时使用。

(5) 丹那唑(danazol):雄激素衍生物,调节激素水平。每次100mg,每日两次口服,2~6个月为一个疗程。疗效显著,但不良反应大(月经紊乱等),用于其他药物无效时的治疗。

3. 手术治疗

(1) 手术方式:①肿块切除术;②肿块扩大切除术(肿块周围1cm正常腺体);③乳腺区段切除术;④皮下腺体单纯切除术;⑤乳腺囊肿穿刺抽液术。

(2) 手术适应证:①重度增生伴单个或多个腺瘤样结节者;②单个乳孔溢液或溢血者;③单个乳腺囊肿直径大于2cm者;④乳腺肿块不能排除乳腺癌;⑤病变广泛、症状严重或患者焦虑不安,影响工作、生活,久治无效,病人要求手术切除者。

## 十三、男性乳腺增生症

男性乳腺增生症(hyperplasia of mammary gland of male breast)又称男性乳房肥大,是指男性在不同年龄阶段因不同病因出现单侧或双侧乳房肥大,可有乳房胀痛,乳晕下可触及盘形结节,个别可见乳头回缩、乳头溢液,甚至外形与青春期少女的乳腺相似。

【病因】

1. 生理性:无明显诱因,常见于青春期及老年期,多认为与雌雄激素比例失调有关。

2. 病理性:先天性或获得性性腺发育不全(无睾、隐睾、睾丸发育不全、去势)、甲状腺功能亢进、肝脏疾病所致肝功能不良者雌激素灭活功能下降、肿瘤(肾上腺、垂体、肺癌)等。

3. 药物性:外源性雌激素、西咪替丁、螺内酯、异烟肼、氯丙嗪、甲基多巴等长期服用可引起男性乳房发育,停药可自愈。

【诊断】

1. 男性出现单侧或双侧乳房增大。

2. 乳头、乳晕处可触及盘状硬结或增生肥厚的腺体,可有隐痛或压痛。

3. 可有睾丸疾病、肝脏疾病、甲状腺病史,或有用药物史。

4. 如果病变是单侧、偏心性或质硬的,应行组织细胞学检查排除乳腺癌。

【治疗】

1. 对于有原发病者,应行病因治疗。

2. 睾酮或雌激素受体阻滞剂他莫昔芬等可缓解病情。

3. 因影响美观,对有整形意愿者可行外科手术治疗,首选保留乳头的皮下腺体切除术。

## 十四、浆细胞性乳腺炎

浆细胞性乳腺炎(plasma cell mastitis,PCM)是一种好发于非哺乳期、以导管扩张和浆细胞浸润病变为基础的慢性、非细菌性乳腺炎症,可以表现为乳房肿块,亦可出现皮肤粘连、乳头回缩、局部水肿以及腋窝淋巴结肿大等表现。

【病因】

病因不明,大多数患者发病无明显诱因。推测乳腺导管阻塞和激素的异常刺激是该病发生的病理基础,而存留于导管内的细菌滋生是继发感染、加重病情的重要因素。有学者认为,吸烟也可能是本病的重要致病因子。

【病理】

浆细胞性乳腺炎的病变早期病理表现为导管上皮不规则增生、导管扩张、管腔扩大,管腔内有大量含脂质的分泌物聚集,导管周围组织纤维化,并有淋巴细胞浸润。后期病变可见导管壁增厚、纤维化,导管周围出现小灶性脂肪坏死,周围可见大量组织细胞、中性粒细胞、淋巴细胞和浆细胞浸润,尤以浆细胞显著,故称为浆细胞性乳腺炎。导管扩张和管周大量浆细胞浸润是主要病理表现。

【临床表现】

1. 乳腺肿块,常伴疼痛。肿块位于乳晕周围,边界不清、质较硬,可有表皮红肿、破溃,反复发生,急性期类似急性乳腺炎表现。

2. 乳头溢液,可为浆液性、脓性或血性。

3. 乳头内陷,与其下的肿块粘连、固定。

4. 乳晕区可触及增粗似静脉曲张的扩张导管。

5. 乳晕区脓肿或窦道形成。

6. 腋下淋巴结肿大,但多无融合、固定。

【诊断】

乳腺B超可见乳晕后或乳晕周围不均匀低回声区,导管呈囊状或串珠样扩张。细针穿刺细胞学检查可见坏死物和较多的浆细胞、淋巴细胞。乳头溢液涂片可见大量炎性细胞、浆细胞、组织细胞,偶可见巨核细胞,无癌细胞。需与乳腺结核相鉴别。

【治疗】

病程长,可持续数月,缺乏特效治疗药物。手术切除病灶是目前治疗该病最有效、彻底的方法。急性炎症肿块有时可以合并细菌感染,宜先行抗感染治疗及局部理疗,有利于急性炎症的控制,但不能痊愈,待肿块缩小或皮肤肿胀消退后行手术治疗。病变广泛、乳瘘长期不愈者,可考虑单纯乳房切除。

## 十五、乳汁淤滞症

乳汁淤滞症(galactocele)为生育后妇女的良性疾病,可发生于哺乳期后十年甚至更长时间,也称积乳囊肿。

【病因、病理】

乳腺结构不良、炎症、肿瘤压迫、乳腺手术史等可导致乳腺腺管破坏、导管堵塞,致使哺乳期乳腺内乳汁不能排空。乳汁淤积、导管囊状扩张,早期肿块内容物为淤滞的乳汁,后期因乳汁内水分吸收,呈乳酪样物。

【临床表现】

1. 患者均以乳房肿块就诊,无疼痛,无乳头溢液,无淋巴结肿大。

2. 肿块质韧,与周围组织界限清楚,易误诊为纤维腺瘤。

3. 并发感染者可有疼痛,经抗感染治疗肿块可缩小。

4. 镜下见导管上皮变扁平,上皮下形成炎性细胞浸润带,含有大量单核细胞、多核巨细胞、淋巴细胞、浆细胞等,囊周可见扩张的小导管。

【诊断】

细胞学检查可抽出乳汁样或乳酪样物。乳腺 B 超可协助诊断。

【治疗】

手术完整切除积乳肿块。

## 十六、乳 房 泌 乳

乳房泌乳是指非哺乳期出现的乳汁分泌,多为疾病或药物引起催乳素大量分泌所致。

【病因】

1. 内分泌异常:垂体后叶素腺瘤最为常见,此外原发性甲状腺功能减退、催乳素的异位产生(支气管源性恶性肿瘤)、下丘脑及松果体肿瘤也可导致非哺乳期泌乳。

2. 药物:如氯丙嗪、吩噻嗪、甲氧氯普胺(灭吐灵)及口服避孕药或者雌激素替代治疗。

3. 近年来,某些美容丰乳剂使用后也可导致乳房泌乳。

【治疗】

查血泌乳素水平以寻找病因,根据病因选择治疗方案。

1. 如血泌乳素水平升高,可行垂体磁共振成像检查,以排查垂体腺瘤。垂体、下丘脑及松果体肿瘤多为良性肿瘤,手术切除效果良好。

2. 甲状腺功能低下者服用甲状腺素片调整甲状腺功能至正常范围可有效。

3. 停用可能导致泌乳的药物。

4. 慎用丰乳制剂。

## 十七、副　乳　腺

副乳腺(accessory breast)为乳腺畸形中较常见者,为先天性疾病。尾叶外侧从腋窝至腹股沟的原始乳线上各部位均可发生。多位于乳腺尾叶,亦可在腋窝前缘或腋窝内,可发生于单侧或双侧,表皮有或无乳头。可随月经周期而发生刺痛感。

副乳腺发生肿瘤性病变的机会大致与正常乳腺相同。

【诊断】

1. 腋前、腋窝、正常乳房附近局限性隆起,可有乳晕或乳头。

2. 触诊有大小不等的扁平肿块,质软,有乳腺叶感。

3. 经前期胀痛,哺乳期可有乳汁分泌。

4. 乳腺B超及细胞学检查可明确诊断。

【治疗】

1. 无症状者不需特殊处理。

2. 伴增生者可用药物处理缓解症状,定期复查。

3. 因明显增大而影响美观者如要求手术可考虑手术切除。

## 十八、巨　乳　症

临床少见,病因不详,多认为与雌激素水平有关。乳腺实质、间质同步增生。

【临床表现及诊断】

多见于青春期女性。患者乳房巨大,多为双侧,可高度下垂至脐,甚至耻骨联合水平,伴乳房坠胀痛感,行动不便,乳房下方皮肤因长期摩擦而糜烂。部分患者乳内可触及增厚腺体。

【治疗】

年轻患者可行乳房缩小成形术;老年患者可行全乳切除术。

(张　林)

# 第八章　胃十二指肠疾病

## 一、胃十二指肠溃疡

胃十二指肠溃疡(gastroduodenal ulcer)是极为常见的疾病,其发病率约为2%~5%,它的局部表现是位于胃十二指肠壁的局限性圆形或椭圆形缺损。多发于男性,十二指肠溃疡发病年龄多在30岁左右,而胃溃疡发病年龄略偏大,在40~50岁。

**【病因与发病机制】**

1. 胃酸:"没有胃酸就没有溃疡"。胃液酸度过高,激活胃蛋白酶致胃十二指肠黏膜"自家消化"可能是溃疡发生的重要原因。

2. 胃黏膜屏障受损:因药物(阿司匹林、皮质激素等)、缺血、反流的胆汁等作用所致。

3. 神经精神因素、内分泌腺肿瘤等。

4. 近年来的研究证明,幽门螺杆菌(helicobacter pylori *Hp*)感染肯定是慢性胃炎的致病菌,与溃疡病和胃癌关系也极为密切。60%~80%的胃溃疡和70%~100%的十二指肠溃疡病人的胃窦部可检出*Hp*,血清学检查证实,这些人血清*Hp*抗体滴度较高。

**【诊断】**

(一) 病史体征

1. 节律性上腹疼痛:十二指肠溃疡的疼痛特点是节律性较明显,与饮食关系密切,表现为餐后延迟痛(餐后3~4小时发作)、饥饿痛和夜间痛,疼痛多为烧灼痛、钝痛、锥痛,也可为剧痛。胃溃疡的疼痛则多无明显节律性,多在餐后1~2小时内发作,疼痛性质多为胀痛。十二指肠溃疡的疼痛还具有周期性发作特点，一般秋至早春为好发季节，疼痛持续数周后好转，间歇1～2个月而再发。

2. 临床体征：常仅有上腹深压痛。

（二）辅助检查

1. 胃镜检查：除罕见的胃底大弯侧溃疡及壶腹后溃疡外，大多数溃疡均在现代纤维胃镜的良好视角范围内。内镜下见溃疡呈圆形或椭圆形；周边规则光整；基底平坦，覆盖白色或灰黄色苔膜；周围黏膜有不同程度的水肿、充血；可见黏膜皱襞向溃疡的纠集。为避免漏诊胃癌，应常规活检。

2. X线检查：上消化道钡餐诊断溃疡的直接征象包括龛影、残存钡点、壶腹部变形；间接征象为壶腹部激惹征。精细的气钡双重对比造影可发现小而浅表的溃疡。

（三）鉴别诊断

胃、十二指肠溃疡病应注意与胆石症、慢性胰腺炎等上腹其他脏器的慢性疾病鉴别。

**【治疗】**

（一）手术治疗适应证

1. 溃疡急性穿孔。

2. 溃疡急性大出血。

3. 瘢痕性幽门梗阻。

4. 胃溃疡恶变。

5. 内科治疗无效的顽固性溃疡

（1）有多年溃疡病史，发作频繁，病情渐加重，影响生活及全身营养状况者。

（2）至少经1次严格的内科治疗，未能控制发作或短期内又复发者。

（3）过去有过穿孔和多次大出血的病史，而溃疡仍为活动性者。

（4）钡餐或胃镜检查发现溃疡很大、很深，或有穿透征象者。

（5）复合性溃疡、壶腹后溃疡、胼胝性溃疡。

6. 胃溃疡的手术适应证可适当放宽。

7. 在确定手术指征时尚应考虑社会因素，如病人的工作性质、生活环境、经济状况、就医条件等。

（二）手术方式选择

1. 胃大部切除术：经典的胃大部切除术的切除范围包括胃体的大部分、整个胃窦部、幽门及十二指肠壶腹部。其治疗溃疡病的机制在于：

（1）切除了胃窦黏膜，消除了由促胃液素所引起的胃酸分泌。

（2）切除了大部分胃体，使神经性胃酸分泌也有所减少。

（3）切除了溃疡的好发部位。

（4）切除了溃疡本身。

胃大部切除术的消化道再建应以胃十二指肠吻合（Billroth I式）为首选，若受限于局部解剖条件必须做 Billroth Ⅱ式胃空肠吻合时，应尽量选用结肠后逆蠕动半口吻合（Hoffmeister 法）。输入襻的长度在无张力的条件下距 Treitz 韧带 6～8cm。武汉同济医院外科创立的幽门再造式胃大部切除术利用胃浆肌层组织瓣环绕胃十二指肠吻合口，有效地减少了吻合口的张力，也防止吻合口漏，从而将十二指肠溃疡的 Billroth I 式再建率从 10% 提高到 80% 。此术式有一定的克服食物的重力性排空及十二指肠-胃反流的作用。

2. 迷走神经切断术：胃迷走神经切断术治疗溃疡病的机制在于：

（1）切断了迷走神经，消除了神经性胃酸分泌。

（2）消除了由迷走神经引起的促胃液素分泌。胃迷走神经切断术几经进展，现多采用高选择性迷走神经切断术（又称壁细胞迷走神经切断术）。该术仅切断胃近端支配胃体、胃底部壁细胞的迷走神经，而保留胃窦部的迷走神经，从而在消除神经性胃酸分泌的同时，不会引起胃潴留，不需附加引流性手术。

目前，胃迷走神经切断术一般适用于无并发症的十二指肠溃疡。

## 二、胃十二指肠溃疡急性穿孔

胃十二指肠溃疡急性穿孔(acute perforation of gastroduodenal ulcer)是胃十二指肠溃疡常见的严重并发症,也是临床最常见的急腹症之一。

**【病因、病理】**

穿孔多发生在慢性溃疡的活动期,但急性溃疡穿孔也可占 20% 以上。穿孔多位于幽门附近的胃十二指肠前壁,尤以十二指肠壶腹部前壁偏小弯侧为最多见,绝大多数为单个穿孔。

恶变的胃溃疡及胃癌发生急性游离穿孔的比率约占穿孔病例的 1% ~5% 。

溃疡穿孔后,立即表现为急性弥漫性腹膜炎,初期为化学性的,数小时后发展为化脓性的。临床症状及体征的严重程度与外漏入腹腔的胃肠内容量有关。

**【诊断】**

(一) 临床表现

1. 80% ~90% 的病人有溃疡病史,近期有溃疡病症状加重史。

2. 突发上腹剧烈疼痛,很快扩散到全腹,常伴有恶心、呕吐。

3. 常有面色苍白、出冷汗、肢端发冷等休克症状。

4. 全腹压痛及反跳痛,以上腹最为明显,腹肌强直(板状腹)。

5. 腹式呼吸消失。肝浊音界缩小或消失,肠鸣音减弱或消失。渗液达 500ml 以上时可有移动性浊音。

(二) 辅助检查

1. 白细胞计数总数增多,中性粒细胞比例升高;血淀粉酶可轻度升高。

2. 站立位腹部 X 线透视或平片约 80% 病人可见单侧或双

侧膈下线状、新月状游离气体影。

3. 腹部B超可发现腹腔积液。

4. 腹腔穿刺可获胆汁着色液或脓性液体。

(三) 鉴别诊断

1. 急性胰腺炎:主要从现病史、气腹征、腹膜刺激征的严重程度及血尿淀粉酶测定等方面鉴别。

2. 急性阑尾炎:胃十二指肠穿孔外溢的内容物可循右结肠旁沟流聚于右下腹,引起与急性阑尾炎相似的右下腹疼痛和压痛。鉴别要点为现病史、腹部体征、气腹征等。

【治疗】

(一) 非手术治疗

1. 适应证

(1) 症状较轻,一般情况较好的单纯性空腹小穿孔。

(2) 穿孔已超过48小时,症状较轻,腹膜炎较局限,估计穿孔已自行粘堵者。

2. 治疗措施

(1) 禁食、胃肠减压。

(2) 输液及应用抗生素。

(3) 可配合针刺等中医药疗法。

(4) 密切观察,若治疗6~8小时后,症状、体征不见好转反而加重,应立即改用手术治疗。

(二) 手术治疗

1. 单纯穿孔缝合术:适用于穿孔时间较长、腹腔污染重、继发感染重及一般情况差不能耐受复杂手术者。

2. 胃大部切除术:适用于穿孔时间在12小时之内,腹腔内炎症及胃十二指肠壁水肿较轻,一般情况较好,且溃疡本身有较强的根除指征(如幽门梗阻、出血、恶变可能、胼胝性溃疡、顽固性溃疡等)者。

3. 迷走神经切断加胃窦切除、穿孔缝合加高选择性迷走神经切断术等术式可视术者经验选用。

术中将腹腔积液尽量清除干净,并用生理盐水做腹腔冲洗

(积液较局限时可不冲洗)。一般不需放置引流,但腹腔感染严重或穿孔修补不满意时应放置引流。

(三) 术后处理

术后处理同溃疡病胃大部切除,但应视腹腔感染程度适当延长禁食及胃肠减压时间。

## 三、胃十二指肠溃疡瘢痕性幽门梗阻

十二指肠壶腹部溃疡和胃幽门管溃疡的反复发作及修复所形成的瘢痕收缩可致胃出口梗阻(cicatric pyloric obstruction from gastroduodenal ulcer)。本病为胃十二指肠手术治疗的绝对适应证,约占溃疡病手术的 10% 。

**【病因、病理】**

梗阻的发生包括三种病理机制。

1. 幽门痉挛:溃疡活动期幽门括约肌的反射性痉挛。

2. 幽门水肿:溃疡活动期溃疡周围炎性充血水肿。

3. 瘢痕收缩:溃疡修复过程中瘢痕的形成及其收缩,也可因前两种因素同时存在而加重。

十二指肠溃疡后所致的瘢痕性幽门梗阻远较胃溃疡为多见。

瘢痕性幽门梗阻的病理结果为胃壁的代偿性肥厚及胃腔的扩大;主要的病理生理后果为低氯低钾性碱中毒。

**【诊断】**

(一) 临床表现

1. 突出的症状为呕吐,呕吐的特点为朝食暮吐、呕吐宿食;呕吐量大,一次可达 1 ~2L;呕吐物有酸臭味,吐后自觉舒适,常有病人自行诱吐以缓解上腹胀满之苦。

2. 体征:胃潴留的体征为上腹膨隆,可见胃型及胃蠕动波,可引出胃振水音。长期梗阻者可有消瘦、乏力、皮肤干燥、弹性消失,便秘及尿少等营养不良及失水体征。

3. 合并碱中毒、低钙时,耳前叩指试验(Chvostek 征)和上臂压迫试验(Trousseau)可为阳性。

（二）辅助检查

1. 胃镜检查:胃腔于空腹时潴留液增多,甚至可见残存宿食;幽门变形及变窄,镜管不能通过。

2. X 线钡餐检查:胃高度扩大,胃张力减低,钡剂入胃后即下沉。若数小时后胃内仍有 25% 以上的残留钡剂,诊断即可成立。

（三）鉴别诊断

1. 胃癌所致胃出口梗阻:病程较短,胃扩张程度较轻,胃型、胃蠕动波少见;多可触及肿块;胃镜及钡餐检查可资鉴别。

2. 十二指肠壶腹部以下梗阻性病变:十二指肠肿瘤、十二指肠淤滞症等所致的十二指肠梗阻,呕吐物中多含有胆汁。X 线钡餐可确立梗阻部位。

3. 胃黏膜脱垂症、胃石症等均应在鉴别诊断时考虑。

**【治疗】**

（一）非手术疗法

非手术疗法适于因活动性溃疡并发幽门水肿及痉挛所致的幽门梗阻或为手术治疗做准备。

1. 禁食,胃肠减压,必要时以温生理盐水洗胃 3 ~7 天。

2. 抗酸、解痉及用胃动力药物。

3. 纠正水、电解质失衡。

4. 全肠外营养支持及适量输血。

（二）手术疗法

1. 胃大部切除术:适于胃酸高、溃疡疼痛症状较重的年轻病人。

2. 胃窦切除加迷走神经切断术及幽门成形加迷走神经切断术:可按术者经验选用。

3. 胃空肠吻合术:适用于年老体弱、全身情况差者。

# 四、胃十二指肠溃疡大出血

胃十二指肠溃疡大出血系指有明显出血症状的大出血，即表现为大量呕血或柏油样大便，血红蛋白值明显下降，以致发生循环动力学改变者。胃十二指肠溃疡大出血为上消化道大出血最常见的原因。5%～10%的胃十二指肠溃疡大出血需要手术干预。

**【病因、病理】**

发生大出血的溃疡多位于胃小弯或十二指肠后壁，并以十二指肠后壁溃疡为多见。出血是因溃疡的侵蚀导致基底部血管破裂，大多数为中等动脉出血。胃小弯溃疡出血常来自胃右、左动脉的分支，而十二指肠后壁溃疡的出血则多来自胰十二指肠上动脉或胃十二指肠动脉及其分支。血管的侧壁破裂较之断端出血不易自止。有时由于大出血后血容量减少、血压降低，血管破裂处凝血块形成，出血能自行停止，但约有30%病例可出现第2次大出血。

**【诊断】**

（一）临床表现

1. 症状

（1）急性大呕血和（或）柏油样便是胃十二指肠溃疡大出血的主要症状，多数病人可仅有柏油样便；大量迅猛的十二指肠溃疡出血者黑便的色泽可较鲜红。可伴有乏力、心慌甚至晕厥等失血症状。

（2）休克：当失血量超过800ml时，可出现明显休克现象，如出冷汗、脉搏细速、呼吸浅促、血压降低等。

2. 体征：腹部常无明显体征，可能有轻度腹胀，上腹部相当于溃疡所在部位有轻度压痛，肠鸣音增多。

（二）实验室检查

持续检测血红蛋白、红细胞计数和血细胞比容均呈进行性下降趋势。

（三）鉴别诊断

无典型溃疡病史者，应与食管曲张静脉破裂所致的大出血、胃癌出血、应激性溃疡出血及急性胆道出血等鉴别。鉴别有困难时应尽力争取做急诊胃镜检查。详见第十九章。

【治疗】

（一）非手术治疗

1. 保证胃管引流的通畅，以便于准确估测出血量及向胃腔内给药。为此，有必要用多达1000ml的10℃的生理盐水反复冲洗胃腔，直至抽出的液体不含凝血块为止，并将胃管调节至最佳引流位置。

2. 可供胃腔内局部给予的止血药物的单一剂量为去甲肾上腺素8～10mg、凝血酶2000～5000U、云南白药3g。视情况可在3～4小时后重复给予。

3. 全身性用药除常规性止血药外，还可选用巴曲酶(立止血)、去氨加压素(弥凝)。

4. 常规给予质子泵抑制剂(PPI)，必要时可应用奥曲肽以减少内脏血流量及胃腺的分泌。

5. 有条件及病人情况允许时，可考虑急诊胃镜止血和(或)超选择性动脉栓塞术止血。

（二）手术治疗

1. 手术指征

(1) 出血甚剧，短期内即出现休克。

(2) 经短期(6～8小时)输血(600～900ml)后，血压、脉搏及一般情况未好转；或虽一度好转，但停止输血或输血速度减慢后，症状又迅速恶化；或在24小时内需要输血量超过1000ml才能维持血压和血细胞比容者，均说明出血仍在继续，应迅速手术。

(3) 不久以前曾发生过类似的大出血。

(4) 正在进行胃十二指肠溃疡药物治疗的病人，发生了大出血。

(5) 病人年龄在60岁以上或伴有动脉硬化症的胃十二指

肠溃疡的大出血。

（6）同时存在瘢痕性幽门梗阻或并发急性穿孔。

2. 手术方式：尽量采用包括溃疡在内的胃大部切除术。在切除溃疡有困难而予以旷置时，应贯穿缝扎溃疡底出血动脉或结扎其来源动脉（胰十二指肠动脉、胃十二指肠动脉等）。迷走神经切断加引流术（幽门成形或胃空肠吻合术）或迷走神经切断加胃窦切除术可按术者的经验选用，同样应注意对出血灶的贯穿缝扎。

## 五、急性胃黏膜病变

急性胃黏膜病变指位于胃十二指肠的急性表浅性黏膜糜烂和溃疡。由于其定义一直存在争议，有多种不同的名称，如应激性溃疡综合征、急性消化性溃疡、糜烂性胃炎、出血性胃炎、Curling 溃疡（继发于烧伤）、Cushing 溃疡（继发于脑外伤）等。纤维胃镜广泛应用以来，发现急性胃黏膜病变并不少见，可占上消化道出血临床病例的 20% ~ 25% 。

**【病因病理】**

急性胃黏膜病变好发于严重创伤、大面积烧伤、全身性化脓性感染、持续性低血压、休克、慢性肺功能衰竭、多器官衰竭等危重病症，也常见于服用非激素性抗炎药，如阿司匹林、吲哚美辛，以及乙醇或大量、长期应用肾上腺皮质激素的病人。

急性胃黏膜病变的典型病理改变包括两类：病变未侵及黏膜肌层的黏膜缺损（糜烂）和病变深度超过黏膜肌层的急性溃疡。

继发于严重外伤、有并发症的大手术后、慢性严重疾病者，多发生在胃体和胃底部，呈多数黏膜糜烂或表浅溃疡；继发于脑外伤者，好发部位可从食管、胃到十二指肠；大面积烧伤者则多出现单个或多个的胃十二指肠急性溃疡；在服用非激素性抗炎药，如阿司匹林、吲哚美辛等之后的病变多位于胃小弯。溃疡一般较小，直径多在 1.0cm 以下。

发病机制与胃黏膜缺血、胃酸分泌过多、胆汁反流、药物等因素所致的胃黏膜屏障损害有关,多种神经、体液因素参与发病;不同诱因所致的发病及病变也不尽一致。

【诊断】

突出的临床表现为在严重外伤、烧伤、大手术或严重疾病过程中,突然发生上消化道大出血或出现急性腹痛和腹膜炎症状。大出血较穿孔远为多见,此类出血常不伴有腹痛,且多呈间歇性。

由于溃疡表浅,胃十二指肠钡餐检查阳性率仅约 5% ~ 10% 。纤维胃镜可明确病变性质及范围,并可确定出血的部位。在纤维胃镜不能确诊的情况下,可考虑做选择性胃左动脉造影。

【治疗】

(一) 非手术治疗

1. 积极治疗原发疾病,预防急性胃黏膜病变的发生:纠正缺水;纠正凝血机制紊乱;输新鲜血;常规应用质子泵抑制剂;抽空胃液和反流的胆汁,必要时应用抗酸药物以中和胃酸;慎用可以诱发急性胃黏膜病变的药物,如阿司匹林、肾上腺皮质激素等;应用大量的维生素 A、生长抑素和全肠外营养治疗等。

2. 已经发生胃肠道出血时的治疗措施

(1) 输血。

(2) 持续胃肠吸引。

(3) 给抗酸药物、质子泵抑制剂。

(4) 用止血药。

(5) 用冰盐水洗胃有较好的止血作用。

(6) 有条件时,可采用选择性动脉插管(胃左动脉、肠系膜上动脉)行神经垂体升压素灌注疗法。

(二) 手术治疗

如经过积极非手术治疗出血仍不能止住和(或)并有消化道穿孔时,应迅速采用手术疗法。如溃疡位于胃近侧或十二指肠,可选用缝合止血后做迷走神经切断加胃空肠吻合术;如溃疡位于胃远侧,可选用迷走神经切断加胃窦切除术,也可做胃大部切除术。全胃切除术仅限于大片黏膜的广泛出血,而第一次手术又未能止血者。穿孔可采用单纯缝合手术。

## 六、复发性溃疡

溃疡复发是胃部分切除术的重要并发症,因其多见于吻合口之空肠侧,故多称为吻合口空肠溃疡或吻合口溃疡,也有称为边缘性溃疡者。

【病因病理】

复发性溃疡可早于术后即期(1 个月之内),亦可迟至术后 10 余年后;然多于术后 2 年之内出现。溃疡多为圆形或椭圆形,最多见于吻合口对侧的空肠壁,其次为吻合口边缘空肠侧,胃壁上的复发少见。

复发性溃疡易并发出血、穿孔,尤其是慢性穿透性多见,由此并发胃-空肠-结肠瘘,甚或外瘘。

胃酸过多仍是溃疡复发的基本因素,其原因可为:

1. 手术方法或技术上的欠缺

(1) 单纯胃空肠吻合术。

(2) 胃切除量不足。

(3) Bancrof 溃疡旷置法残留胃窦黏膜。

(4) 空肠输入襻过长、输入输出襻间的侧侧吻合(Brauwn 吻合)、胃空肠 Y 式吻合。

(5) 迷走神经切断术加胃空肠吻合或半胃切除术时迷走神经切断不完全。

2. 患者的强溃疡素质。

3. 促胃液素瘤(Zollinger-Ellison 综合征)、多发性内分泌腺瘤病等。

【诊断】

(一) 临床表现

1. 上腹疼痛:疼痛较重(尤其是夜间)但部位与胃十二指

肠溃疡不同,也多无节律性。

2. 并发症多见

(1) 出血:多表现为柏油样便或粪便潜血强阳性;多有贫血症状。

(2) 穿孔:常见为慢性穿孔,与邻近器官愈着形成炎性肿块,甚或穿透形成内瘘或外瘘。急性游离穿孔偶见。

(3) 胃-空肠-结肠瘘:腹泻,粪便中含未消化食物及脂肪滴增多,嗳气时有粪臭味,呕吐物可含粪渣,极度消瘦。

(二) 辅助检查

1. X线检查:钡餐检查虽溃疡龛影的显现率不太高,但多数病例可见吻合口周边的缩窄、排空障碍等。钡剂灌肠是确诊胃-空肠-结肠瘘的最可靠方法,钡剂在外部压力的推送下,易于经小瘘孔由横结肠进入胃和(或)空肠。

2. 胃镜检查:除可见吻合口周边的充血、水肿、糜烂等病变外,多数病例还可直接看到溃疡。

3. 血清促胃液素测定:空腹血清促胃液素>1000ng/L(1000pg/ml)可确诊为促胃液素瘤。可疑病例可进一步做胰泌素刺激试验。

4. 胃放射性核素扫描:胃黏膜有浓集$^{99m}Tc$的特性。若原十二指肠残端部位有$^{99m}Tc$积聚,提示有胃窦黏膜的残留。

【治疗】

(一) 非手术疗法

原手术方式方法无不当之处、症状较轻或年龄较大、无严重并发症者,可先行内科治疗(按胃十二指肠溃疡病治疗)。

(二) 手术治疗

1. 手术指征

(1) 原术式或操作方法有缺陷。

(2) 有出血、穿孔、内瘘等严重并发症。

(3) 有其他致溃疡因素存在。

2. 手术方式:取决于前次手术方法、复发溃疡的范围及部位、有无致溃疡损害及患者的状况等。

(1) 原单纯胃空肠吻合术:可加做胃迷走神经切断术或改做胃大部切除术。

(2) 切除范围不足:再次胃部分切除术。

(3) 胃窦黏膜残留:十二指肠残端胃窦黏膜切除。

(4) 原迷走神经切断术:改做胃大部切除术或再次彻底的迷走神经切断术。

(5) 促胃液素瘤:全胃切除术。

## 七、倾倒综合征

倾倒综合征(dumping syndrome)是胃大部切除术和各式迷走神经切断术附加引流性手术后常见的并发症。由于判断倾倒综合征的标准的不一,各家所报道的发生率亦相距甚远,5%~75%不等。

**【病因机制】**

倾倒综合征的发病机制至今未能完全阐明,比较一致的看法是多种因素的综合作用。其中幽门功能的失去是发病的根本原因,多种物理、化学因素(诸如血容量、渗透压、酸碱度、肠管膨胀等)和胃肠道激素及生理活性物质(诸如5-羟色胺、激肽、血管活性肠肽、胰岛素、肠高血糖素、神经降压素、抑胃肽、胃动素、P物质等)均可能与发病有关。

胃窦-十二指肠通道即幽门前胃窦、幽门和十二指肠壶腹部被认为是一个统一的功能单位。幽门的宽窄改变亦即舒缩活动是这三者相互协调的结果。胃排空的调节是相当复杂的。食物的稀稠、粗细、成分(含糖、蛋白质、脂肪的比例),胃内容的体积、渗透压、酸碱度及成分比例等均是影响胃排空速度的因素。食物在胃内消化时所引起的胃运动是产生胃内压亦即胃排空原动力的根本因素,而十二指肠接受排出的食糜后所引起的对胃运动的抑制是实现胃排空调节的主要方面,它具有自动控制(包括神经及体液两条途径的反馈调节)的性质。丧失幽门功能之后,几乎所有的病人都或多或少、或早或晚出现过倾倒的症状,但仅其中的5%需就医,而就医者中亦仅有1/5的病例需要治疗。即便是症状较重者,亦会在一般的对症处理下逐渐缓解。

倾倒综合征实际上是机体在丧失幽门功能后生理上适应新的胃肠通道的过程中所出现的反映在神经系统和消化系统上的一组综合征。这种适应反应发生的强度和适应过程快慢的个体差异是相当大的,国人胃术后倾倒综合征的发病就远较欧美溃疡病手术后少。这两者之间的不同组合即构成临床倾倒综合征症状或轻或重、病程或长或短等各种不同的、多变的病象。

倾倒综合征的防治根本在于尽量保留或恢复幽门的功能。至于发病机制中涉及的物理、化学因素和胃肠道激素及生理活性物质可能远不止目前所揭示的那些,现今还无法对这类因素进行有效调控。

【诊断】

根据患者胃手术史和餐后出现典型的倾倒症状多可明确诊断。症状可分为消化道症状和全身症状两大类,前者有腹部不适、恶心、呕吐、腹胀、腹痛、腹泻等,后者如乏力、头晕、头痛、心慌、虚汗、气短甚至虚脱等。

对症状不典型者是否有必要做倾倒综合征激惹试验(dumping provocation test)加以证实,意见并不一致。空腹口服50%葡萄糖溶液200ml是一种非生理性的强刺激,其所诱发的较强反应并不能反映患者的一般发病情况。

应用放射性核素观察残胃的排空情况,有助于确定排空异常的类型,以指导治疗方式的选择。

【治疗】

(一)一般治疗

1. 体位:餐后适当平卧休息,减少活动,避免因重力作用致食物过快从残胃进入小肠。

2. 饮食:注意饮食的调节,逐渐增加食量,给予多次少量的高脂、低糖、含水分少的半固体食物,以增加食物的黏滞度,避免流质及含糖、盐较多的饮食。同时养成进餐半小时以后方可饮水的习惯。每餐给予 10～15g 果糖可防止出现低血糖症状(果糖的凝胶特性可增加肠内容的黏滞度而延缓糖的吸收)。

3. 支持疗法:对病情严重者应加强支持疗法。根据血生化结果维持患者水、电解质平衡和酸碱平衡,必要时予以营养支持治疗。

4. 心理治疗:神经精神因素对倾倒综合征的发生是很重要的,倾倒综合征患者术前精神状态多属于兴奋型或紧张型。有必要对患者进行耐心的病情解释工作,使患者能正确认识自己所患的疾病,树立信心与医生配合治疗。适当的心理暗示治疗或许亦有意想不到的效果。对此类情感不稳定型的溃疡病患者选择手术治疗时应从严掌握。

（二）药物治疗

药物治疗对减轻发作的症状有辅助治疗作用。X 线钡餐检查证明输出段肠蠕动特别亢进者,可辅用解痉药物,如颠茄类;有时应用抗组胺药或 5-羟色胺拮抗剂赛庚定、利血平等亦可有缓解症状的效果。干扰糖代谢的药物[甲苯磺丁脲(甲糖宁)、α-糖苷水解酶等]、有延缓胃排空作用的甲氧果胺以及生长抑素(somatostatin)等亦已试用于临床。

（三）手术治疗

倾倒综合征是极有可能随着时间的推移而自愈的疾病,因此手术适应证的掌握必须十分慎重,仅宜用于极少数经较长时间非手术治疗而症状仍较严重的患者。

1. 将 BillrothⅡ式吻合改为 BillrothⅠ式吻合:使食物经过十二指肠与胆汁及胰液充分混合,并在十二指肠有一段滞留时间,倾倒综合征的发生率可显著降低。

2. 空肠间置、倒置手术:采用顺蠕动或逆蠕动空肠襻间置于胃十二指肠之间,使食物在残胃滞留时间延长。选用顺蠕动空肠襻有肠段长度限制不太严格,有时甚至可直接利用原输出襻转接至十二指肠残端上以简化手术操作的优点。在输出襻 40cm 以远处倒置一段肠管与逆蠕动空肠襻胃十二指肠间间置一样,这段肠管的长度必须严格控制在 10cm,过短无效,过长则有发生梗阻可能。

3. Roux-Y 吻合：对于严重倾倒综合征患者，可试用残胃空肠 Roux-Y 吻合。其作用机制尚未完全明了，除可延缓胃的排空外，胃空肠 Y 型吻合将使食物直接进入中段空肠，避免了糖在十二指肠和上段空肠（糖分解吸收的主要部位）的过分吸收而防止倾倒综合征的发生。

## 八、反流性胃炎

因幽门功能不全或幽门缺失以致胆汁反流入胃而引起的胃炎称反流性胃炎（reflus gastritis），因反流液为碱性，故又称碱性反流性胃炎（alkaline reflux gastritis）。胃切除术后的慢性浅表性或萎缩性胃炎大多与胆汁反流有关，从而成为一个日益令人关注的临床问题。

**【病因病理】**

主要致病因素为反流入胃的胆汁中的胆酸，它可溶解胃黏膜屏障结构的重要组成成分——脂蛋白层，致使氢离子易于进入胃黏膜而造成损伤。另外，反流液中的胰液成分与胆酸的损害有协同作用。

反流性胃炎的黏膜损害多表现为充血、水肿、糜烂、点片状出血等。

**【诊断】**

（一）临床表现

1. 中上腹或胸骨后烧灼样疼痛，餐后疼痛加重，服抗酸剂无效。

2. 胆汁性呕吐，吐后症状并无缓解。

3. 明显消瘦并有贫血。

（二）辅助检查

1. 胃液分析示胃酸缺乏。

2. 胃镜检查示慢性萎缩性胃炎。

【治疗】

（一）非手术治疗

1. 甲氧氯普胺（胃复安，metoclopramide）、多潘立酮、西沙必利（cisapride）等胃动力药可促进胃排空并有减少胆汁和胰液分泌作用。

2. 考来烯胺（消胆胺，cholestyramine）可与胃中胆盐结合并加快其清除，但长期应用应注意补充脂溶性维生素。

3. $H_2$ 受体拮抗药可减少胃酸分泌及促进胆酸的分解。

4. 抗酸解痉药等也可试用。

5. 肠外营养治疗除能纠正营养不良外，还有抑制胆汁和胰液分泌的作用。

（二）手术治疗

1. 输入襻与输出襻间吻合：手术简便但效果较差，对肠襻粘连严重者有一定的实用价值。

2. BillrothⅡ式吻合改为 Billroth Ⅰ式吻合：部分病例效果并不理想。

3. 顺蠕动 Henley 肠襻间置：取一长 20～25cm 的空肠襻间置于胃与十二指肠之间。

4. Roux-Y 式转流：效果较为确切。对于原为 BillrothⅡ吻合且输入襻较长者，Tunner-19 式转流更为简便。

## 九、胃嗜酸性肉芽肿

胃嗜酸性肉芽肿（eosinophilic granuloma）于 1937 年由 Kaizsen 首次报道，临床上并不罕见，约占所有送检胃病理标本的 1%。

【病因】

有关胃嗜酸性肉芽肿的发病因素如下：

1. 过敏反应：病变中有大量嗜酸粒细胞浸润；约 50% 的患者有过敏史（荨麻疹、花粉症、支气管哮喘等）；部分病例末梢血中嗜酸粒细胞增多，病变切除后又可恢复正常；肾上腺皮质激素药物治疗有效。

2. 异物反应:本病常合并溃疡,并有异物肉芽肿病理改变;将食物或药物注入胃黏膜下,曾引起与本病相似的病变。

3. 炎症:在组织学上肉芽肿组织区有急性和慢性炎性细胞浸润。

4. 遗传因素:曾有报道同胞兄妹均患胃嗜酸性肉芽肿。

5. 与真菌感染有关:不少文献报道,胃嗜酸性肉芽肿病例近 80% 病理证实合并有真菌感染。也有人认为,本病系胃溃疡合并真菌感染所致。

【病理】

病变早期肉芽肿内充满细胞成分,并有大量嗜酸粒细胞浸润,后期嗜酸粒细胞减少,但呈弥漫性分布,且纤维组织增多;淋巴细胞、浆细胞浸润并有淋巴滤泡形成;组织内血管壁增厚,小动脉内皮细胞增生,甚至出现血浆渗出和纤维素样变性;病变易于形成包块及合并深大的溃疡。

【诊断】

(一) 临床表现

1. 本病无特殊症状,多数病程较长。早期可有类似于胃十二指肠溃疡的上腹疼痛、黑便;后期则因上腹包块、柏油样便甚至呕血而与胃癌混淆。

2. 部分病例可有过敏病史及过敏性疾病史。

3. 尽管病程冗长,但无明显消瘦等恶病质表现。

(二) 辅助检查

1. 末梢血嗜酸粒细胞计数可有明显升高。

2. 胃镜检查可直接窥视到胃内肿块、溃疡,但活检阳性率低。

3. X 线钡餐对本病的诊断率较高。深大的腔外龛影,肿块虽大,但周边胃壁无受侵僵硬征象等有助于与胃癌鉴别。

【治疗】

本病常因上消化道出血、上腹肿块而接受外科治疗。由于术前误诊率很高,因而术中准确判断病变的性质、确立正确的手术原则至关重要。一方面是要避免无谓地扩大切除范围,另一方面也要避免因肿块巨大及向胰腺、肝脏穿透而放弃切除。结合病灶及腹腔探查的发现和术前病史体征及胃镜、X线检查结果综合分析,多数病例可获正确的治疗。

## 十、胃良性肿瘤

胃良性肿瘤并不多见,约占胃肿瘤的3%;发生临床症状的胃良性肿瘤则更为少见,大半是在X线钡餐或胃镜检查时无意中发现的。

【病理】

按其组织发生可分为两大类:一类为源自胃黏膜上皮组织的腺瘤或息肉样腺瘤,另一类为来自胃壁间叶组织的平滑肌瘤、纤维瘤、血管瘤、脂肪瘤、神经纤维瘤和神经鞘膜瘤等。

胃腺瘤或息肉样腺瘤常称为胃息肉,但应注意胃息肉可分为真性和假性两种。只有源自胃黏膜上皮组织的腺瘤或息肉样腺瘤才是属于肿瘤性增生、有恶变倾向的真性息肉;而那些炎性增生所形成的息肉样病变称为假性息肉。Peutz-Jeghers综合征在胃内见到的息肉属错构瘤。

胃良性肿瘤可发生在胃的任何部位,但多见于胃窦;多数为单发,但多发者亦不少见。胃息肉症则是大小不等的息肉充斥全部胃黏膜。

胃良性肿瘤的继发性病理改变有出血、溃疡、癌变(直径大于2cm的肿块尤其危险性大)等。

【诊断】

(一)临床表现

胃良性肿瘤临床上常无症状。症状的有无及轻重决定于并发症的严重程度,而并发症的发生又决定于肿瘤的大小、部位及表面状况。除一般的上腹部不适、疼痛外，较多见的症状为出血，虽多为慢性小量出血，但也可发生急性大出血。位于贲门或幽门附近且面积较大者可出现梗阻症状；若为长蒂息肉则可因息肉滑入及退出胃幽门管而表现为发作性的幽门痉挛或梗阻症状。巨大的平滑肌瘤等可在体检时触及上腹肿块。

（二）辅助检查

1. X线钡餐：胃内可发现圆形或卵圆形充盈缺损，外形整齐，边缘清楚；若合并溃疡形成则可见龛影；如为带蒂，则阴影可以移动。

2. 胃镜检查：可直接观察到肿瘤的形态；多点活检有助于确定有无早期恶变。

【治疗】

小的无症状的息肉需定期随诊，如息肉引起症状或直径大于2cm时应予以切除。

手术方式视肿瘤的性质及部位而定。可供选择的术式包括胃切开带蒂息肉连同基底黏膜的广泛切除、胃楔形切除、远侧或近侧的胃部分或大部切除甚至全胃切除。

## 十一、胃　癌

胃癌（gastric carcinoma）是消化道最常见的肿瘤，发病年龄高峰为40～60岁，但40岁以下者仍占15%～20%，男女性别比约3∶1。

【病因】

胃癌的发生与多种因素有关，如种族、遗传、水土环境、生活饮食习性等内在或外在的因素；近年来，还发现幽门螺杆菌（H*p*）是胃癌发生的重要因素。1994年世界卫生组织/国际癌症研究机构（WHO/IARC）将幽门螺杆菌定为Ⅰ类致癌原。现已有以下共识：幽门螺杆菌感染是慢性活动性胃炎、消化性溃疡、胃黏膜相关淋巴组织（MALT）淋巴瘤和胃癌的主要致病因素。

某些疾病被认为是胃癌发生的癌前状态，如胃息肉、胃溃疡、慢性萎缩性胃炎、胃酸缺乏症、恶性贫血等。

**【病理】**

（一）术语定义

1. 早期胃癌：指所有局限于黏膜或黏膜下层的胃癌，而不论其是否有淋巴结转移。

2. 小胃癌：癌灶直径 6～10mm。

3. 微小胃癌：癌灶直径在 5mm 以下。

4. 进展期胃癌：癌肿浸润深度达肌层以外的胃癌。

（二）部位

胃癌可发生于胃的任何部位，最多见于胃窦部，其次为胃小弯、贲门部，胃大弯和前壁较少见。

（三）大体类型

1. 早期胃癌：Ⅰ型，隆起型。
Ⅱ型，浅表型（Ⅱa、Ⅱb、Ⅱc）。
Ⅲ型，凹陷型。
混合型，Ⅱa+Ⅱc、Ⅱb+Ⅲ等。

2. 进展期胃癌

Borrmann 分类：Ⅰ型，结节型。
Ⅱ型，溃疡型。
Ⅲ型，浸润溃疡型。
Ⅳ型，弥漫型。

（四）组织学分类

胃癌绝大多数为腺癌，依分化程度的高低可分为：

1. 高分化腺癌，包括乳头状腺癌、管状腺癌。

2. 低分化腺癌。

3. 黏液腺癌（印戒细胞癌）。

4. 未分化癌。

5. 胃癌尚有腺鳞癌、鳞状细胞癌、类癌等少见组织学类型。

（五）临床病理分期

胃癌的临床病理分期国际上通用的为国际抗癌联盟

(UICC)的 TNM 分期及日本《胃癌处理规约》提出的类似于 TNM 分期的分期方法。目前两者基本上趋于一致。日本的传统方法是将胃周淋巴结分成下列各组：①贲门右区；②贲门左区；③沿胃小弯；④沿胃大弯；⑤幽门上区；⑥幽门下区；⑦胃左动脉干周围；⑧肝总动脉周围；⑨腹腔动脉周围；⑩脾门；⑪脾动脉干周围；⑫肝十二指肠韧带内；⑬胰头十二指肠后；⑭肠系膜血管根部；⑮结肠中动脉周围；⑯腹主动脉旁。并确定①～⑫组淋巴结为胃的区域淋巴结，其他的淋巴结转移时作为 M1。

2009 年公布的 UICC 新 pTNM 分期：p 表示术后经病理组织学证实，T 指癌肿本身，N 指淋巴结转移，M 指远处转移。然后，按照癌肿浸润深度，将 T 分为：$T_{1a}$：肿瘤局限于黏膜层(M)；$T_{1b}$：肿瘤侵犯黏膜下层(SM)；$T_2$：肿瘤侵犯固有肌层(Mp)；$T_3$：肿瘤侵犯浆膜下层(SS)；$T_{4a}$：肿瘤侵犯浆膜表面(SE)；$T_{4b}$：肿瘤侵犯邻近结构(SI)。N：淋巴结转移；$N_x$：区域淋巴结无法评估；$N_0$：区域淋巴结无转移；$N_1$：1～2 个淋巴结转移；$N_2$：3～6 个淋巴结转移；$N_3$：7 个或以上区域淋巴结转移；$N_{3a}$：7～15 个区域淋巴结转移；$N_{3b}$：16 个或 16 个以上区域淋巴结转移。M 则分为：$M_0$，无远处转移；$M_1$，有远处转移，包括上述⑬～⑯组淋巴结转移。将这三种因素的不同组合分为四期(表 8-1)。

**表 8-1　IUCC 新 pTNM 胃癌分期**

| 分期 | | $M_0$ | | | | $M_1$ |
|---|---|---|---|---|---|---|
| | | $N_0$ | $N_1$ | $N_2$ | $N_3$ | |
| $M_0$ | $T_1$ | Ⅰ$_a$ | Ⅰ$_b$ | Ⅱ$_a$ | Ⅱ$_b$ | Ⅳ |
| | $T_2$ | Ⅰ$_b$ | Ⅱ$_a$ | Ⅱ$_b$ | Ⅲ$_a$ | |
| | $T_3$ | Ⅱ$_a$ | Ⅱ$_b$ | Ⅲ$_a$ | Ⅲ$_b$ | |
| | $T_{4a}$ | Ⅱ$_b$ | Ⅲ$_a$ | Ⅲ$_b$ | Ⅲ$_c$ | |
| | $T_{4b}$ | Ⅲ$_b$ | Ⅲ$_b$ | Ⅲ$_c$ | Ⅲ$_c$ | |
| $M_1$ | | | | Ⅳ | | |

【临床表现】

胃癌早期仅有一些不明确的上消化道症状，如上腹隐痛不适、嗳气反酸、食欲减退、轻度贫血等。随着病情进展，上腹疼痛、食欲缺乏、消瘦等症状渐加重。靠近幽门或贲门的癌灶增长到一定程度，可出现幽门或贲门梗阻的表现。此期尚可发生上消化道大出血、穿孔的并发症。病程的晚期可见局部肿块、腹水、锁骨上淋巴结肿大、恶病质等。

体检在早期多无特殊发现。胃窦部进展期癌有时可触及肿块。晚期其他脏器的严重转移各具相应的体征，如肝脏肿块、腹水征、直肠前凹肿块等。

【诊断】

现今，胃癌的诊断问题集中于两个方面，一是争取尽早获得诊断；二是尽量获得较全面的肿瘤生物学特征资料，以供制订治疗方案参考。

（一）胃癌早期诊断要点

1. 对40岁以上近期出现不明确的上消化道症状，或以往的溃疡病症状加重或规律性改变者，应做进一步检查。

2. 对患有胃息肉、胃溃疡、慢性萎缩性胃炎、胃酸缺乏症、恶性贫血等胃癌前期病变者，应定期随诊。

3. 综合应用电子胃镜、胃十二指肠钡剂造影等检查，提高早期胃癌诊断率。

（二）完整诊断资料的搜集

1. 电子胃镜检查：明确病灶的部位、大小、大体形态，同时做多点活检，获取组织学分类及分化程度、生长方式等方面资料。有条件时做超声胃镜检查，可进一步了解肿瘤的浸润深度及胃周淋巴结肿大情况。

2. 胃十二指肠钡剂造影：与胃镜资料结合，明确病灶的部位、大小、大体形态，并可观察胃及肿块的活动度。若胃及肿块随呼吸运动可上下移动达一个椎体以上，则病灶的切除可能性极大。

3. 腹部CT或B超检查：了解肝、胰、脾、腹膜后淋巴结等有无转移征象,有无腹水。

4. 胸部X线片:除外肺转移。

5. 直肠指诊:了解直肠前凹有无转移结节。

6. 腹腔镜检:可了解腹内胃外浸润、转移、种植等情况。对某些病程较晚病例有免除单纯剖腹探查之效。

【治疗】

(一) 手术治疗

1. 手术指征:当今的肿瘤减瘤方法以手术切除最有效。因此,除部分早期胃癌外,只要病人全身情况许可,无严重心、肺、肝、肾疾病,能耐受麻醉及手术者,均应剖腹探查。不应将远处转移视为剖腹探查的绝对禁忌证。同理,术中只要局部解剖条件许可,应力争将原发癌灶切除。根治性切除则应进一步满足下列条件:

(1) 无腹外远位转移。

(2) 无腹内广泛转移(如肝内多发性转移结节)或种植(腹膜的广泛种植)。

(3) 胃周的浸润、转移、种植灶能借联合脏器切除达到根治目的。

(4) 病人全身情况能耐受此侵袭性较大的根治性手术。对无法切除的病例,可视需要及条件选择胃空肠吻合、胃或空肠的营养性造口等姑息性手术。

2. 术前准备:除按剖腹术常规准备外,要注重纠正贫血、低蛋白血症和营养及水、电解质失衡。合并有胃出口梗阻者按幽门梗阻准备。位于大弯侧的进展期胃癌常规做结肠手术准备。

3. 手术方式:除部分早期胃癌可选择经胃镜切除或胃楔形切除外,胃癌的基本手术方式为远端胃大部切除、近端胃部分切除、全胃切除,视癌肿的部位及根治的要求选择。

4. 根治手术原则:根治包括原发癌灶的切除、区域淋巴结的清扫及腹腔脱落癌细胞的处理这三个关键部分。原发癌灶切除的“安全边缘”视癌肿的分化程度及周边浸润情况在3至8cm之间选择。幽门窦部癌十二指肠应切到幽门下3~5cm,而胃底贲门部癌下段食管需切除5cm以上。淋巴结的清扫以第二站($D_2$)为基准,为此必须将胃床腹膜组织(包括大小网膜、肝十二指肠韧带和横结肠系膜前叶、胰腺被膜)剥离以显露这些淋巴结所附着的血管的根部。必要时还可追加部分第三站淋巴结的清除。必须重视防止医源性腹内扩散,术毕用蒸馏水或温热盐水(45℃)冲洗腹腔2次。

5. 术后处理:参照胃大部切除术或全胃切除术处理。

(二) 术后辅助治疗

1. 化疗:常用药物为5-氟尿嘧啶(5-FU)、丝裂霉素(MMC)、多柔比星(ADM),口服药现多用5-FU的第2、3代制剂替加氟(FT-207,喃氟啶)、嘧福禄(mifulal)、希罗达或S1(替吉奥)。具体药物及疗程的选择应视肿瘤的生物学特征、病程的早晚及手术的根治程度而个体化。

2. 放疗:对残留的腹膜后淋巴结转移灶等可选用适量的外照射。

3. 免疫治疗:目前胃癌的免疫治疗还处于试验阶段。肿瘤坏死因子、白细胞介素2、OK-432、胞必佳等使用较多。

**【随诊】**

出院病例半年内每月随诊一次,半年后每3个月随诊一次,对术后辅助治疗进行指导,并作好资料收集。

## 十二、胃恶性淋巴瘤

胃恶性淋巴瘤系原发于胃壁内淋巴滤泡的恶性肿瘤,占消化道原发恶性淋巴瘤的1/3,男性发病稍多于女性,平均发病年龄43岁左右。

**【病理】**

胃恶性淋巴瘤好发于胃体小弯侧和后壁,多发性病灶亦不少见。肿瘤早期渐在胃壁内向四周浸润,黏膜和浆膜仅有隆起而表面完整,后期则广泛地浸润胃壁,并突破胃壁全层,形成一大片浅溃疡。其扩散途径主要为直接浸润(局部浸润很少越过幽门或贲门)与淋巴结转移。

胃恶性淋巴瘤的大体分型有肿块型、溃疡型、浸润型、结节型、混合型。临床以混合型最为多见。

胃恶性淋巴瘤组织学上可分为霍奇金(Hodgkin)及非霍奇金淋巴瘤两大类,以后者为多见。组织学上需注意鉴别的有假性淋巴瘤(反应性淋巴细胞增殖)和未分化型胃腺癌。

**【诊断】**

(一) 临床表现

1. 上腹部不适,类似消化性溃疡的疼痛,但无明显的节律性,伴有嗳气、恶心和食欲缺乏等症状。

2. 约1/3病人可扪及上腹部肿块。

3. 消瘦。

4. 晚期病例多有黑便。

5. 少数患者可有发热。

(二) 特殊检查

1. X线钡餐检查:为诊断胃恶性淋巴瘤的主要方法。特征性影像为胃黏膜像呈一片多发的不规则的结节性改变(多个圆形不规则的充盈缺损);其他多见的表现尚有大而浅的溃疡(龛影),肥大的黏膜皱襞,胃壁增厚、僵硬,但蠕动尚能通过等。

2. 胃镜检查:早期可见局限性或多发性黏膜下肿块;稍晚则多见表面有糜烂、出血或坏死及多发性浅表溃疡等。活检阳性率低,其原因一是取材深度常不够,二是淋巴瘤常难凭少量组织确诊。

(三) 鉴别诊断

1. 与胃癌鉴别要点

(1) 平均发病年龄较胃癌年轻。

(2) 病程较长而全身情况较好。

(3) 梗阻和贫血症状较少见。

(4) 肿瘤较大而淋巴转移等较同样大小胃癌为轻。

(5) 肿块质地较软,切面偏红。

(6) 肿瘤表面的黏膜往往未完全破坏。

2. 原发性与继发性胃恶性淋巴瘤鉴别要点

(1) 无浅表淋巴结肿大。

(2) 血白细胞计数及分类正常。

(3) X线胸片中纵隔无肿大淋巴结。

(4) 肝、脾正常。

(5) 术中发现除胃及区域淋巴结受累外,常无肠系膜淋巴结等其他组织受侵犯。

【治疗】

外科手术切除术已经不再是胃淋巴瘤的首选治疗。目前,常规的治疗手段如下:

(1) 抗幽门螺旋杆菌治疗。

(2) 化疗。

(3) 放疗。

(4) 手术治疗:对于合并肿瘤大出血、梗阻或穿孔的病例尚需手术治疗。

## 十三、十二指肠憩室

十二指肠憩室的发生率并不低,尸检统计可高达22%。由于它很少引起症状,在临床上绝大多数的十二指肠憩室仅是在做X线钡餐或电子胃镜检查时偶然发现的。

【病理】

十二指肠憩室是部分肠壁向外扩张所形成的袋状突起,多为单发,绝大多数的憩室位于十二指肠降部的内侧,特别好发于十二指肠乳突的附近;有的深入于胰腺组织之中,在手术时也难于寻找。少数发生在十二指肠横部或升部。

憩室好发于肠壁局限性软弱处,壁由黏膜、黏膜下肌层和浆膜层组成,没有或几乎没有肌层。

上述原发性憩室不同于由于十二指肠溃疡瘢痕收缩或慢性胆囊炎粘连牵拉所致的继发性憩室。后者属于十二指肠溃疡或胆囊炎的并发症,多见于壶腹部,它的壁是含有肌层的。

十二指肠憩室可大可小。如与肠腔连接的入口部(憩室颈)较狭窄时,则食物进入后不易排出,可导致潴留,引发炎症、溃疡、出血、穿孔等并发症。

【诊断】

1. 临床表现:绝大多数十二指肠憩室没有任何症状,憩室本身也没有特殊体征。十二指肠憩室引起症状者不超过5%,症状都继发于有并发症时。如因憩室内食物潴留引起炎症、溃疡时,出现上腹不适、脐周隐痛、进食后饱胀,并可发生恶心、呕吐、嗳气等症状,此时憩室相应部位可有明显压痛;当憩室压迫胆总管和胰管时,可以出现黄疸、胆道感染和胰腺炎症状;憩室合并的出血可以是慢性小量出血导致贫血,也可以是急性大出血引起呕血及便血;十二指肠降段憩室的穿孔常波及腹膜后引发严重的腹膜后感染。

2. X线钡餐检查:十二指肠憩室的诊断依赖X线钡餐检查,小的十二指肠憩室甚至在X线钡餐检查时也常难发现。憩室的X线表现为与十二指肠腔相连的圆形或分叶状充钡阴影,轮廓整齐,外形可随时改变,阴影内可有气液平面。肠道钡剂排空后憩室内常仍有钡剂残留。

3. 鉴别诊断:鉴别诊断的难点在于认定患者的症状是否为憩室所致,这关系到手术治疗的指征。“上腹症状”是常见的,十二指肠憩室在常规X线钡餐检查中也是常见的,而有症状的十二指肠憩室却是十分少见的,单纯潴留也很少引起症状。鉴于这“二常二少”,不应把“上腹症状”轻率归因于十二指肠憩室。只有在经过详细深入的检查后,对的确没有发现其他上腹器官疾病,而憩室甚大且外观不整齐、钡剂潴留6小时以上不能排出、压痛明显者,始可做出“有症状的十二指肠憩室”的诊断。

【治疗】

(一)无症状的十二指肠憩室

无症状的十二指肠憩室不需治疗。

(二)非手术治疗

非手术治疗包括调节饮食,给予抗酸、解痉、抗炎药物,体位引流等，若症状可得以减轻或缓解则不需手术治疗。

（三）手术治疗

1. 手术指征

（1）症状确因憩室所致，且内科治疗无效。

（2）十二指肠乳头旁憩室与胆道、胰腺疾病同时存在者。

（3）憩室发生出血、穿孔、十二指肠梗阻等并发症。

2. 手术方式

（1）憩室内翻缝合术：适用于十二指肠降部外侧和横部、升部小的单纯憩室。憩室经肠腔翻入后，于颈部结扎或缝合。

（2）憩室切除术：较大的憩室以及有炎症、溃疡、结石的憩室以切除为宜。

（3）憩室旷置术：对显露困难或切除危险性过大的憩室，可考虑胃部分切除胃空肠吻合术，以转流食物。空肠输入、输出襻间应加侧侧吻合或采用胃空肠“Y”式吻合以保证转流完全。

手术中困难的是寻找憩室。手术前服少量钡剂，手术中注射空气入十二指肠肠腔，可能有助于定位。

3. 手术并发症：主要并发症为十二指肠瘘和胰腺炎，手术时要避免损伤胆总管和胰管。术后十二指肠的引流减压要确切有效。

## 十四、良性十二指肠淤滞症

本症又称肠系膜上动脉压迫综合征、十二指肠血管压迫综合征等，系指十二指肠第三或第四段受肠系膜上动脉（或其分支结肠中动脉）压迫所致的慢性梗阻。有些急性胃扩张也可能是本症的急性梗阻型。本疾病较为少见，多发于瘦长体形的青、中年女性。

**【病因病理】**

肠系膜上动脉从主动脉分出时与第1腰椎的夹角平均为30°~42°，该角的顶点到十二指肠中点的距离平均为10cm。造成十二指肠梗阻与这两者有关，夹角越小、距离越短，梗阻发生的可能性越大。另外，肠系膜上动脉分出后向右下斜行，所以只有肠系膜上动脉最近端部分才是直接跨过主动脉及椎体的。因此，梗阻发生的因素是综合性的，即肠系膜上动脉起始处呈一窄角伴有异常高位且固定的十二指肠(Treitz 韧带过短)；或在十二指肠横跨椎体处和主动脉远端有此动脉异常走行的跨越。

引起慢性十二指肠淤滞症的原因尚有环状胰腺、内脏下垂及腹腔内粘连对肠系膜的牵拉等。

【诊断】

1. 临床表现：突出的症状是长期反复发作的餐后上腹慢性绞痛，有时也有急性发作；伴有上腹饱胀，杂有隐痛、钝痛的感觉，以及嗳气、恶心和呕吐。呕吐物含有胆汁和隔餐食物；呕吐常发生于餐后 2～3 小时或夜间，吐后症状暂缓解。病人进食后站立或坐位易诱发呕吐；病人常能发现发作时采取某种体位可减轻症状，如俯卧位或左侧卧位、胸膝位、前倾坐位将双膝放在颌下等。发作时上腹部可偶见胃蠕动波及振水音。病程迁延者可出现营养不良、消瘦、贫血等症状。

2. X 线钡餐检查：可确定诊断。胃十二指肠明显扩张但幽门通畅，可见十二指肠有频繁的蠕动和逆蠕动，钡剂在十二指肠横部末端突然遇阻，不易进入空肠，采取某种体位(如头低足高位、左侧卧位、俯卧位等)则钡剂顺利通过。

3. 鉴别诊断：注意鉴别引起十二指肠横段或上升段排空障碍的其他病变，如环状胰腺，十二指肠癌肿、结核、克罗恩病等。这些病变的 X 线征象与肠系膜上动脉压迫明显不同，易于识别。另需鉴别者尚有先天性巨十二指肠症及硬皮症伴有的十二指肠扩张，此类疾病的排空障碍是动力性的，不难区别。

【治疗】

(一) 内科治疗

发作时予以禁食、鼻胃管减压或洗胃、用解痉药物、静脉补液及营养治疗。症状缓解后进稀软易消化食物，少食多餐，餐后采俯卧位或左侧卧位。下床活动时可用腹带以防止内脏下垂。

（二）手术治疗

1. 十二指肠悬韧带松解术：适用于十二指肠悬韧带过短者。

2. 十二指肠空肠吻合术：在横结肠系膜下将空肠与十二指肠二、三段交界处作侧侧或端侧吻合，效果确切。

3. 胃空肠吻合术：仅在病人全身情况极差时考虑，一般不宜采用。

## 十五、胃 扭 转

胃扭转偶见于X线钡餐报告，多数不需要手术处理，临床上应对此有所认识。

**【病因病理】**

胃扭转按发病的急缓分为急性和慢性两类。

急性胃扭转与固定胃的解剖结构异常有关，如较大的食管裂孔疝、膈疝、膈膨出、内脏下垂、胃大小弯的韧带过长、十二指肠外侧腹膜过松等。剧烈呕吐、急性胃扩张、胃巨大肿块、胸腔负压的急剧改变等则是急性胃扭转的诱因。

慢性胃扭转多继发于膈、胃本身及上腹邻近器官病变，如穿透性溃疡、肝脓肿、膈创伤等造成的粘连可将部分胃壁固定于异常位置而形成扭转的形态。

按扭转方向的不同，胃扭转可分为系膜轴及器官轴两型。前者较常见，胃以从小弯中点至大弯的连线为轴心（横轴）发生扭转，造成胃前后壁对折，使胃形成两个小腔。器官轴型则胃以从贲门至幽门的连线为轴心（纵轴）扭转。两种类型的扭转程度一般在180°以下。

**【诊断】**

1. 临床表现：胃扭转的症状和体征决定于发作为急性还是慢性，扭转程度为完全性还是部分性。急性胃扭转三联征为上腹局限膨胀性疼痛、重复性干呕和不能将胃管插入胃内。慢性胃扭转则可无任何症状,或有类似于胃十二指肠溃疡或慢性胆囊炎的症状,往往有多次反复的急性发作史。

2. X线检查:急性胃扭转时的X线片常可见宽大气液平面的胃泡阴影,有时可见左膈升高(膈膨出、膈疝等)。钡餐检查可偶然发现慢性胃扭转。系膜扭转型的X线特征是两个有液平面的胃腔以及幽门和贲门在相近平面。器官轴扭转型则见胃大小弯倒置,胃底液平面不与胃体相连,胃体变形,幽门向下。有时尚可发现与扭转有关的相应病变。

【治疗】

偶然发现的无症状或症状很轻的慢性胃扭转一般不需手术治疗。

急性胃扭转或慢性胃扭转急性发作时应先试行放置胃管。若能置入胃内,则将胃内大量的气、液体吸出,急性症状缓解后再进一步检查确定治疗方案;若不能插入胃内,则应及早手术。

手术方式:若能肯定引发胃扭转的病因,则针对病因处理,如胃病变的胃部分切除术、粘连索带的松解分离术、膈疝的修补术等。胃固定术适用于非此类病变所致者,视术中情况将胃分别固定于前腹壁、空肠、肝圆韧带或横结肠系膜等处。

## 十六、急性胃扩张

急性胃扩张(acute gastrectasis)系指胃因强烈的刺激而发生反射性麻痹、张力消失、大量液体和气体潴留而排空障碍,引致胃和十二指肠上段极度急性膨胀的一种综合征,大部分发生于饱餐和腹部手术后,也可发生于慢性消耗性疾病长期卧床的患者。

【病因病理】

1. 胃肠壁原发性麻痹:如手术过度牵拉,腹膜后血肿或引流物、炎症的刺激,暴饮暴食后胃壁过度扩张,腹腔内炎症或损伤,剧烈疼痛,情绪波动,毒血症以及缺钾为主的电解质紊乱等都可反射性引起胃壁平滑肌麻痹。

2. 十二指肠受压梗阻：十二指肠横部被小肠系膜及肠系膜上动脉压迫于脊柱及腹主动脉之间，消瘦（腹膜后脂肪少）、长期卧床病人易于受压。

实际上，临床常见的发病是这两种机制的并存。扩张的胃向下压迫增加了机械性梗阻的因素，胃十二指肠内容物的积聚又刺激黏膜分泌更多的液体，进一步加重了胃十二指肠的麻痹和扩张，如此恶性循环。

胃扩张后，胃壁变薄、水肿，胃张力下降，胃黏膜糜烂、坏死、出血，甚至发生溃疡、大出血以及胃穿孔。同时，大量液体丧失导致水、电解质及酸碱平衡紊乱，甚至周围循环衰竭。

**【诊断】**

（一）临床表现

典型症状为上腹膨胀和溢出性呕吐。呕吐物为含胆汁的液体，可多达 3 ~ 4L，呕吐后腹胀不减。体检可见腹部膨胀，以左上腹为明显；有压痛和轻度肌紧张，胃区有震水音，肠鸣音减弱或正常。可因水、电解质丢失而出现全身表现甚至休克昏迷。若并发胃穿孔或急性胃黏膜撕裂，则可出现腹膜炎或上消化道大出血。

（二）辅助检查

1. 实验室检查：血红蛋白升高，有低钠、低钾血症及高氮质血症。$CO_2$ 结合力及非蛋白氮上升，白细胞一般无明显升高。

2. X 线检查：腹部平片可见膨大的胃泡及胃区宽大的液平面，侧位片上可见充气扩张的十二指肠。

3. B 超：显示胃扩张，胃腔充满液体。

（三）鉴别诊断

1. 急性腹膜炎：有腹膜刺激征，无极度胃扩张表现。

2. 肠梗阻：X 线立位片可见多个液平，有肠梗阻的阵发性腹部绞痛症状。

3. 良性幽门梗阻：可有溃疡病史和症状，一般不会出现血流动力学改变；呕吐物多不含胆汁。

4. 急性胃炎：腹胀不显著，呕吐后腹痛减轻。

5. 急性胃扭转：根据特征性干呕、X 线检查的特殊表现可资鉴别。

【治疗】

1. 一般治疗

(1) 立即放置鼻胃管吸出全部胃内液体，用温等渗盐水洗胃并禁食，持续胃肠减压。

(2) 纠正血容量不足及水、电解质和酸碱平衡紊乱。

(3) 病情好转 24 小时后，可于胃管内注入少量液体，如无潴留，方可开始少量进食。

2. 手术治疗指征

(1) 饱餐后胃内容物无法吸出。手术后发生者一般禁忌手术。

(2) 合并胃穿孔或大量胃出血者。

(3) 胃功能长期不能恢复，稍进食即扩张潴留，静脉长期营养不能维持者。

手术以选用简单有效的方法为原则，如胃腔冲洗、暂时性胃造口术；胃有需切除病灶时可选用不同范围的胃切除术。

## 十七、2 型糖尿病的外科治疗

糖尿病已经成为严重威胁人类健康的慢性疾病之一，根据 WHO 的资料，世界糖尿病的发病率呈逐年大幅度上升趋势。我国目前的成人糖尿病患总数约有 9000 万，其中 2 型糖尿病(T2DM)占 90%。传统的治疗方法包括饮食控制、运动锻炼、口服降糖药及注射胰岛素治疗等，然而这些治疗方法很难保持患者血糖的长期稳定，也不能从根本上阻止糖尿病各种并发疾病的发生和发展。

糖尿病通常与肥胖并存，约 90% 的 2 型糖尿病患者肥胖或是体重超重。近年来,随着减肥外科在国内外的蓬勃发展,越来越多的肥胖病人接受减肥外科手术,并取得了良好的减重效果。然而令人惊奇的是,这些减肥手术在有效减轻患者体重的同时,也有效改善了大部分患者并存的血糖代谢紊乱;甚至有证据表明,这些胃肠外科手术对体重正常的糖尿病病人也会有较好的治疗效果。

【机制】

①减少了食物的摄入与吸收,从而减少能量的摄取与糖代谢负荷;②降低患者的体重,减少由于单纯性肥胖的脂肪堆积所造成的胰岛素抵抗;③胃肠道重建后改变了肠-胰岛素轴激素的分泌,从而改善糖代谢。

【适应证】

所有的2型糖尿病患者在经历长期的非手术治疗后效果不佳或不能耐受者,只要无明显手术禁忌的,均可考虑行胃肠外科手术的治疗。

2型糖尿病的手术治疗效果与其糖尿病病程、胰岛细胞功能、患者年龄等多种因素相关,因此当患者符合如下条件时,可期望获得更好的治疗效果:①患者年龄≤65岁;②患者2型糖尿病的病程≤15年;③患者胰岛储备功能在正常下限1/2以上,C肽≥2。同时,患者无严重的精神障碍、智力障碍;患者充分了解治疗糖尿病的手术方式,理解及愿意承担手术的潜在并发症风险,理解术后饮食、生活习惯的改变的重要性并愿意承受;患者能积极配合术后随访等方面也是手术选择的考虑因素。

【常见手术方式】

1. 胃绕道手术的手术技巧:胃小囊的容量要尽量小,根据文献报道,限制在12～25ml为最佳。胃小囊要与远侧的胃完全分开,或至少要用有四排钉子的直行切割吻合器分隔。旷置全部的十二指肠以及至少40cm以上的近端空肠。胃小囊与空肠Roux臂的吻合可以是结肠前的,也可以是结肠后的。吻合口的直径在0.75～1.25cm。Roux臂的长度一般限制在75～150cm,可根据患者的体重情况调整(图8-1)。

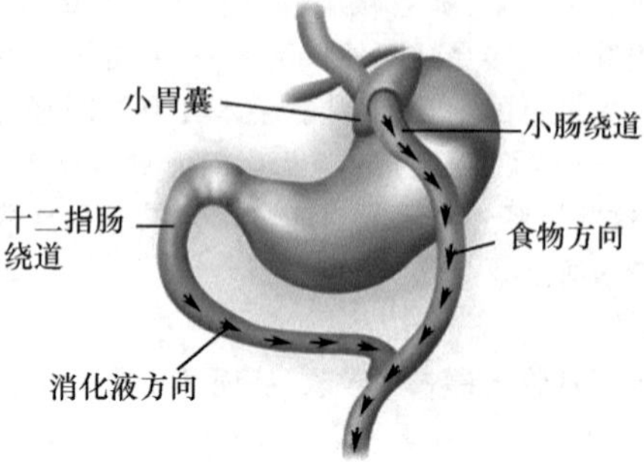


图 8-1 胃绕道手术

胃绕道手术为手术治疗糖尿病的首选术式。但是,该术式操作相对复杂,术后并发症发生率相对较高,术后需要相关营养物质的监测与补充,当不具备相应条件时通常可选择效果相当但风险更小的改良简易型胃肠短路术。

2. 管状胃胃切除术的手术技巧:顺着胃大弯的走行方向保留 4 ~ 8cm 幽门以上胃窦,切除胃的大部,使残留的胃呈“香蕉状”约为胃镜直径的通道,容积在 100ml 左右(图 8-2)。

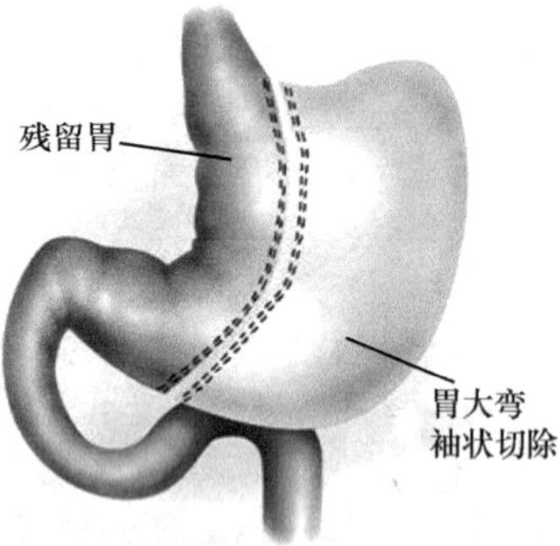


图 8-2 管状胃胃切除术

对于合并极重度肥胖的2型糖尿病患者,以及合并其他严重并发症的高危患者,可以先行此手术,以采用相对安全的手段较早地消除相关高危因素。此后根据病人术后的情况以及实际治疗的效果决定是否需要二期手术。二期手术通常在一期手术后6~18个月进行。

3. 可调节胃绑带术的手术技巧:胃小囊要尽量小,大约限制在15ml左右,而且主要位于胃前壁。胃前壁缝合固定胃绑带时要牢固、确切,将绑带的前侧段完全包埋,且包埋不可太紧。连接注水泵后要将其牢固固定在腹直肌前鞘上。经过注水泵来调节是这一手术治疗中的重要一环,影响着治疗的效果(图8-3)。

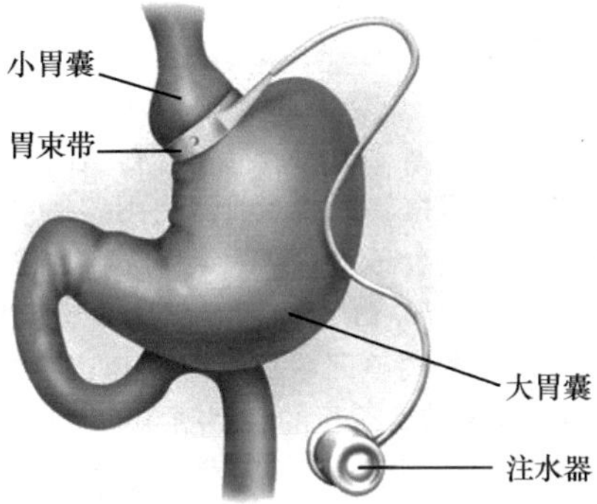


图8-3　可调节胃绑带术

可调节胃绑带术是所有手术中创伤最小的手术。这种手术不损伤胃肠道的完整性,而且不改变胃肠道固有的生理状态,完全可逆。对于手术后效果不佳的病例,可改做任何其他形式的手术。

由于该手术操作相对简便、并发症少及其可恢复性,对合并有肥胖症的轻度糖尿病或是糖耐量减退的病人推荐采用此术式,尤其是对年轻患者更为合适,在其生长发育和特定生理改变(如妊娠)时,可以进行安全、有效的调节。

【术后随访】

对患者行手术治疗后需要终身随防，在术后的第一年里，至少要进行三次门诊随访，以及更多的电话或其他方式的随访。随访的主要内容包括患者的血糖、糖化血红蛋白、胰岛素、C肽，以及患者的体重、营养状况、精神状况等。随访的目的主要是掌握患者2型糖尿病的控制情况，是否仍然需要饮食或药物的辅助治疗，监测患者是否有糖尿病的相关并发症的出现，以及手术后是否有改善。

【疗效判断】

参照美国糖尿病协会的《糖尿病诊治指南》及相关文献报道，术后出现如下2型糖尿病治愈或缓解的表现，均可判定为治疗有效：①无论术前采用饮食控制、口服药物治疗或是胰岛素治疗的患者，术后不再需要上述任何的干预措施，亦可长期保持随机血糖<11.1mmol/L、空腹血糖<7.0mmol/L、口服葡萄糖耐量试验2小时血糖<11.1mmol/L、糖化血红蛋白<6.5%者，可判定为临床完全缓解。②术前需使用胰岛素方能控制血糖，而术后仅需口服药物或饮食调整即可控制血糖至正常者，可判定为临床部分缓解。③术前需要口服降糖药物方能控制血糖，而术后仅需饮食调整即可控制血糖至正常者，可判定为临床部分缓解。④术前有明显的2型糖尿病并发症的出现，如糖尿病肾病、糖尿病视网膜病变等；术后这些糖尿病并发症消失或缓解者，判定为治疗有效。⑤术前除2型糖尿病外，有代谢紊乱综合征的其他表现出现，如肥胖、高血脂、高血压、呼吸睡眠暂停综合征等，术后这些代谢紊乱综合征消失或缓解，亦判定为治疗有效。

## 十八、胃肠道间质瘤

胃肠道间质瘤（gastrointestinal stromal tumors，GIST）是一类起源于胃肠道间叶组织的肿瘤，占胃肠道恶性肿瘤的1%～3%。本病多发于中老年患者，40岁以下患者少见，男女发病率无明显差异。GIST大部分发生于胃（50%～70%）和小肠

(20%~30%),结直肠约占10%~20%,食管占0~6%,肠系膜、网膜及腹腔后罕见。GIST在20世纪常被诊断为"平滑肌瘤"或"平滑肌肉瘤",目前认为GIST均具有潜在的恶性行为,转移部位主要在肝脏和腹腔。

【病因】

Mazur等于1983年首次提出了GIST这个概念。随着科学技术的发展,1999年人们认识到GIST起源于肠道间质干细胞——Cajal细胞。目前认为GIST是一种免疫表型上表达KIT蛋白(CD117)、遗传学上存在频发性c-Kit基因突变、组织学上主要以梭形细胞和上皮样细胞呈束状交叉或弥漫性排列为特征的胃肠道间叶源性肿瘤。

【病理】

GIST大小不等,呈局限性膨胀性生长,境界清楚,偶尔可以看到假包膜。肿瘤大体形态呈结节状或分叶状,切面呈灰白色、红色,均匀一致,质地硬韧。体积大的肿瘤可以伴随囊性变、坏死和局灶性出血,穿刺后肿瘤破裂,也可以穿透黏膜形成溃疡。肿瘤多位于胃肠黏膜下层(60%)、浆膜下层(30%)和肌壁层(10%)。向腔内生长者多呈息肉样肿块并常伴发溃疡形成,向浆膜外生长多形成浆膜下肿块。可见出血、坏死、黏液变及囊性变。

显微镜下70%的GIST呈现梭形细胞,20%为上皮样细胞,10%为梭形/上皮样细胞混合型。GIST的免疫组织化学的诊断特征是细胞表面抗原CD117(KIT蛋白)阳性,CD117在GIST的细胞表面和细胞浆内广泛表达,而在所有非GIST的肿瘤细胞内均不表达,CD117的高灵敏性和特异性使得它一直是GIST的确诊指标。CD34是一种跨膜糖蛋白,存在于内皮细胞和骨髓造血干细胞上,它在间叶性肿瘤的表达有一定意义。

【临床表现】

无特异性临床表现,病程可短至数天长至20年,多在数月以内,早期可无症状。GIST的主要症状依赖于肿瘤的大小和位置,通常无特异性。消化道出血、腹部不适及腹部包块是最常见症状。贲门部 GIST 吞咽不适、吞咽困难症状也很常见。部分病人因溃疡穿孔就诊，可增加腹腔种植和局部复发的风险。常见症状有腹痛、包块及消化道出血、胃肠道梗阻等。腹腔播散可出现腹水，恶性 GIST 可有体重减轻、发热等症状。

【诊断】

部分肿瘤较大的患者可触及腹部活动肿块，表面光滑，呈结节或分叶状。部分患者可出现贫血、低蛋白血症及大便潜血阳性。对于胃 GIST，胃镜可帮助明确肿瘤部位及大小。超声内镜对于胃外生性肿瘤可协助诊断，协诊 GIST 位置、大小、起源、局部浸润状况、转移等。部分患者可获得病理学诊断。CT 平扫发现肿瘤多呈圆形或类圆形，少数呈不规则形。良性肿瘤多直径多小于 5cm，密度均匀，边缘锐利，极少侵犯邻近器官，可以有钙化表现。恶性肿瘤直径多大于 6cm，边界不清，与邻近器官粘连，可呈分叶状，密度不均匀，中央极易出现坏死、囊变和出血，肿瘤可出现高、低密度混杂，钙化很少见。增强 CT 可见均匀等密度者多呈均匀中度或明显强化，螺旋 CT 尤以静脉期显示明显。这种强化方式多见于低度恶性胃肠道间质肿瘤，坏死、囊变者常表现肿瘤周边强化明显。CT 消化道三维重建对于肿瘤可协助诊断，协诊 GIST 位置、大小、局部浸润状况、转移等。

【治疗】

手术切除是 GIST 首选且唯一可能治愈的方法，可行局部切除或楔形切除，切缘距肿瘤边缘应超过 2cm 以上。GIST 高危患者术后复发转移率高，可达 55%～90%，80% 在术后 1～2 年内有 3/4 局部复发，半数还同时出现肝转移，虽有可能再切除，但难以提高生存率，原发灶切除彻底无转移灶者 5 年生存率 54%（50%～65%），不能彻底切除或转移者 5 年总生存期 <35%，不能切除者总生存期 9～12 个月。

伊马替尼作为选择性 kit/PDGFRA 受体酪氨酸激酶抑制剂，应用于手术不可切除及转移性病例的治疗以及部分具高度侵袭危险性病例的术后预防性化疗，使 GIST 的治疗发生了革命性的进步。不能手术切除的先行伊马替尼治疗 4～12 个月，在达到药物最大疗效及早行手术治疗，手术后继续伊马替尼的药物治疗，手术联合靶向分子药物的综合治疗方法明显改善了胃肠道间质肿瘤患者的预后。但长期服用伊马替尼的部分患者会出现耐药情况，可考虑增加伊马替尼的剂量，国外推荐由 400mg/d 增加到 800mg/d，但国内专家普遍认为此剂量国人无法耐受，建议增加到 600mg/d，或者改用二线药物舒尼替尼。

## 十九、胃食管反流病

胃食管反流病（简称 GERD）是指胃、十二指肠内容物反流入食管引起的以烧心、反酸为主要特征的临床综合征，可分为 3 种类型：非糜烂性反流病（NERD）、糜烂性食管炎（EE）和 Barrett 食管（BE）。随着生活方式的改变和社会压力不断加重，本病的发病呈明显的上升趋势，其治疗目的是缓解症状、治愈食管炎、防止并发症。

**【病因】**

食管有较强的抗反流的作用，而 GERD 患者的这种抗反流作用有不同程度异常，包括胃食管交接处抗反流屏障障碍、食管体部廓清功能降低、黏膜屏障功能降低及胃扩张、胃排空延迟等。

**【临床表现】**

1. 典型症状：反酸、“烧心”、反食、反胃、嗳气等，多在餐后明显或加重，平卧或躯体前屈时易发生。“烧心”是胸骨后或剑突下烧灼感，常由胸骨下段向上延伸，常在餐后 1 小时出现，卧位、弯腰或腹压增高时加重。

2. 非典型症状：有胸痛和吞咽困难等。反流物刺激食管痉挛导致的胸痛发生在胸骨后或剑突下，严重时剧烈刺痛可放射至后背、颈段耳后，有的酷似心绞痛。部分吞咽困难呈间歇性，进食固体或液体食物均可发生，少部分呈持续性并进行性加重，由食管狭窄引起，有严重食管炎或并发食管溃疡者可伴吞咽疼痛。

【诊断】

GERD 诊断应基于下列条件之一:

1. 有明显的反流症状。

2. 内镜下有反流性食管炎表现。

3. 有食管过度酸反流,诊断依据:进行 24 小时食管 pH 监测,酸灌注实验;无法进行监测者,可用质子泵抑制剂(PPI)作试验性诊断,奥美拉唑 1 日 2 次,每次 20mg 连服 7 日,如效果明显,诊断一般成立。

4. 病理诊断上有鳞状上皮增生、黏膜固有层乳头延伸,上皮细胞层内炎细胞浸润,黏膜糜烂、溃疡,Barret 食管。

【治疗】

1. 生活方式调整:①改变体位。让重力作用加快食管排除,减少黏膜酸暴露时间、餐后直立位,卧位时抬高上半身。②戒烟酒。因烟酒降低 LES 张力,增加反流及减弱食管酸清除能力。③调整饮食。宜食高蛋白、高纤维、低脂肪食物,避免高脂肪及饮用咖啡和茶等。④控制体重。肥胖易发生反流。⑤避免使用降低 LES 张力药物,如钙离子拮抗剂、镇静剂、抗胆碱能药及阿片类药物。

2. 药物治疗

(1) $H_2$ 受体阻滞剂:能阻断壁细胞表面的组胺受体,使胃酸分泌降低 50%~70%,减少反流物对黏膜上皮损伤,减轻症状,增加黏膜修复,由于夜间酸分泌高峰主要取决于组胺作用,因此对夜间症状控制优于 PPI 制剂,但其抑酸分泌并不完全,尤其不能抑制进食对泌酸的刺激和餐后反流,对中、重度食管炎及食管溃疡治疗有限,故多用于轻度患者。

(2) 质子泵抑制剂(PPI):PPI 可长时、高效发挥抑制作用并刺激后酸分泌,适用于中、重度 GERD 和有并发症患者。一般饭前半小时服用,疗程为 8 周。许多 meta 分析显示食管炎愈合的百分比与酸抑制程度和时间直接相关,故治疗目标是尽可能长地保持胃内 pH>4(胃蛋白酶失去活性)。

(3) 促动力药：GERD 是上消化道动力疾病，其治疗从理论上首先应改善动力，增加 LES 张力，改善食管清除酸的能力，增加胃排空。传统的促动力药包括多潘立酮、西沙比利、莫沙比利等。

(4) 胃黏膜保护剂：黏膜保护剂在食管停留短暂，对已受损的食管黏膜的直接保护作用尚不清楚，硫糖铝之所以能减轻反流症状而用于治疗反流性食管炎可能由于硫糖铝与糜烂、溃疡面上带正电荷的蛋白结合，形成一层带电荷的屏障，这层屏障还能吸附胆盐、胃蛋白酶及胃酸，阻止黏膜被消化。

3. 内镜治疗：目前经美国食品和药物管理局批准其安全性而非有效性的内镜下抗反流治疗方法有两种：射频消融术(Stretta 术)和内镜下胃成形术(ELGP)。前者是向食管下段传输射频能量造成炎症病灶，愈合后形成狭窄，该方法也可能通过干预 TLESR 的神经调控机制而发挥部分治疗效果；后者是将缝合装置捆绑在胃镜末端，于患者清醒镇静下，在下食管括约肌处黏膜和黏膜间进行缝纫机似的缝合，减少 HIS 角的角度，拉紧松弛的 LES，起到防止胃反流作用。其他的内镜治疗方法还有内镜下注射治疗、内镜下微球植入术、可膨胀氢假体植入术、内镜下加厚折叠术、内镜下胃底折叠术等；其中内镜下胃底折叠术和腹腔镜胃底折叠术疗效相当，其利用一种特别的装置使远端食管和近端胃底被拉在一起并折叠在胃食管连接处形成 Pipple 瓣，起到防止胃食管反流的效果。这种装置目前仍处于动物实验阶段。

4. 外科手术治疗

(1) 外科治疗 GERD 的手术适应证包括：①需长期用药维持，且用药后症状仍然严重者；②内科治疗停药后很快出现症状且反复发作者；③出现严重并发症，如出血、穿孔、狭窄等，经药物或内镜治疗无效者；④Barrett 食管可疑癌变者；⑤严重的胃食管反流病而不愿终身服药者；⑥仅对 PPI 起效的年轻患者如有严重并发症(出血、狭窄、Barrett 食管)。

(2) 主要的抗反流手术方法

1）Nissen 胃底折叠术：在胃食管间构成一瓣膜组织，重建一项闭合机制，使反流减少至正常水平，是目前最常用的手术。20 世纪 90 年代开展了腹腔镜下抗反流手术，具有创伤小、疼痛轻、康复快及手术死亡率低的优点。

2）Belsey 胃底部分折叠术：适用于远端食管有蠕动障碍（收缩压<20mmHg）不适合做 Nissen 手术者，目前应用较少。

（龚建平　童宜欣　胡元龙　覃吉超）

# 第九章 肠疾病

## 一、肠梗阻

肠梗阻(intestinal obstruction)指不同病因导致肠内容物在肠道中通过受阻,是常见的急腹症(表9-1)。肠管长度达6~7米,引起梗阻的原因也多种多样,因而肠梗阻的临床病象复杂多变,不仅表现为肠道局部病理及功能障碍,还继发全身一系列病理生理改变,甚而危及生命。

**表9-1 几种常见肠梗阻的诊断与治疗**

| 疾病 | 病因病理特点 | 诊断要点 | 治疗原则 |
| --- | --- | --- | --- |
| 粘连性肠梗阻 | 解剖因素<br>先天性:发育异常,胎粪性腹膜炎<br>后天性:手术、创伤、炎症、异物<br>诱发因素<br>肠道功能紊乱、暴饮暴食、体位突改变 | 相应病史,反复发作史<br>机械性肠梗阻<br>临床表现<br>腹痛较重并局限性压痛、腹肌紧张者应考虑为绞窄性 | 单纯性、不全性梗阻多保守治疗<br>手术指征<br>疑有绞窄<br>反复多次发作<br>保守治疗无效<br>手术方式<br>粘连带的分离切断<br>肠切除肠吻合<br>短路手术<br>肠排列术 |
| 肠扭转 | 解剖因素<br>系膜过长、系膜附着处过窄、粘连等<br>诱发因素<br>肠内容重量骤 | 绞窄性肠梗阻<br>临床表现<br>常见类型<br>小肠部分扭转<br>全部小肠扭转<br>回盲部扭转 | 扭转复位术<br>肠切除术<br>乙状结肠扭转可试行经乙状结肠镜插管减压复位 |

续表

| 疾病 | 病因病理特点 | 诊断要点 | 治疗原则 |
| --- | --- | --- | --- |
| | 增、肠管动力异常、体位突然改变等<br>病理特点:绞窄性、闭襻性 | 乙状结肠扭转(X线平片及钡剂灌肠有特征性影像) | |
| 肠套叠 | 解剖因素<br>盲肠活动度过大、肿瘤、息肉<br>诱发因素<br>肠功能失调、蠕动异常等 | 三大典型症状<br>腹痛、血便、腹部包块<br>类型<br>回盲部套叠<br>小肠套叠<br>结肠套叠 | 早期可试行空气或钡剂灌肠复位手术<br>套叠复位术<br>肠切除术 |
| 嵌顿疝或绞窄性疝 | 解剖因素<br>腹壁的局限性缺损或薄弱诱发因素<br>腹内压突然增加 | 肠梗阻临床表现<br>外疝区不可还纳性包块<br>常见类型<br>斜疝<br>股疝<br>脐疝<br>切口疝 | 早期可试行手法复位<br>疝环松解复位及疝修补术(若因肠管坏死做肠切除术,一般不附加疝修补术) |

## 【分类】

(一)按发生的基本原因分类

1. 机械性肠梗阻:肠腔内外的机械性原因所致的阻塞。

(1)肠腔堵塞:如蛔虫团、粪石、胃石、异物、大胆石、肠套叠、放射性损伤等所引起的肠腔狭窄。

(2)肠管受压:如肠扭转、粘连带压迫、嵌顿疝、肠外肿瘤压迫等。

(3)肠壁病变:如肠道肿瘤、肠炎性疾病、先天性巨结肠等。

2. 动力性肠梗阻:因神经反射或毒素刺激致肠壁平滑肌

功能紊乱而导致的梗阻。

(1) 麻痹性肠梗阻:如急性腹膜炎、腹部大手术、腹膜后血肿或感染所致的肠麻痹。

(2) 痉挛性肠梗阻:如肠功能紊乱、慢性铅中毒时的肠痉挛。

3. 血运性肠梗阻:因肠管血运障碍(肠系膜血管栓塞或血栓形成)所致的肠管失去功能。

(二) 按肠壁有无血运障碍分类

1. 单纯性肠梗阻:无肠管血运障碍。

2. 绞窄性肠梗阻:有肠壁血运障碍。

(三) 按梗阻部位高低分类

1. 高位肠梗阻:指空肠上段以上的梗阻。

2. 低位肠梗阻:指回肠末段和结肠的梗阻。

(四) 按发病的急缓分类

1. 急性肠梗阻:发病较急,进展较快。

2. 慢性肠梗阻:发病较缓,进展较慢;可呈反复发作。

(五) 按梗阻的程度分类

1. 完全性梗阻:梗阻为完全性。

2. 不完全性(部分性)梗阻:梗阻为不完全性。

(六) 其他

闭襻性梗阻是指某段肠管两端完全阻塞,称为闭襻性梗阻,如肠扭转、嵌顿疝、绞窄性内疝等所形成的肠梗阻。

上述分类在肠梗阻的病程中可因一定的条件而互为转化。

**【病理】**

(一) 肠管的病理变化

梗阻上段肠管蠕动增强,肠腔积气、积液而膨胀;高度膨胀时,肠壁变薄并继而出现肠壁血运障碍,甚至坏死、穿孔。

(二) 全身性病理生理改变

1. 因呕吐、肠腔积液、腹膜渗出等致大量体液丧失而引起水、电解质紊乱和酸碱失衡。

2. 梗阻肠段细菌的大量繁殖及细菌移位造成感染(腹膜

炎)及中毒。

3. 以上两大病理生理改变的进一步发展导致休克,急性呼吸、循环及肾功能不全,终致多器官系统功能衰竭。

【诊断】

（一）临床表现

肠梗阻的四大临床表现是腹痛、呕吐、腹胀、停止自肛门排气排便。这四大表现可因肠梗阻的原因、部位、是否为绞窄性、发病的急缓等而有程度的不同。

1. 腹痛:机械性肠梗阻为阵发性绞痛。剧烈的持续性腹痛提示有绞窄性病变。与阵发性腹痛相伴随的体征有肠型、肠蠕动波及肠鸣音亢进(连续高亢的肠鸣音、气过水音、金属音)。麻痹性肠梗阻则腹痛不显著,肠鸣音减弱甚至消失。

2. 呕吐:早期为反射性呕吐;后期则视梗阻部位的高低而有呕吐程度及呕出物的不同:梗阻部位越高,呕吐出现越早、越频繁,呕出物主要为胃和十二指肠内容物,味酸而苦;低位梗阻时呕吐出现较晚且少,呕出物可呈粪样,带甜味;麻痹性肠梗阻时的呕吐多呈溢出性;若呕吐物呈棕褐色或为血性,提示肠管血运障碍。

3. 腹胀:腹胀的程度与梗阻的部位及病程的长短有关。高位肠梗阻无明显腹胀;腹胀不对称提示肠扭转等闭襻性梗阻。

4. 停止自肛门排气排便:完全性肠梗阻发生后多无排气排便。但应注意,梗阻早期及高位梗阻者,肠内残余的粪便及气体可自行或在灌肠后排出。血性黏液便提示绞窄性肠梗阻及肠套叠、肠系膜血管栓塞等血运性肠梗阻。

5. 直肠指诊:直肠肿瘤、极度发展的肠套叠的套头以及盆腔肿块可被触及;指套有脓、血性附着物提示肿瘤、肠套叠、肠扭转、肠管血运障碍等可能。

（二）辅助检查

1. 实验室检查

(1) 病程后期可有因缺水、血液浓缩所致的血红蛋白值及血细胞比容升高、尿比重升高。

(2) 白细胞计数及中性粒细胞比例升高。

（3）血气分析可有酸中毒表现。

（4）呕吐物及粪便检查是否有血性成分。

2. X 线检查：腹部 X 线透视或平片观察，积气肠襻及多个阶梯样液平面是肠梗阻的 X 线特征，一般梗阻形成后的 4～6 小时即可查出肠腔内积气。直立体位检查有困难时，也可取侧卧位。可疑低位梗阻（如回结型肠套叠、乙状结肠扭转、结肠肿瘤等）时，可考虑做钡剂灌肠检查。

（三）鉴别诊断

肠梗阻的诊断过程实际上是一系列鉴别诊断的组合，以下六个方面的问题必须顺序一一辨明：

1. 是否有肠梗阻：根据腹痛、呕吐、腹胀、停止自肛门排气排便这四大症状，腹部肠型或蠕动波、肠鸣音亢进等体征，以及腹部 X 线检查结果，一般可做出判断。临床的难题在于上述临床表现可因梗阻的原因、部位、是否为绞窄性、发病的急缓等而有相当程度的不同。发病急骤、症状剧烈的绞窄性肠梗阻有时就难于与其他急腹症鉴别。

2. 机械性与动力性肠梗阻的鉴别：机械性肠梗阻除典型的临床症状外，X 线检查表现为梗阻肠段上方积气积液，梗阻以下肠襻，特别是结肠，即便至晚期亦不至于出现明显气液平面。麻痹性肠梗阻腹胀较显著，但多无阵发性腹部绞痛且肠鸣音减弱甚至消失；X 线检查显示大、小肠普遍胀气并伴有许多大、小不等的液平。痉挛性肠梗阻系由神经反射导致暂时性肠痉挛，应用解痉剂多可缓解。

3. 单纯性与绞窄性肠梗阻的鉴别：绞窄性肠梗阻有肠襻和肠系膜血循环障碍，下列征象提示绞窄性肠梗阻：

（1）发病急骤、持续性剧烈腹痛且阵发性加剧，呕吐出现早、剧烈且频繁。

（2）早期出现腹膜刺激征，并有发热、脉率增快、白细胞计数升高等毒血症表现。

（3）病情迅速恶化，早期出现休克并对抗休克治疗反应不显著。

（4）腹胀不对称，腹部有局限性隆起或可触及有压痛的包块。

(5) 呕吐物、引流物或腹腔穿刺液为血性或有血便。

(6) 腹部X线片见局限性肠腔扩张,且不随时间而改变位置,形成“咖啡豆”征、“马蹄”形或“C”形肠襻等。

(7) 腹部B超可探及局限性积液积气肠襻及腹腔积液。

(8) 对积极的非手术疗法无反应,且症状体征进行性加重。

4. 梗阻部位的高低:高位小肠梗阻的特点为呕吐出现早而频繁,但腹胀不明显;低位小肠梗阻(远端回肠)则以腹胀为主而呕吐较晚、次数少,可呕出粪样物。X线片上,充气肠襻位置高、液平少,肠黏膜皱襞显著者提示高位小肠梗阻;液平多,呈“阶梯”状排列,遍及全腹而结肠无充气者,多为低位小肠梗阻;结肠梗阻腹胀极为显著,呕吐很晚才出现,X线片示充气肠襻位于腹部外围,以盲肠胀气最显著,并可见结肠袋影。

5. 梗阻程度是否完全:完全梗阻则完全停止排便排气,症状明显且典型。不完全性肠梗阻则多有慢性致梗阻因素存在,症状不明显,可反复发作,可有排气排便,X线片见肠襻充气、扩张均不明显,结肠内往往有气体存在。

6. 肠梗阻病因鉴别:病因判断应以年龄、病史、体检、X线检查等多方面分析。临床上粘连性肠梗阻最为常见,以往有腹部手术、创伤、炎症病史者应多考虑。绞窄性肠梗阻以肠扭转居多;小儿要想到肠蛔虫、肠套叠;青少年患者常见原因是肠粘连、嵌顿疝;而老年人要想到结肠肿瘤、乙状结肠扭转或粪块阻塞等,有风湿性心脏病史患者应考虑肠系膜血管栓塞;结核病患者应考虑到肠粘连或结核性腹膜炎引起肠梗阻。

**【治疗】**

(一) 基本治疗

1. 禁食、胃肠减压:一般使用较粗口径的鼻胃管,若采用“M-A”管并能放置至梗阻部位则效果更好。有效的胃肠减压能减少肠腔内积液积气,降低肠腔内压,从而改善肠壁血循环,减轻腹胀,减少肠腔内细菌和毒素量。

2. 纠正水、电解质和酸碱平衡紊乱:输液的种类和容量应根据呕吐情况、缺水类型及程度、血液浓缩程度、尿量及尿比重、血电解质测定、血气分析及中心静脉压监测情况综合分析计算。不但要补充呕吐、胃肠减压等外丢失量,还要充分考虑到渗出至肠腔、腹腔等所谓“第三间隙”的内丢失量。要注重酸中毒的纠正及钾的补充。病程后期尚应注意血浆或全血的补给。

3. 防治感染和中毒:适时合理应用抗生素可防止因梗阻时间过长而继发的多种细菌感染(如大肠杆菌、芽胞杆菌、链球菌等)及细菌毒素的产生。一般选用以抗革兰阴性杆菌为主的广谱抗生素。

4. 对症处理:适当应用镇静剂、解痉剂,麻醉性止痛剂只能在确定手术治疗后使用。

(二) 手术治疗

对各种类型的绞窄性肠梗阻(如嵌顿疝、肠扭转、肠系膜血管阻塞等)、肿瘤、先天性肠道畸形等所致的肠梗阻以及非手术治疗无效者应手术治疗。具体手术方法要根据梗阻的病因、性质、部位及病人的全身情况而定。总的原则是在最短的时间内,以最简单的方法解除梗阻或恢复肠道通畅。

1. 解除梗阻因素:如粘连松解术,肠套叠、肠扭转复位术,肠切开异物取除术等。

2. 肠切除肠吻合术:肿瘤、坏死肠襻、炎性狭窄等应予切除。小肠肠段切除应同时吻合再建。

3. 肠襻坏死的判断

(1) 肠壁已呈黑色。

(2) 肠管塌陷,已失去张力和蠕动能力;或肠管麻痹扩张,对刺激无收缩反应。

(3) 相应的肠系膜终末小动脉无搏动。

(4) 可疑坏死肠襻经肠系膜根部普鲁卡因封闭、热敷等处理或回纳腹腔观察 10~30 分钟后无好转征象。

4. 旁路手术:对梗阻病因病变既不能简单解除又不能切除者,如已浸润固定的晚期肿瘤、粘结成团的肠襻等,可做梗阻近、远端肠襻的侧侧吻合术。

5. 肠造口或肠外置术:全身情况极差的急性结肠梗阻,特别是左半结肠梗阻,宜分期手术处理。一期手术先行梗阻近侧肠造口(盲肠、横结肠、乙状结肠造口);病变若能简单切除,则可切除,远侧断端可予封闭(需确认其远侧无梗阻因素),也可同时提出做双口造口。全身情况一般尚可或经过适当准备者,一期右半结肠切除可以考虑。

(三) 非手术解除梗阻疗法

对单纯性、不全性、粘连性肠梗阻,可试行非手术疗法解除梗阻。

1. 中医药治疗:如峻泻剂、大承气汤、针灸疗法等。
2. 经胃管注入生植物油脂。
3. 低压空气灌肠复位肠套叠。
4. 经乙状结肠镜插管复位乙状结肠扭转。
5. 腹部按摩或颠簸疗法等。

非手术疗法治疗期间,应密切观察,若症状体征无好转甚而加重,应中转手术治疗。对麻痹性或痉挛性肠梗阻,除基本治疗外,主要针对病因治疗。几种常见肠梗阻的诊断与治疗见表 9-1。

## 二、肠 结 核

结核杆菌在肠道所引起的慢性特异性感染称肠结核,多见于青壮年,女性患病略多于男性。肠结核所致的肠管狭窄、炎性肿块以及肠穿孔需外科治疗。

**【病理】**

肠结核多继发于肺结核,不少病例与腹腔结核、肠系膜淋巴结结核并存。肠结核好发部位为回肠末段和回盲部。肠结核在病理形态上可分为溃疡型和增生型两类,混合型则为这两型病变相互掺杂。

1. 溃疡型肠结核:多发于回肠末段。病理特点为肠壁淋巴小结的干酪性坏死、脱落而形成沿肠管横轴发展的深浅不一、大小不等的溃疡。易引起局部粘连、狭窄、内外瘘等并发症。

2. 增生型肠结核：多局限于回盲部。病理特点为黏膜下大量结核性肉芽肿和纤维组织增生而致肠管壁增厚及变硬。易形成局部包块。

【诊断】

（一）临床表现

1. 症状

（1）全身症状：食欲缺乏、体弱、消瘦、午后低热、盗汗等。增生型者全身症状较轻。

（2）腹部症状：①以右下腹和脐周为著的慢性腹部隐痛，常于进食后加重而排便后减轻。②腹泻或腹泻与便秘交替。③病变侵及结肠后大便含黏液及脓血。④发展至肠梗阻时，有阵发性绞痛。⑤肠穿孔时有相应的急性腹膜炎症状。

2. 腹部体征：右下腹轻度压痛，肠鸣音活跃；增生型者多可在右下腹扪及固定的、有轻度压痛的包块；合并肠梗阻时右下腹可有肠型、肠鸣音高亢等体征。

（二）辅助检查

1. 血常规示贫血，红细胞沉降率增快，可行痰及粪便的结核杆菌检查。

2. 胸部X线片可示是否有肺结核。

3. 钡餐小肠造影及钡剂灌肠见相应肠腔狭窄变形、黏膜紊乱、充盈缺损等征象。

4. 结肠镜检查可明确回盲部或结肠结核的诊断。

【治疗】

（一）内科抗结核治疗

常用药物有异烟肼（isoniazid），日剂量0.3～0.4g；利福平（rifampicin），日剂量0.45～0.6g；乙胺丁醇（ethambutol），日剂量0.75～1.0g；对氨水杨酸（para-amino-salicylid acid，PAS），日剂量8～12g；链霉素（streptomycin），日剂量0.75～1.0g。采用二联或三联用药，除PAS宜分次口服外，其余口服药均可一次顿服。疗程6个月至1年，同时应注意应支持疗法及护肝治疗。

（二）外科治疗

1. 适应证

（1）回盲部增生型结核包块。

（2）肠梗阻。

（3）急性穿孔。

（4）保守治疗无效的大出血。

（5）肠外瘘。

2. 术前准备：对有活动性肺结核或其他肠外结核者应进行一定疗程的抗结核治疗；加强支持治疗，改善全身情况。

3. 手术原则：视病变部位及局部病理改变做相应的肠段切除、右半结肠切除或引流术等，并应继续抗结核治疗。

## 三、伤寒肠穿孔

肠穿孔是伤寒病的严重并发症，发生率约为 2% ~ 3%，病死率较高。

**【病理】**

肠伤寒病变最显著部位为末段回肠，肠壁的淋巴结发生坏死，黏膜脱落形成与肠纵轴相平行的溃疡。穿孔与溃疡形成的期间一致，多在伤寒病程的 2 ~ 3 周。80% 的穿孔发生在距回盲瓣 50cm 以内；多为单发，多发穿孔约占 10% ~ 20%。

**【诊断】**

（一）临床表现

1. 伤寒病的临床表现

（1）持续性高热。

（2）表情淡漠。

（3）相对缓脉。

（4）脾大。

（5）皮肤玫瑰疹。

2. 肠穿孔症状及体征

（1）病程 2 ~ 3 周后，突发右下腹痛，迅速弥散至全腹。

(2) 右下腹及全腹明显压痛。

(3) 肠鸣音消失。

(4) 部分病例穿孔前有腹泻或便血史。

(二) 辅助检查

1. 实验室检查:白细胞计数迅速升高,血清肥达反应阳性,大便病原菌培养阳性。

2. X线检查:腹部平片或透视约2/3病例可发现气腹。

【治疗】

伤寒肠穿孔确诊后应及时剖腹手术。手术原则为穿孔修补缝合术,并应对术中发现的其他肠壁菲薄接近穿孔病变处一一做浆肌层缝合,以防术后新的穿孔。对病变严重或多发穿孔,可考虑缝合穿孔后加做病变近侧回肠插管造口术。肠切除应严格限制于穿孔过多、并发肠道大出血、病人全身情况允许等少数病例。术后均应放置引流并继续对伤寒病的治疗。

## 四、阿米巴病肠穿孔

严重的肠阿米巴病可发生较深的溃疡而引致肠穿孔,发生率约为1%~4%,病死率较高。

【病理】

肠阿米巴病的溃疡一般较浅,但有急剧痢疾症状者溃疡较深,易于穿孔。穿孔多位于盲肠、阑尾及升结肠,其次为直肠乙状结肠交界处。穿孔常很大,可为单发或多发,常伴有成片肠壁坏死;但也有的穿孔很小,或为慢性穿孔,以局限性腹腔感染和脓肿为病理表现。

【诊断】

(一) 临床表现

1. 肠阿米巴病表现:易发生肠穿孔的肠阿米巴病多为急重型(暴发型),表现有恶寒、高热;腹泻每日达10次以上,粪便为水样、奇臭;里急后重和腹部压痛明显;常伴有失水、脉速等毒血症症状。直肠指诊可扪及直肠黏膜溃疡病变及指套有脓血便附着。

2. 肠穿孔表现

(1) 突发右下或左下腹痛,迅速弥散至全腹。

(2) 全腹明显压痛。

(3) 肠鸣音消失。

(二) 辅助检查

1. 实验室检查:白细胞计数迅速升高;大便或直肠指诊指套附着物涂片找阿米巴滋养体阳性。

2. X 线检查:腹部平片或透视约 1/2 病例可发现气腹。

【治疗】

急性阿米巴病肠穿孔应及时手术处理。若全身情况允许,应将病变明显的肠段切除,近、远两断端均做造口,不宜做一期吻合。若全身情况极差或局部病变不易切除,可将穿孔处结肠外置造口。腹腔均应放置引流。术后继续抗阿米巴及抗感染治疗。

## 五、急性出血坏死性小肠炎

急性出血坏死性小肠炎(acute haemorrhagic necrotizing enteritis)是一种好发于小肠的局限性急性出血性炎症,以急性腹泻、便血、发热、呕吐及腹胀为主要临床表现,重症者出现败血症、中毒性休克或肠穿孔等并发症。

【病因和发病机制】

病因尚未完全清楚,有关因素如下:

1. 感染:C 型厌气性 Welch 梭状芽胞杆菌能产生一种蛋白质外毒素称 β 毒素,现认为与本病发病有关。该菌为一专性厌氧菌,其产生的 β 毒素影响肠壁微循环,使肠黏膜充血、水肿、坏死,甚至穿孔。

2. 胰蛋白酶减少或活性降低:胰蛋白酶能降解 Welch 梭状芽胞杆菌产生的 β 毒素,对防止本病的发生起到重要的作用。长期低蛋白饮食,进食大量甘薯、大豆等含有耐热性胰蛋白酶抑制因子的食物,可使胰蛋白酶活性和浓度降低。

3. 饮食不当使肠道生态学发生改变,有利于 Welch 梭状芽胞杆菌大量繁殖,并有利于β毒素致病。

4. 变态反应:由于本病起病后迅速发生肠出血、坏死,病变肠组织血管壁内纤维素样坏死及嗜酸粒细胞浸润,有学者认为本病的发生与变态反应有关。

【病理】

病变主要在空肠和回肠,有时可累及结肠。肠道病变范围可局限,亦可呈多发性,主要为坏死性炎性病变。肠黏膜广泛出血、斑片状或大片坏死、溃疡形成,表面覆盖灰绿色假膜,病灶周围有大量嗜酸粒细胞、中性粒细胞及单核细胞的浸润,自黏膜下层开始,随病变的扩大,可向肌层及浆膜层发展,甚至溃疡穿孔引起腹膜炎。肠外器官有时亦发生病变,如腹腔血性浑浊渗液、肺水肿、肺出血和颅内出血等。

【诊断】

(一)临床表现

1. 发病以夏秋季多见,儿童、青少年发病多于成年人。

2. 症状

(1) 骤起发病。

(2) 急性腹痛,多呈持续性隐痛伴阵发性加剧,以上中腹和脐周为甚。

(3) 腹泻和便血、腹泻每日数次至10余次,黄色水样便或血水便,甚至有鲜血便或暗红色血块;便中可混有糜烂组织,有腥臭味。

(4) 恶心、呕吐,呕吐物可为胆汁或呈咖啡样、血水样。

(5) 全身中毒症状:起病时可有寒战、发热,一般38~39℃,少数可更高。全身虚弱无力、面色苍白,重者神志不清、抽搐、昏迷,并有酸中毒和中毒性休克等。

3. 腹部体征:腹胀显著,压痛明显,可有反跳痛。肠鸣音一般减弱,有腹水时可叩出移动性浊音。

(二)实验室检查

1. 白细胞升高可达$12\times10^9$~$20\times10^9$/L,中性粒细胞增多伴核左移,甚至出现中毒颗粒。

2. 粪便检查有血便或潜血强阳性，有脓细胞。

（三）X 线检查

腹部平片可见肠腔明显充气、扩张及液平。动态观察可发现肠壁积气、门静脉积气及向肝内呈树枝状影像，以及腹腔积液或积气征象等。

（四）鉴别诊断

1. 中毒性细菌性痢疾：流行季节多见，突然发热、腹痛、腹泻及脓血黏液便，大便涂片和细菌培养有助于确诊。

2. 急性克罗恩病：亚急性起病，高热、寒战，右下腹痛，腹泻，常无脓血黏液便，约 1/3 病例可出现右下腹或脐周腹块。诊断依靠胃肠钡餐、钡剂灌肠和内镜检查。

3. 肠套叠：一般情况较好，无频繁腹泻，常可触及腊肠样包块。

【治疗】

（一）内科治疗

内科治疗主要是支持疗法、纠正水和电解质紊乱、控制感染和防治休克。

1. 一般治疗：卧床休息、禁食，腹胀明显者可行胃肠减压。

2. 纠正水电解质紊乱及肠外营养治疗：补液应以葡萄糖溶液为主，约占 2/3 ~ 3/4，生理盐水占 1/4 ~ 1/3；肠外营养治疗可使胃肠分泌减少；大量便血者应补给全血。

3. 首先应用广谱抗生素、甲硝唑，再根据细菌培养结果选择相应抗生素。

4. 抗休克：有休克发生则应及时予抗休克治疗，迅速扩容，保持有效循环血量，改善微循环，并适当应用血管活性药物，酌情使用肾上腺皮质激素。

5. 抗血清治疗：采用 Welch 杆菌抗血清 42 000 ~ 85 000U 静脉注射，有较好疗效。

（二）手术治疗

1. 适应证

(1) 有明显腹膜炎表现，或腹腔穿刺有脓性或血性渗液、怀疑有肠坏死或肠穿孔。

(2) 反复大量肠出血,保守治疗无效。

(3) 肠梗阻及腹膜炎表现经非手术治疗不能缓解,反而加重。

(4) 不能排除其他需手术解决的急腹症。

2. 手术方式

(1) 肠坏死、穿孔、大出血:若病变较集中或局限,可做病变肠段切除术;若病变过于广泛或全身情况太差,应避免做过多小肠切除,可将病变最严重部分切除并做肠造口,留待二期手术处理。

(2) 术中若无肠坏死、穿孔、大出血等病变发现,可用0.5%普鲁卡因做肠系膜根部封闭。

3. 术后应继续进行积极的内科治疗。

## 六、Crohn 病

Crohn 病是一种病因未明的肠道非特异性炎性疾病,以往的一些命名如“末端回肠炎”、“局限性肠炎”、“节段性肠炎”均仅意指其某一部分病理特点。本病以腹痛、腹泻、腹块、发热及肠瘘等为临床特征,常伴有肠外损害,发作缓解交替出现,病程迁延难愈,并有多种并发症。

**【病因】**

1. 感染:采用 PCR 方法在该病肠组织中发现副结核分枝杆菌,但未能证实为本病病因。

2. 免疫:半数以上患者血中可检测到结核抗体、循环免疫复合体以及补体 C2、C4 升高。本病常出现肠外损害,如关节炎、虹膜睫状体炎等,用激素治疗后症状缓解,说明可能是自身免疫性疾病,但免疫作用的确切机制尚不清。

3. 遗传:部分病例有阳性家族史,15%患者的血缘家族患有此病。

**【病理】**

Crohn 病可侵犯胃肠道的任何部位,但主要累及末端回肠。

病变肠段的分布多呈节段性，和正常肠段的分界清楚。炎性病损可波及肠壁各层。浆膜充血、水肿，有纤维素性渗出物；黏膜水肿使黏膜隆起呈铺路卵石状；肠系膜亦可有水肿、增厚及淋巴结肿大；病变进展后肠黏膜面可出现许多裂隙状纵行溃疡，可深达肌层，并融合成窦道；肠壁的增厚可形成环形或长管状狭窄。溃疡可穿孔引起局部脓肿，或穿透至其他肠段、器官、腹壁而形成内、外瘘。

【诊断】

（一）临床表现

病史多较长，临床症状及体征与主要病变所在部位有关。腹痛、腹泻、发热为常见症状。

1. 腹痛：常位于右下腹或脐周，一般为痉挛性阵痛，多不严重；餐后疼痛可加重，排便后可暂时缓解；持续性腹痛预示炎症性病变有所进展。若有穿孔、肠梗阻等并发症，则有相应急腹症表现。

2. 腹泻：稀便，多无脓血或黏液；病变侵犯结肠下段或直肠可有黏液血便及里急后重。

3. 发热：间歇性低热或中等度发热，当病情加重或出现并发症则可呈高热。

4. 腹部包块：以右下腹与脐周多见，肿块边缘不清楚、大小不一、质地中等、有压痛。

5. 全身症状：乏力、纳差、消瘦、贫血及低蛋白血症。

6. 肠外表现：关节炎、结节性红斑、口腔溃疡、慢性活动性肝炎、血管炎、虹膜睫状体炎、胆管周围炎等。

（二）辅助检查

1. 实验室检查

（1）贫血及红细胞沉降率增快、白细胞计数升高。

（2）粪便潜血试验阳性，有时可见红细胞、白细胞。

2. X 线检查：胃肠钡餐检查主要表现是节段性肠道病变，呈“跳跃”现象，多见于回肠末端与右半结肠，病变黏膜皱襞粗乱、有裂隙状溃疡，呈铺路卵石征，肠腔轮廓不规律，单发或多发性狭窄，瘘管形成或息肉与肠梗阻的 X 线征象。

3. 结肠镜检查:可见整个结肠至回肠末端,黏膜呈慢性炎症、铺路卵石样改变和裂隙状溃疡以及肠腔狭窄、炎性息肉等,病变呈节段分布,组织活检有非干酪性肉芽肿形成。

(三) 诊断标准

世界卫生组织制定的 Crohn 病诊断标准如下:

1. 非连续性或区域性肠道病变。

2. 肠黏膜呈铺路卵石样表现或纵行溃疡。

3. 全层性炎性肠道病变伴肿块或狭窄。

4. 结节病样非干酪性肉芽肿。

5. 裂沟或瘘管。

6. 肛门病变,有难治性溃疡、肛瘘或肛裂。

凡具备上述 1 ~ 3 者为疑诊;再加上 4 ~ 6 之一者可以确诊;如具有 4,加上 1 ~ 3 中的两项,也可确诊。确诊的患者均应排除有关疾病。

(四) 鉴别诊断

本病主要应与下列疾病相鉴别:

1. 溃疡性结肠炎:有腹痛、腹泻、脓血黏液便,伴里急后重,较少发热;病变主要累及直肠、乙状结肠,呈弥漫性,肠黏膜糜烂或浅表溃疡形成。详参见本章溃疡性结肠炎部分。

2. 肠结核:多有肠外结核,病变主要位于回盲部,不呈节段分布,结核菌素试验阳性,抗结核有效,如手术探查可见病变肠段淋巴结病检有干酪性肉芽肿或结核杆菌。

3. 急性出血坏死性肠炎:好发于青少年,有地区性和季节性,发病急骤,常有不洁饮食史,腹痛以左上中腹为主,血便或血水样便,中毒症状明显,病变以空肠为主,也可呈节段分布,但病程短,复发少见。

**【治疗】**

内科治疗为主,外科主要治疗其并发症。

(一) 内科治疗

1. 一般治疗:病变活动期卧床休息,高营养低渣食物。纠正水、电解质平衡紊乱,解痉、止痛和控制继发感染有助于症状缓解。宜补充各种维生素及微量元素。贫血严重或低蛋白血症者可予输血或白蛋白。

2. 柳氮磺吡啶(SASP)和5-氨基水杨酸(5-ASA):SASP 在肠内经细菌分解为5-ASA 与磺胺吡啶,前者为有效成分。治疗剂量 SASP 每日 4~6g,分 4 次口服,症状改善后渐减为每日1~2g,维持1~2 年。病变限于直肠、乙状结肠者,可用 SASP 或5-ASA 灌肠,每日 2g。口服5-ASA 由于大部分在近端小肠被吸收,结肠内浓度低,达不到治疗目的。近年来已推出5-ASA 缓释剂(如 pentasa),能保持回肠和结肠中有效药浓度,效果较好。

3. 肾上腺皮质激素:适用于活动期患者,尤其以小肠病变为主伴有肠外表现者。一般口服给药,泼尼松 40~60mg/d,2 周后渐次减量至 5~15mg/d,再渐减至停药。直肠、左半结肠病变者,可用激素保留灌肠。长期应用激素应注意不良反应。

4. 免疫抑制剂:硫唑嘌呤 1.5mg/(kg·d),分次口服,疗程约1 年。但应定期复查白细胞和血小板。

5. 肠外营养治疗:近年来,肠外营养对炎症性肠病的治疗作用越来越引人注意。全肠外营养治疗可使肠道完全处于静止状态,从而抑制肠道炎症反应,使症状缓解、病变修复。一般每日补充非蛋白热量 7531kJ(1800kcal),糖与脂肪供能比为1:1,氮 10g/d;疗程 3~4 周以上。

(二)手术治疗

1. 适应证

(1)急性肠穿孔。

(2)完全性肠梗阻。

(3)严重肠道出血不能控制者。

(4)慢性穿孔形成腹腔脓肿,肠内、外瘘及瘘管者。

(5)严重肛门及肛周病变。

(6)难于与癌瘤、结核鉴别者。

(7)内科长期治疗无效者。

2. 手术方式:应切除病变近远端正常肠管 10cm,端端吻合。若局部病理情况不允许一期切除吻合,则应在病变近侧正常肠管 10cm 处切断，远切端缝闭，近切端与病变远侧的正常肠管（多为横结肠）端侧吻合，病灶留待二期手术处理。注意不应做单纯回肠横结肠侧侧吻合的捷径手术（以免病灶仍受肠内容物刺激）。也有人将远侧切端做腹壁造口用作术后灌注治疗。因误诊为阑尾炎等剖腹探查发现此病时，若无需手术处理的并发症存在，不应做肠切除术，也不应做附带性阑尾切除术。

## 七、溃疡性结肠炎

溃疡性结肠炎（ulcerative colitis）是直肠和结肠的非特异性炎性疾病，原因不明，发病年龄以 20～40 岁居多。临床上以腹泻、黏液脓血便、腹痛和里急后重为主要症状，病情轻重不等，活动期与缓解期反复交替。

**【病因】**

1. 感染因素：病毒感染或某些细菌感染，如溶血性大肠杆菌、变形杆菌及肠道厌氧菌感染可能与本病有关。

2. 免疫异常：血液中可检测到结肠抗体、循环免疫复合物；已发现一些细胞因子和炎症介质与本病发病有关。

3. 遗传因素：本病发病率在种族之间有较大差异，常有家族性，但国人遗传因素不突出。

4. 精神因素：部分患者有焦虑、紧张及自主神经功能紊乱，可能为本病反复发作的诱因或继发表现。

**【病理】**

病变主要位于直肠和乙状结肠，亦可上升累及降结肠乃至整个结肠。炎症主要集中在黏膜层，也可累及黏膜下层。病灶呈连续的非节段分布。早期病变为黏膜弥漫性炎症，广泛充血、水肿、出血、糜烂，可形成隐窝脓肿，细小脓肿融合产生溃疡，纵行发展则溃疡面呈大片融合，因而溃疡常较深较大，甚至发生穿孔。在结肠炎症反复发作、修复过程中，肉芽组织增生，常出现炎性息肉，由于纤维瘢痕形成，可导致结肠缩短、结肠袋消失和肠腔狭窄。少数患者有腺上皮癌变。

【诊断】

（一）临床表现

1. 症状：多数起病缓慢，少数急骤，发作诱因常为精神刺激、疲劳、饮食失调、继发感染。

（1）腹泻：为主要症状，腹泻轻重不一，轻者每日2～3次，重者1～2小时一次，多为糊状便，混有黏液、脓血，常有里急后重。

（2）腹痛：腹痛一般不太剧烈，部位多局限在左下腹或下腹部；常为阵发性痉挛性疼痛，有腹痛-便意-便后缓解规律。

（3）全身症状：病程较长者常有乏力、食欲缺乏、消瘦、贫血等；急性发作期常有低热或中等发热，重症可有高热、心率加速等全身毒血症状及水、电解质平衡紊乱等。

（4）肠外表现：主要为关节疼痛，皮肤病变（结节性红斑、坏疽性脓皮症）、肝损害和眼病（急性眼色素膜炎、虹膜炎、巩膜炎）等，其发生率较Crohn病为低。

2. 体征：部分病例可触及肠壁增厚或痉挛如硬管状的降结肠或乙状结肠；结肠扩张者有腹胀、腹肌紧张、腹部压痛或反跳痛。

3. 中毒性巨结肠：发生率约2%。全部或一段结肠显著扩张，表现为持续性腹痛、腹部压痛、肌紧张及严重的全身性中毒症状，如发热、神志改变等。

（二）辅助检查

1. 血液检查：贫血常见，急性发作期有中性粒细胞增多、红细胞沉降率加速。病程长者血浆总蛋白及白蛋白降低。

2. 粪便检查：黏液脓血便，镜检见大量红、白细胞和脓细胞。

3. 免疫学检查：活动期IgG、IgM常升高，部分患者抗大肠黏液抗体阳性；淋巴细胞毒试验阳性。

4. 结肠镜检查：发作期可见黏膜呈细颗粒状，弥漫性充血、水肿，脆性增加易出血；常见肠壁有糜烂和溃疡，附有黏液和脓性渗出物；晚期有肠壁增厚、肠腔狭窄、假性息肉形成。

5. X线检查：钡剂灌肠可见结肠黏膜粗糙不平、皱襞紊乱、边缘不规则呈锯齿状，晚期可见结肠袋消失、肠壁变硬僵直、肠管缩短失去张力如“铅管”状;炎性息肉者可见充盈缺损。

（三）诊断标准

1993 年,全国慢性非感染性肠道疾病学术研讨会制定的本病诊断标准如下。

1. 临床方面:具有慢性腹泻、黏液血便、腹痛,呈慢性反复发作性或持续性,伴有不同程度的全身症状。少数患者仅有便秘或不出现血便,亦应加以重视。既往史及体检中要注意关节、口腔、眼、浆膜、皮肤、肝、脾等肠道外的临床表现。

2. 纤维结肠镜检查所见

（1）受累结肠黏膜呈现多发性浅表溃疡,伴有充血、水肿;病变多由直肠起始,往往累及其他结肠,为弥漫性分布。

（2）肠黏膜外观粗糙不平,呈现细颗粒状,组织脆弱易于出血,或可覆盖有脓性分泌物,似一层薄苔附着。

（3）结肠扭袋往往变平或变钝,以至扭袋消失,有时可见到多个大小不等的假性息肉。

3. 结肠黏膜活检病理变化呈现炎症性反应,同时常可见到黏膜糜烂、隐窝脓肿、结肠腺体排列异常及上皮改变。

4. 钡剂灌肠所见

（1）结肠肠管缩短,结肠袋消失,或结肠呈管状外观。

（2）多发性溃疡或多发性假性息肉表现。

（3）结肠黏膜粗糙、紊乱或可见细颗粒样变化。

在排除细菌性痢疾、阿米巴痢疾、血吸虫病、肠结核等特异性感染性结肠炎与肉芽肿结肠炎、放射性结肠炎的前提下,可参照以下标准予以诊断:①根据临床方面和乙状结肠镜或纤维结肠镜检查之(1)~(2)三项中之一项和(或)黏膜活检可以诊断为本病。②根据临床方面和钡剂灌肠之(1)~(3)三项中之一者可以诊断为本病。③临床表现不典型,但有典型的肠镜检查或钡剂灌肠典型改变者可以诊断为本病。④临床方面有典型症状或有典型既往史,而此次乙状结肠镜、纤维结肠镜或钡剂灌肠检查无典型变化者,应列为“疑诊”,予以追踪检查。

(四) 鉴别诊断

1. 慢性细菌性痢疾:常有急性细菌性痢疾史,粪便或内镜检查所取得黏液脓血培养,可分离出痢疾杆菌,抗菌治疗有效。

2. 慢性阿米巴肠病:该病主要以近端结肠为主,粪便中可找到溶组织阿米巴滋养体或包囊,抗阿米巴治疗有效。

3. 大肠癌:钡剂灌肠及结肠镜检可以鉴别。

4. 克罗恩病:见表 9-2。

**表 9-2 克罗恩病与溃疡性结肠炎的鉴别**

| 症状与体征 | 克罗恩病 | 溃疡性结肠炎 |
|---|---|---|
| 发热 | 常见 | 较少见 |
| 腹痛 | 较重,常在右下腹或脐周 | 较轻,常在下腹或左下腹 |
| 腹块 | 常见 | 少见 |
| 粪便 | 一般无黏液及脓血 | 常有黏液及脓血 |
| 里急后重 | 少见 | 常见 |
| 中毒性巨结肠 | 无 | 可有 |
| X 线检查 | | |
| 受累肠段 | 节段性,以回肠末段及邻近结肠为主 | 结肠受累,以直肠、乙状结肠为主 |
| 肠腔狭窄 | 多见 | 少见 |
| 瘘管形成 | 多见 | 极少见 |
| 结肠镜检 | | |
| 部位 | 可见近端结肠病变 | 常见直肠、乙状结肠病变 |
| 分布 | 病变肠段之间黏膜正常 | 病变弥漫分布 |
| 黏膜病变 | 铺路卵石样隆起,线、沟状溃疡,黏膜脆性一般不增加 | 可见糜烂与浅溃疡,有假息肉,黏膜弥漫充血、水肿、触之易出血 |
| 病变深度 | 肠壁全层 | 黏膜为主 |
| 癌变 | 罕见 | 可见 |

【治疗】

(一) 内科治疗

1. 一般治疗:病变活动期卧床休息,高营养低渣食物。纠正水、电解质平衡紊乱。补充各种维生素及微量元素。对贫血严重或低蛋白血症者可予输血或白蛋白。对腹痛患者可酌情用抗胆碱能药物,但不宜多用,以免促发急性结肠扩张。对腹泻严重者可谨慎试用地芬诺酯(苯乙哌啶)或洛哌丁胺。

2. 柳氮磺吡啶(SASP)和5-氨基水杨酸(5-ASA):SASP 在肠内经细菌分解为5-ASA 与磺胺吡啶,前者为有效成分。治疗剂量 SASP 每日 4~6g,分 4 次口服,症状改善后渐减为每日 1~2g,维持 1~2 年。病变限于直肠、乙状结肠者,可用 SASP 或 5-ASA 灌肠,每日 2g;也可使用栓剂。

3. 肾上腺皮质激素:适用于重型、暴发型或 SASP 治疗无效的轻、中型患者。泼尼松 30~40mg/d,分 3~4 次口服,病情控制后渐减至 10~15mg/d,维持半年左右停药。重型患者常用氢化可的松每日 200~300mg 静脉滴注,1 周后改为泼尼松口服,病情控制后再逐渐减量。也可用琥珀酸氢化可的松 50~100mg/d,分 1~2 次保留灌肠,病情好转后改为每周 2~3 次,疗程 1~3 周。长期应用激素应注意不良反应。

4. 免疫抑制剂:硫唑嘌呤,1.5mg/(kg·d),分次口服,疗程约 1 年。应定期复查白细胞和血小板。

5. 肠外营养治疗:近年来,肠外营养对炎症性肠病的治疗作用越来越引人注意。全肠外营养治疗可使肠道完全处于静止状态,从而抑制肠道炎症反应,使症状缓解、病变修复。一般每日补充非蛋白热量 7531kJ(1800kcal),糖与脂肪供能比为 1:1,氮 10g/d;疗程 3~4 周以上。

(二) 手术治疗

1. 适应证

(1) 急性肠穿孔。

(2) 急性中毒性结肠扩张。

(3) 严重肠道出血不能控制者。

(4) 重症病例在严格内科治疗下病情继续迅速恶化者。

(5) 内科长期治疗无效,难以维持近正常生活者。

(6) 癌变或可疑癌变者。

(7) 脓肿或瘘管形成。

2. 手术方式:以切除全部病变肠段为原则。视病变肠段范围可选用结肠段切除、右半结肠切除、直肠和左半结肠切除、全结肠切除、全大肠切除等术式。是否采用一期手术,应视患者全身情况、术前准备及局部病理情况而定。对急性中毒性结肠扩张者,除回肠造口外,还应加做横结肠或乙状结肠造口减压术。

## 八、肠系膜血管缺血性疾病

此类疾病较少见,临床常因认识不足而误诊。发生广泛肠梗死者预后凶险,死亡率很高。临床上因病因的不同可分为三类(表9-3)。

## 九、短肠综合征

短肠综合征(short-bowel syndrome)系指小肠广泛切除后的严重吸收不良(腹泻、脂肪泻、体重减轻、营养不良等)综合征。

**【病因病理】**

一般认为小肠切除70%以上,或切除小肠50%且同时切除回盲瓣,或成人保留小肠不足120cm称为小肠广泛切除。

小肠大量切除常见的病因有急性肠扭转、坏死性肠炎、绞窄性疝、肠系膜上动脉栓塞、肠系膜上静脉血栓形成、肿瘤、Crohn病、外伤等。

广泛性小肠切除后的主要病理生理变化是吸收面积的丢失和小肠排空过速;并可因肠源性高草酸尿并发尿结石,胆盐吸收障碍引起胆石。吸收障碍的发生与程度取决于:

1. 小肠切除的长度:切除30%无症状,切除50%出现吸收不良,如切除80%以上将出现严重的吸收障碍,甚至危及生命。

表 9-3　三类肠系膜血管缺血性疾病

| | 急性肠系膜上动脉栓塞 | 肠系膜上动脉血栓形成 | 肠系膜上静脉血栓形成 |
| --- | --- | --- | --- |
| 病因 | 心肌梗死后的壁栓、心瓣膜病、心房纤颤、心内膜炎、主动脉粥样硬化，常见栓塞部位在结肠中动脉开口以下 | 动脉硬化性阻塞或狭窄常累及整个肠系膜上动脉 | 腹腔感染、门静脉高压、真性红细胞增多症、血高凝状态、血管损伤 |
| 诊断 | 早期<br>突发剧烈腹痛，恶心、呕吐、频繁，WBC 可达 $20\times10^9/L$ 以上；但腹部平软，轻度压痛，肠鸣活跃或正常，而呈现症状与体征分离现象。但若栓塞范围广泛，也可早期出现休克 | 常先有慢性肠系膜上动脉缺血的征象，如饱餐后腹痛，以致病人不敢进食而日渐消瘦，伴有慢性腹泻等肠道吸收不良症状。突然导致急性完全性血管闭塞时，则表现与急性肠系膜上动脉栓塞相似 | 先多有腹部不适，症状发展较慢，数日至数周后突然剧烈腹痛，持续性呕吐，呕血，便血，腹胀，腹部压痛，肠鸣音减弱，腹腔穿刺液血性，常有发热及 WBC 计数升高 |
| | 晚期<br>腹胀渐趋明显、腹部压痛、腹肌紧张、血便、腹腔穿刺液血性 | | |
| | 选择性动脉造影有助诊断 | 选择性动脉造影有助诊断 | 多普勒超声有助诊断 |

续表

| | 急性肠系膜上动脉栓塞 | 肠系膜上动脉血栓形成 | 肠系膜上静脉血栓形成 |
|---|---|---|---|
| 治疗 | 血管扩张剂*<br>溶栓治疗**<br>尽早手术取栓<br>坏死肠管切除术<br>术后继续抗凝治疗*** | 血管扩张剂*<br>溶栓治疗**<br>血栓内膜切除术<br>肠系膜上动脉-腹主动脉搭桥术<br>坏死肠管切除术<br>术后继续抗凝治疗 | 尽早切除受累的肠管及系膜<br>术后继续抗凝治疗<br>溶栓治疗** |

*血管扩张剂：肠系膜上动脉造影发现有栓塞或血管痉挛时，即以输液泵经导管向动脉内持续输入罂粟碱 30～60mg/h，如有血管扩张，则继续输入药物，并连续摄片，待狭窄血管恢复正常后停用。输注药物过程中若血管狭窄持续存在或出现腹膜刺激征，则需手术治疗。

**溶栓治疗：常用药物为尿激酶、链激酶等。若能在发病 48 小时内经血管造影导管直接注入至血栓部位则效果更佳。但全身应用有可能导致大出血。

***抗凝治疗：术后立即静脉滴注肝素 5000～7000U，每 8 小时一次，7～10 天后改用口服双香豆素，并维持 3 个月。

2. 切除的部位：空肠切除过多致乳糖、水溶性维生素、脂肪、蛋白质等吸收障碍，回肠切除后可引起维生素 $B_{12}$、胆盐吸收障碍。

3. 回盲瓣是否保留：回盲瓣有三个功能。

(1) 减少排便次数。

(2) 保证小肠对消化物质充分吸收。

(3) 防止结肠细菌向小肠内生长繁殖。回盲瓣若被切除则产生严重腹泻。

广泛小肠切除后的代偿机制主要是剩余小肠的适应性代偿，包括长度的延长、管腔变粗、黏膜肥厚增生、绒毛变长、腺凹加深、黏膜上皮细胞数量增加，有效吸收面积可增加 2～3 倍。

**【诊断】**

(一) 临床表现

广泛小肠切除术后的吸收不良，仍沿用 Pullan(1959) 分期。各期持续时间受多种因素影响。

1. 第一期(腹泻期)：约持续 2～10 周，表现为严重腹泻，每日可达5～10L。严重的吸收障碍致体液和电解质紊乱、营养负平衡、免疫功能低下。

2. 第二期(适应代偿期)：持续数月至1 年。腹泻减轻，水电解质紊乱有所好转，而营养素的吸收不良表现突出，患者可有脂肪泻、疲乏无力、体重下降、手足搐搦、骨痛、骨软化、紫癜及周围神经病变，乃至精神症状。

3. 第三期(恢复期)：又称稳定期，多在术后 1～2 年进入此期。临床已无明显脂肪泻，可耐受通常易消化的食物，全身情况稳定，体重低于正常水平，有轻度贫血。

(二) 辅助检查

1. 血液检查：可有贫血和血清钾、钠、钙、镁、白蛋白、胆固醇等浓度降低，以及凝血酶原时间延长。

2. 小肠功能检查：可行粪脂定量测定、血清胡萝卜素测定、维生素 $B_{12}$ 吸收试验、D-木糖吸收试验等。

3. 小肠液细菌培养：一般超过 $1\times10^8/L$ 为细菌生长过度。

4. 胆盐浓度测定:血中结合胆盐浓度下降甚至缺乏。

5. X 线小肠钡剂造影:可估计和观察剩余小肠的长度及代偿功能。

【治疗】

(一) 非手术治疗

1. 第一期治疗

(1) 严格监测每日入出量,纠治水、电解质和酸碱平衡失调。

(2) 禁食、全肠外营养治疗:具体方案参考第五章临床营养治疗。

(3) 抑制高胃酸分泌:可静脉滴注法莫替丁(famotidine)、奥美拉唑(losec,洛赛克)等。

(4) 抑制肠蠕动、减轻腹泻:可酌情选用洛哌丁胺(imodium)、十六角蒙脱石(smecda,思密达)、考来烯胺(cholestyramini)。

2. 第二期治疗:为防止肠黏膜萎缩,宜早期开始肠内营养治疗。腹泻量小于每日 2500ml 时就应开始经口进食。从糖盐水开始,依次过渡到肠内营养制剂-要素饮食-清淡半流饮食-低脂半流饮食。宜用中链三酰甘油代替 50% ~75% 的食物脂肪,补充多种维生素及矿物质,暂禁用乳糖制品。有高草酸尿患者应限制水果、蔬菜入量。对残肠内有过多细菌生长者,可用氨苄西林、甲硝唑等治疗。

3. 第三期治疗:饮食以高糖、高蛋白、低脂半流质或软食为主。避免用高渗饮料,补充矿物质和维生素。

(二) 手术治疗

术后持续吸收不良而严格非手术治疗效果不佳时,可考虑手术。应当指出,不应在广泛小肠切除的同时做短肠的补救性手术,因对残存小肠的代偿功能难于足够估计,且在肠切除时做这类手术将会抑制小肠的适应性改变。一般宜在前次手术 6 ~12 个月以后再考虑。

手术方式分延缓小肠排空、增加吸收面积及小肠移植三类。

小肠延长术、肠黏膜替补术等增加吸收面积的术式尚处于研究阶段,小肠移植也远非确切的治疗手段。目前,临床多用且有效的为多种延缓小肠排空手术。

1. 逆蠕动小肠段间置术:取带蒂残肠末段 10cm,反转后吻合。

2. 小肠人工瓣膜成形术:利用肠管自身套叠或制作残端乳头形成一阻挡肠内容通过的瓣膜样结构。

3. 再循环肠襻:见图 9-1。

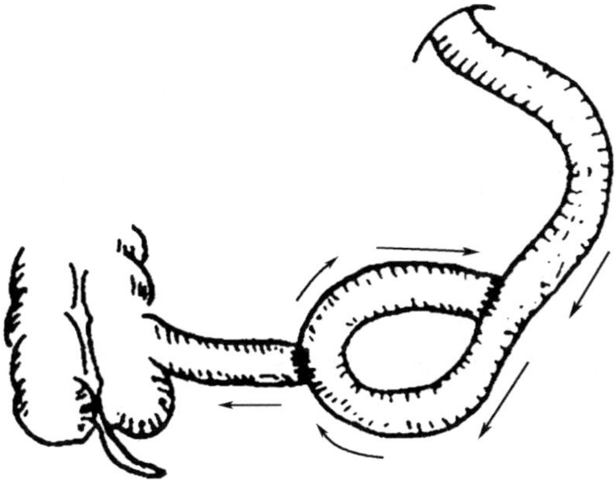

图 9-1　再循环肠襻示意图

4. 顺蠕动结肠段间置术:切取带蒂结肠段 15～20cm,按顺蠕动方向间置于小肠中。

## 十、肠　息　肉

肠息肉系指从肠黏膜表面突出至肠腔内的息肉状病变。

**【病理】**

肠道的任何部位均可发生息肉,但大肠息肉发病率明显高于小肠。就大肠而言,则越接近肛端发生率越高。息肉可为单个或多个;息肉大小可自直径数毫米至数厘米;息肉可有长达数厘米的蒂,也可广基无蒂地贴附于黏膜表面。

肠息肉从病理组织学上大致分为四类。

1. 腺瘤性息肉:为最常见的一类。息肉由腺上皮增生形成,故又称为真性息肉。乳头状腺瘤、绒毛状腺瘤等亦包括在此类之中。

2. 炎性息肉:肠黏膜长期受炎症刺激而增生形成,如溃疡性结肠炎、Crohn 病、血吸虫病等疾病中发生的息肉样病变。

3. 错构瘤息肉:幼年型息肉、黑斑息肉病的息肉等属于此类。

4. 其他:如黏膜肥厚增生所形成的增生性息肉、黏膜下淋巴滤泡增生而致的息肉、来源于类癌的息肉等。

肠息肉的常见并发症为出血、感染、癌变(一般认为,直径达 2cm 左右的息肉应警惕恶变),较大的息肉因导致蠕动异常可诱发肠套叠。

【诊断】

(一) 临床表现

无并发症的小息肉常毫无症状。息肉渐大后,常可出现反复发作的腹部隐痛、黑便或血便;诱发肠套叠者可出现相应症状。

大肠息肉特别是直肠息肉较早出现大便黏液增多、黏液便、黏液血便、血便等症状。炎性息肉的临床则与其原发病有关。

(二) 辅助检查

1. X 线检查:较大的小肠息肉可被小肠 X 线钡餐造影发现;结肠钡剂灌肠可显示大部分的结肠息肉。

2. 内镜检查:直肠镜、乙状结肠镜及纤维结肠镜检查是大肠息肉大体观察及组织学活检的最佳手段。

【治疗】

1. 无症状的小息肉可密切随诊观察。

2. 炎性息肉以治疗原发病为主。

3. 距肛缘 30cm 以内的息肉可经乙状结肠镜切除。有蒂者可用圈套器套扎蒂部后切除;基底部较宽者则需使用电灼。较高部位的结肠息肉可经纤维结肠镜切除。

4. 有症状的小肠息肉、可疑恶变的结肠息肉以及难于经内镜处理的结肠息肉应剖腹手术,做息肉单纯切除或肠段切除。

## 十一、肠息肉病

肠息肉病系指以肠道广泛发生数目非常多的息肉,且各具其特殊临床表现的一组综合征。此综合征多与遗传因素有关。

### 黑斑息肉病(Peutz-Jeghers 综合征)

本症又称为多发性消化道息肉综合征,以黏膜皮肤色素沉着和胃肠多发性息肉为特征。

**【病因病理】**

本病系遗传性疾病,其遗传方式为常染色体显性遗传,可隔代遗传。据报道,家族中发病率约为36%,多为双亲与子女同胞间同时发病,且大多为儿童或青年发病,亦有在老年时才发现者。其息肉特点是具有错构瘤的典型组织学表现,其上皮组织与所在部位的上皮相同,但外形呈隆起状;镜下可见黏膜下层中有分支的平滑肌束。本病约有2%~3%发生癌变。

**【诊断】**

(一)临床表现

1. 色素沉着:主要分布在口唇(下唇更多)和颊黏膜,其次是手指及足趾(背、掌两面均有)。龟头、阴唇等处亦有波及者。色素沉着斑呈淡褐、深褐、黑褐和蓝黑色不等,对称散在性分布,可为圆形、椭圆形或不规则形,直径约0.2~5cm,不高出皮肤表面。

2. 胃肠道息肉:部位很广泛。小肠息肉较多见,其次为结肠,胃息肉较少见。息肉数目多少不一、大小不等,多者可达数百枚,大者直径可达3~4cm。胃肠道的首发症状为便血、腹痛或腹痛合并便血。腹痛常见原因是并发肠套叠。

3. 约不到5%的病人仅有肠息肉而无色素沉着,另有5%的病人仅有色素沉着而无胃肠息肉。

（二）辅助检查

内镜检查可见胃肠多发性息肉,可形成团聚的肿块,质软,呈红色或带紫色斑点。组织活检为错构瘤表现。胃肠钡剂检查可见胃肠道多发息肉征象。

【治疗】

1. 色素斑不必治疗,必要时可试行激光、$CO_2$冷冻等疗法。

2. 本病息肉癌变率低,故无症状者可密切观察,定期随诊。

部分胃和结肠息肉可经胃镜或结肠镜行电凝切除。如发生出血或肠套叠等并发症,应及时手术。对个别孤立较大的息肉可经肠壁切开切除,对密集于某一肠段的多发息肉引发反复腹痛者,可做肠段切除。

## 家族性结肠息肉病

家族性结肠息肉病又称为家族性结肠腺瘤性息肉病,为一种少见的遗传性大肠息肉病。本病大多有家族史,属常染色体显性遗传,以几乎100%的癌变率为临床特征。

【病理】

家族性结肠息肉病的息肉大多从12岁左右开始出现,初起部位多在乙状结肠和直肠、结肠。随年龄增长,息肉渐多渐大,且向结肠近侧蔓延;至20岁左右时息肉多已遍及全大肠。大肠全切除标本平均有1000枚左右息肉,息肉大小不等,直径可从数毫米至数厘米。本病只累及大肠而不侵犯小肠。

镜下见组织学结构为息肉状腺瘤,部分可有绒毛状形态。

本症息肉的癌变率极高,几乎达100%。癌变多发生于30岁左右,多先从直肠、乙状结肠发生,但本病的癌变具有明显的多中心性,且发病早、发展快、易扩散,预后极差。

【诊断】

1. 临床表现:症状多出现在20岁左右,常见症状为大便带血、便次增多、黏液血便等,部分病人甚至排便时有息肉脱出至肛外。全身症状如乏力、消瘦、贫血等亦较常见。直肠指诊可触及状如葡萄串样息肉。

2. 辅助检查：直肠镜、乙状结肠镜、结肠镜检查均可见大肠壁上充斥着大小不等的息肉，甚至难以看到正常黏膜。

【治疗】

鉴于家族性结肠息肉病最终必然发展为癌，因此诊断一经明确，即应手术治疗。

1. 大肠全切除术及永久性回肠末端腹壁造口：根治效果确切。

2. 全结肠切除及回肠直肠吻合、直肠息肉电灼切除或损毁术：保留了直肠肛管的排便功能，但直肠内的息肉往往难以防止复发及癌变。

## Gardner 综合征

Gardner 综合征为 Gardner 和 Richard 于 1953 年首先报道，也是一种常染色体显性遗传性疾病，比家族性结肠息肉病更少见。

Gardner 综合征的临床特征是除结、直肠息肉病外，还可先后伴发以下病症的一种或数种：

(1) 主发于上、下颌骨的骨瘤或骨疣。

(2) 上皮性囊肿。

(3) 软组织纤维瘤。

(4) 硬纤维瘤。

(5) 手术后的肠系膜纤维瘤病。

Gardner 综合征的息肉亦为癌变率很高的腺瘤性息肉，但发病与家族性结肠息肉病有所不同，前者在结、直肠内比较分散，还可见于小肠；息肉可迟至 30～40 岁才出现。

Gardner 综合征的治疗原则与家族性结肠息肉病相同。

## Turcot 综合征

Turcot 综合征系 Turcot 等于 1959 年首次报道，又称为神经胶质瘤-息肉综合征。

Turcot 综合征罕见，临床以大肠多发性腺瘤合并中枢神经系统肿瘤为特殊征象，有家族史，属常染色体隐性遗传疾病。

Turcot 综合征的息肉亦为癌变率很高的腺瘤性息肉，故其息肉的治疗原则与家族性结肠息肉病相同；肠外肿瘤的处理与其他无息肉病者相同。

### Cronkhite-Canada 综合征

Cronkhite-Canada 综合征因 Cronkhite 和 Canada 于 1955 年报道而命名。本症多在中年以后发病，平均发病年龄为 62 岁。

临床特征为胃肠道多发息肉，合并指甲萎缩、脱发、皮肤色素沉着以及腹泻和营养不良。但此综合征的胃肠道息肉并不一定全属腺瘤性息肉而可以为错构瘤性息肉。严格地说，此症不应包括于家族性息肉病类之内。

## 十二、小肠肿瘤

小肠肿瘤的发病率远较消化管其他部位低，约占胃肠道肿瘤的 1.4% ~ 5%。据国内资料统计，小肠肿瘤以恶性肿瘤居多，约占 3/4，良性肿瘤约占 1/4。男女发病比约 1.64 : 1，发病年龄多在 40 岁以上。

**【分类与病理】**

（一）小肠良性肿瘤

按发病率的高低，依次为腺瘤 > 平滑肌瘤 > 脂肪瘤 > 血管瘤，纤维瘤、神经纤维瘤、淋巴管瘤等均罕见。按发生部位则依次为回肠 > 空肠 > 十二指肠。

1. 小肠腺瘤：较多见于十二指肠，可为大小不一的单发息肉样病变，亦可成串并累及全部小肠。绒毛乳头状腺瘤容易癌变。

2. 小肠平滑肌瘤：好发于回肠，多单发，可分腔内、壁间及腔外三种生长方式，以前者多见。肿瘤呈扩张性生长，常因血供不足发生溃疡、糜烂、出血，少数可有囊性变或穿孔。约 15% ~ 20% 的平滑肌瘤发生恶变。

3. 小肠脂肪瘤：好发于回肠末端，为起源于黏膜下的界限明显的脂肪组织肿块；常为单发，血管丰富的脂肪瘤称为血管脂肪瘤。

4. 小肠血管瘤和血管畸形：血管瘤源自黏膜下血管丛和淋巴组织，亦可来自浆膜下血管，以空肠居多，可分为毛细血管瘤、海绵状血管瘤、混合性毛细血管瘤，单发时形如息肉突入肠腔，弥漫浸润血管瘤则形态多样化且累及范围广。血管畸形系于肠壁黏膜下层小动脉、小静脉扩张、扭曲变形，毛细血管呈簇状增生并形成沟通。血管瘤和血管畸形的临床表现特点为反复无痛性间歇性出血，常为自限性。

5. 小肠间质瘤：小肠间质瘤是原发于小肠的胃肠道间质瘤（gastrointestinal stromal tumor，GIST），是胃肠道间质瘤的一种。GIST 免疫组化研究表明 CD117（c-kit）和 CD34 为其重要标志物。肿瘤较小者常无症状，往往在癌症普查和其他手术时无意中发现。若较大者，则可引起各种症状。最常见的临床症状为腹部不适、腹部肿块及便血，其次还有一些症状如贫血、体重下降等。治疗方法主要是手术治疗和分子靶向治疗，目前对于治疗间质瘤的分子靶向药物主要为伊马替尼（imatinib）和舒尼替尼（sunitinib）；其适应证为手术无法切除或复发性的间质瘤，临床上也有时用于术前辅助治疗，以期缩小肿瘤体积达到完整切除。

（二）小肠恶性肿瘤

以腺癌、类癌、平滑肌肉瘤及恶性淋巴瘤为多，脂肪肉瘤、纤维肉瘤少见。约半数发生在回肠，其中以类癌最多见，十二指肠与空肠均以腺癌为主。

1. 小肠腺癌：约占小肠恶性肿瘤半数，发病部位以十二指肠最多，尤以降部为著。组织学分为腺癌、黏液腺癌及未分化癌，以分化较好的腺癌为多见。淋巴结转移较早。

2. 小肠类癌：见本章“十四、肠道类癌”。

3. 小肠平滑肌肉瘤：可为原发，亦可继发于平滑肌瘤的恶变。主要经血行转移至肝；其次通过淋巴或腹膜种植转移。

4. 小肠淋巴肉瘤：原发性小肠恶性淋巴瘤中以淋巴细胞

肉瘤最常见,其次是网状细胞肉瘤和霍奇金病。发病部位以回肠为多。

【诊断】

（一）临床表现

1. 腹痛:为最常见的症状,多为隐痛、胀痛,并发肠梗阻时则为阵发性剧烈绞痛。

2. 肠道出血:一般为间断发生的柏油便或血便;长期小量反复出血常不易被察觉,但急性大出血也并不多见。

3. 肠梗阻:因肿瘤诱发的肠套叠为最多见的梗阻原因,有时还可诱发肠扭转。肠套叠往往为慢性复发性。另外,肿瘤引起的肠腔狭窄及对邻近肠管的压迫也是肠梗阻的原因。

4. 腹内肿块:多见于来源于间叶组织的肿瘤。一般肿块活动度较大。

5. 肠穿孔:多发生于小肠恶性肿瘤。急性穿孔表现为急性弥漫性腹膜炎,慢性穿孔则可形成内瘘或肠外瘘。

6. 类癌综合征:多见于肠道类癌并肝转移者,主要表现为阵发性面、颈部和上躯体皮肤潮红,以及腹泻、哮喘,常因进食、饮酒、情绪激动、按压肿瘤等而诱发。

（二）辅助检查

1. X 线钡餐小肠造影可发现较大的向腔内生长的肿块;小肠气钡双重造影可提高小肿瘤的诊断率。

2. 选择性腹腔动脉造影对多血管性肿瘤,如平滑肌瘤、血管瘤、血管畸形有定性和定位诊断价值。

3. 纤维小肠镜已逐步进入临床。

4. 放射性核素扫描(ECT)可发现处于急性出血状态的肿瘤,但定位性诊断价值较小,可作为血管造影的先期检查。

5. 怀疑类癌可做尿中 5-羟吲哚乙酸测定。

6. B 超、CT 可明确腹部肿块的性质及与肠管的关系。

7. 必要时可行剖腹探查。

【治疗】

1. 小的或带蒂的良性肿瘤可行肠壁楔形切除术。

2. 较大的或局部性多发肿瘤做肠段切除术。

3. 恶性肿瘤应做连同肠系膜及区域淋巴结在内的根治性切除术。术后辅助化疗或放疗。

4. 对无法切除又已导致或将要导致肠梗阻的肿瘤，做短路性小肠侧侧吻合术。

## 十三、结　肠　癌

结肠癌为消化道常见的恶性肿瘤，在我国发病率次于胃癌和食管癌，居第3位，年死亡率10/10万左右，近年来发病率有上升趋势。发病年龄以41～50岁为高峰期。

**【病因】**

结肠癌的病因迄今尚未十分明确，以下因素可能与发病有关。

1. 高脂低纤维饮食：高脂饮食可增加大肠内与致癌的多环芳香烃结构类似的胆酸、中性胆固醇及其代谢产物的滞留量；另外，高脂低纤维饮食可使大肠中的厌氧菌（含有1种多环芳香烃形成的关键酶）量增多。

2. 环境因素：结肠癌具有明显的地区分布性，地区发病率差别可达20倍。

3. 约10%的大肠癌与遗传有关，均为常染色体显性遗传。

4. 家族性结肠息肉病为公认的癌前疾病。

5. 其他高危因素：如腺瘤状息肉、结肠血吸虫病、溃疡性结肠炎及盆腔接受过放射治疗等。

**【病理】**

（一）结肠癌大体形态分型

1. 肿块型：瘤体较大，突向肠腔内，易发生溃烂、出血和继发感染；但此型一般生长较慢，向周围浸润程度较小，转移也较晚；此型较多见于右半结肠。

2. 浸润型：肿瘤在肠壁内浸润扩展，癌肿内纤维组织反应显著，质地较硬，转移发生较早，易于引起肠腔狭窄及肠梗阻；此型多见于左半结肠。

3. 溃疡型：肿瘤向肠壁深层生长并向周围浸润，早期即可有溃疡，边缘隆起、底部深凹，易发生出血、感染、穿透。此型为结肠癌最常见类型。

（二）组织学分类

1. 腺癌（包括乳头状腺癌及管状腺癌），最常见，约占 80%左右。

2. 黏液癌及印戒细胞癌。

3. 未分化癌。

4. 其他：如腺棘癌、腺鳞癌等。

（三）临床病理分期

我国对 Dukes 分期法的补充为：

A 期：癌局限于肠壁内。

$A_0$ 期：癌局限于黏膜内。

$A_1$ 期：穿透黏膜肌层达黏膜下层。

$A_2$ 期：累及肠壁肌层但未穿透浆膜层。

B 期：穿透肠壁但无淋巴结转移。

C 期：穿透肠壁且有淋巴结转移。

$C_1$ 期：淋巴结转移仅限于结肠壁或结肠旁。

$C_2$ 期：转移至系膜及系膜根部淋巴结。

D 期：已有远处转移或腹腔转移，或肿瘤已广泛侵及邻近脏器无法切除。

**【诊断】**

（一）临床表现

结肠癌进展较慢，早期多无症状；当癌肿体积增大至一定程度或有继发性病变时才出现症状，且其症状与癌肿部位有关。

1. 排便习惯与大便性状改变：常为较早出现的症状，表现为排便次数增加、腹泻、便秘，粪便带血、黏液或为脓血便。

2. 腹痛：也是较早出现的症状，常为隐痛或胀痛，疼痛部位亦多不恒定。

3. 腹部肿块。

4. 肠梗阻：晚期并发梗阻时表现为慢性低位不全梗阻症状。左半结肠癌有时以此为首发症状。

5. 全身症状：贫血、消瘦、乏力、低热等肿瘤中毒症状。右半结肠癌常以全身症状、贫血、右侧腹部肿块为主要表现，其血便为血与粪便混合呈红褐色，较少发生肠梗阻；左半结肠癌则由于肠腔相对狭小，易出现腹痛及肠梗阻，血便常附于粪便表面呈鲜红色。

（二）辅助检查

1. 实验室检查

（1）大便潜血检查：仍是目前筛选大肠癌的常用方法。近年来，用人血红蛋白制备抗血清做免疫潜血试验，能提高诊断率。

（2）血常规检查常示贫血。

（3）癌胚抗原（CEA）：特异性不高。对监测术后复发有一定的参考价值。

2. 乙状结肠镜及纤维结肠镜检查：是结肠癌最好的确诊方法，能直视病变以及同时做活组织检查。

3. 结肠 X 线气钡双重对比造影：可清晰显示肠道的肿物、溃疡及狭窄等病变。漏诊率与肠道准备满意与否以及操作者的技术水平有关。与结肠镜检查互补可提高诊断率。

（三）结肠癌早期诊断要点

凡中年以上有下列表现而又原因不明者，应疑为结肠癌：

1. 近期内出现排便习惯改变或持续性腹部不适。

2. 粪便带血、黏液。

3. 进行性贫血及体重减轻。

4. 腹部肿块。

**【治疗】**

（一）手术治疗

基本原则是进行肿瘤所在肠段及其相应的肠系膜和所属区域性淋巴结的切除。手术方法和范围取决于肿瘤的部位和浸润范围。

1. 结肠癌根治性切除术:见第三十二章小肠结肠手术。

2. 结肠癌并发急性肠梗阻的手术原则

(1) 右半结肠癌:①一般可做右半结肠切除一期回肠横结肠吻合术。②若病人全身情况不允许,先做盲肠造口,病变留待二期手术切除。③若病变已不能切除,可将回肠末段切断,近切端与横结肠端侧吻合,远切端做回肠断端造口。

(2) 左半结肠癌:①一般应分期手术,先做横结肠襻式造口,再二期手术根治性切除。②若肿瘤切除无困难且病人全身情况允许,可将病变切除。切除后可按三种方式处理:部分经严格选择的病例可做一期吻合;吻合再建后将吻合口段外置,二期手术还纳;两断端并做双造口,或近切端造口、远切端缝闭,二期手术重建。

(二) 其他治疗

1. 经结肠镜治疗:有蒂的结肠腺瘤癌变可经结肠镜用高频电凝切除。但若切除标本病理检查证实癌组织累及腺瘤根部则应剖腹行根治性切除。

2. 化学药物治疗:常用的为5-氟尿嘧啶,0.75g/d(12mg/kg),连续5天静脉滴注;后剂量减半,隔天一次;每疗程总剂量8~10g。丝裂霉素6~10mg/周,一次静脉滴注,40~60mg为一疗程。术后亦可参考此方案进行辅助化疗,但剂量宜酌减。

3. 免疫及其他疗法:近年来,有许多免疫调理及免疫增强药物进入临床,疗效尚难肯定。此外,配合中医药治疗可增强机体免疫力和抗病能力。

## 十四、肠道类癌

肠道类癌(carcinoid)起源于肠嗜铬细胞(Kulchitsky细胞),也称为嗜银细胞瘤。Kulchitsky细胞为一类胺前体摄取与脱羧细胞(amine precursor uptake and decarboxylation cell,APUD细胞),是胃肠道分布最广的内分泌细胞,故肠道类癌也是一种APUD瘤(apudoma)。本病并不十分少见,病人年龄以中年居多。

【病理】

多种脏器,如支气管、卵巢、胆道、胰腺等都可以发生类癌,但胃肠道最为多见。胃肠道类癌约半数发生在阑尾,其余好发部位依次为小肠、直肠、十二指肠、胃、结肠。

类癌细胞内含嗜铬亲银颗粒,属神经内分泌肿瘤细胞,能产生具有生理活性的血清素(即5-羟色胺)、胰舒血管素和组胺、缓激肽、儿茶酚胺等多种胺肽类激素,其中产生类癌综合征的主要物质是血清素和缓激肽,其次为组胺。类癌肉眼外观为黏膜下灰黄色、边缘清楚的小结节状突起,质硬、光滑、可推动,直径多小于1.5cm。阑尾类癌常见在阑尾末端形成环绕管腔的黄色环状增厚,少数侵及肌层和浆膜层。

类癌常单发,亦可多发,多中心生长以回肠多见。镜下,类癌细胞密集成群,常排列成菊花状,核在周围呈栅状,这种结构是类癌的典型病理表现。类癌的良恶性并不取决于细胞形态,而以有无转移为判断标准。胃肠道类癌的转移率与肿瘤的大小有关,肿瘤越大转移率越高。

【诊断】

(一)临床表现

多数类癌系手术标本的偶然发现。较大的类癌或有坏死、破溃等继发病变者可有各自相应部位良性肿瘤同类病变的症状,如腹痛、黑便、血便、肠梗阻等。全身症状多因类癌转移所致。

类癌综合征:胃肠道类癌细胞所分泌的多种胺肽类生理活性物质经门静脉入肝后被降解失去活性,因而不引起症状。而肝内转移性类癌所分泌的此类物质则直接进入体循环,以致发生称为类癌综合征的显著全身症状。一类为发作性症状,每次发作持续数分钟:①皮肤潮红。面、颈部和上躯体皮肤呈深红色改变,常因进食、饮酒、情绪激动、按压肿瘤等而诱发。②腹泻。③哮喘。④血压波动、血管舒张性虚脱。另一类为持续性症状:①面部毛细血管扩张。②面部和肢体水肿。③糙皮病样皮肤表现。④心瓣膜病。

（二）实验室检查

1. 全血5-羟色胺(5-HT)浓度测定：正常为0.1～0.3mg/L，0.5～3mg/L有诊断意义。

2. 尿5-羟吲哚乙酸(5-HIAA)：正常值2～10mg/24h，大于50mg/24h有诊断意义。

3. 尿组胺：正常值23～90μg/24h，胃类癌可达4.5mg/24h。

【治疗】

（一）手术治疗

类癌及类癌综合征的治疗是完全切除原发病变和肝内转移灶，但姑息性切除也有较好的5年存活率，故手术应力争多切除癌组织。一般认为，对于未侵犯肌层及直径小于2cm者可行局部切除；已侵犯肌层或直径大于2cm者，应按胃肠道癌的根治术要求切除。

（二）辅助治疗

1. 类癌对放疗及化疗均不敏感，但对骨转移引起的疼痛有效，常用药物为5-FU、多柔比星(阿霉素)等。

2. 减轻类癌综合征症状

(1) 血清素合成抑制剂2-甲基多巴，每日2g，分3～4次口服。

(2) 5-羟色胺拮抗剂：赛庚啶4～8mg，每日3次；二甲麦角新碱(methysergide)2～4mg，每日3～4次，长期应用对类癌综合征伴发严重纤维化(腹后壁、心脏及肺)有效。

(3) 平喘可口服喘定，每次0.1～0.2g，每日3次；或氨茶碱每次0.1～0.2g，必要时缓慢静脉注射；亦可用沙丁胺醇喷雾。

(4) 人工合成的生长抑素奥曲肽(善得定)能有效控制症状，使肿瘤缩小，并且为治疗类癌危象(低血压或高血压、长时间皮肤潮红、神志恍惚或昏迷)的有效药物，紧急情况下可行0.1～0.5mg静脉注射，每8小时一次，直到症状控制，改为皮下注射，每次0.1mg。

(5) 肾上腺皮质激素、干扰素等也有缓解症状的效果。

# 十五、缺血性结肠炎

直至20世纪60年代,才将结肠局限性缺血所致的病变单独列为一项疾病,并命名为缺血性结肠炎(ischemic colitis)。

**【病因病理】**

缺血性结肠炎指原因不肯定、自发性、局限性的结肠缺血,一般不包括血栓形成、栓子栓塞等病因明确、累及范围较广泛的结肠缺血。本病多见于中老年。缺血性结肠炎可发生于结肠的任何部位,但以肠系膜上、下动脉交接的部位,如结肠脾曲,以及直肠乙状结肠交接部最常见。近年来,发现本病发病与口服避孕药有关。

缺血性结肠炎病变严重程度与缺血范围、程度、持续时间以及侧支循环的建立有关。缺血程度较轻或时间较短,炎症及坏死可局限于黏膜层,血供改善后可完全修复;若坏死深及肌层,愈合过程中将有较多瘢痕形成,肠管可有不同程度的狭窄;若肠壁全层坏死,则将引起肠穿孔及急性腹膜炎。

**【诊断】**

(一)临床表现

典型的临床表现为患有心血管疾病的老年病人突发腹部绞痛,以左下腹部多见,并多在24小时内出现大便次数增多及血便;体检腹部相应部位可有压痛,肛门指检见指套上有血迹。

病程多为自限性,轻者可在数日内恢复,重者则腹泻、便血症状持续较长时间,但无加重趋势。若表现为急腹症,腹痛剧烈、腹膜刺激征明显,并有发热、脉快、WBC计数升高及休克征象者,则示肠壁全层坏死并急性腹膜炎。

(二)辅助检查

1. 实验室检查:可有白细胞升高、血液浓缩,肠坏死者腹腔穿刺可获得血性渗液。

2. 钡剂灌肠检查:发病早期的典型X线征为黏膜下出血所造成的指压痕征。后期的影像有结肠袋轮廓改变、肠管狭窄、溃疡龛影等。

3. 结肠镜检查:为明确诊断的有效手段。可见黏膜轻度非特异性炎症或多发性溃疡或有血痂;活检有典型的缺血坏死、黏膜下水肿、出血和毛细血管扩张。

(三) 鉴别诊断

本病依据典型病史及X线、结肠镜检查可明确诊断。有时需与溃疡性结肠炎、结肠Crohn病相鉴别,其要点为:病情变化快,多为一过性、可逆性改变,几天内复查结肠镜可见明显改善。

**【治疗】**

(一) 保守治疗

适于无腹膜刺激征、全身情况较稳定者,包括禁食、补液、应用抗生素,密切观察病情变化。对并存病给予必要处理,发病与口服避孕药有关者应停药。

(二) 手术治疗

1. 急性腹膜炎:急诊剖腹切除坏死肠管;坏死肠管切除后,一般做结肠造口,个别情况较好者也可考虑一期吻合再建。

2. 肠狭窄、肠梗阻:择期行结肠部分切除术。

## 十六、肠道憩室

肠管的囊状膨出称为憩室(表9-4)。依憩室壁的组织结构是否包含肠壁的全层可分为真性及假性憩室两类。憩室既可为先天性异常,也可后天获得。临床上无并发症的憩室常无明显症状,因而可不予治疗。对有并发症的憩室的治疗原则为手术切除。

**表 9-4　肠道憩室的分类比较**

| | 空肠回肠憩室 | Meckel 憩室 | 结肠憩室 |
|---|---|---|---|
| 病理 | 大小：直径 1～25cm 不等<br>多见于老年人<br>多为假性憩室，肌层缺如 | 为卵黄管退化不全的先天性畸形<br>为真性憩室，常含有异位组织<br>发生率约 1%～2.5%<br>男女之比约为 2∶1<br>大小：长 1～12cm 不等<br>多距回盲瓣 10～100cm | 多见于老年人<br>多为假性憩室，肌层缺如<br>多发于左半结肠，尤其乙状结肠<br>大小：1～5cm 直径不等<br>多发者又称结肠憩室病 |
| 并发症 | 憩室一般并发症*较长大者可发生盲襻综合征** | 憩室一般并发症*<br>憩室消化性溃疡<br>大出血憩室自身扭转<br>憩室内肿瘤<br>较长大者可发生盲襻综合征** | 憩室一般并发症*<br>结肠憩室炎<br>结肠憩室病并发大出血 |
| 检查 | 腹部平片有时可见含气囊袋影<br>钡餐检查有时可发现憩室 | 钡餐检查有时可发现憩室 | 钡剂灌肠可显示憩室，多者可状如葡萄串 |
| 治疗 | 单纯憩室切除术<br>小肠部分切除术 | 憩室及回肠楔形切除术<br>回肠部分切除术 | 结肠憩室炎及结肠憩室病并发大出血均应先保守治疗；无效时再考虑手术<br>术式有穿孔缝合、引流、肠造口、肠段切除等 |

＊憩室一般并发症：①憩室炎及穿孔，可因异物、肠石、浓厚食物填充而引起。穿孔则可致弥漫性腹膜炎、腹腔内脓肿或肠襻间内瘘等。②出血：炎症发展引发出血。③肠梗阻：可因炎性粘连、肠扭转或胀大憩室压迫等引起。

＊＊盲襻综合征：任何肠道病变引起肠内容物在某一仅有单一出口的腔道内长期淤滞，并发细菌过度繁殖，都可引发本症。其主要临床表现为体重丢失、腹泻、巨幼细胞贫血和多种维生素缺乏。

# 十七、肠 外 瘘

各种原因所致的肠道与肠道、其他空腔脏器、体表之间的病理性通道称为肠瘘。临床依其有否通向体表的外口而分为内瘘和外瘘,若有内、外瘘交杂则称为混合瘘。本节仅述及肠外瘘。

【分类】

1. 高位、低位肠瘘:距 Treitz 韧带 100cm 以内者为高位肠瘘,余者为低位肠瘘。

2. 端瘘、侧瘘:肠道连续性完全中断,肠内容全部由瘘口外溢者称为端瘘(完全瘘);肠壁部分缺损,肠道连续性仍然保持,肠内容部分或大部分仍可从近侧进入远侧肠道者称为侧瘘。若侧瘘远侧有梗阻,肠内容全部由瘘口外排者称为功能性端瘘。

3. 高排出量、低排出量瘘:日排出量超过 500ml 者为高排出量瘘,反之为低排出量瘘。

4. 管状瘘、唇状瘘:肠壁缺损与体表瘘口之间有完整瘘管形成者为管状瘘;肠壁缺损直接开口于体表,肠黏膜外翻如唇状者称唇状瘘。

【病理生理】

肠瘘对机体的病理生理性干扰主要为以下四个方面:

1. 消化液的丢失导致机体水、电解质和酸碱平衡失调。全消化道每日外分泌量达 8000ml 之多,经肠外瘘的水、电解质丢失量是相当惊人的,高位小肠端瘘可每日丢失 4～5L。肠瘘的部位不同,所造成的电解质紊乱也有所不同。瘘的部位越高,丢失的肠液中 $Cl^-$ 越多,故易导致低钠、低钾、低氯及代谢性碱中毒;而低位小肠瘘则多致低钠、低钾代谢性酸中毒。

2. 营养不良

(1) 富含营养素的肠液大量丢失。

(2) 机体处于高代谢状态。

(3) 摄入不足。

3. 局部及全身性感染：弥漫性腹膜炎、限局性腹腔脓肿、腹壁深部感染以及全身性感染。

4. 消化液的腐蚀作用

(1) 瘘口周围组织、皮肤糜烂及继发感染。

(2) 腐蚀血管导致腹内或消化道出血。

这四个方面的损害程度与肠瘘的部位、类型、大小等因素有关。高位、高排出量瘘为害尤烈。这四个方面的紊乱也可互为因果，形成恶性循环。

**【诊断】**

(一) 临床表现

结合肠瘘的病理过程，各期临床表现特点如下：

1. 腹膜炎期：肠管破裂、肠内容物外溢后，腹腔腹膜的炎症反应程度与肠内容物的性质与量有关，即与瘘的部位与瘘口的大小有关。高位高排出量瘘易导致弥漫性腹膜炎，低位低排出量瘘则往往表现为局限性腹膜炎。此期多出现在术后 3～5 天，如十二指肠残端破裂、胃肠吻合口漏、肠吻合漏、肠修补处破裂等均多于此时段内发生。临床可表现为突然剧烈腹痛或持续性钝痛加重，全腹或限局性压痛、腹肌紧张、肠鸣音减弱、体温升高等。若手术野放置有引流，可见有肠内容物自引流管或引流物旁溢出。

2. 限局性腹内脓肿期：腹膜炎症反应激起腹腔纤维素性渗出及网膜和周围器官粘连，从而使漏液局限、包裹形成限局性脓肿。此期可持续 1～2 周。腹膜炎症状、体征持续存在，但渐减轻，腹部压痛亦渐趋局限，并可出现位置深在、边缘不清的腹部包块。

3. 瘘管形成期：腹内脓肿经引流或自行经切口等处破溃后，可渐在肠壁缺损处与体表瘘口之间形成一瘘管。瘘管周围组织的坚实化视机体的全身情况，约需时 2～4 周。此期临床表现以水、电解质及酸碱平衡失调和营养不良为主。

4. 瘘管闭合期：瘘管周围组织炎症渐消退，纤维组织增生，瘘管渐闭合。此期全身情况渐改善，瘘排出量渐减少。

（二）辅助检查

口服活性炭、亚甲蓝，瘘管造影，钡餐检查等对确定肠瘘的部位和瘘管的走行、大小，以及远侧肠道情况等有益。腹部 B 超检查有助于证实腹腔积液以及限局性腹腔脓肿的定位。

（三）诊断要点

1. 消化道漏的早期线索

(1) 术后恢复期中持续性发热。

(2) 术后恢复期中突发腹痛或腹痛转剧。

(3) 腹部恒定存在的压痛，且渐扩散。

(4) 引流管或引流物旁有肠液或口服染料等外溢。

(5) 切口异常渗液。

(6) 术后恢复不顺利，腹痛、腹胀、肠鸣音持续低弱。

(7) B 超示腹腔异常积液。

2. 高位与低位小肠瘘的鉴别

(1) 漏出液胆汁样着色多为高位瘘。

(2) 流量大的瘘多为高位瘘。

(3) 外溢带粪臭气味液者多为低位瘘。

(4) 对皮肤腐蚀性大者为高位瘘。

【治疗】

肠瘘的治疗原则可概括为“引-堵-补”三字诀，即早期积极地充分引流、控制感染；中期适当封堵，减少肠液丢失，并积极进行营养治疗；后期对不能自行闭合者手术修补。

（一）早期治疗

早期治疗包括腹膜炎期、限局性腹内脓肿期及瘘管形成早期的治疗。

1. 建立通畅的引流

(1) 若漏出液能经前次手术放置的引流管或经切口顺利流出，全身及局部情况有终止恶化趋势，则加强对此引流的管理，必要时可更换双套管持续负压吸引。

(2) 无引流物或引流效果不佳者，应尽快剖腹。手术以清除腹腔积液、安置足够及有效的引流为原则。任何企图缝闭瘘口的做法都是徒劳的。引流管(一般宜采用双套管)顶端应尽量靠近瘘口,管径要足够粗,以最短路径引出。

(3) 引流管要经常冲洗(1~2 次/日)以保持通。

(4) 十二指肠残端瘘应做十二指肠插管造口,还可考虑同时做胃造口。

(5) 根据瘘口的部位及医疗条件,可考虑同时做营养性空肠造口以备下一步做肠内营养治疗。

2. 控制感染:首先针对肠道内常见菌种,如革兰阴性杆菌及厌氧菌,选择第二、三代头孢菌素及甲硝唑等,强调足量及广谱;后再根据腹腔脓液或血培养及药敏结果选择合适抗生素。

3. 纠治水、电解质及酸碱平衡的失调

(1) 减少消化液及消化酶的分泌量,以减少丢失量及减轻腐蚀作用:瘘的初期此点极为重要。具体措施为:①禁食,经鼻胃管或胃造口持续胃液引流。禁食及胃引流的时间长短视病人全身情况及瘘局部情况而定。②应用生长抑素,如奥曲肽(somatostatin)0.1mg,每日 4 次静脉或皮下注射,1 周后可结合瘘的流量渐减至每日 3 次或 2 次,直至停药。③应用 $H_2$ 受体抑制剂以减少胃酸及胃液的分泌。④全肠外营养。

(2) 纠正缺水及电解质紊乱:每日补液量应包括生理需要量、前日丢失量及累积丢失量三部分。具体补多少、补什么应根据每日出入量记录、脉率、血压、血生化测定及血气分析结果综合分析计算。重症者尚应随时根据中心静脉压、血生化及血气分析监测结果调整输液量、成分及速率。

4. 营养治疗:此阶段的营养应以全肠外营养为主。初期以代谢支持为原则,总热量以 146kJ/(kg · d)为度,蛋白质量以 2.0~3.0g/(kg · d),非蛋白质热量(NPC)与氮的比例以 418∶1 为宜,脂肪乳剂占 NPC 的比例可达 50%~70%。待全身应激反应及高分解代谢状态消退后,改以营养支持为中心。总热量 126kJ/(kg · d),蛋白质量以 1.0~1.5g/(kg · d),非蛋白质热量(NPC)与氮的比例以 628∶1 为宜,脂肪乳剂占 NPC 的比例为 30%~50%。

5. 瘘口周围皮肤保护

(1) 氧化锌软膏、Karaya 树胶等涂敷。

(2) 加强护理，及时更换敷料，或用一次性人工肛门袋收集肠液及保护瘘口周围皮肤。

(二) 中期治疗

瘘管形成期的治疗。

1. 根据病人全身及瘘的局部情况，继续进行抗感染、补液、引流管及瘘口管理等治疗。

2. 营养治疗：此期营养治疗应从全肠外营养逐步过渡到部分肠外营养加部分肠内营养，最后实现全肠内营养。一旦患者从腹膜炎期解脱出来、全身情况有所改善、肠道消化吸收功能有所恢复，即应开始此一营养治疗方式的转换。

(1) 对高位肠瘘，已安置了营养性空肠造口导管者，应适时经导管灌注肠内营养制剂。未留置此种导管者，若瘘管很短、瘘口又够大，可试行经瘘口向远侧肠道插入头端带气囊的导管(可自制)，借肠蠕动将气囊渐向肛端推进，达到一定深度后(最少 20cm)，即可用以灌注。制剂选择参见第五章临床营养治疗之肠内营养。

(2) 对低位小肠瘘，可早于高位瘘恢复管饲饮食及经口进食；对结肠瘘应鼓励及早恢复经口进食。

(3) 管饲饮食应注意灌注的“三度”，即营养液的浓度、温度及灌注速度，避免腹泻的发生。

3. 瘘管封堵

(1) 目的与指征：为减少肠液外流，促进瘘管、瘘口的自然封闭愈合，可在全身及局部感染已控制、患者体质有所恢复、瘘管周围组织已较坚实，并确认远侧肠道通畅的条件下对瘘管、瘘口进行适当的封堵。

(2) 封堵方法：①较深的管状瘘(肠黏膜不能窥见者)可采用细长凡士林纱条填塞，对管径细小者也可用医用黏合胶直接封堵。②较浅或瘘口较大的管状瘘可采用医用黏合胶敷贴式法(图 9-2)或乳胶片内堵外封法(图 9-3)。③唇状瘘可用乳胶片内堵外压法(图 9-4)。

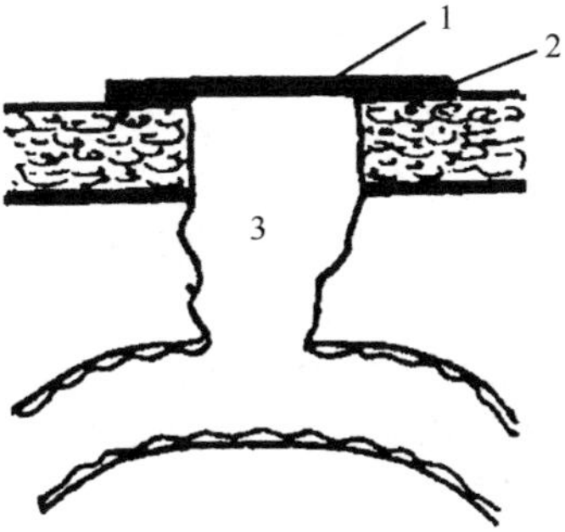


图 9-2 医用黏合胶敷贴式法示意图

1. 橡胶薄膜;2. 黏合胶;3. 瘘管

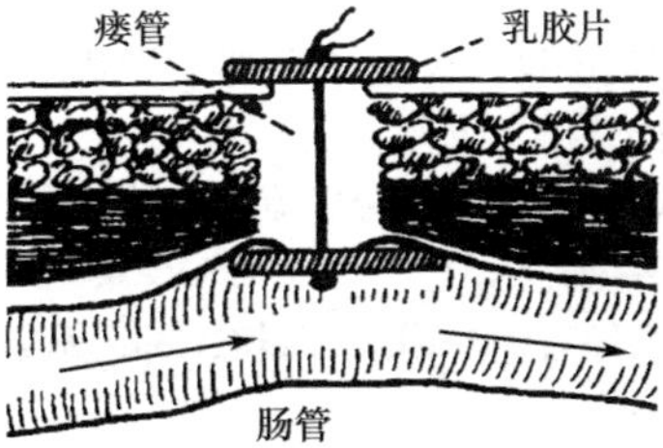


图 9-3 管状瘘乳胶片封堵法示意图

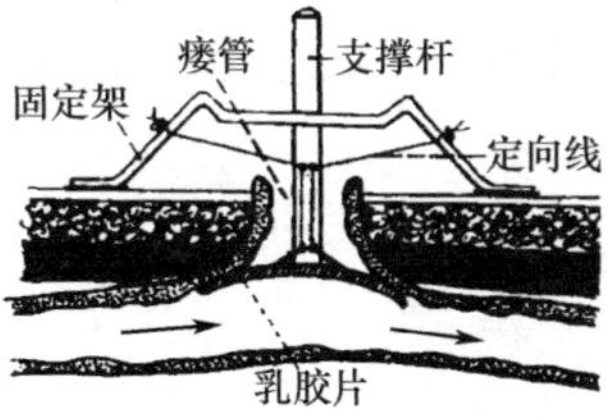


图 9-4 唇状瘘封堵示意图

(三) 后期治疗

近半数的肠瘘经上述治疗可在 1 个月内自然闭合,另有

10% 可在 2 ~ 3 个月内愈合,剩下约 40% 可能需再次补救性手术才能治愈。

1. 手术时机及适应证一定要严格掌握。

(1) 全身情况明显改善。

(2) 经 2 ~ 3 个月治疗,腹内感染已完全消退,肠瘘周围组织水肿、渗出、粘连等已吸收松解。

(3) 已做过适当的封堵治疗无效。

(4) 确认远侧肠道通畅,或远侧肠道不通畅的原因已经影像学检查证实为需手术矫治。

(5) 结肠瘘应做结肠准备。

2. 常需手术矫治的肠瘘

(1) 端瘘及功能性端瘘,原则上应尽早手术,但最早也应在 6 周以后。

(2) 唇状瘘,瘘口过大、瘘管很短的管状瘘。

(3) 瘘管内壁已上皮化。

(4) 与腹内较大的未充分引流的脓腔相通或相邻。

(5) 合并复杂性内瘘。

(6) 内口肠壁有病理因素(结核、Crohn 病、肿瘤等)。

3. 手术方法

(1) 肠瘘内口肠壁楔形切除术。

(2) 肠段切除吻合术。

(3) 肠瘘旷置术,适用于肠瘘与周围肠襻粘连成团难于分离者,待瘘愈合后 3 个月再手术切除旷置肠襻。

(胡元龙　胡俊波　冯永东)

# 第十章 阑尾疾病

## 一、急性阑尾炎

自 1886 年 Fitz 首先予阑尾炎(appendicitis)命名,1889 年 McBurney 提出外科治疗本病的观点以来,急性阑尾炎一直是外科最常见的急腹症。

**【病因】**

阑尾为一细长而管腔狭小的盲管,阑尾腔的机械性梗阻是诱发阑尾急性炎症的主要病因。阑尾腔阻塞后,黏液分泌增多、腔内压力升高致血运发生障碍,阑尾壁充血、水肿,甚至坏死、穿孔。此外,胃肠道疾病(急性胃肠炎、炎性肠病、血吸虫病等)直接蔓延至阑尾,或引起阑尾管壁肌肉痉挛,使其血运障碍引起炎症。同时,在机体或局部抵抗力降低时,阑尾也可因细菌入侵而引起炎症。

**【病理】**

1. 急性单纯性阑尾炎:表现为黏膜充血、水肿,中性粒细胞浸润,黏膜面可能出现小的出血点和溃疡。浆膜面也可充血水肿。

2. 急性化脓性阑尾炎:亦称蜂窝织炎阑尾炎,此时炎症加重。阑尾肿胀显著,浆膜面高度充血,有脓性渗出物附着,壁内可有小脓肿形成,腔内亦有积脓,阑尾周围肠腔内有稀薄脓液,形成局限性腹膜炎。

3. 坏疽及穿孔性阑尾炎:病变进一步加重,阑尾壁坏死或部分坏死,呈暗紫色、灰黑色。穿孔的部位多在阑尾近端,若在穿孔前已被大网膜包裹,便形成阑尾周围脓肿,否则穿破至腹腔引起急性弥漫性腹膜炎。

【诊断】

（一）临床表现

1. 症状

（1）腹痛：多起于上腹部或脐周，多为持续性钝痛，可有阵发性加重；数小时乃至 24 小时后，腹痛转移并固定在右下腹部。这种转移性右下腹痛是急性阑尾炎的典型症状。阑尾位置不同，其腹痛部位也有区别，如盲肠后位在侧腰部、盆腔位阑尾炎痛在耻骨上区、高位阑尾炎在右上腹部等。在急性腹痛过程中，一旦腹痛突然减轻，常为阑尾穿孔（阑尾腔内压力锐减所致），但全身症状和局部体征并不减轻，并且疼痛减轻后不久又逐渐加剧。

（2）胃肠道症状：恶心、呕吐常出现在病程早期，盆腔位阑尾炎可刺激直肠、膀胱引起腹泻、尿痛症状。弥漫性腹膜炎时可致麻痹性肠梗阻。

（3）全身反应：早期可有乏力、头痛等。急性单纯性阑尾炎体温一般在 37.5～38 ℃，化脓性常伴寒战、高热、体温在 38.5～39 ℃ 以上。如并发门静脉炎可出现黄疸。老年人反应性低，体温可不太高，小儿体温多在 38 ℃ 以上。体温升高一般发生在腹痛以后。

2. 腹部体征

（1）右下腹压痛：炎症仅局限于阑尾本身时，压痛点通常位于 McBurney 点（髂前上棘与脐连线中外 1/3 交界处）或 Lanz 点（两侧髂前上棘右 1/3 点），一旦炎症扩散至阑尾以外部分，压痛范围随之扩大，但仍以阑尾部位压痛点为最剧。相应部位可有反跳痛。

（2）腹肌紧张：早期检查时有右下腹肌肉抵抗感，若有穿孔和腹膜炎，则出现右下腹肌强直，范围扩大。

3. 其他体征

（1）间接压痛（Rovsing 征）：左下腹部加压时，结肠内气体被挤入盲肠，刺激发炎的阑尾而引起右下腹痛。

（2）腰大肌试验：病人取左侧卧位，右腿伸直或过度后伸，在盲肠后位的急性阑尾炎时，腰大肌因受刺激而致痛。

(3) 直腿抬高试验：用手按压在右腰部压痛点，病人的右腿伸直抬高时，若为盲肠后位阑尾则感疼痛加剧。

(4) 闭孔内肌试验：患者平卧，右腿屈曲，转动髋关节，可引起下腹痛，见于阑尾盆腔位靠近闭孔内肌。

(5) 右下腹三角形皮肤感觉过敏区（Sherren 三角区）：急性阑尾炎早期，阑尾腔梗阻时，右下腹的胸 10～12 神经分布点范围内有皮肤过敏现象，通常在髂棘最高点，右耻骨结节和脐孔构成的三角形内，称 Sherren 三角。在阑尾已穿孔或坏死后，皮肤过敏现象可随即消失。

(6) Deaver 征：深呼吸或咳嗽时引起右下腹痛。

(7) 直肠指诊：盆腔位阑尾时，直肠右前壁有触痛；如有盆腔脓肿时，可触及痛性肿块。

(二) 辅助检查

1. 实验室检查：白细胞总数及中性粒细胞数升高。单纯急性阑尾炎白细胞计数在 $12\times10^9$/L 左右，中性粒细胞在 0.8 以上；化脓坏疽性阑尾炎白细胞计数在 $15\times10^9$～$20\times10^9$/L 左右，中性粒细胞在 0.95 以上。

2. X 线检查：对不典型急性阑尾炎有一定帮助，可表现为：

(1) 回肠末端反射性肠腔积气积液。

(2) 阑尾区条索状气影。

(3) 部分病人可发现阑尾结石。

(4) 阑尾穿孔后部分病人可产生腹、肠管扩张、积气、积液明显。

3. B 超检查：用加压超声探头检查可发现急性阑尾炎的阑尾呈低回声的管状结构，压之形态不改变、僵硬，横切面呈同心圆似的靶样结构图像，并以此特征作为急性阑尾炎的超声诊断标准。B 超对坏疽及穿孔阑尾炎显示困难，但作为一种特异的、安全的辅助手段，尤其适用于可疑急性阑尾炎或诊断困难的病人，特别是儿童、妇女及老年病人。

(三) 鉴别诊断

如果阑尾在正常解剖位置，依靠转移性腹痛、右下腹压痛和反跳痛即是诊断急性阑尾炎的可靠依据。但仍有一部分病例的临床症状及体征不典型,诊断有困难,极易误诊。在鉴别诊断时应注意与下述情况区别。

1. 妇科疾病

(1) 卵巢滤泡破裂:多发生在青年妇女。右侧卵巢滤泡破裂出血刺激腹膜可引起右侧腹痛,但无转移性右下腹痛,腹痛为突然发生伴阴道流血,疼痛部位先开始于一侧,很快扩散到整个下腹部,出血量大时,发展至全腹痛;腹腔穿刺可抽出新鲜血液。症状多发生在两次月经之间,即前次月经后 12 ~ 14 天。

(2) 黄体破裂:症状和体征同滤泡破裂,腹痛发生在月经中期以后,即下次月经前 14 天以内。

(3) 卵巢囊肿蒂扭转:为突然发生上腹部及脐周痛,伴恶心、呕吐。压痛部位较阑尾位置低,多在耻骨上偏右或偏左。妇科检查示包块与子宫相连,宫颈触痛剧烈。

(4) 右侧输卵管妊娠破裂:可突然发生剧烈腹痛,大出血可出现休克症状,病人有肛门下坠感,全腹压痛,近期有停经及阴道流血史。腹腔穿刺及阴道后穹隆穿刺抽出新鲜血液,尿 HCG 等妊娠试验阳性。

(5) 急性输卵管炎(输卵管积脓或积液破裂):多发生于已婚妇女,疼痛位于左、右下腹部,位置偏低,无转移性腹痛。发病多在月经前,白带过多,阴道内有脓性分泌物。

2. 右下肺肺炎、胸膜炎:早期体温升高,常有上呼吸道感染病史,病人咳嗽、胸痛、呼吸急促,听诊有湿啰音、胸膜摩擦音,右下腹压痛轻微,全身症状明显。X 线胸片具有鉴别价值。

3. 急性肠系膜淋巴结炎:多见于儿童,常伴有上呼吸道感染症状或病史,先发生高热后有腰痛,右下腹压痛广泛,稍偏内侧,无转移性腹痛。

4. 急性胃肠炎:主要表现为腹痛、腹泻、恶心、呕吐,便后腹痛减轻。压痛范围广泛无肌紧张。大便常规有红细胞、脓球。

5. 胃、十二指肠溃疡穿孔:可有溃疡病史,急腹痛一开始就剧烈且持续存在,主要位于上腹部及右上腹部,右下腹虽有压痛但不如穿孔部位压痛明显,肝浊音界消失,腹部 X 线片可见膈下有游离气体。

6. 急性胆囊炎：当胆囊位置较低或阑尾位置较高时，急性阑尾炎与急性胆囊炎相混淆。发病前有高脂餐史，无转移性右下腹痛，疼痛向肩部放射，如伴有胆石，可伴有阵发性绞痛、黄疸及尿中胆红素阳性。

7. 肠蛔虫症：小儿多见，腹痛位于脐周，部位不固定，为阵发性。腹软无固定压痛点，无肌紧张，可扪到蛔虫团，不固定。

8. 腹型紫癜：腹痛的发生是由于腹膜或肠系膜广泛点状出血所致，为阵发性剧烈绞痛，多在脐周或下腹部，无转移性腹痛、肌紧张。有药物过敏史，皮肤、口腔黏膜同时有出血点。

9. 先天性回肠憩室（Meckel 憩室）炎或穿孔：因憩室位于回肠末端，发炎时与急性阑尾炎难以鉴别。主要症状有下腹中部及右下腹部疼痛、压痛，腹肌紧张，白细胞升高。无转移性右下腹痛。

10. 克罗恩病：多发生在回肠末端，症状、体征与急性阑尾炎相似，但无转移性右下腹痛。过去有反复发作病史，有腹泻和便中带血症状，全身中毒症状较阑尾炎重。

11. 右侧输尿管结石：为阵发性绞痛，并向会阴部放射，肾区有明显叩痛，尿中有红细胞，腹部 X 线片可见结石影。

**【治疗】**

（一）手术治疗

急性阑尾炎诊断一经明确，应及早手术治疗。

1. 急性单纯性阑尾炎：阑尾切除术。

2. 急性化脓性或坏疽性阑尾炎：阑尾切除术。视术中情况可在腹腔或切口内留置引流物。

3. 阑尾周围脓肿：脓肿无局限趋势应做脓肿引流术；阑尾切除与否视局部病理状况而定。

（二）非手术治疗

1. 适应证

（1）急性单纯性阑尾炎，有其他手术禁忌者。

（2）阑尾周围脓肿已有局限趋势，并中毒症状不重者。待脓肿消散后 3 个月，再考虑阑尾切除。

2. 治疗方法

(1) 卧床休息,流质饮食或禁食、补液。

(2) 应用有效抗生素(庆大霉素、氨苄西林)及甲硝唑联合治疗。

(3) 右下腹热敷或局部理疗,促进炎症消散和吸收。

(4) 可辅以中医药、针灸等治疗。

# 二、几种特殊的急性阑尾炎

## 老年人急性阑尾炎

【特点】

1. 老年人反应低下,发病时症状不典型,腹痛、压痛、肌紧张、体温升高等症状、体征均较轻。

2. 老年人防御能力弱,急性炎症易扩散,病情发展快,以急性炎症表现至阑尾化脓、坏疽、穿孔、阑尾脓肿形成,在数天内可发生。

3. 老年人常伴发动脉硬化、糖尿病、肾功能不全等,使病情更趋复杂、严重。

【治疗】

急性阑尾炎一般治疗原则也适用于老年人,力争早期诊断、早期手术,注意老年人伴发内科疾病的处理。术后防止肺部并发症及静脉内血栓形成。

## 妊娠期急性阑尾炎

【特点】

1. 妊娠期阑尾和盲肠被胀大子宫推向外上方,妊娠 3 个月时阑尾基底部位于髂嵴下 2 横指,5 个月时达髂嵴水平,8 个月时达髂嵴上 2 横指,分娩 10 天后回到原处。阑尾因移位受压而发炎机会增多,发病多在妊娠后 6 个月内。

2. 妊娠早期急性阑尾炎:在妊娠最初 3 个月,急性阑尾炎的临床表现与一般急性阑尾炎相同。

3. 妊娠中晚期急性阑尾炎：随着子宫逐渐增大，盲肠与阑尾位置发生改变，触痛点也随之升高。妊娠晚期，阑尾被增大子宫覆盖，压痛常位于右侧腰部，腹前壁压痛不明显。当阑尾穿孔并发腹膜炎时，腹肌紧张也可不明显。由于阑尾刺激引起子宫收缩，可致早产，同时，妊娠子宫把大网膜、小肠推向一侧，大网膜难以包裹阑尾，阑尾穿孔后，引起弥漫性腹膜炎的危险增加。因此，早期诊断非常重要。

【治疗】

1. 妊娠早期(1～3 个月)急性阑尾炎：与一般阑尾炎一样，症状轻可采用非手术治疗。症状重时在加强保胎基础上手术治疗，理由是手术可致流产。

2. 妊娠中期(4～7 个月)急性阑尾炎：同上。症状轻可非手术治疗，症状重应手术治疗，理由是手术牵拉子宫可引起早产。

3. 妊娠晚期(8 个月以上)阑尾炎：多数人主张一经确诊立即手术。

4. 尽量不用腹腔引流，加强术后护理，运用广谱抗生素，加强保胎以防流产、早产。

## 异位急性阑尾炎

1. 高位阑尾炎(肝下阑尾炎)：阑尾发炎时，患者感右侧脐旁及右上腹痛，腹部压痛与肌紧张也以右上腹最明显。临床上需与急性胆囊炎、十二指肠壶腹部溃疡相鉴别。

2. 盲肠后(腹膜外)急性阑尾炎：腹痛开始在上腹部或脐周，继而转移到右下腹或右腰部。右侧腰部明显压痛，前腹壁检查只有轻微压痛，但反跳痛明显。腰大肌试验阳性，右输尿管受累，尿中有少量红、白细胞，髂腹股沟神经受累，在股前方阴囊部疼痛。

3. 盆腔急性阑尾炎：开始亦为上腹部、脐周痛，转移至腹下部及两侧，往往局限于髂窝部，压痛点、肌紧张位于耻骨上方或腹膜间韧带以上。如阑尾靠近膀胱、直肠可引起尿痛、尿频、大便次数增加，直肠指诊及阴道指诊盆腔右壁有触痛。

4. 右侧腹部、腹中部阑尾炎：少见，症状类似典型阑尾炎，但转移性痛位于右侧腹部或中腹部，压痛、反跳痛、肌紧张亦以右下腹明显。

## 三、慢性阑尾炎

【病因病理】

大多数慢性阑尾炎是急性阑尾炎消退后留下来的病变，或由于阑尾腔内有粪石、虫卵等异物或扭曲、粘连等致管腔狭窄，发生慢性炎性变化。病理表现为在黏膜和浆膜层可见到小淋巴细胞、嗜酸粒细胞为主的慢性炎性细胞浸润及纤维组织增生，阑尾管腔狭窄或闭锁，周围有粘连形成。

【临床表现】

1. 腹痛：常为慢性右下腹痛，腹痛可为间歇性发作或持续性隐痛或不适。间歇性腹痛多见且常有典型的急性阑尾炎发作史，以后有多次右下腹痛发作。剧烈活动、饮食不节可诱发腹痛。

2. 胃肠道功能障碍：上腹部不适、食欲缺乏、腹痛、便秘、大便次数增加等。

3. 体征：右下腹局限性压痛，位置固定，经常存在。

4. X 线钡餐：具有意义的表现为透视下显示阑尾有明显压痛；或阑尾未显示，但在盲肠一方有局限性压痛，且压痛点随盲肠位置的改变而移动。

【诊断】

应认识到慢性阑尾炎的诊断相当困难。诊断上应从以下四点分析：

1. 有过典型急性发作史。

2. 右下腹有一经常存在和位置固定的压痛点。

3. 有上述 X 线钡餐的有意义发现。

4. 排除其他疾病可能。

【治疗】

慢性阑尾炎的治疗是行阑尾切除术，但术前必须确诊，否则就不能保证疗效,甚至会加重病情而使病情复杂化。术中发现阑尾外观正常,应探查邻近脏器,以明确诊断。

## 四、阑尾黏液囊腺瘤

原发性阑尾黏液囊腺瘤是属于上皮来源肿瘤,1842 年由 Rokitamsk 首次报道。临床上传统地将其分为良性和恶性两种。

【病理】

1. 阑尾黏液囊肿:也称阑尾良性黏液瘤,在黏液囊腺瘤中 80% 属此型,其发生多由于阑尾先天异常或后天慢性炎症狭窄造成阑尾腔梗阻,梗阻腔内在无细菌生长、无异物存在和无炎性反应的情况下,黏膜细胞继续分泌黏液物质,积存腔内形成黏液囊肿,因此它不是肿瘤而是一种潴留性囊肿。按囊肿梗阻部位和囊肿形成位置可分为两型:全阑尾型和终端型。

2. 原发性阑尾恶性黏液囊腺瘤:也称阑尾黏液囊腺癌,是阑尾源性真正肿瘤。其外观与良性黏液囊肿相似,组织病理上则为恶性表现。其破裂后可直接在腹腔内播散、种植形成腹膜假性黏液瘤(psendomyxona peritonei)。不过,腹膜假性黏液瘤也可由卵巢黏液瘤和黏液癌种植腹腔引起。

【诊断】

临床上无特异表现,瘤体较小者可无任何症状、体征,可在腹部其他手术时偶然发现。较大者可诉右下腹部无痛性包块或右下腹不适。有症状者临床上酷似急、慢性阑尾炎或阑尾周围脓肿。恶性黏液囊腺瘤并发腹膜假性黏液瘤可有大量流动性腹水、腹胀、肠粘连、肠梗阻甚至肠瘘等症状。准确的术前诊断依赖于对本病有足够的认识和高度警惕性,遇到以下情况应考虑到本病可能性:

1. 年龄在 40 岁以上。

2. 右下腹长期隐痛、腹泻,抗炎及对症治疗无效而明显加重者。

3. 持续存在右下腹无痛性肿块,药物抗炎治疗月余肿块无明显变化或有增大者,无恶病质及并发急性阑尾炎表现,女性排除妇科疾病者。

4. B 超提示有下腹出现单发混合性或内容物黏稠的囊性占位病变,无肝、局部淋巴结转移。

5. 下消化道气钡双重造影时阑尾不显影,回盲部黏膜无明显破坏,有壁外受压征象或回盲部移位情况者。

6. 腹腔镜检查:回盲部无阑尾或阑尾尖端可见包膜完整,肿瘤呈膨胀性生长。或发现多个大小不等囊性肿物,排除腹腔棘球蚴病(包虫病)者。

【治疗】

局限于阑尾的恶性黏液囊腺瘤且无血行或淋巴结转移者,只需切除阑尾,而不需做区域淋巴结清扫;如术中见病变累及盲肠或囊壁周围有浸润,或累及其他肠管、大网膜者,需行回盲部切除或右半结肠切除及受累脏器切除;术中切勿切开瘤体探查或穿刺瘤体,以防发生腹膜假性黏液瘤。对腹膜假性黏液瘤应尽量切除,同时切除大网膜、阑尾,甚至卵巢(如有可疑病变)。如术中黏液瘤破裂应尽量吸尽内容物,然后用 2% 碘酊烧灼,再用噻替哌冲洗,以预防发生腹膜假性黏液瘤。恶性黏液囊腺瘤未合并腹膜假性黏液瘤者,手术治疗预后较好,否则复发率很高。

## 五、阑尾类癌

阑尾类癌是阑尾中最常见肿瘤,约占阑尾肿瘤的 88% 。因其起源于 Lieberkühn 腺底部的嗜银细胞,故又称嗜银细胞瘤、嗜银细胞癌或 Kulschitzsky 癌。

【病理】

典型的病变位于阑尾黏膜下,小而硬的灰黄色结节样肿块,可单发或多发,直径多小于 2cm,可浸润肌层或浆膜。其一般累及阑尾远侧部分,可直接侵入邻近脂肪、淋巴组织,并可转移至肝脏、肺、脑和骨。

【诊断】

阑尾类癌很难在术前诊断,多在阑尾炎手术中偶然发现。

临床表现有三种类型:

1. 急性阑尾炎:多因肿瘤增大发生机械性阻塞而表现出急性阑尾炎的症状、体征。

2. 慢性右下腹痛。

3. 类癌综合征:面部潮红、慢性水样泻、哮喘、呼吸困难。面部潮红通常表现在颊部、前额及颈部暴露区。这些症状与癌分泌血管活性物质 5-HT 、组胺、缓激肽有关。

【治疗】

一般行阑尾切除术即可。如有下述适应证可行右半结肠切除术:

1. 类癌直径大于 2cm。

2. 术中发现淋巴结转移。

3. 阑尾切除残端仍有瘤细胞。如出现转移灶则做相应治疗。

类癌临床病程发展较慢,预后比腺癌好。

## 六、阑尾腺癌

阑尾壁与结肠壁相似,故其腺癌在组织学、生物学行为上均与之相似,又称阑尾结肠型腺癌。腺癌可有区域淋巴结转移,但血行转移少。

【病理】

大体上依肿瘤生长方式可分为息肉型、浸润型、溃疡型。临床上可仿照 Dukes 分期法分为四期。

A 期:癌组织局限于阑尾壁内。

B 期:癌组织浸出阑尾壁。

C 期:阑尾周围淋巴结转移。

D 期:远隔脏器或组织转移。

腺癌以淋巴转移为主,其次是血行转移。

【诊断】

无特异临床表现。可无症状,也可因阑尾腔梗阻而引发急性阑尾炎、阑尾脓肿、慢性阑尾炎等感染症状或为右下腹包块、急性肠梗阻表现;也可因广泛转移才被发现,甚至在剖腹手术时才发现。

【治疗】

本病主要是手术治疗。手术方式有单纯阑尾切除术、右半结肠切除术、姑息性肿瘤切除术三种。右半结肠切除术手术适应证是:

1. 病变已超过黏膜下层。
2. 阑尾切缘有癌组织残留。
3. 有肠系膜有淋巴结转移。

本病预后与癌细胞分化程度、浸润深度及有无淋巴结转移有关,但总的预后不良。

(曹志新　胡元龙)

# 第十一章　直肠肛管疾病

## 一、肛门、肛管、直肠和结肠镜检查

【受检体位】

肛门、肛管、直肠和结肠镜检查常取以下体位，它们各有优点和不足之处。原则是应按病人身体状况、疾病的要求和医疗设施选择合适的体位。

1. 左侧卧位：病人左侧卧位着床，臀部靠近床边，两腿屈曲向前靠近腹部，左下肢微伸。是常用的检查体位，病人舒适。

2. 膝胸位：患者双膝屈跪着床，腰部放松、臀部抬起，胸部尽量接近检查床面（台面）。若以肘部着床，两肘关节屈曲抵于检查床，则谓之肘膝位。此种体位不太舒适，但局部显露较好，适用于一般检查和肛镜检查及直肠、乙状结肠镜检查。对于年老体弱及病重的患者，此体位则不适宜。

3. 截石位：仰卧两腿向前屈曲，置于腿架。臀部移至检查台或检查床边缘。这是肛门直肠手术最常用的体位。此体位显露良好，尤其适用于肥胖者及女性患者。但此体位需要相应的检查床。

4. 蹲位：病人下蹲呈排便姿势，增加腹压向下用力，充分显露内痔、息肉和直肠黏膜脱出。也可自己从肛门下方照镜子观察病变，是自我检查的理想体位。

【检查方法】

（一）视诊

1. 肛门部位：患者所取体位应根据其身体状况、病变的情况选择。要求显露良好、光线充足，且患者易于接受。

2. 观察记录方法：先外后内。先观察肛周及肛缘，再以两手拇指或食指、中指将肛缘轻轻分开，同时嘱患者做轻度排便动作,观察肛管。然后按胸膝位或截石位钟表计位法记录各部位之病变。

3. 观察内容:观察肛门有无肛裂、溃疡、脱出物、脓血;肛缘有无肛瘘外口、外痔、湿疹、肿块和脓血黏液;对蹲位脱出的内痔要观察其部位、色泽、大小和有无出血等。

(二) 触(指)诊

肛周触诊和肛内指诊是一项极其重要的检查手段,其简便易行、准确可靠且又经济。临床上有视指诊为"指诊眼",应特别予以重视,尤其是对尽早发现直肠癌有重要价值。

1. 触诊、指诊方法

(1) 食指检查法:一般用右手戴手套,食指涂以液状石蜡、甘油或肥皂液。先触肛管缘皮肤有无肿块、瘘道索状物和外痔,并令患者深呼吸放松腹部和肛门肌肉以减轻腹压和肌肉紧张。然后将手指轻柔地进入肛管直肠内,依次检查肛门括约肌的松紧程度和触摸肛管直肠环。正常肛管有收缩和弹性,仅能伸入一指。括约肌松弛则失去弹性,可伸 2 ~ 3 指。触诊直肠应由前壁、两侧至后壁,特别是直肠后壁是直肠癌多发区,要尽量将食指伸入肛内,向后、向上触摸。注意肛管直肠有无狭窄、肿物、溃疡和脓血。指诊切忌突然插入和用力过猛,以免引起括约肌痉挛和疼痛,或造成肛裂。食指能触及的直肠深度约为 7 ~ 8cm。

(2) 双合诊法:将一手食指伸入直肠,另一手四指置于下腹部或阴道内即可进行直肠与腹部或阴道的双合诊检查;也可用一手进行肛门拇、食双合诊。双合诊的优点是可触清直肠与前列腺(或子宫、阴道)的关系,对瘘道、癌肿和肌瘤等侵犯范围提供有价值的资料。

2. 检查准备及注意问题

(1) 检查前患者排空大便。

(2) 给患者安排一合适的检查体位。

(3) 术者应戴上消毒手套,并要在食指套上涂擦润滑剂。

(4) 指诊前先触诊肛缘,指诊时动作应轻柔仔细,由前壁到两侧壁至后壁,由下到上,然后由上至下,反复触扪肠壁,注意有无结节、肿块、触痛、压痛、肠黏膜松弛、内脱垂，以及肿块与肠壁邻近的前列腺或阴道、子宫颈等关系。还应注意直肠膀胱陷凹或直肠子宫间陷凹处有无触痛、是否饱满、被肿块填充等。

(5) 注意观察直肠黏液的颜色，是否有血，粪便与血性黏液是否混合。

(三) 肛镜检查

1. 肛镜类型：肛镜是检查和治疗肛管直肠疾病的重要工具。临床上常用肛镜有圆口镜、斜口镜、喇叭镜和二叶、三叶镜。

2. 肛镜操作

(1) 检查前病人应排空大便。

(2) 术者应先视诊和指诊，如发现肛裂和严重肛管狭窄或肛周脓肿等，则应缓期检查或检查应在麻醉下进行。

(3) 检查时肛镜体涂以润滑剂。进镜方向先对向脐孔，通过肛管后改为对向骶尾部以至到达直肠壶腹。然后取出芯子，照入灯光，边退镜边观察直肠肛管情况。应注意从不同角度反复进入，观察不同方位的病变。

(4) 主要观察有无充血、出血、溃疡、肿瘤、息肉、异物、黏膜水肿、肛乳头肥大、肛隐窝炎以及瘘管内口等。

(四) 直肠乙状结肠检查

大约 70% 的直肠结肠癌可以用直肠乙状结肠镜直接看到，它可以弥补指诊检查部位受限和 X 线检查时小病灶易漏诊的不足之处，操作简便易行。

1. 指征

(1) 明显便血、黑便、脓血便者。

(2) 慢性腹泻、大便形状改变、腹胀、腹痛者。

(3) X 线钡剂灌肠检查或气钡双重造影检查疑有病变或发现病变而不能定性者。

(4) 肛管直肠息肉、肿块者。

(5) 直肠、乙状结肠保留肛门的根治性切除术后，应定期检查了解有无肿瘤复发。

(6) 观察直肠乙状结肠疾病。

2. 禁忌证

(1) 肛管直肠狭窄,镜管无法插入者。

(2) 有腹膜炎或有腹膜刺激症状疑有肠穿孔者。

(3) 肛管直肠急性感染期。

(4) 妇女经期、孕期。

(5) 严重高血压、贫血、冠心病或心肺功能不全者。

(6) 腹部大动脉瘤、肝硬化腹水、晚期癌性腹膜炎。

(7) 精神病或检查不合作的病人。

3. 检查前准备

(1) 对患者讲明此检查的必要性、目的和检查中可能引起的不适,以消除其思想顾虑而主动配合检查。

(2) 检查直肠镜、乙状结肠镜是否完好及镜管长度、口径大小,闭孔器、充气皮球、目镜、光源、活检钳等应完备齐全。

(3) 镜检前应常规灌肠2次。

(4) 镜检操作:①取膝胸位或截石卧位。②镜检前先做指诊了解肛管直肠有无狭窄。③将带有芯子的直肠或乙状结肠镜涂以润滑剂,其后缓缓插入肛内以旋转动作逐渐进入直肠。开始时镜尾端向脐部,在距肛缘5cm深度时则将镜尾端指向骶部,取出芯子,打开光源,装上目镜,然后边看边进镜至直肠中段,距肛8cm处可见到直肠瓣。当镜进入肛内15cm达直肠的狭窄部,此即直肠乙状结肠交界部。此时,应在直视下小心继续伸入。可适当注入空气使肠管扩张开以利镜管前进,直到镜管全部伸入到肛内。然后缓慢向外边退镜边观察。注意黏膜的色泽、充血程度及有无出血点、溃疡、糜烂、黏液颜色、息肉、结节、肿块以及肠黏膜内脱垂等。如见可疑病变,则应取组织病理检查。创面用干棉球填压止血。④检查后及时将观察的结果记录在病历上。记录时应描述病变部位、范围、局部形态和病理改变、是否取活组织病检。⑤如检查中取组织病检,术后嘱患者检查当天进食无渣饮食。应注意若有血便即来复诊。⑥镜检后患者发生剧烈腹痛疑有肠穿孔者则应及时做腹部X线平片检查,或留院观察;如确诊肠穿孔则应立即手术。

(五) 纤维结肠镜检查

纤维结肠镜检查可直接检查直肠、各部结肠、盲肠、回盲部和回肠末端。可看到X线检查不能发现的病变,并可取组织活检,息肉切除和电灼以及电凝止血还可帮助早期诊断和治疗结肠疾病,避免一些开腹探查手术。

1. 指征

(1) 急性、慢性下消化道出血,原因不明的贫血。

(2) 鉴别慢性结肠炎、憩室炎、息肉和癌,并可确定病变部位、范围。

(3) 随诊检查结肠癌或结肠息肉切除的复发、慢性结肠炎药物治疗的效果。

(4) X线检查不能诊断的病变可用纤维结肠镜确诊。

(5) 切除息肉、活组织检查以及对某些原因不明的结肠出血(血管畸形)行电凝止血。

2. 禁忌证

(1) 急腹症病人。

(2) 肛门、肛管和直肠有急性炎症。

(3) 患脑血管疾病、心肌梗死、心肺功能不全和精神病患者,做这种检查应十分慎重。

3. 检查前准备

(1) 同乙状结肠镜检查。

(2) 肠道准备:检查前2天流质饮食;术前1天下午先服50%硫酸镁30ml,番泻叶10g泡饮,然后服饮灌洗液2000ml(限于2小时内)。

(3) 检查前1小时皮下注射山莨菪碱10mg、地西泮(安定)10mg。

(4) 检查纤维镜、光源及各部件是否完备齐全,证实光源良好、透镜清晰、焦距满意、活检孔通,活检钳、电凝器、电圈套器等效能满意,方能使用。

4. 操作方法

(1) 检查体位一般取仰卧位或左侧卧位,屈曲双腿。

(2) 操作一般由术者、助手两人进行。术者掌握操作部,助手握住镜末端和镜管部。应先做肛管直肠指诊，后将涂擦润滑剂的镜尾端轻缓插入直肠内。术者左手握镜头操作部，左食指操作吸引、打气和喷水开关；右手调节调整方向装置，在直视下沿肠腔中心徐徐推进。通过直肠瓣、直肠乙状结肠连接处、乙状结肠降结肠接连部、脾曲和肝曲，进入升结肠。在进镜时常需注入少量空气，使肠管扩张，看到肠腔后而再推镜前进。如果未看到前方肠腔，切不可贸然推镜前进。如肠壁出现苍白或病人感觉疼痛，则应停止进镜，以免造成结肠损伤。

镜管通过乙状结肠时是沿肠腔的外缘前进，不能充分检查全部肠腔；向外拉回时沿肠腔内缘可看到全部肠腔。乙状结肠黏膜皱褶的大小和形状不同，有竖褶和横褶，乙状结肠的长度也不一致。如有畸形、炎症、粘连和固定推进结肠镜困难，需转动镜身，弯曲尾端，推进和拉回，手压腹壁，再向前推进，有时需X线透视帮助。

乙状结肠与降结肠接连部可见肠腔缩窄和黏膜正常的窄环，乙状结肠与降结肠成角，有时进镜困难。可将镜弯曲成角，固定乙状结肠上端，(或在X线透视下)将镜身回拉一定距离，使乙状结肠变直变短，则镜端可顺利通过此连接部。或将镜管拉出25cm，镜尾端向病人的左侧逆时针旋转180°，镜尾则向病人的右侧，再向前推进入降结肠。

降结肠是三角形肠腔。黏膜皱褶呈环形，分布比较一致。镜达脾曲时，体瘦者在腹壁左侧可看到亮光。脾曲可见一特殊黏膜皱褶，形似鸡爪，悬于肠腔，将肠腔分为2个短道，1个向上向外，成为盲端；一个弯向右，通于横结肠。若进入横结肠后不能前进，常因结肠镜管弯曲使乙状结肠扩张向上，有时触到膈肌，可引起不适、恶心和腹疼痛，此时可将镜尾端钩在脾曲，拉回结肠镜，使乙状结肠变直，增加镜尾端力量，通过横结肠。横结肠过长和胃结肠韧带松弛，通过困难，可改变患者为左侧卧位或垂头仰卧位，压迫腹前壁帮助通过。

肝曲有时可见松弛黏膜皱褶悬于肠腔，表示横结肠与升结肠的界限，由此处到达结肠回盲部并不困难。进入肠可见回盲瓣，有时可进入回肠末端。结肠镜到达盲肠后缓慢拉出时尽力弯曲镜尾端，以便较好地察看到各部结肠的全周黏膜。应注意黏膜充血、水肿、糜烂、溃疡、突起物和瘢痕，结肠憩室及其出口排出物，结肠炎的范围、部位，腺瘤和癌的部位、形状、大小、活动度、侵犯肠周径范围，亦可行腺瘤电切，或取组织病理检查。检查完毕时吸出肠内气体，减少肠腔压力，使患者舒适。

（3）详细记录发现病变和异常情况的部位及与肛缘间的距离。

5. 并发症：发生率平均为0.25%～0.4%。

（1）肠穿孔：发病率0.06%～0.2%，需手术治疗。因结肠空虚，若穿孔较小，腹膜刺激征不明显，也可非手术治疗。

（2）出血：黏膜损伤所致，浆肌层撕裂、肠系膜撕裂损伤或脾损伤所致腹腔出血，少量出血可观察和非手术治疗，严重出血则需要积极处理，必要时也应手术治疗。

（3）腹膜后和纵隔气肿：可自行消散，对腹膜后气肿并有少量腹内积气的患者可非手术治疗，但要密切观察。

（4）菌血症：发病率高达21%，常见拟杆菌、梭状芽胞杆菌、甲型溶血性链球菌和葡萄球菌。应给予抗生素治疗。

（5）腹胀、低血压、结肠梗阻和扭转：常非手术治疗使症状缓解。

（六）X线检查

此检查是诊断肛肠病的主要方法之一，近年来，其他先进的影像学检查方法虽然逐步采用，但X线检查仍有其重要意义，选择检查方法应循适应需要、由简至繁、减少痛苦、减轻负担的原则。

1. X线检查：胸片可以确定有无肺结核和肿瘤转移；腹部平片看有无结肠狭窄、梗阻，并确定病变部位和性质；骨盆摄影可了解有无肿瘤骨转移和骶、尾骨侵犯受损。

2. 静脉肾盂造影确定肿瘤是否与输尿管粘连、侵犯、压迫，而引起输尿管梗阻、肾盂积水。

3. 钡剂灌肠或气钡双重对比结肠造影可观察直肠、结肠形状，有无梗阻、肿瘤及慢性炎症、过敏性结肠炎和结肠憩室、畸形。一般在X线检查前做普通灌肠2次，或服缓泻剂。检查之后亦应服泻药或盐水灌肠清除钡剂，以免肠内残留钡剂变成硬块嵌塞造成肠梗阻。

4. 血管造影及介入治疗：为经股动脉插管做腹腔动脉、肠系膜上或下动脉选择性或超选择性造影，用于供血区的不明原因出血、血管性病变、肿瘤性病变的诊断和治疗，如药物灌注、栓塞或栓塞加化疗等。

5. 瘘管造影：为用碘剂注入瘘管的造影方法。用于对肛瘘及其他有关瘘管的诊断，可以了解瘘管的位置、数目、大小、形态、深度及走向。

6. 排粪造影：是测定肛门括约肌和肛管直肠形态功能及动力学功能的方法，测定肛管直肠角、肛管轴和直肠轴移位，耻骨直肠悬韧带作用和盆底肌肉功能。能指出肛管直肠角的大小、盆底下降程度、直肠排空动力学的障碍及直肠构型的改变，如直肠前突、直肠套叠。指征：

(1) 长期便秘、排便困难者。

(2) 直肠排空不尽的感觉。

(3) 非肿瘤性的肛坠胀感觉。

(4) 便秘史并有不同程度失禁。

### (七) CT 检查

CT 扫描是检查肛管、直肠和乙状结肠癌的较灵敏方法。可发现骶前、盆侧壁、盆器官和淋巴结的癌侵犯。确定癌的大小及向直肠周围脂肪、子宫和肌肉内的扩散。如将直肠以空气膨胀，扫描时静脉注射高血糖素和泛影酸盐，可更准确分期早期直肠癌。可早期发现结肠直肠癌手术后局部复发、盆腔肿块范围、远处转移、输尿管移位和梗阻、腹膜后腺病、肝转移和腹膜反折与会阴之间区域侵犯。能鉴别盆腔内复发肿块和手术后组织移位及纤维变性、输尿管癌侵犯和纤维变。但不能指出直肠壁结构，不能区别因癌侵犯肌肉增厚或因纤维变性增厚、放疗后水肿或纤维变性、肛提肌或梨状肌区内肿瘤。手术前、手术后 CT 扫描可帮助制定手术、化疗、放疗合适的治疗措施。

### (八) MRI 检查

MRI 和 CT 一样可以了解直肠及周围病变范围、性质，同时由于原理不同,MRI 较 CT 更能清晰地反映软组织内的细微结构改变。MRI 能提示结直肠肿瘤对肠管壁的侵犯层次、周围淋巴结转移;MRI 对瘘管管道和脓肿敏感,可以提供高清晰度解剖结构甚至瘘管的三维图像,了解肛瘘分型及病灶范围,从而为临床医生提供良好的参考;动态 MRI 排粪造影对出口梗阻型便秘,特别是复合性盆底功能障碍引起的排便功能障碍及大便失禁等有重要的诊断价值。动态 MRI 排粪造影无射线,空间分辨率高,能评价肛管直肠角、肛管、耻骨直肠肌以及盆底的情况。通过实时成像,对静息、排便及增加腹压时盆底结构与功能进行评价。通过向直肠腔中注入对比剂,可观察到肠套叠及脱肛。动态 MRI 可评价肛管直肠周围结构,从而诊断痉挛性盆底综合征、会阴降低综合征等。

## 二、肛　　裂

肛裂(anal fissure)是指齿状线以下肛管皮肤裂开性溃疡,多见于青壮年。

【病因】

1. 解剖因素:肛管后方系外括约肌浅部形成的尾骨韧带,伸缩性差。肛提肌大部分附着肛管两侧,对肛管两侧有较坚强的支持作用,且肛管与直肠末端相连形成了一定的曲度。排便时肛管后方承受压力最大,故易损伤。

2. 慢性炎症:肛门皮炎、慢性湿疹、肛窦炎、乳头炎、直肠炎等反复发作,导致肛管皮肤弹性减弱,易于撕裂破损。

3. 损伤:干结粪块、分娩、排便过度用力、肛管直肠检查操作不妥均可造成肛管皮肤直接损伤,继发感染则可形成肛裂。

【病理】

急性肛裂因病期短,裂口新鲜,底浅、整齐,无瘢痕形成。慢性肛裂常见一深达内括约肌的慢性溃疡,上端有肥大的乳头,下端有结缔组织外痔(前哨痔),即称三联征;并存肛周脓肿即四联征,或有肛瘘为五联征等。

【检查与诊断】

肛门视诊、触诊，两手拇指轻轻分开肛门口，即可看到溃疡。一般不做指检、肛镜检查，如有必要，应在局部麻醉下进行。

【鉴别诊断】

1. 肛管结核性溃疡：曾有结核病史，其溃疡的形状不规则、边缘不整齐、疼痛不明显，无前哨痔。分泌物涂片找结核杆菌，组织病理检查可以明确诊断。

2. 克罗恩(Crohn)病：溃疡不规则、底深、边缘潜行，常并存有瘘，且伴有全身症状，如贫血、腹痛、间歇发热等。

3. 肛管癌：皮肤形成不规则溃疡、坚硬，表面有特殊臭味的分泌物，持续剧痛。组织病理检查可以确诊。

【诊断标准】

1. 病史常有肛痛、出血、便秘、肛门瘙痒等症状。

2. 肛门视诊。必要时取组织病检鉴别诊断。

【治疗】

1. 非手术治疗

(1) 保持排便通畅。养成排便的良好习惯，使大便软化，可服缓泻剂，多食含纤维素丰富的食物。

(2) 保持肛门局部清洁。每晚或排便后可用 1∶5000 高锰酸钾溶液或 3% 温盐水坐浴。

(3) 局部麻醉下扩肛，解除肛门括约肌痉挛。

2. 手术治疗

(1) 内括约肌切断术：局部麻醉下在肛管侧位的内、外括约肌间沟处做 1.5cm 长纵行切口，用有槽探针或血管钳进入内外括约肌间挑起内括约肌下缘将其切断，断端结扎止血，切口缝合。术后肛门坐浴(1∶5000 高锰酸钾溶液)，1 周后拆线。

(2) 肛裂切除术：局部麻醉或腰麻下全部切除前哨痔、肥大的肛乳头、肛裂，必要时切断部分内括约肌。术后换药、坐浴、保持大便通畅。

【疗效与预后】

1. 创面愈合，无并发症。

2. 症状缓解或消失。

## 三、肛窦炎、肛乳头炎

肛窦炎是肛窦和肛瓣发生感染的炎症，肛乳头炎（analpapillitis）则是乳头红肿肥大。前者又称隐窝炎（anal cryptitis）。两者因解剖关系，其病因、症状相似。

【病因】

肛窦是肛瓣与直肠之间形成的一个底在下、口向上的小袋。深约3～5mm，袋内有肛腺的开口。干结粪块可直接损伤肛窦，稀粪便可存留其中，均能引起炎症。肛窦炎常并发肛乳头炎，肛裂、肛瘘也最易并发肛乳头炎。

【病理】

急性肛窦炎肛窦肿胀、有大量分泌物。慢性肛窦炎肛窦深，纤维增生，肛瓣、乳头受刺激水肿，窦内分泌物受阻不能排出，炎症重可继发形成脓肿和肛瘘。肛乳头慢性炎症、纤维组织增生，即形成乳头肥大。

【检查与诊断】

肛管指诊可检查乳头的硬度、大小、数目和部位以及是否有触痛；肛窦边缘的肿胀范围于炎症时有敏感性触痛。镜检可见肛瓣充血、水肿、撕裂、糜烂、溃疡、脓疡等病理改变。取分泌物进行细菌学检查、药敏试验，或局部取活组织行病理检查。肛镜下用钩状探针探查隐窝深度、有无脓肿或肛瘘形成。

【鉴别诊断】

1. 与肛瘘内口鉴别：肛瘘内口多在肛窦处。在齿状线处可触及索状物。可用探针由外口探及内口，按压时有脓液流出。

2. 与直肠息肉鉴别：直肠息肉多发生于幼儿，常生长于直肠中下段。蒂细长，项大，呈球形，覆盖黏膜，呈鲜红或紫红色，质软不痛，易出血。肛乳头炎发于齿状线附近，呈锥形，覆盖上皮，乳头为乳白或淡黄色、质硬、光滑、有压痛、不出血。慢性则为乳头状纤维瘤，病理检查可鉴别。

【诊断标准】

1. 肛门有“烧灼”感，排便时为重，便后缓解。粪便带黏液，含有血或脓水，肛门潮湿不洁、瘙痒。乳头炎慢性期，肛门常有异物感及排便不净感。急性时，肛门灼热刺痛，肿胀脱出肛外。如不还入肛内则胀痛重，常有便意。

2. 直肠指诊及肛镜检查：取分泌物做细菌学检查和组织病理检查确诊。

【治疗】

1. 非手术治疗

(1) 定时排便，避免大便秘结或腹泻。大便秘结者可适量服用缓泻剂，如麻仁丸、便乃通等。腹泻者可服用小檗碱、诺氟沙星等。

(2) 1∶5000 高锰酸钾溶液或温盐水坐浴。

(3) 肛管内局部涂用马应龙软膏或痔安素软膏。

2. 手术治疗：经非手术治疗无效，反复发作，可行肛窦切开引流和乳头切除术，术后坐浴。

【疗效标准与预后】

1. 痊愈者症状缓解，体征消失。

2. 慢性肛窦炎反复感染发作可形成脓肿或肛瘘。

3. 治愈率达 80%～90%。

## 四、肛管直肠周围脓肿

发生于肛管直肠周围软组织及其间隙的急性化脓性感染，称为肛管直肠周围脓肿（perianal and perierectal adscesses），简称肛周脓肿。

【病因】

肛管直肠周围为丰富的蜂窝组织，容易感染形成脓肿，其病因如下：

1. 感染因素

(1) 肛腺感染。

(2) 肛门周围皮肤损伤,如肛裂、直肠异物、肛管直肠手术不恰当操作、内痔注射等损伤后的继发感染。

2. 全身因素:糖尿病、白血病、再生障碍性贫血等,致使患者全身虚弱、抗感染力下降,易诱发肛周感染、脓肿的发生。

**【病理】**

肛腺感染,炎症扩散,可至括约肌间隙或直接蔓延,沿淋巴扩散或沿联合纵肌的纤维扩散,因而可导致肛管直肠周围各部位发生脓肿。

**【诊断】**

1. 症状与体征

(1) 肛周脓肿位于肛门旁皮下,局部红、肿、热、痛,可扪及波动感。全身症状较轻。

(2) 坐骨直肠窝脓肿:有高热、寒战、乏力、纳差,肛管直肠疼痛,为跳痛,排便时疼痛加剧。指检患处有触痛,并可触及包块。B 超可探及液性包块,穿刺肿块可抽出脓液。

(3) 骨盆直肠窝脓肿:患者有高热、寒战、头痛等较重的全身中毒症状,直肠肛管坠胀,排尿不畅致尿潴留。指检有深压痛。B 超探及盆腔可发现液性包块。

(4) 直肠后窝脓肿:全身中毒症状较重,骶尾部胀痛,尾骨处压痛明显。直肠后壁触压痛,有波动感,穿刺可抽出脓液。

(5) 直肠黏膜下脓肿:全身症状较轻,直肠局部刺激症状明显。有便频、里急后重、肛坠、黏液便等。指检可触及肿块,有波动感。穿刺可抽吸出脓液。

2. 实验检查:X 线检查及 B 超检查结果均为确诊的主要依据。MRI 可以了解肛周脓肿的位置、范围、有无瘘管及瘘管的具体信息。

3. 诊断性穿刺检查:简而易行,但不适用于结核性感染和恶性肿瘤继发脓肿。

**【鉴别诊断】**

1. 肛周毛囊炎、疖肿:多发生于尾骨及肛周皮下,局部肿胀,略隆起,有脓溢出,可见脓栓。

2. 骶骨前畸胎瘤合并感染:肛内指检可及直肠后肿块光

滑、有囊性感，无明显压痛。X 线检查可见肿块位于骶前，将直肠推向前方，X 线片上还可见散在钙化阴影。术后病理可确诊。

3. 克罗恩病并发肛周脓肿：发病率为 20%，局部红肿，多自溃破，常伴有肛瘘，疼痛不明显。结肠镜检查和病理检查可明确诊断。

【诊断标准】

1. 病史有全身发热、畏寒、乏力或头痛。局部有肛痛、肛坠胀，有排便刺激症状，如便频、里急后重等，有的可发生尿潴留。

2. 肛诊、直肠指诊、肛镜检查可了解病灶部位、大小、范围。

3. 实验室检查、X 线及 B 超检查有助于诊断和鉴别诊断。

4. 诊断性穿刺检查简易可行。

【治疗】

1. 非手术治疗

(1) 全身应用抗生素，如青霉素、庆大霉素、喹诺酮类药氟哌利多，或磺胺类、甲硝唑等。

(2) 局部理疗；温水坐浴可促进炎症吸收。

2. 手术治疗：原则是尽早手术，切开引流。

(1) 深部脓肿：穿刺定位，切开脓肿，放置引流条。引流要通畅。术后坐浴、换药，保持大便通畅。

(2) 肛旁皮下脓肿：应做放射状切口，切口敞开，以利引流。

(3) 坐骨直肠窝脓肿：一般在距肛门 3cm 处做一前后纵行切口，手指分离纤维直达脓腔。切口应宽大，防止过早闭合影响引流。

(4) 直肠后窝脓肿：切口应距肛缘 1.5cm，在后正中稍偏波动明显的一侧，做前后纵行的切口，不会损伤尾骨韧带。

(5) 直肠黏膜下脓肿：在双叶肛门镜下显露黏膜下脓肿，纵行切开黏膜，并切除部分黏膜，引流管由肛门引出。

(6) 脓肿切开一期挂线：适于肛提肌以下但有内口在肛管直肠环之上的脓肿。切开脓肿后，按肛瘘挂线操作进行挂线术。术后坐浴、换药。此法避免了二次手术。

【疗效与预后】

1. 治愈率达85%～90%。
2. 慢性期可并发肛瘘。

## 五、肛　　瘘

肛管直肠与肛门周围皮肤相通的感染管道称为肛瘘(anal fistula),多发生于青壮年。

【病因】

多系肛管直肠周围脓肿转变为慢性感染的结果。此外,少数可由结核感染、溃疡性结肠炎、克罗恩病等引起。

【病理】

肛瘘有原发内口、瘘管、支管和继发性外口。内口是感染源的入口,90%为原发性,多位于肛窦内及其附近。其中80%左右又处在肛管后正中线的两侧。继发性内口多为医源性,如探针检查或手术操作不当造成。也有少数因为脓肿向直肠肛管内破溃所引起的。瘘管有直有曲;有时有主管道,也有分支。外口即为脓肿破溃处或是引流部位,多位于肛管周围的皮肤。因感染、粪便不断地流入管道引起炎性反应,管壁组织增生,管内填充炎性肉芽组织,可使其经久不愈。瘘管引流不畅可再发生脓肿向周围扩散,又形成新的脓肿。脓肿破溃产生另一个新的外口,故外口可有多个。

根据瘘管的病理变化、瘘内口的位置、瘘管的行经途径按Parkes分为四类。

1. 括约肌间肛瘘(低位肛瘘)。
2. 经括约肌肛瘘(低位或高位肛瘘)。
3. 括约肌上肛瘘(高位肛瘘)。
4. 括约肌外肛瘘(高位肛瘘)。

【检查与诊断】

1. 肛缘周围皮肤可见一个或几个外口,呈乳头状突起或肉芽组织隆起,按压有脓液溢出。低位肛瘘皮下可触及一索状物,自外口通向肛管。高位肛瘘外口有时可有多个,如肛管左右侧均有外口,应考虑为“马蹄铁”形肛瘘。将肛门正中横行画一直线,外口在此线前方多为直型瘘;若外口在此线后方,则多为弯型瘘,且内口多在肛管后正中处(Goodsall 定律,图 11-1)。

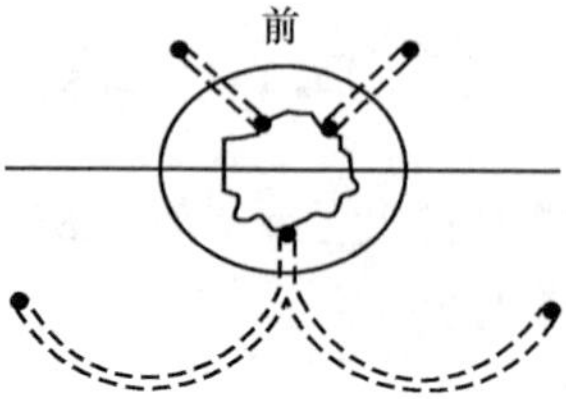


图 11-1　Goodsall 定律示意图

2. 肛镜检查:内口充血、水肿、凹陷或有脓液流出。指检内口处压痛,为硬结。探针由外口探入内口,另一手食指在肛内以助确定内口部位。此法多用于单纯瘘管。

3. 染色法检查:肛内置 1 块白纱布,从外口注入亚甲蓝,取出纱布看染色,以确定内口的大致部位。

4. X 线造影:自外口注入造影剂后摄片,可了解瘘管行经途径及内口数目、位置。

【鉴别诊断】

1. 化脓性汗腺炎:其病变在皮肤、皮下组织。窦道与肛管不相通。

2. 骶尾部囊肿:病程较长或为先天性疾病。常有尾部胀痛,瘘口多在尾骨附近,距肛缘远。瘘口内陷,不易闭合。探针可探及骶前一较大囊腔,不与直肠肛管相通。X 线肠道和囊肿造影、组织病理检查以助鉴别诊断。

3. 肛管直肠癌:癌肿晚期可溃烂形成瘘管。其特点是肿块坚硬、呈菜花状,溃疡深大,分泌物恶臭,局部持续剧痛。组织病理检查可鉴别。

【诊断标准】

1. 有肛周感染、脓肿病史。肛门周围皮肤伤口反复流脓或红肿、破溃、经久不愈。

2. 肛门周围皮肤有外口,经探针检查或染色法可发现内口,必要时做 X 线瘘管造影。

3. 组织病理检查可确诊瘘管性质。

【治疗】

肛瘘必须手术治疗,能否治愈的关键是准确找到内口,并将其完全切开或切除。

1. 挂线疗法:是一种简单而易行的慢行切割法。方法是在局部麻醉下,探针由外口探入内口穿出。将橡皮筋系在探针头上,然后退回探针,橡皮筋则由内口经瘘管被牵至外口。切开内外口间的皮肤层,收紧橡皮筋结扎。术后坐浴、换药。

2. 瘘管切开术:若对于低位肛瘘,原则是将瘘管全部切开,并切除部分皮肤,刮除管壁内肉芽组织。若内口在肛管直肠环上方(括约肌上瘘或括约肌外瘘),则瘘管不可全部切开。应切除瘘管肛缘外的部分,经肛管直肠环部采用挂线疗法。术后坐浴、换药。

3. "马蹄铁"形肛瘘的治疗:亦多用切开加挂线疗法。先用有槽探针由两侧外口探入,分别切开两侧瘘管至后中线处汇合。然后根据探查内口与肛管直肠环关系来决定是否加挂线疗法。如果内口在肛管直肠环以上,则应加挂线疗法;如果内口在肛管直肠环以下,则可一次性全部切开瘘管、括约肌浅部和皮下部,不会导致肛门排便节制功能受到影响。术后坐浴、换药。

4. 除外以上方法,肛瘘治疗手术方式还有 LIFT(ligation of interphincteric fistula tract)、肛瘘栓(anal fistula plug,AFP)填塞、肛瘘栓结合黏膜瓣封闭术、内口黏膜瓣封闭瘘管切除、纤维蛋白注射等。

## 六、痔

痔(hemorrhoids)是直肠下端黏膜和肛管皮肤下静脉丛扩张、迂曲形成的柔软静脉团,是一种常见病。男女皆可患病,女性发病率高,且 20 ~ 40 岁较多见,俗称"十人九痔"。

【病因】

痔的病因并不完全明了,常与多种因素有关。目前认为主要与下列几种因素有关:

1. 肛垫滑脱学说:肛垫是肛管血管垫的简称,位于直肠肛管上的组织垫,为解剖学的正常组织。它由静脉或静脉窦、结缔组织、平滑肌(又称 Trietz 肌)所组成。Trietz 肌一部分附着于肛管黏膜下肌肉壁上,还有部分包绕痔静脉丛和放射到肛周皮肤,起着坚强的固定和支撑作用。当某些原因使这种结构受到破坏,就失去其支撑作用和效能,则血管膨胀、静脉曲张,肛垫下移到肛管则成为痔。便秘、妊娠,还有体位、饮食等因素均可使肛垫充血,易诱发痔的发生。

2. 静脉回流受阻:直肠上静脉属门静脉系,无静脉瓣。痔静脉丛及小静脉壁很薄弱,对静脉内增高的压力抵抗力较低,且直肠下端黏膜下组织疏松,故易于使血液淤积、静脉扩张。若某因素使静脉回流受阻,则痔静脉迂曲、扩张为痔,如引起腹腔压力增高的便秘、妊娠、腹水、盆腔巨大肿瘤、前列腺肥大等均可并发痔的出现。

3. 炎症:肛周感染、肛腺炎引起静脉周围炎、静脉壁纤维化且失去弹性而扩张成痔。

【病理】

一般讲,痔组织和正常的痔区组织在显微镜结构上无明显差异,主要成分有黏膜和肛管上皮、大量的血管和平滑肌纤维及丰富的结缔组织。据此,临床上可分为外痔、内痔、混合痔。因痔发生的病理过程中表现不同的症状。

1. 内痔:内痔可分为四期。

Ⅰ 期:痔静脉淤血,痔区黏膜呈结节隆起,痔块不脱出,排便时带血,有时滴血、喷鲜血。

Ⅱ 期:静脉淤血加重,痔块变大,排便时痔块脱出。但便后痔块可自行还纳入肛内,便时可伴较多的出血。

Ⅲ 期:由于支撑肛垫的组织纤维化、失去弹性,排便后痔块脱出不能自行还纳入肛内,需借助手托送或平卧休息后回纳肛内。稍有咳嗽、剧烈运动等腹压增大时,痔块就脱出来,便血却较少。

Ⅳ 期：痔块因长期脱出肛外，即使复回便时又脱出，此已是内外痔相通，表面覆盖黏膜和肛管上皮。肛门常有分泌物、瘙痒。

内痔脱出、肛门括约肌收缩致使痔块不能还纳，可发生内痔嵌顿，表面水肿、疼痛。有时发生循环障碍致痔块坏死，称绞窄性痔，剧痛。

2. 外痔

（1）血栓性外痔：多发于排便后或剧烈活动之后，肛门突然疼痛，出现肿块。检查肛缘有一界限分明的紫色或暗红色结节，触痛明显。

（2）结缔组织性外痔：简称皮垂，内无静脉，肛门有异物感、瘙痒。

（3）静脉曲张性外痔：肛管皮下的静脉丛曲张，排便、下蹲时明显。肛门有时瘙痒，压之柔软。

**【检查与诊断】**

1. 肛门视诊：可见肛门有无外痔、混合痔、痔脱出等。双手拇指牵开肛门，还可见内痔的病理表现。直肠指诊可扪及内痔有血栓形成或纤维化。同时，还可了解肛管直肠中下段的其他疾病。

2. 肛门镜检查：观察痔块的部位、数目、大小及有无糜烂、溃疡、出血等，必要时可取组织病理检查。

**【鉴别诊断】**

1. 肛裂：肛裂便血伴疼痛，呈周期性。检查可能发现肛门后正中或前正中肛管皮肤有全层纵行裂口、溃疡形成、肛乳头肥大。

2. 低位直肠息肉：息肉多发于幼儿。单发息肉有细长蒂，呈乳头状，紫色或暗红色，易出血，质柔软，指诊可扪及。多发性息肉个小呈颗粒状突起，散在分布，易出血。

3. 直肠脱垂：除病史外，多发于儿童、老年人。脱出的直肠黏膜呈圆形、红色，表面光滑为“放射性”的皱襞。若直肠全层脱出，则呈圆柱状，有同心圆似的环行沟，表面光滑柔软，为正常黏膜，可回纳。

4. 肛乳头肥大：较大的肛乳头有时脱出，擦破出血。位于齿状线，呈三角形，覆盖上皮，色灰白或黄白色，质硬有触痛。

5. 肛管直肠癌：肛管低位直肠癌可能有出血及齿状线上下方肿块，但出血呈暗红色或果酱色。肿块质硬，表面不光滑，常有溃疡或呈菜花状。直肠指诊、肛门镜检查及取组织病理检查可资鉴别诊断。

【诊断标准】

1. 病史：内痔常有间断性排便后出血、脱出或肛门有分泌物、瘙痒不适，有时有肛门坠胀感。劳累或食刺激性食物可诱发。若排便后突然感到肛门剧痛、影响行走，可想到血栓性外痔发作。

2. 肛门视诊、直肠指诊、肛门镜检查可以对各类痔做出明确诊断。

3. 内镜检查及取组织病理检查：可以了解肛管、直肠疾病，有助于鉴别。

【治疗】

1. 一般疗法

(1) 调理粪便：服用缓泻剂，如麻仁丸、便乃通等，使大便通畅，但不可服剧烈泻剂，以免造成腹泻。

(2) 饮食：食物应容易消化，少含渣滓；应注意粗粮、细粮搭配，肉类、水果都要有。要少食或不食浓茶、咖啡、酒以及辛辣食物，减少对肛管的刺激。

(3) 局部处理：避免刺激肛门，减少摩擦。不宜久坐，便后热水坐浴。局部涂擦痔疮膏。

2. 注射疗法：适用于无并发症的内痔Ⅰ、Ⅱ期的患者。常用5%的苯酚植物油液1～2ml，注入痔顶端的黏膜下，切忌注入齿线以下的皮肤内，每次注射内痔块1～3个。每两个注射点有一定间隔，否则注射处组织纤维化连成一片，可导致肛门狭窄。每隔5～7天注射一次。一般注射后无不良反应，仅感肛门坠胀。如操作时局部消毒不严，或注射过深，可引起肛周感染，形成脓肿。注射治愈率为90%以上。

3. 胶圈套扎法:适用于各期内痔的患者,但以Ⅱ期为主。方法可用吸入套扎器将痔块用胶圈套扎在其根部;亦可用血管钳套扎法将胶圈套扎在痔块根部。每次套扎 1~3 个,术后用高锰酸钾溶液坐浴。但术后 24 小时内不宜排便,以防痔脱出、水肿或嵌顿出血。

4. 冷冻疗法:此疗法适用于Ⅰ、Ⅱ期内痔的患者。应用液态氮(-196℃)并通过特别探头接触到痔。每次 1~2 分钟,使痔组织变为白色冰球。术后分泌物较多,疼痛剧烈,且持续时间长,伤口愈合缓慢,易复发。

5. 红外线照射疗法:适用于Ⅰ、Ⅱ期小型内痔的患者,产生黏膜下纤维化,固定肛垫,减轻脱垂。探头对准痔基部黏膜,照射 15 秒,每个痔块照射 4 个点。本方法简单、疗效快、无痛,但复发率高。

6. 肛管扩张法:肛管扩张可解除肛门括约肌痉挛,改善局部血流供应与静脉回流,降低直肠内压力,对痔出血疗效较好。适用于肛门括约肌紧张,肛管高压[静息压>9.8kPa(100mmHg)]的老人、经产妇及腹泻者忌用。方法:1%普鲁卡因局部浸润麻醉,两手食指中指缓慢伸入肛内,向左右牵拉 5 分钟。术后定期用扩肛器扩肛数月。

7. 手术治疗:适用于Ⅱ~Ⅳ期内痔的患者,特别是外痔为主的混合痔。

(1) 外剥内扎法:在局部麻醉或骶管麻醉下、肛管扩张后,经肛门在肛缘做“V”形切口,行外痔剥离。剥到内痔根部,拉起痔块,在痔根部予以缝扎,然后切除痔组织,创面敞开。术后坐浴、换药。

(2) PPH 术:充分扩肛,于齿状线上方约 3~4.5cm 处将直肠黏膜环形缝合一圈,然后将 PPH 吻合器插入肛门,结扎缝线后击发吻合器,即可将脱垂的黏膜带切除下来。

(3) 超声引导下痔上动脉缝扎术:通过特制的带有超声波探头的肛门镜确定痔动脉的位置,通过操作窗口缝扎痔动脉,从而阻断血流,降低痔体内压,达到迅速止血、使痔体萎缩的目的。通过连续缝合可起到一定的上提痔体的作用。

# 七、直肠脱垂

直肠脱垂(rectal prolapse)是指肛管、直肠和乙状结肠向下移位。仅是黏膜下脱的是不完全脱垂;直肠全层下脱的为完全性脱垂。脱垂部分在直肠内是内脱垂;脱出肛门外是外脱垂。按脱垂程度分为三级。

【病因】

1. 解剖因素:小儿骶骨发育不完全,弯曲度尚未形成,直肠呈垂直状;或直肠前凹处腹膜反折较正常人低。当腹压增高,肠襻可直接压于直肠前壁,并将其向下推出而致脱垂。

2. 盆底组织薄弱:老年人肌肉松弛、萎缩,女性生育过多或分娩损伤会阴部,以及幼儿发育不全均可致使盆底筋膜发育不全、萎缩,不能支持直肠于正常位置。

3. 长期腹内压增高:如慢性腹泻、长期便秘、前列腺肥大致排尿困难、慢性咳嗽病等都可为直肠脱垂的诱因。

【病理】

不完全脱垂是直肠下部黏膜与肌层分离、向下移位,形成皱褶,有时为部分黏膜,有时为全周黏膜,临床称为1级脱垂。脱出肛外的黏膜呈“放射性”皱襞,表面黏膜有光泽,可有散在出血点或糜烂。完全脱垂可因括约肌收缩导致静脉回流受阻、黏膜红肿糜烂。后期,直肠由骨盆后壁分离,乙状结肠下脱,括约肌和肛提肌松弛,肛管增大,有时小肠脱垂于直肠内。如长期不能回复,可发生绞窄性肠梗阻。

【检查与诊断】

1. 体检:可发现脱出肛外的直肠黏膜或直肠的全层脱出。不完全脱出的黏膜为红色球形肿块,突出肛外2~5cm,由肿块中心呈“放射状”的皱襞。直肠全层脱出肛外,可见一圆柱形肿物,表面为环行皱褶的黏膜。内脱垂时,侧卧位或蹲位指诊,在直肠壶腹部可触及套叠的黏膜,柔软、光滑,上下可移动,脱垂部与肠壁间可触及一环行沟。

2. 内镜检查:见脱垂黏膜,肠壁塞满肠腔,黏膜充血、水肿、肥厚,或有散在的小溃疡、出血。

3. 排便造影:是有诊断价值的检查,且能与其他排便障碍综合征鉴别。

【鉴别诊断】

1. 环状内痔:除病史外,环状内痔脱出,可见到充血肥大的痔块,呈梅花状,易出血。直肠指检括约肌收缩有力,而直肠脱垂者肛门松弛。

2. 直肠内黏膜脱垂应与排便障碍综合征相鉴别。经内镜检查及 X 线造影检查可以确诊。

【诊断标准】

1. 多见于儿童、老年人。病史有便秘、排便不规律,直肠胀满、排便不尽,排便时有肿物脱出,便后缩回,久站、咳嗽及剧烈活动又脱出。有时伴有排尿困难及腰部、骶尾部不适等症状。

2. 体格检查:肛门视诊可见肛门外有脱出的黏膜或脱出的全层直肠管壁。直肠指诊可触及套入肛管、直肠内拥塞的黏膜或肠管壁。

3. 内镜检查及 X 线造影可以对各类直肠脱垂确诊,同时还可以对其他排便障碍综合征鉴别诊断。

【治疗】

1. 改善病人全身情况,去除引起腹内压增高的因素。

2. 儿童直肠脱垂多可自愈。发病时可手法复位,用纱布卷堵住肛门,再将两臀部用胶布固定,暂时封住肛门。

3. 注射疗法:用 5% 苯酚植物油注射于直肠黏膜下或直肠周围一圈,分 4 ~ 5 处注射,每处 2ml,总量 10ml。注射途径:

(1) 经肛镜在直肠内将药液注射到黏膜下层,使黏膜与肌层粘连。

(2) 经肛周皮肤在直肠指诊下做直肠周围注射,使直肠与周围粘连固定,7 ~ 10 天一次,共 2 ~ 3 次。此法适用于年老、体弱者。

4. 手术治疗:适用于重度的直肠脱垂。

(1) 直肠悬吊固定术:经腹将直肠后壁游离到尾骨尖再把直肠向上牵拉,用两条阔筋膜带或人造织品带子(尼龙或丝绸带),一端缝合在直肠前壁侧面,另一端固定于骶骨岬前筋膜上。术中注意防止损伤骶前静脉和神经。此手术简单,复发率及死亡率低。

(2) 肛门圈缩术:该法用银丝环置入肛管周围皮下组织,使松弛的括约肌紧缩,2～3个月后取出。适用于老年和体弱者。此方法简单,复发率较高。

(3) 脱垂肠管切除术:经腹游离直肠,提高直肠,固定直肠于骶骨岬前筋膜,并切除冗长的乙状结肠。此方法复发率低。

## 八、直肠、肛管息肉

息肉是指从黏膜表面突出的异常组织,在没有确定病理性质前通称息肉。一般来说,息肉是由于起源于黏膜的细胞生长聚集形成的。

【分类】

息肉腺瘤性息肉、炎性息肉、增生性息肉、错构瘤、淋巴瘤、类癌等。

【临床表现】

大部分患者无症状,直到肛门指诊或直肠镜、结肠镜检查时才发现。出现的症状多为便血、黏液便、腹痛、腹泻等,往往缺乏特异性。部分患者表现为慢性贫血,血红蛋白可严重降低,临床医生需关注此类患者是否有肠道息肉的可能。直肠息肉较大者可引起肛门坠胀感,巨大息肉者可脱出肛门外致嵌顿。

【鉴别诊断】

直肠腺瘤性息肉可发展为直肠癌,部分息肉状形态的病变已发生癌变,需谨慎处理。

【治疗】

增生性息肉,炎性息肉一般无需特殊处理,但需定期随访。其余直肠息肉均需治疗。治疗方式包括内镜治疗、手术治疗。

# 九、功能性便秘

功能性便秘(FC)是一种常见的消化系统功能性肠病,表现为持续困难的、不频繁的或不完全的排便感,不符合肠易激综合征的诊断标准。2006年5月通过并发表了功能性便秘罗马Ⅲ标准,是目前全球用于功能性便秘诊断、治疗的共识性文件。

功能性便秘罗马Ⅲ诊断标准:必须包括下列2个或2个以上的症状:

(1) 至少有25%的排便感到费力。

(2) 至少有25%的排便为块状便或硬便。

(3) 至少有25%的排便有排便不尽感。

(4) 至少有25%的排便有肛门直肠的阻塞感。

(5) 至少有25%的排便需要人工方法辅助(如指抠、盆底支持)。

(6) 每周少于3次排便。

如果不使用泻药,松散便很少见到。诊断肠易激综合征依据不充分。患者须在诊断前6个月出现症状,在最近的3个月满足诊断标准。

【疾病分类】

为了便于临床治疗功能性便秘方案和药物的选择,目前大多采用根据结肠动力学特点而进行的分型,分为慢传输型便秘、功能性出口梗阻型便秘和混合型便秘。这种分型的依据是以结肠或肛门直肠动力障碍特点为基础的。

(1) 慢传输型便秘:是最常见的类型,系指由于结肠动力障碍,使内容物滞留于结肠或结肠通过缓慢的便秘,结肠测压显示结肠动力降低,导致结肠内容推进速度慢、排空迟缓。同时可能伴有其他自主神经功能异常所致的胃肠功能紊乱如胃排空迟缓或小肠运动障碍。患者主诉多为排便次数少、粪便质地坚硬、无便意。用闪烁照相术或不透X线标记物法检查提示结肠通过时间延缓可确立诊断。因此有人称之为结肠无力,它是功能性便秘最常见的类型。治疗上首选促肠动力药。

(2) 出口梗阻型便秘:具有正常的结肠传输功能,由于肛、直肠的功能异常(非器质性病变)如排便反射缺如,盆底肌痉挛综合征或排便时肛门括约肌不协调所致,包括横纹肌功能不良、直肠平滑肌动力异常、直肠感觉功能损害、肛门括约肌失协调症以及盆底痉挛综合征等。患者主诉是排便困难,肛门直肠阻塞感,排便时需要用手协助。多发生于儿童、妇女和老年人。治疗上可优先考虑生物反馈治疗。

(3) 混合型便秘:具有结肠慢传输特点,也存在肛、直肠功能异常,或二者均不典型,治疗上因人而异。该型可能是由慢传输型便秘发展而来,也有人认为长期的出口梗阻影响了结肠排空继发结肠无力。

【辅助检查】

1. 胃肠 X 线检查:根据钡剂在胃肠道内运行的情况来了解其运动功能状态。在张力减慢性便秘者,可看到钡剂到达结肠后运行明显减慢,在左侧结肠内长期停滞,特别显出扩张的直肠壶腹。在痉挛性便秘者,可见结肠内钡剂被分成小块,并可见到由于逆蠕动的结果,使到达降结肠或乙状结肠的钡剂有时又可逆行到横结肠。胃肠 X 线检查的更大意义在于排除肿瘤、结核、巨结肠病、梗阻等器质性病变造成的便秘,这对确立功能性便秘的诊断是非常重要的。

2. 结肠传输试验:要求患者 1 周内无任何影响肠道活动的干扰因素。受检者前 1 天早餐后上午吞服含 20 粒不透 X 线标记物胶囊,分别于吞服后 24、48、72 小时各摄腹部平片 1 张。必要时于 96、120 小时加摄腹部平片各一张。目前国内公认度最高的标准为:口服标记物后 24 小时至少排出 80% 的标志物为正常,如果在 48 小时结肠内仍有 80% 以上或 72 小时在结肠内仍存留 5 枚或 5 枚以上标志物则提示有慢传输型便秘存在。

3. 直肠镜:乙状结肠镜及纤维结肠镜检查可直接诊视肠黏膜状态,必要时可采取活组织检查。在功能性便秘病人,由于硬粪的滞留和刺激,结肠黏膜特别是直肠黏膜常有不同程度的炎性改变,表现为充血、水肿、血管走向模糊不清等。在挛缩性便秘者,除炎性改变外,有时肠镜下可见到肠管的痉挛性收缩。表现为肠壁向腔内聚拢,肠腔收缩变窄,推进肠镜困难,同时病人感到腹痛。稍停片刻挛缩即可缓解,肠腔开放,腹痛消失。

4. 排粪造影:是一种形态与动态相结合评价肛门直肠区功能的方法,采用X线造影技术,测静坐、提肛、强忍、用力排便各时相的肛门直肠角、肛上距、乙耻距,用于诊断解剖畸形(直肠脱垂、直肠突出等)和肠道远端局部功能障碍(功能性出口梗阻、直肠乏力等),在诊断便秘中有重要价值,并可为选择治疗方法提供依据。

5. 肛门直肠测压:对功能性便秘的病因诊断及治疗也是很有帮助的。肛管、直肠测压在诊断慢性便秘中有十分重要的作用,借助于此项检查可区分终末性和其他类型的便秘。常用的参数有肛管内括约肌压力及长度、肛管最大收缩压、直肠敏感性及直肠肛门反射等。

6. 肛管直肠感觉检查:用电流刺激法测肛门感觉。将通电探针与肛门黏膜接触,分别测肛门括约肌上、中、下三处,逐渐增加电流量,直到患者出现烧灼感或麻刺感,记录阈值,计算平均阈值。与气囊扩张法测直肠敏感性相比较,Kamm 等认为电流刺激法更为精确,避免了气囊压力、直肠内径和顺应性差异。两种方法测得结果有显著相关性,但后者易接受且可重复性好。

7. 肛门括约肌肌电图(EMG):将针状电极或柱状电极插入肛门外括约肌皮下束记录肌电活动。便秘患者最常见的EMG 改变为耻骨直肠肌矛盾收缩。用 EMG 可区分盆底随意肌群肌肉和神经功能异常,患者排便时盆底肌肉不能松弛,对出口梗阻型便秘的诊断有重要意义。

【治疗】

1. 一般治疗:应采取合理的饮食习惯,增加膳食纤维及水分的摄入量。另外,尚需保持健康心理状态,养成良好的排便习惯,同时进行适当有规律的运动。

2. 生物反馈治疗:多用于盆底痉挛综合征。

3. 药物治疗

(1) 泻剂。

(2) 促肠道动力药物。

(3) 微生态制剂。

4. 手术治疗

(1) 慢传输型便秘:手术方式争议很大。目前常用的手术方式包括结肠部分切除术、结肠次全切除术、全结肠切除术。腹腔镜辅助结肠次/部分/全切除术可以减小手术创伤,减少术后并发症,使得患者从中受益。

(2) 出口梗阻型(排便困难性)便秘

1) 直肠内脱垂:若症状明显、排粪造影和动态盆底MRI诊断明确、前突深度>3cm、直肠前突内有造影剂存留或需要手助排便者,目前多推荐采用经肛门手术,如直肠黏膜纵行折叠术加硬化剂注射、吻合器痔上黏膜环切钉合术(PPH)、Delorme手术、经肛门吻合器直肠部分切除术(STARR术)。对于直肠全层内脱垂、症状严重者,可考虑经腹手术,多数情况下需要切除部分冗长的乙状结肠,可以进行直肠悬吊固定手术,对女性病人建议同时行子宫前位固定、盆底抬高术。

2) 直肠前突:手术适应证为:①排便困难明显,直肠指诊可发现直肠前膨出,需要用手指经阴道或会阴协助排便;②排粪造影直肠前突≥4cm(有争议);③排粪造影显示直肠前突部位有钡剂残留。主要治疗方法包括经直肠和阴道修补、PPH、STARR等。

3) 耻骨直肠肌综合征(盆底痉挛综合征):是排便时耻骨直肠肌异常收缩或不能松弛的行为障碍。生物反馈治疗是首选疗法,肉毒碱A注射也是一种简单的疗法,能减轻耻骨直肠肌痉挛,不引起括约肌的永久性损伤。手术方式有经肛门或经骶尾入路的耻骨直肠肌部分肌束切断术,此法目前国内争议较大,各单位需根据自己情况决定。

(3) 混合型排便功能障碍:常见的是合并出口梗阻的慢传输型便秘,可合并盆底下降、盆底疝、子宫后倾、直肠前突。针对这类病人的治疗一定要制定全面的治疗方案,找准主要矛盾,采取手术时还应考虑对多重病因予以矫正。在便秘的手术治疗中,这类病人是效果最难预计,也是效果最不理想的一类,因此手术治疗一定要谨慎。

# 十、直　肠　癌

直肠癌(rectal carinoma)系发生在直肠的上皮组织恶性肿瘤,是消化道最常见的恶性肿瘤之一,发病率仅次于胃癌、食管癌,且有增加的趋势。男性较常见,多见于 40 岁以后。国内青壮年直肠癌发生率高于国外。

**【病因】**

确切病因仍不甚清楚。目前大家公认的首列因素,如直肠腺瘤,特别是绒毛状腺瘤与家族性腺瘤病,血吸虫病肠炎和肉芽肿,直肠慢性炎症等均可发生癌变。高脂肪、高蛋白、低纤维素饮食及维生素缺乏与直肠癌的发生也有一定的关系。

**【病理】**

直肠癌的病理包括其形态分型、组织分型、恶性程度分级、病理分期和传播扩散方式等。

## 形态分型与组织分型

(1) 早期结直肠癌:癌细胞限于结直肠黏膜下层者称早期结直肠癌($pT_1$)。WHO 消化道肿瘤分类将黏膜层内有浸润的病变亦称为“高级别上皮内瘤变”。

(2) 进展期结直肠癌的大体类型

1) 隆起型:肿瘤的主体向肠腔内突出者,均属本型。

2) 溃疡型:肿瘤形成深达或贯穿肌层之溃疡者均属此型。

3) 浸润型:肿瘤向肠壁各层弥漫浸润,使局部肠壁增厚,但表面常无明显溃疡或隆起。

(3) 组织学类型

1) 腺癌:①乳头状腺癌;②管状腺癌;③黏液腺癌;④印戒细胞癌。

2) 未分化癌。

3）腺鳞癌。

4）鳞状细胞癌。

5）小细胞癌。

6）类癌。

（4）分级与组织学类型的关系：结直肠癌细胞分级与组织学类型的关系见表 11-1。

**表 11-1　分级与组织学类型的关系**

| 分级 | | 组织学类型 |
|---|---|---|
| WHO | 四级分法 | |
| 低级别 | Ⅰ级 | 高分化（管状）腺癌，乳头状腺癌 |
| | Ⅱ级 | 中分化（管状）腺癌 |
| 高级别 | Ⅲ级 | 低分化（管状）腺癌，黏液腺癌，印戒细胞癌， |
| | Ⅳ级 | 未分化癌，髓样癌 |

（5）病理分期：见表 11-2。

**表 11-2**

| 期别 | T | N | M | Dukes | MAC |
|---|---|---|---|---|---|
| 0 | Tis | $N_0$ | $M_0$ | – | – |
| Ⅰ | $T_1$ | $N_0$ | $M_0$ | A | A |
| | $T_2$ | $N_0$ | $M_0$ | A | $B_1$ |
| ⅡA | $T_3$ | $N_0$ | $M_0$ | B | $B_2$ |
| ⅡB | $T_{4a}$ | $N_0$ | $M_0$ | B | $B_2$ |
| ⅡC | $T_{4b}$ | $N_0$ | $M_0$ | B | $B_3$ |
| ⅢA | $T_{1\sim2}$ | $N_1/N_{1c}$ | $M_0$ | C | $C_1$ |
| | $T_1$ | $N_{2a}$ | $M_0$ | C | $C_1$ |
| ⅢB | $T_{3\text{-}4a}$ | $N_1/N_{1c}$ | $M_0$ | C | $C_2$ |
| | $T_{2\text{-}3}$ | $N_{2a}$ | $M_0$ | C | $C_1/C_2$ |
| | $T_{1\text{-}2}$ | $N_{2b}$ | $M_0$ | C | $C_1$ |

续表

| 期别 | T | N | M | Dukes | MAC |
|---|---|---|---|---|---|
| ⅢC | $T_{4a}$ | $N_{2a}$ | $M_0$ | C | $C_2$ |
|  | $T_{3\text{-}4a}$ | $N_{2b}$ | $M_0$ | C | $C_2$ |
|  | $T_{4b}$ | $N_{1\text{-}2}$ | $M_0$ | C | $C_3$ |
| ⅣA | 任何 T | 任何 N | $M_{1a}$ | - | - |
| ⅣB | 任何 T | 任何 N | $M_{1b}$ | - | - |

## 结直肠癌 TNM 分期

美国癌症联合委员会（AJCC）/国际抗癌联盟（UICC）《结直肠癌 TNM 分期系统》（2010 年第七版）

**原发肿瘤（T）**

$T_x$　原发肿瘤无法评价

$T_0$　无原发肿瘤证据

Tis　原位癌：局限于上皮内或侵犯黏膜固有层

$T_1$　肿瘤侵犯黏膜下层

$T_2$　肿瘤侵犯固有肌层

$T_3$　肿瘤穿透固有肌层到达浆膜下层，或侵犯无腹膜覆盖的结直肠旁组织

$T_{4a}$　肿瘤穿透腹膜脏层

$T_{4b}$　肿瘤直接侵犯或粘连于其他器官或结构

**区域淋巴结（N）**

$N_x$　区域淋巴结无法评价

$N_0$　无区域淋巴结转移

$N_1$　有 1 ~3 枚区域淋巴结转移

$N_{1a}$　有 1 枚区域淋巴结转移

$N_{1b}$　有 2 ~3 枚区域淋巴结转移

$N_{1c}$　浆膜下、肠系膜、无腹膜覆盖结肠/直肠周围组织内有肿瘤种植（tumor deposit，TD），无区域淋巴结转移

$N_2$　有4枚以上区域淋巴结转移

$N_{2a}$　4～6枚区域淋巴结转移

$N_{2b}$　7枚及更多区域淋巴结转移

**远处转移(M)**

$M_0$　无远处转移

$M_1$　有远处转移

$M_{1a}$　远处转移局限于单个器官或部位(如肝、肺、卵巢、非区域淋巴结)

$M_{1b}$　远处转移分布于一个以上的器官/部位或腹膜转移

解剖分期/预后组别

**【检查与诊断】**

1. 肛管直肠指诊,可触及肿块的位置、形态、大小、活动度、侵犯范围以及与邻近脏器的关系。低位直肠癌晚期腹股沟区有时可触及转移的淋巴结。

2. 直肠镜检:可直接观察肿瘤的病理变化,并可取活组织病理检查而确诊。

3. 如无明显的肠梗阻,应行钡剂灌肠和纤维结肠镜检查,可明确结肠有无多发性癌灶。

4. CT检查:CT检查的作用在于明确病变侵犯肠壁的深度、向壁外蔓延的范围和远处转移的部位。目前,结直肠病变的CT检查推荐用于以下几个方面:

(1) 提供结直肠恶性肿瘤的分期。

(2) 发现复发肿瘤。

(3) 评价肿瘤对各种治疗的反应。

(4) 阐明肠壁内和外在性压迫性病变的内部结构,明确其性质。

(5) 明确肿瘤的来源及其与周围脏器的关系。

5. MRI检查:MRI检查的适应证同CT检查。推荐用于直肠癌的术前分期及结直肠癌肝转移病灶的评价。

6. 经直肠腔内超声:推荐直肠腔内超声或内镜超声检查为中低位直肠癌诊断及分期的常规检查。

7. PET-CT:不推荐常规使用,但对于常规检查无法明确的转移复发病灶可作为有效的辅助检查。

8. 排泄性尿路造影：不推荐术前常规检查，仅适用于肿瘤较大可能侵及尿路的患者。

【鉴别诊断】

1. 痔：内痔出血鲜红，轻者便后滴血，重者为喷血，且排便后自行停止。直肠癌早期，便血可鲜红或暗红，量不多，且间歇发作，主要为脓血便。直肠指诊、镜检可资鉴别。

2. 直肠息肉：直肠镜检取活组织病理检查可确诊。

3. 肠炎、痢疾：出现腹泻、脓血便、里急后重等症状。需做肠道细胞学检查，直肠镜、纤维结肠镜检查有助于明确诊断。

【诊断标准】

1. 临床症状：排便习惯改变，便血或为血性黏液便，粪便变形、变细，便次增多，有里急后重感或排便困难等。

2. 肛管直肠指检可扪及直肠内肿块或肠壁变硬、肠腔变狭窄，指套上可有血性黏液。

3. 直肠镜检查可发现肠内有新生物，取组织病检可确诊有癌细胞。

4. B 超：腹、盆腔 B 超可发现卵巢、肝脏等有转移癌灶。

【治疗】

（一）直肠癌的外科治疗

直肠癌的手术的腹腔探查处理原则同结肠癌。

1. 直肠癌局部切除（$T_1N_0M_0$）。早期直肠癌（$T_1N_0M_0$）的经肛门切除。必须满足如下要求。

（1）侵犯肠周径<30%。

（2）肿瘤大小<3cm。

（3）切缘阴性（距离肿瘤>3mm）。

（4）活动，不固定。

（5）距肛缘 8cm 以内。

（6）仅适用于 $T_1$ 肿瘤。

（7）内镜下切除的息肉，伴癌浸润，或病理学不确定。

（8）无血管淋巴管浸润（LVI）或神经浸润。

(9) 高-中度分化。

(10) 治疗前影像学检查无淋巴结肿大的证据。

注:局部切除标本必须由手术医师展平、固定,标记方位后送病理检查。

2. 直肠癌 $T_{2\sim4}$、$N_{0\sim2}$、$M_0$:必须争取根治性手术治疗。中上段直肠癌推荐行低位前切除术;低位直肠癌推荐行腹会阴联合切除术或慎重选择保肛手术。中下段直肠癌必须遵循直肠癌全系膜切除术原则,尽可能锐性游离直肠系膜,连同肿瘤远侧系膜整块切除。肠壁远切缘距离肿瘤≥2cm,直肠系膜远切缘距离肿瘤≥5cm 或切除全直肠系膜。在根治肿瘤的前提下,尽可能保持肛门括约肌功能及排尿和性功能。

对于已经引起肠梗阻的可切除直肠癌,推荐行Ⅰ期切除吻合,或 Hartmann 手术,或造瘘术后Ⅱ期切除,或支架植入解除梗阻后Ⅱ期切除。Ⅰ期切除吻合前推荐行术中肠道灌洗。如估计吻合口瘘的风险较高,建议行 Hartmann 手术或Ⅰ期切除吻合及预防性肠造口。对原发瘤灶无法切除者,行结肠造口,可缓解梗阻症状。如果肿瘤局部晚期不能切除或临床上不能耐受手术,推荐给予姑息性治疗,包括选用放射治疗来处理不可控制的出血、支架植入来处理肠梗阻以及支持治疗。

3. 直肠癌肝转移外科治疗

(1) 肝转移灶手术的适应证和禁忌证。

1) 适应证

A. 结直肠癌原发灶能够或已经根治性切除。

B. 根据肝脏解剖学基础和病灶范围肝转移灶可完全($R_0$)切除,且要求保留足够的肝脏功能,肝脏残留容积≥50%(同步原发灶和肝转移灶切除)或≥30%(分阶段原发灶和肝转移灶切除)。

C. 患者全身状况允许,没有不可切除的肝外转移病变。

2) 禁忌证

A. 结直肠癌原发灶不能取得根治性切除。

B. 出现不能切除的肝外转移。

C. 预计术后残余肝脏容积不够。

D. 患者全身状况不能耐受手术。

(2) 不可切除的结直肠癌肝转移的治疗:除合并出血、穿孔或梗阻等急症需要手术切除原发灶以外的不可切除的结直肠癌肝转移患者,应当经多学科讨论,慎重选择方案及药物进行系统治疗,创造一切机会转化为可手术治疗。治疗过程中每6~8周评估疗效,一旦达到可手术切除条件,尽早争取手术治疗。

4. 直肠癌肺转移外科治疗的原则

(1) 原发灶必须能根治性切除($R_0$)。

(2) 有肺外可切除病灶并不妨碍肺转移瘤的切除。

(3) 完整切除必须考虑到肿瘤范围和解剖部位,肺切除后必须能维持足够功能。

(4) 某些患者可考虑分次切除。

(5) 不管肺转移瘤能否切除,均应当考虑联合化疗[术前化疗和(或)术后辅助化疗]。

(二) 非手术治疗

1. 直肠癌的新辅助治疗:新辅助治疗目的在于提高手术切除率,提高保肛率,延长患者无病生存期。推荐新辅助放化疗仅适用于距肛门<12cm的直肠癌。

(1) 直肠癌术前治疗推荐以氟尿嘧啶类药物为基础的新辅助放化疗。

(2) 对$T_3$和(或)$N^+$的可切除直肠癌患者,推荐用术前新辅助放化疗。

(3) 对$T_4$或局部晚期不可切除的直肠癌患者,必须行新辅助放化疗。治疗后必须重新评价,并考虑是否可行手术。

新辅助放化疗中,化疗方案推荐首选持续灌注5-FU,或者5-FU/LV,或者卡培他滨单药。建议化疗时限2~3个月。放疗方案请参见放射治疗原则。

2. 结直肠癌辅助治疗:I期($T_{1-2}N_0M_0$)或者有放化疗禁忌的患者不推荐辅助治疗。

(1) 直肠癌辅助化疗

1）①对Ⅱ期直肠癌且无高危因素者，建议随访观察，或者用单药氟尿嘧啶类药物化疗。②对Ⅱ期直肠癌且有高危因素者，建议辅助化疗。化疗方案推荐选用5-FU/LV、卡培他滨、5-FU/LV/奥沙利铂或CapeOx方案。化疗时限应当不超过6个月。

2）对Ⅲ期直肠癌患者，推荐辅助化疗。化疗方案推荐选用5-FU/CF、卡培他滨、FOLFOX或FLOX（奥沙利铂+氟尿嘧啶+醛氢叶酸）或CapeOx方案。化疗不应超过6个月。

（2）直肠癌辅助放疗：$T_{3\sim4}$ 或 $N_{1\sim2}$ 距肛缘≤12cm直肠癌，推荐术前新辅助放化疗，如术前未行放疗，建议辅助放疗。

【疗效与预后】

1. 根治性切除的病例5年生存率为50%～70%。

2. 随访：结直肠癌治疗后一律推荐规律随访。

（1）病史和体检：每3～6个月1次，共2年，然后每6个月1次，总共5年，5年后每年1次。

（2）监测CEA、CA19-9，每3～6个月1次，共2年，然后每6个月1次，总共5年，5年后每年1次。

（3）腹/盆超声、X线胸片每3～6个月1次，共2年，然后每6个月1次，总共5年，5年后每年1次。

（4）腹/盆CT或MRI每年1次。

（5）术后1年内行肠镜检查，如有异常，1年内复查；如未见息肉，3年内复查；然后5年1次，随诊检查出现的大肠腺瘤均推荐切除。

（6）PET-CT不是常规推荐的检查项目。

## 十一、肛管、肛周恶性肿瘤

肛管癌发生在肛管上，即自齿状线到肛门开口；以肛门为中心，直径5～6cm圆形区域的癌称为肛周癌。两者均比较少见，占大肠癌的1%～4%；前者较后者多见，且前者又多见于女性；以鳞状细胞癌为主，约占80%；其他还有基底细胞癌、恶性黑色素瘤等。

【病因】

1. 病毒:乳头状病毒、单纯疱疹病毒感染可引起细胞基因改变,在肿瘤促进因子作用下导致肿瘤形成。

2. 放射线:具有致基因突变的作用。

3. 慢性炎症:肛瘘、痔疮等癌前疾病均有可能发生癌变。

【病理】

肛管、肛周鳞状细胞癌常发生尖锐湿疣、慢性肛瘘及黏膜白斑,呈结节状肿块或菜花状,有溃疡,瘤体增大可堵塞肛门。可向深部浸润,直接侵犯括约肌及邻近器官,如尿道、阴道、前列腺。晚期淋巴转移主要在髂外及腹股沟淋巴结。源于肛管部的肿瘤分化程度低、恶性程度高、预后差,而源于肛缘处的肿瘤,分化程度较高,预后较好。

恶性黑色素瘤好发于皮肤、眼睛,肛管为第3位,由黑色素瘤细胞恶变而致。通常发生在肛管齿状线处或肛缘部,由鳞状上皮覆盖。恶性黑色素瘤呈斑块状或息肉状、痔样改变脱出肛门外,表面有浅表溃疡,易出血。倾向于沿黏膜组织从肛管向直肠壁蔓延扩张,较少向管壁浸润,常见髂外、腹股沟淋巴结转移,晚期发生血行转移,恶性度高,预后差。基底细胞癌系基底细胞恶性增殖,极少见,病灶在齿状线或近齿状线;可呈扁平肥厚状,少数呈环行。由于富核,癌巢染色较深,胞质少,很像皮肤的基底细胞癌,恶性程度较高。

【检查与诊断】

1. 肛门视诊:可见肛周皮肤存有肿块、结节或溃疡。直肠指诊可直接触及肿瘤的位置、大小、浸润深度及范围。还可触及腹股沟的淋巴结有无肿大、融合现象。

2. B超:可以了解盆腔、腹腔有无转移病灶。盆腔CT扫描对肿瘤有无侵犯邻近器官很有帮助。

【鉴别诊断】

1. 肛管癌早期症状与肛裂、肛瘘以及痔很相似,常有便血、便痛、排便习惯改变等。临床医生切不可以这些良性疾病而贻误对肛管癌的及时诊断与处理。体检时若发现疑点应做组织病理检查。

2. 恶性黑色素瘤：为黑色或褐色肿块。脱出肛外酷似血栓痔，但其为硬性结节，偶有压痛。较大的肿块呈结节状，外形似蕈伞，有短而宽的蒂，似菜花状。无色素恶性黑色素瘤虽很少见，但更易误诊，必须做组织病理检查确诊。取活组织时一定切除整个瘤体，以防医源性扩散。

3. 肛周癌需与肛周的湿疣、克罗恩病、非特异性溃疡鉴别。肛门湿疣可环绕肛门发生，多块状出现，可延伸入肛管下段，有散在的小突起，也有带蒂的大肿块，形状不规则，表面有颗粒但无溃疡，也无恶性浸润表现。克罗恩病主要表现是肛周存在无痛性溃疡，周围水肿；内镜检查可发现有直肠炎。非特异性溃疡的溃疡表浅、边缘高，基底部覆以清洁的肉芽组织，组织病理检查可证实不是肿瘤。

【诊断标准】

1. 肛管癌、肛周癌的临床表现为肛痛、出血、肿块以及肛门有分泌物、瘙痒等。

2. 因其无特异性表现，必须做组织病理检查以助确诊。

3. B 超可了解腹腔肝脏等远处转移。直肠内 B 超和盆腔 CT 扫描可了解肿瘤有无侵犯周围组织和器官以及盆腔淋巴结的转移。

【治疗】

1. 局部切除：肿瘤较早期，直径≤2cm，仅限于 Boman 和 Richards 临床分期 A 者，局部切除可以获愈。

2. 腹会阴联合切除：用于肿瘤直径≥2cm、肿瘤浸润肛管壁全层或周围组织者。手术切除的范围比直肠癌的腹会阴切除术更广泛，它包括肛门周围较广泛的皮肤、肛门内外括约肌、坐骨直肠窝的脂肪组织、肛提肌以及盆底腹膜以下的所有淋巴引流区，如女性患者的阴道后壁。如果腹股沟内淋巴结有转移时，则应加做腹股沟淋巴结清除术。

3. 肛管癌、肛周癌对放射线有较高的敏感性，疗效较好。

Papillon 照射法采用两野照射，会阴野和骶后野，应用$^{60}Co$或 4～6MV X 线照射。会阴野照射 30Gy，分 10 次进行，隔日一次;骶野照射 18Gy,分 6 次进行,每周一次,最后一周照射 3 次,疗程共 4 周。休息 4 ~ 8 周后再组织间插植放疗,追加 20Gy/24h 或用直接会阴野追加 10 ~ 20Gy/1 ~ 2 周。总的原发灶剂量达 58 ~ 68Gy。此法适用于瘤体较小(直径<5cm)、无明显的盆腔淋巴结转移者。

术前放疗多采用三野照射术,照射量 40 ~ 45Gy/4 ~ 5 周,休息 4 ~ 6 周后行手术治疗。如此可提高手术切除率,减少淋巴转移,降低复发率。

(杨传永 罗学来 黄 丹)

# 第十二章　肝脏疾病

## 一、肝　外　伤

肝外伤(liver injury)在腹部损伤中约占20%～30%，右肝外伤较左肝为多。肝外伤的致伤因素、病理类型和临床表现与脾外伤相似，主要危险是失血性休克、胆汁性腹膜炎和继发感染。因肝外伤后可能有胆汁溢出，故腹痛和腹膜刺激征常较脾破裂伤者更为明显。肝破裂后，血液有时可通过胆管进入十二指肠而出现黑便或呕血，诊断中应予注意。肝被膜下破裂也有转为真性破裂的可能，而中央型肝破裂则更易发展为继发性肝脓肿。

肝外伤分级仍运用1994年美国创伤外科协会提出的分级法。

Ⅰ级

血肿：位于被膜下，<10%肝表面积。

裂伤：包膜撕裂，实质裂伤深度<1cm。

Ⅱ级

血肿：位于被膜下，10%～50%肝表面积；实质内血肿直径<10cm。

裂伤：实质裂伤深度1～3cm，长度<10cm。

Ⅲ级

血肿：位于被膜下，>50%肝表面积或仍在继续扩大；被膜下或实质内血肿破裂；实质内血肿>10cm或仍在继续扩大。

裂伤：深度>3cm。

Ⅳ级

裂伤：实质破裂累及25%～75%的肝叶或在单一肝叶内有1～3个Couinaud肝段受累。

Ⅴ级

裂伤：实质破裂超过 75% 肝叶或在单一肝叶超过 3 个 Couinaud 肝段受累。

血管：近肝静脉损伤，即肝后下腔静脉/主要肝静脉。

Ⅵ级

血管：肝撕脱。

Ⅲ级或以下者如为多处损伤，其损伤程度则增加 1 级。

国内吴孟超等参照国内外学者意见提出以下肝外伤分级：

Ⅰ级，肝实质裂伤深<1cm，范围小，含小的包膜下血肿；

Ⅱ级，裂伤深 1～3cm，范围局限性，含周围性穿透伤；

Ⅲ级，裂伤深>3cm，范围广，含中央型穿透伤；

Ⅳ级，肝叶离断、损毁，含巨大中央型血肿；

Ⅴ级，肝门或肝内大血管或下腔静脉损伤。

**【处理】**

肝外伤手术治疗的基本要求是确切止血、彻底清创、消除胆汁溢漏、处理其他脏器损伤和建立通畅的引流。肝火器伤和累及空腔脏器的非火器伤都应手术治疗，其他的刺伤和钝性伤则主要根据伤员全身情况决定治疗方案。轻度肝实质裂伤，或血流动力学指标稳定或经补充血容量后保持稳定的伤员，可在严密观察下进行非手术治疗。

生命体征经补充血容量后仍不稳定或需大量输血才能维持血压者，说明仍有活动性出血，应尽早剖腹手术。

(1) 暂时控制出血，尽快查明伤情：开腹后发现肝破裂并有凶猛出血时，可用纱布压迫创面暂时止血，同时用手指或橡皮管阻断肝十二指肠韧带控制出血，以利探查和处理。常温下每次阻断的时间不宜超过 20 分钟，肝硬化等病理情况时，每次不宜超过 15 分钟。若需控制更长时间，应分次进行。在迅速吸除腹腔积血后，剪开肝圆韧带和镰状韧带，直视下探查左右半肝的膈面和脏面，但应避免过分牵拉肝脏，避免加深、撕裂肝的伤口。如阻断入肝血流后，肝裂口仍有大量出血，说明肝静脉和腔静脉损伤，即应用纱布填塞止血，并迅速剪开伤侧肝的三角韧带和冠状韧带，以判明伤情，决定手术方式。

(2) 清创缝合术:探明肝破裂伤情后,应对损伤的肝进行清创,具体方法是清除裂口内的血块、异物以及离断、粉碎或失去活力的肝组织。清创后应对出血点和断裂的胆管逐一结扎。对于裂口不深、出血不多、创缘比较整齐的病例,在清创后可将裂口直接予以缝合。缝合时应注意避免裂口内留有死腔,否则有发展为脓肿或有继发出血的可能。有时将大网膜、明胶海绵等填塞后缝合裂口,以消除死腔,可提高止血效果、减少继发脓肿并加强缝合线的稳固性。

肝损伤如属被膜下破裂,小的血肿可不予处理,张力高的大血肿应切开被膜进行清创、彻底止血和结扎断裂的胆管。

(3) 肝动脉结扎术:如果裂口内有不易控制的动脉性出血,可考虑行肝动脉结扎。最好是解剖出肝固有动脉及左、右肝动脉,根据外伤来自哪个肝叶而进行左或右肝动脉结扎,尽量不结扎肝固有动脉和肝总动脉。

(4) 肝切除术:对于有大块肝组织破损,特别是粉碎性肝破裂,或肝组织挫伤严重的病人应施行肝切除术。但不宜采用创伤大的规则性肝切除术,而是在充分考虑肝解剖特点的基础上作清创式肝切除术。即将损伤和失活的肝组织整块切除,并应尽量多保留健康肝组织,切面的血管和胆管均应予结扎。

(5) 纱布填塞法:对于裂口较深或肝组织已有大块缺损而止血不满意、又无条件进行较大手术的病人,仍有一定应用价值,有时可在用大网膜、明胶海绵、止血粉等填入裂口之后,用长而宽的纱条按顺序填入裂口以达到压迫止血、挽救病人生命的目的。纱条尾端自腹壁切口或另作腹壁戳孔引出作为引流。手术后第3~5日起,每日抽出纱条一段,7~10日取完。此法有并发感染或在抽出纱条的最后部分时引起再次出血的可能,故非至不得已,应避免采用。

(6) 肝损伤累及主肝静脉或下腔静脉的处理:这种情况出血多而汹涌,且有并发空气栓塞的可能,死亡率高达80%,处理十分困难。通常需扩大或者胸腹联合切口以改善显露,采用带蒂大网膜填塞后,用粗针线将肝破裂伤缝合、靠拢。如此法无效,则需实行全肝血流阻断(包括腹主动脉、肝门和肝上下端的下腔静脉)后,缝补静脉破裂口。

同时,一些Ⅲ级以下肝外伤亦有成功应用腹腔镜治疗的报道。不论采用何种手术方式,肝外伤手术后,在创面或肝周应留置多孔硅胶双套管行负压吸引以引流出渗出的血液和胆汁。

## 二、非寄生虫性肝囊肿

非寄生虫性肝囊肿(nonparasitic liver cysts)又可分为先天性、创伤性、炎症性和肿瘤性囊肿。临床多见的是先天性肝囊肿,又称为真性囊肿,它可分为单发性和多发性两种,后者又称为多囊肝(polycystic liver disease)。单发性肝囊肿以20~50岁年龄组多见,男女发生率之比为1∶4。囊肿小者直径仅数毫米,大者含液量可达1000ml以上,甚至可占整个肝叶。多发性肝囊肿以40~60岁女性多见,囊肿大小不等,累及全肝者,肝肿大变形;亦可仅局限于一段或一叶。囊壁内层上皮细胞可因肝囊肿大小而不同,呈柱状、立方形、扁平状或缺如,外层为胶原样组织;囊液澄清透明,多不含胆汁。

先天性肝囊肿生长缓慢,多无症状,常因B超、CT等影像学检查或其他腹部手术探查中发现,囊肿增大到一定程度则因压迫邻近脏器,可出现食后饱胀、恶心、呕吐、右上腹隐痛及胃部不适等症状。体格检查可触及右上腹肿块或肝肿大。肿块与肝相连,带囊性感,无明显压痛并可随呼吸上下移动。多发性肝囊肿可在肝表面触及多个囊性软结节。B超以其无创、经济、便捷为诊断肝囊肿的首选方法,CT可精确囊肿的大小、部位、形态和数目。大的肝囊肿因其所在部位不同可显示膈肌抬高或胃肠受压移位等征象。多发性肝囊肿病人还应检查肾、肺、胰以及其他脏器有无囊肿或先天性畸形。

一般认为,小的肝囊肿而又无症状者,无需处理,大而又伴有症状者,可采用B超引导下对囊肿穿刺抽液术;或腹腔镜下行囊肿开窗术或去顶术;亦可在剖腹术下吸净囊内液并用氩气刀或酒精灭活囊肿壁并向腹腔开放;囊肿切除术则适用于肝边缘部位、带蒂突向腹腔的囊肿。对合并感染、囊内出血或囊液伴有胆汁者,可在

“开窗术”后放置引流或穿刺置管引流。与胆管相通的后壁囊肿，若反复胆管炎难以保守治疗控制着，可行囊肿空肠“Y”形吻合术。

多发性肝囊肿亦不主张手术治疗，但伴有明显症状的大型多发囊肿，若病变局限于肝的某段或叶，则可行病变肝段或肝叶部分切除术。对病变广泛的多发全肝的晚期囊肿病人，肝组织破坏严重，肝功能受损，出现腹水、黄疸和引起门静脉高压等严重并发症时可考虑实施肝移植治疗。

## 三、肝包虫病

肝包虫病(hepatic hydatidosis)又称为肝棘球蚴病(hepatic echinococcosis)，常见于畜牧业地区，是人畜共患性寄生虫病。主要分布于亚洲、非洲、南美洲及中东地区、中欧地区、北美阿拉斯加和日本北海道，我国西部属包虫病高发地区。包虫病主要有两种类型，一种是由细粒棘球绦虫的虫卵感染所致囊型包虫病(hepatic cystic echinococcosis，HCE)，较常见；另一种是由多房棘球绦虫的虫卵感染所致肝泡型包虫病(hepatic alveolar echinococcosis，HAE)。

### 肝囊型包虫病

【临床表现】

早期可无明显症状，随着包虫囊逐渐增大而产生压迫症候群：即肝区受压、胀痛不适；肝顶部巨大包虫可使膈肌抬高，影响呼吸；肝门部包虫可压迫门静脉和胆道，引起梗阻性黄疸、脾肿大和腹水；肝左叶包虫压迫胃影响食欲。肝包虫囊肿的主要危害是其并发症，临床往往是产生并发症才表现出相应症状和体征，而且往往是两种或两种以上并发症同时或相继发生，引起相应症状，增加手术治疗困难，甚至危及病人生命。

【诊断要点】

1. 可有流行病学史或过敏反应史。
2. 具有包虫压迫、破裂或感染的相应临床表现。
3. 典型的包虫囊肿查体可触及右上腹肿块，表面光滑，压之有弹性,叩之有包虫震颤,可随呼吸上下移动。

4. B超可显示囊肿部位、大小和形态结构。典型的包虫可显示"双层壁"囊肿结构;囊壁粗糙肥厚或周边"弧形钙化"影,呈强回声;内囊壁塌陷呈"水上浮莲"征,多子囊呈"蜂窝"征等。世界卫生组织包虫病专家组根据囊型包虫病在影像学特点分为五5种类型,即单囊型、多子囊型、内囊塌陷型、实变型、钙化型。肺包虫囊肿X线检查可显示囊肿外形和周边"弧形钙化"影。此外,CT、MRI在包虫病的定位、分型及与周围脏器和大血管相互关系的诊断具有特殊价值。

5. 免疫学检测:常用的方法有酶联免疫吸附试验(ELISA)、间接血凝法(IHA)、点免疫胶体金渗滤法(DIGFA)等。此外,夹心ELISA法检测人体循环抗原、补体结合试验等检测包虫特异性抗原或补体方法虽然诊断敏感性较低,但因其特异性在免疫随访仍具有一定应用价值。传统包虫皮内试验(Casoni试验)易出现假阳性(约18%~67%)或假阴性及可引起过敏反应等缺点应在临床上停止使用。

**【鉴别诊断】**

1. 先天性肝囊肿:无流行病学史,B超显示囊壁较薄且光滑,囊液均匀,无"双层壁"影像学特征,多呈阴性反应。

2. 细菌性肝脓肿:有感染发病史,无"双层壁"的特征性影像。脓肿壁薄但全身中毒症状较重,则是细菌性肝脓肿的主要临床和影像学特点,亦可借助包虫免疫试验加以鉴别。

3. 肝右叶包虫囊肿需注意与右侧肾盂积水、胆囊积液相鉴别。

**【治疗原则】**

手术摘除包虫是主要的治疗方法,药物治疗是手术前后重要的辅助治疗手段。常用的手术方法有:①肝包虫内囊摘除术;②肝包虫囊肿外囊完整剥除术;③肝部分切除术;④经皮肝穿刺引流囊液;⑤腹腔镜包虫摘除术。手术中应常规使用抗过敏药物(如氢化可的松或地塞米松)和做好抢救过敏性休克的准备。常用的抗包虫病药物有苯丙硫咪唑类(阿苯达唑和甲苯咪唑)及吡喹酮片剂等。

1. 肝包虫囊肿内囊摘除术:是治疗肝囊型包虫最常用的手术方法,其特点是手术方法简单、创伤较小,但存在残腔胆瘘、复发和播散种植等并发症。手术要点:①充分显露包虫囊肿,保护好囊周围肝脏和邻近组织,防止囊液和原头节外溢播散;②负压吸引下囊肿穿刺并吸尽清亮或浅黄色囊液;③注满20%高渗盐水,留置10分钟,吸出液体并夹出内囊或子囊,再用高渗盐水纱块反复擦拭囊壁,杀灭残存原头节;④剪去无肝组织的外囊壁;⑤对有胆汁漏或感染的囊应缝闭瘘口并放置外引流;⑥手术前后口服阿苯达唑有利于预防包虫术后复发。

2. 肝包虫囊肿外囊完整剥除术:是避免囊液外溢和术后胆瘘的一种理想的手术方法,适用于原发性包虫囊肿部分突出肝表面者。手术要点:①在肝包虫外囊与肝实质交界处切开肝被膜,找出外囊与肝实质之间的"潜在间隙";②逐渐将肝包虫外囊从肝组织完整剥离,并把肝组织的膜性结构及各管道完整地保留在肝实质一侧;③肝创面不必缝合,可酌情局部置管外引流。该手术剥离外囊时具有一定难度,并受包虫囊肿的部位、大小和术后粘连的限制。

3. 肝部分切除术:适用于包虫囊肿局限在肝脏边缘或复发的厚壁包虫囊肿及合并感染或血性肉芽肿;或者外囊残腔内胆漏长期带管或反复清创不愈者。肝部分切除手术操作规范根据包虫囊肿部位和大小可行肝段、肝叶、半肝或扩大半肝切除以及不规则肝叶段切除术,其基本手术操作方法、原则和步骤与肝良性占位性病变相同,但应注意避免术中过度挤压造成包虫囊破裂和过敏休克。

4. 经皮肝穿刺引流囊液和腹腔镜摘除包虫囊法:是近年来发展起来的治疗肝包虫病的方法,具有创伤轻、手术时间短、简单等优点。术前先采用B超等手段在体表做投影标记定位、定量以免除术中遗漏,以便选择腹腔镜或穿刺针最佳进路部位。但在手术过程中要注意吸净外漏的包虫囊液,预防过敏、感染及种植复发,必须强调适应证的选择。

## 肝泡型包虫病

【诊断】

有流行病学接触史（狐、狼和噬齿类动物），早期无明显自觉症状，以后病灶增大，始出现右上腹肿块伴胀痛不适，纳差消瘦，中晚期出现梗阻性黄疸，晚期出现门静脉高压症状。影像学检查（B 超、CT、MRI）可显示肝脏内高密度占位性病灶，“不规则坏死液化腔及散在或不规则片状钙化灶”为其典型的影像学特征。晚期可见肺、脑转移。所有囊型包虫病免疫检测方法均适用于泡型包虫病的免疫诊断，其中以 Em2 和 Em18 特异性诊断抗原 ELISA 法、免疫印迹法或金标渗滤法为有效的诊断方法，其诊断敏感性和特异性均大于 90%。

【治疗原则】

肝部分切除是治疗肝泡型包虫病的有效方法，但到医院的就诊病人多属中晚期已失去根治性肝切除机会，因而只能实施针对病灶的姑息性不规则肝切除；肝移植是针对晚期病人尤其伴有下腔静脉阻塞或梗阻性黄疸的最后治疗手段；阿苯达唑、甲苯咪唑等长期药物治疗可抑制病灶发展，延长病程。

# 四、肝　脓　肿

临床上常见的有细菌性肝脓肿和阿米巴性肝脓肿。在临床上都有发热、肝区疼痛和肝肿大，但二者在病因、病程、临床表现及治疗上均各有特点。阿米巴性肝脓肿主要在内科学中讲授，本节主要介绍阿米巴性肝脓肿的外科治疗问题。

## 细菌性肝脓肿

【病因】

细菌性肝脓肿（bacterial liver abscess）由化脓性细菌引起，又称化脓性肝脓肿（pyogenic liver abscess）。肝脏具有门静脉和肝动脉双重血液供应，因胆道系统与肠道相通而增加了肝内感染的可能性，引起细菌性肝脓肿最常见的致病菌是大肠杆菌和金黄色葡萄球菌,其次为链球菌、类杆菌属等。胆管源性或门静脉播散者以大肠杆菌为最常见,其次为厌氧性链球菌。肝动脉播散或“隐源性”者,以葡萄球菌,尤其是金黄色葡萄球菌为常见。病原菌侵入肝的途径(图 12-1)中以经胆道系统较多见,占 21.6%~51.5%,平均 41.4%。

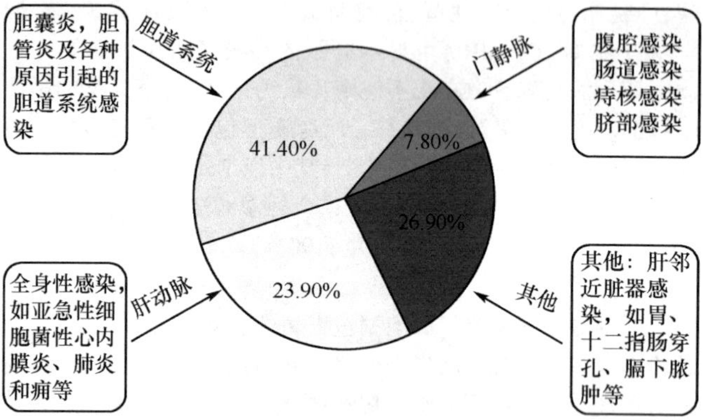


图 12-1 病原菌侵入肝的途径

此外,肝毗邻感染病灶的细菌可循淋巴系统侵入肝脏。在开放性肝损伤时,细菌可随致伤异物、破裂的小胆管或创口直接侵入肝脏引发脓肿。有一些原因不明亦称为“隐源性”肝脓肿(cryptogenic liver abscess)者,可能与肝内已存在隐匿病变有关。在机体抵抗力减低时,病原菌在肝内繁殖而形成肝脓肿。有报告隐源性肝脓肿患者约 25% 伴有糖尿病。

【病理】

细菌侵入肝后引起局部炎症改变,形成单个或多个小脓肿。经及时抗炎治疗,小脓肿多能吸收消失;或感染继续扩散,多个小的脓肿可融合成一个或数个较大的肝脓肿。肝脏血运丰富,在脓肿形成发展过程中,大量毒素被吸收可呈现较严重的毒血症。而当脓肿进入慢性期后,脓腔周边肉芽组织增生、纤维化,肝脓肿亦可向膈下、腹腔或胸腔穿破导致严重的感染并发症。

【临床表现】

肝脓肿一般起病较急，主要表现为：

1. 寒战、高热：是最常见的症状。体温可高达39～40℃，热型为弛张热，伴有大量出汗、脉率增快等感染中毒症状。

2. 肝区疼痛：呈持续性钝痛或胀痛，系因肝肿大引起肝包膜急性膨胀所致。若炎症刺激横膈或向胸部扩散，亦可出现右肩放射痛或胸痛等。

3. 全身症状：主要表现为恶心、呕吐、乏力、食欲不振等。因肝脓肿对机体的营养消耗大，病人可在短期内出现重病消耗面容。

【体征】

肝区压痛和肝肿大最常见。右下胸部和肝区有叩击痛。脓肿巨大时，右季肋部或上腹部饱满，局部皮肤可出现红肿、皮温升高，甚至局限性隆起。若能触及肿大肝或波动性肿块，可出现腹肌紧张。

【辅助检查】

实验室检查白细胞计数和中性粒细胞百分比明显升高，肝功能血清转氨酶升高。X线检查有时可见肝阴影增大，右侧横膈抬高，可伴有反应性胸膜炎或胸腔积液。B超可作为首选的检查方法，表现为肝病变内部液性无回声暗区，内可见分隔，脓肿壁厚呈强回声，内壁不光滑，病变后方回声增强，超声造影表现病灶周边及分隔可见增强，表现为“黑洞”征 。B超可明确脓肿部位、大小，其诊断符合率在96%以上。CT平扫呈圆形或卵圆形低密度区，脓液密度稍高于水，边缘多不清楚；增强扫描脓肿壁呈环状强化，脓液不强化。MRI可在$T_1$加权像呈圆形或卵圆形低信号，$T_2$加权像脓腔呈高信号。

【诊断】

根据病史，临床上的寒战高热、肝区疼痛、肝肿大，以及B型超声或影像检查，即可诊断本病。必要时可在肝区压痛最剧烈处或超声探测导引下施行诊断性穿刺，可予以确诊。

【鉴别诊断】

主要与阿米巴性肝脓肿及包虫性肝脓肿鉴别（表12-1），其他需要进行鉴别的疾病有膈下脓肿、胆道感染、先天性肝囊肿合并感染、原发性肝癌等,可参考有关章节。

**表 12-1　细菌性肝脓肿与其他肝脓肿的鉴别**

| | 细菌性肝脓肿 | 阿米巴性肝脓肿 | 包虫性肝脓肿 |
|---|---|---|---|
| 病史 | 常继发于胆道感染或其他全身细菌性感染 | 有阿米巴痢疾病史 | 常继发于包虫囊内感染 |
| 症状 | 起病急骤,全身中毒症状明显 | 起病较缓慢、病程较长 | 起病缓慢、病程长,可有过敏症状,全身中毒症状较轻 |
| 体征 | 肝大不明显,多无局限性隆起 | 肝大显著,可有局限性隆起 | 右肋缘略鼓出或上腹部有局限性隆起 |
| 脓肿 | 较小,常为多发性 | 较大,多数为单发性 | 通常较大,多为单发伴钙化厚壁 |
| 脓液 | 多为黄白色脓液,涂片和培养有细菌 | 呈巧克力色,无臭味,可找到阿米巴滋养体 | 多为黄色糊状,和包虫内囊皮混合 |
| 血象 | 白细胞计数及中性粒细胞均明显增加 | 嗜酸粒细胞计数可增加 | 嗜酸粒细胞及中性粒细胞均可增加,包虫试验阳性 |
| 血清学 | 细菌培养阳性 | 若无混合感染,细菌培养阴性 | 细菌培养可呈阳性,多有混合感染 |
| 粪便检查 | 无特殊发现 | 部分病人可找到阿米巴滋养体 | 无特殊发现 |
| 诊断性治疗 | 抗炎治疗明显有效 | 抗阿米巴药物治疗有效 | 抗包虫病药物治疗部分有效 |

**【并发症】**

细菌性肝脓肿如得不到及时、有效的治疗,脓肿可向肝内或邻近脏器浸润而引起相应并发症,如肝脓肿穿破胆道、右肝脓肿向膈下间隙穿破可形成膈下脓肿、穿破膈肌而形成脓胸,甚至支气管胸膜瘘；脓肿同时穿破胆道，则形成支气管胆瘘。左肝脓肿可穿入心包，发生心包积脓，严重者可引起心脏压塞。脓肿可破溃入腹腔而引起腹膜炎。有少数病例脓肿可穿破入胃、大肠甚至门静脉、下腔静脉等；若同时穿破门静脉和胆道，大量血液经胆道进入十二指肠，表现为上消化道出血。

【治疗】

1. 非手术治疗：对急性期肝局限性炎症，脓肿尚未形成或多发性小脓肿时应非手术治疗。

(1) 积极治疗原发病灶。

(2) 应用抗生素。未明确致病菌前，先根据肝脓肿的常见病原菌选用广谱抗生素，尔后应根据细菌培养和药敏试验结果及时调整用药。

(3) 加强全身对症支持治疗，给予充分营养和能量，纠正水电解质紊乱，同时可配合加用中医中药治疗。

(4) 单个较大的脓肿可在B超引导下经皮肝穿刺引流并反复冲洗后注入抗生素。B超穿刺可多次进行，必要时置管外引流，待每日引流量<50ml或脓腔径<2cm后即可考虑拔管。多数肝脓肿可经非手术疗法治愈。

2. 手术治疗

(1) 脓肿切开引流：适应于较大脓肿估计有穿破可能或已穿破引起腹膜炎、脓胸者；或胆源性肝脓肿需同时处理胆道疾病；或慢性肝脓肿非手术治疗难以奏效者。脓肿切开有经腹腔和腹膜外两种途径。近年来由于B超引导下穿刺引流的应用，目前经腹膜外脓肿切开引流术已较少应用。①经腹腔切开引流：适用于多数病人，但手术应注意用纱布妥善隔离保护腹腔和周围脏器避免脓液污染。脓腔内安置多孔橡胶管引流；②经腹膜外切开引流：主要适用于肝右叶后侧脓肿。可经右侧第12肋骨骨床切口，在腹膜外钝性分离至脓腔，行切开引流。

(2) 肝叶、段切除术：适用于慢性厚壁肝脓肿和脓肿切开引流后脓肿壁不塌陷、留有死腔或窦道长期不愈、胆瘘或存在肝内胆管结石等肝其他疾病需要同时切除累及的肝叶、段。

### 阿米巴性肝脓肿

阿米巴性肝脓肿(amebic liver abscess)是肠道阿米巴感染的并发症,绝大多数单发,治疗上首先考虑非手术治疗,以抗阿米巴药物和反复穿刺吸脓以及支持疗法为主。

手术治疗方法包括:

1. 经皮肝穿刺置管引流术:适用于多次穿刺吸脓未见缩小者。

2. 手术切开引流:经抗阿米巴药物治疗及穿刺引流后高热不退或脓肿破溃入胸腹腔并发脓胸和腹膜炎者。

3. 肝切除术:适用于慢性厚壁肝脓肿和脓肿切开引流后脓肿壁不塌陷、留有死腔或窦道者。

## 五、偶发肝脏肿块的诊断与鉴别诊断

肝脏肿块(liver mass)为首发临床表现的病例少见,除非肿块较大或位于肝的边缘。偶发肝脏肿块是指在例行健康体检时,或因其他脏器(如肾脏、胆囊,等)疾病进行影像学检查而偶然发现的,影像学称为肝占位性病变(space-occupy lesion)。随着超声、CT等影像学技术普及应用,近年来临床上偶然发现的肝脏肿块病例明显增多。偶然发现的肝脏肿块往往较小且大多是良性,但在确定为良性病变之前,必须采取规范的诊疗程序明确肿块的性质,拟定治疗方案。

发现肝脏肿块后,应首先询问病史和进行体格检查。询问病人有无腹痛、体重减轻、既往肝病史、饮酒史、输血史,有无口服避孕药(女性)以及个人或家庭癌症史。体格检查时应注意有无巩膜黄染、肝肿大等脾肿大等门脉高压症相关体征;血液检查包括血常规、肝功能、肝炎相关指标、肿瘤标志物(甲胎蛋白、癌胚抗原、CA19-9水平测量)等。

需要鉴别诊断的偶发肝肿块包括肝囊肿、良性实体肿瘤、原发性或转移性肝癌(表12-2)。超声检查虽然方便、价格便宜,但经常会遇到技术上的限制,因肠内气体、肥胖或肋骨的干

表 12-2 肝脏良性和恶性病变

| 良性病变 | 恶性病变 |
| --- | --- |
| 1. 肝囊肿 | 1. 肝细胞癌 |
| 2. 肝血管瘤 | 2. 胆管细胞癌 |
| 3. 局灶性结节性增生 | 3. 胆囊癌 |
| 4. 肝腺瘤 | 4. 转移性肝癌 |
| 5. 肝囊腺瘤 | 5. 肝肉瘤 |
| 6. 肝脓肿，慢性炎性肉芽肿 | 6. 类癌肝转移 |

扰而影响诊断。如必要，可进行其他影像学检查。例如，超声提示为肝血管瘤，CT 扫描不能明确诊断，应进行 MRI 检查；如果 MRI 检查无法确定，可应用标记红细胞核素扫描帮助诊断。如果影像学提示是典型的血管瘤或局灶性结节性增生（FNH），不提倡做肝活检，因为这两种肿瘤血管丰富，有并发大出血的风险。

如果所有影像学检查都不能明确诊断，应考虑影像引导下经皮肝穿刺活检。病变太小不能活检或不能很好定位的病人，应定期（3～6 个月）影像学随访，观察肿块大小变化，必要时做腹腔镜下肝活检。如果肝活检结果是腺癌，需鉴别为转移性腺癌，还是肝腺瘤癌变或肝脏囊腺癌。进一步检查包括结肠镜检查、食管-胃-十二指肠内镜（EGD）、乳房 X 线检查、妇科检查、巴氏涂片（女性）及前列腺特异抗原和前列腺评价（男性）等。

## 六、肝海绵状血管瘤

肝海绵状血管瘤（cavernous hemangioma of the liver）是最常见的肝脏良性肿瘤，发病率为 1%～7%，约占肝良性肿瘤的 74%。肝海绵状血管瘤的发生多被认为起源于肝内的胚胎性血管错构芽由于某种因素作用，如服用类固醇激素、避孕药以及妇女妊娠等，引起肿瘤样增生而形成。最近的研究还发现，肥大细胞与本病的发生有关。肿瘤质地柔软,切面呈蜂窝状,内充满血液,可压缩,状如海绵,故称肝海绵状血管瘤。本病多见于女性,可发生于任何年龄,但以 30 ~ 50 岁多见。本病可单发,也可多发,左、右肝叶均可发生,但以肝右叶多见。肿瘤大小不一,小者仅在显微镜下才能确诊,大者重达十余千克。

本病发展缓慢,病程可达数年至数十年之久。肿瘤小时可毫无症状,多因作 B 超检查或因其他疾病作剖腹术时才发现。当肿瘤逐渐增大后,主要表现为肝肿大或压迫胃、肠等邻近器官,引起上腹部不适,腹胀、腹痛,食欲减退,恶心、嗳气等症状。如肿瘤破裂则出现失血性休克或急腹症症状。小儿病人也有在肝内形成动静脉瘘,因回心血量增多,引起充血性心力衰竭。根据临床表现及瘤体大小,临床上可将其归纳为四种类型。①无症状型:肿瘤直径<4cm,B 超、CT 等影像检查或剖腹手术发现。②腹块型:肿瘤增长至一定大小,虽未产生自觉症状,但病人无意中发现肿块。③肿瘤压迫型:约占 50% ~ 60% ,肿瘤生长至相当程度,压迫邻近脏器及组织,出现上腹胀满、疼痛,有时纳差、恶心、乏力等。值得注意的是疼痛往往并非因肝血管瘤直接引起。④内出血型:肿瘤发生破裂,腹腔内出血,心悸、出汗、头昏、等低血压、休克等症状,同时伴有剧烈腹痛、腹肌紧张,此型死亡率相当高,偶有肿瘤带蒂者,当发生扭转时也可出现急腹症症状。

肝海绵状血管瘤最危险的并发症是血管瘤自发性破裂,且在婴幼儿较多见。因此,对新生儿肝海绵状血管瘤确诊后应尽早手术治疗。有些病人还会出现某些凝血因子减少,合并血小板减少性紫癜,引起出血及溶血而死亡。也有因回心血量增多、心脏负担加重而导致心力衰竭。

根据病史、B 超或 MRI、AFP 检测等检查,本病诊断一般不难。少数病例需与肝癌、慢性肝脓肿等鉴别。

肝海绵状血管瘤的治疗取决于肿瘤的大小、部位、生长速度、有否临床症状及诊断的准确性。小的无症状的肝血管瘤不需治疗,但应每隔 3 ~ 6 个月作 B 超检查,动态观察肿瘤变化。一般认为手术治疗的指征为:①血管瘤直径>10cm;②肿瘤直径 5 ~ 10cm,但位于肝脏边缘,有发生外伤性破裂大出血的可能;③肿瘤直径 3 ~ 5cm,肿瘤虽小,但有明显症状,或不能排除肝癌。肝切除是治疗肝海绵状血管瘤最有效的方法,可根据肿瘤大小决定肝切除范围,一般是沿包膜外剜除肿瘤。

## 七、肝　腺　瘤

肝腺瘤(hepatic adenoma)比较少见,20 世纪 60 年代前的文献报道很少,但以后有关肝腺瘤的报道逐渐增多,究其原因可能与应用避孕药的增加有关。据报道长期服用避孕药者该病的发病率为 3/1 万 ~ 4/1 万,而在不服用避孕药及服用避孕药史短于 2 年的妇女该病的发病率仅为 1/100 万。肝细胞腺瘤是一种女性多发的肝脏良性肿瘤,通常由类似正常的肝细胞所组成,有人将其分为先天性和后天性两大类。先天性肝腺瘤可能与胚胎期发育异常有关,多见于婴幼儿。后天性可能与肝硬化、肝细胞结节增生有密切关系,但近年来国外报告认为本病的发生与口服避孕药有关。国外报道 139 例,除 3 例为男性外,其余均系女性,而且 80% 以上有口服避孕药史。在口服避孕药没有问世以前该病的发生率相当低,由此可见,口服避孕药与肝腺瘤的发生、发展有着密切的关系。

本病术前诊断较难,容易与肝癌相混淆,特别是 AFP 阴性的肝癌病例。有些病例还要靠剖腹活检才能作出定性诊断。肝穿刺活检有引起腹腔内出血的危险,应慎重。

肝腺瘤有恶变和发生破裂出血的可能性。因此,一旦明确诊断或考虑为本病,应予以手术切除。又因有学者发现在停用口服避孕药后有些肝细胞腺瘤病人肿瘤可发生退化,故多数学者认为直径>5cm 的肝细胞腺瘤应积极手术治疗;直径<5cm 的肿瘤若无症状或症状较轻者,如诊断明确,可在停用口服避孕药的情况下,定期行 CT 或 B 超的检查;若有继续增大,则行手术治疗。对无法切除的肝腺瘤,可作肝动脉结扎或附加肝动脉栓塞术,对制止肿瘤生长及防止肿瘤破裂出血有一定作用。

# 八、原发性肝癌

原发性肝癌简称肝癌(liver cancer),是我国常见的恶性肿瘤。在我国,本病年死亡率占肿瘤死亡率的第二位。肝癌病人的年龄大多为40~50岁,男性比女性多见;东南沿海地区发病较其他地区高。

【病因和病理】

目前认为,肝癌发病与肝硬化、病毒性肝炎、黄曲霉素等某些化学致癌物质作用和水土因素有关。

肝癌大体病理形态分为三型:结节型、巨块型和弥漫型。按肿瘤大小,传统分为小肝癌(直径≤5cm)和大肝癌(直径>5cm)。新的分类为微小肝癌(直径≤2cm)、小肝癌(>2cm、≤5cm)、大肝癌(>5cm、≤10cm)和巨大肝癌(>10cm)。

病理组织分为三型:肝细胞、胆管细胞和二者同时出现的混合型,其中肝细胞癌(hepatocellular carcinoma, HCC)约占91.5%。

肝癌细胞极易经门静脉系统在肝内播散,形成癌栓后阻塞门静脉主干可引起门静脉高压的临床表现;血行肝外转移最多见于肺,其次为骨、脑等。肝癌经淋巴转移者相对少见,可转移至肝门淋巴结以及胰周、腹膜后、主动脉旁及锁骨上淋巴结。在中晚期病例,肿瘤可直接侵犯邻近脏器及横膈,或发生腹腔种植性转移。

【临床表现】

肝癌早期缺乏典型临床表现,一旦出现症状和体征,疾病多已进入中、晚期。

1. 肝区疼痛:多为持续性钝痛、刺痛或胀痛,主要是由于肿瘤迅速生长,使肝包膜张力增加所致。右半肝顶部的癌肿累及横膈,疼痛可牵扯至右肩背部。癌肿坏死、破裂,引起腹腔内出血时,表现为突发的右上腹剧痛,有腹膜刺激征等急腹症表现。

2. 全身及消化道症状:无特异性,常不易引起注意。主要表现为乏力、消瘦、食欲减退、腹胀等。部分病人可伴有恶心、呕吐、发热、腹泻等症状。晚期则出现贫血、黄疸、腹水及恶病质等。

3. 肝肿大：肝肿大呈进行性，质地坚硬，边缘不规则，表面凹凸不平呈大小不等的结节或肿块。

发生肺、骨、脑等脏器转移者，可产生相应症状。少数病人可有低血糖症、红细胞增多症、高血钙和高胆固醇血症等特殊表现。

**【诊断与鉴别诊断】**

肝癌出现了典型症状，诊断并不困难，但往往已非早期。所以，凡是中年以上，特别是有肝病史的病人，如有原因不明的肝区疼痛、消瘦、进行性肝肿大，应及时作详细检查。超声等影像学检查和检测甲胎蛋白（AFP）有助于早期诊断，甚至可检出无症状、体征的微小或小肝癌。

1. 肝癌血清标志物的检测

（1）AFP：血清 AFP $\geqslant 400\mu g/L$，持续性升高并能排除妊娠、活动性肝病、生殖腺胚胎源性肿瘤等，即可考虑肝癌的诊断。AFP 低度升高者，应作动态观察，并结合肝功能变化及影像学检查加以综合分析判断。临床上约 30% 肝癌病人 AFP 不升高，此时应检测 AFP 异质体，如为阳性，则有助于诊断。

（2）血液酶学及其他肿瘤标记物检查：肝功能相关的酶可能升高，但缺乏特异性。绝大多数胆管细胞癌病人 AFP 正常，部分病人癌胚抗原（CEA）或 CA19-9 升高。

2. 影像学检查

（1）超声检查：是目前有较好诊断价值的非侵入性检查方法，并可用作高发人群中的普查工具。超声可显示肿瘤部位、数目、大小、形态以及肝静脉或门静脉内有无癌栓等，诊断符合率可达 90% 左右，经验丰富的超声医生能发现直径 1.0cm 左右的微小癌；通过超声造影可提高肝癌的确诊率。

（2）CT：分辨率较高，诊断符合率高达 90% 以上；CT 动态扫描与动脉造影相结合的 CT 血管造影（CTA），可提高微小癌的检出率。多层螺旋 CT、三维 CT 成像更提高了分辨率和定位的精确性。

(3) 磁共振成像(MRI):诊断价值与CT相仿,对良、恶性肝内占位病变,特别与血管瘤的鉴别优于CT,且可进行肝静脉、门静脉、下腔静脉和胆道重建成像,可显示这些管腔内有无癌栓。

(4) 选择性肝动脉造影:诊断正确率达95%左右,对血管丰富的癌肿其分辨率低限约0.5cm。由于是创伤性检查,只有在必要时才考虑采用。

(5) 超声导引下肝穿刺针吸细胞学检查:发现癌细胞有确定诊断意义,但可能出现假阴性,偶尔会引起肿瘤破裂、穿刺针道出血和癌细胞沿针道扩散,临床上是否采用存在争论。肿瘤位于肝表面、经过各种检查仍不能确诊者,可行腹腔镜检查。

原发性肝癌主要应与肝硬化、继发性肝癌、肝良性肿瘤、肝脓肿、肝包虫病,以及与肝毗邻器官,如右肾、结肠肝曲、胃、胰腺等处的肿瘤相鉴别。

【治疗】

早期诊断、早期采用以手术切除为主的综合治疗,是提高肝癌长期治疗效果的关键。

1. 手术切除:包括部分肝切除和肝移植。

(1) 部分肝切除:是治疗肝癌首选和最有效的方法。总体上,肝癌切除术后5年生存率为30%~50%,微小肝癌切除术后5年生存率可高达90%,小肝癌约75%。大多数医生仍然采用传统的开腹肝切除术;如果技术条件允许,也可有选择地采用经腹腔镜肝切除术。

手术适应证(中华医学会肝脏学组,2010):

1) 病人一般情况:①较好,无明显心、肺、肾等重要脏器器质性病变;②肝功能正常或仅有轻度损害,按肝功能分级属A级;或B级,经短期护肝治疗后肝功能恢复到A级(肝功能分级见十三章表13-1~表13-3);③肝外无广泛转移性肿瘤。

2) 下述情况可作根治性肝切除:①单发的微小肝癌和小肝癌;②单发的向肝外生长的大肝癌或巨大肝癌,受肿瘤破坏的肝组织少于30%,肿瘤包膜完整,周围界限清楚;③多发肿瘤,但肿瘤结节少于3个,且局限在肝的一段或一叶内。

3) 下述情况仅可作姑息性肝切除:①3~5个多发性肿瘤,

局限于相邻2～3个肝段或半肝内，影像学显示无瘤肝组织明显代偿性增大达全肝的50%以上；如肿瘤分散，可分别作局限性切除；②左半肝或右半肝的大肝癌或巨大肝癌，边界较清楚，第一、二肝门未受侵犯，影像学显示无瘤侧肝代偿性增大明显，达全肝组织的50%以上；③位于肝中央区（肝中叶，或Ⅳ、Ⅴ、Ⅵ、Ⅷ段）的大肝癌，无瘤肝组织代偿性明显增大达全肝的50%以上；④Ⅰ或Ⅷ段的大肝癌或巨大肝癌；⑤肝门部有淋巴结转移者，如原发肝肿瘤可切除，应作肿瘤切除，同时进行肝门部淋巴结清扫；淋巴结难以清扫者，术后可进行放射治疗；⑥周围脏器（结肠、胃、膈肌或右肾上腺等）受侵犯，如原发肿瘤可切除，应连同受侵犯脏器一并切除；远处脏器单发转移性肿瘤（如单发肺转移），可同时作原发性肝癌切除和转移瘤切除术。

肝癌合并胆管癌栓、门静脉癌栓和（或）腔静脉癌栓时，如癌栓形成时间不长，病人一般情况允许且原发性肿瘤较局限，应积极手术切除肿瘤，取出癌栓。

伴有脾功能亢进和食管静脉曲张者，切除肿瘤同时切除脾，并作断流术。

（2）肝移植：由于同时切除肿瘤和硬化的肝脏，可以获得较好的长期治疗效果。鉴于供肝匮乏和治疗费用昂贵，原则上选择肝功能C级的小肝癌病例行肝移植。国际上大多按照米兰肝移植标准选择肝癌病人行肝移植（米兰标准：1个肿瘤直径<5cm；2个或3个肿瘤，直径均<3cm，无血管侵犯或肝外转移）。

2. 肿瘤消融（ablation）：通常在超声引导下经皮穿刺行微波、射频、冷冻、无水乙醇（PEI）注射等消融治疗，适应证是不宜手术或不需要手术的肝癌；也可在术中应用或术后用于治疗转移、复发瘤。优点：简便、创伤小，有些病人可获得较好的治疗效果。

3. 放射治疗：对一般情况较好、不伴有严重肝硬化，无黄疸、腹水，无脾功能亢进和食管静脉曲张，癌肿较局限，尚无远处转移而又不适于手术切除或手术后复发者，可采用放射为主的综合治疗。

4. 经肝动脉和（或）门静脉区域化疗或经肝动脉化疗栓塞（TACE）用于治疗不可切除的肝癌或作为肝癌切除术后的辅

助治疗。常用药物为氟尿嘧啶、丝裂霉素、顺铂、卡铂、表柔比星、多柔比星等;常用栓塞剂为碘化油。有些不适应一期手术切除的大或巨大肝癌,经此方法治疗后肿瘤缩小,部分病人可获得手术切除机会。

5. 全身药物治疗:包括生物和分子靶向药物(如多吉美)以及中医中药(如槐耳颗粒)治疗。

以上各种治疗方法,多以综合应用效果为好。

6. 复发肝癌的治疗:随着早期诊断、早期治疗和手术技术改进,肝癌手术切除率已大大提高,手术死亡率降到3%以下,总体疗效显著提高。然而,肝癌即使获得根治性切除,5年内仍有60%~70%的病人出现转移、复发,故病人手术后应坚持随诊,定期行超声检查及检测AFP,早期发现转移、复发,及时积极治疗。治疗方法包括TACE、微波、射频、冷冻和无水乙醇注射等;如一般情况良好、肝功能正常,病灶局限,也可行再次手术切除。有资料表明,复发性肝癌再切除术后5年生存率可达53.2%。

7. 肝癌破裂出血的治疗:如全身情况较好、病变局限,在技术条件具备的情况下,可行急诊肝切除治疗。如病情重且条件不允许,术中只行肝动脉结扎或栓塞术,同时可行射频或微波治疗;情况差者只作填塞止血,尽快结束手术。对出血量较少,血压、脉搏等生命体征尚稳定、估计肿瘤不可能切除者,应在严密观察下进行输血、补液,条件许可时行TACE治疗。

## 九、转移性肝癌

转移性肝癌又称继发性肝癌(secondary liver cancer)。肝是最常见的血行转移器官,尸检发现在各种转移性肿瘤中转移性肝癌占41%,其中57%来自消化系统的原发肿瘤,如结直肠癌、胃癌和胰腺癌等。结直肠癌仅有肝转移者,根治性切除术后有长期存活甚至治愈的可能性。肺癌、乳腺癌、肾癌、宫颈癌、卵巢癌、前列腺癌和头颈部肿瘤等也可发生肝转移,多同时伴发肝外转移,手术效果有限。

转移性肝癌常以肝外原发肿瘤所引起的症状为主要表现,

肝转移癌结节较小时,一般无症状,常在影像学检查时被发现。甚至少数诊断为肝转移癌者找不到肝外的原发病变。随着转移病灶的增大,可出现上腹或肝区不适或隐痛;病情发展则出现乏力、发热、体重下降等。体检可扪及肿大的肝或触及坚硬的癌结节。晚期病人可出现贫血、黄疸、腹水等。超声、CT、MRI 和 PET 等影像学检查有重要诊断价值。肿瘤标志物 AFP 升高者较少,CEA、CA19-9、CA125 等对消化系统及肺、卵巢等器官癌肿的肝转移具有诊断价值。

转移性肝癌须根据原发性肿瘤的治疗情况统筹计划行综合治疗。转移性肝癌的治疗与原发性肝癌相似,如转移癌病灶为孤立性,或虽为多发但局限于肝的一叶或一段,而原发肿瘤已被切除、病人全身情况允许,又无其他部位转移者,应首选肝切除。如原发癌和肝转移癌同时发现又均可切除,可行同期手术治疗,但术前要认真评估病人耐受手术的能力。术中应常规做肝超声检查,如发现肝内新病灶,应修正原定手术方案。对不适应手术切除的肝转移癌或术中发现不能手术切除者,应根据病人全身及原发肿瘤情况选用区域灌注化疗、TACE、PEI、射频消融或冷冻等局部治疗,少数病人治疗后肝转移癌缩小或肿瘤数目减少,因而获得手术切除的机会。

病人预后与原发癌的性质、原发癌切除后发生肝转移的时间、原发和转移癌发现时的严重程度、肿瘤对药物治疗的敏感度以及个体因素等有关。总体上,转移性肝癌手术切除后 5 年生存率为 25%~46%。小肠类癌和胃、胰腺的神经内分泌癌肝转移,手术切除后可长时间缓解症状与存活。手术原则是完全切除肿瘤(切缘距肿瘤>1cm),最大限度保留健康肝组织。术前应进行全面检查,评估是否可以手术切除以及手术切除的范围。结肠镜检查可了解是否有局部复发或新生肿瘤,胸部、腹部、盆腔影像学检查(如 CT、MRI、PET/CT)可了解是否有肝外转移等。

关于转移性肝癌是否行肝移植治疗,多数学者持反对意见;但也有报告,经过认真筛选的病例,肝移植后 5 年生存率可达 69%。

(陈孝平)

# 第十三章 门静脉高压

门静脉高压(portal hyperterion)是各种病因使肝脏门静脉系统血流受阻,引起门脉系压力升高,临床上表现肝脾大和脾功能亢进、腹水及食管-胃底静脉曲张和(或)呕血、黑便等症状,具有这些症状的疾病统称“门静脉高压”,门静脉压力多高达2.94~4.9kPa。当门静脉压力高于3.43kPa时,常可发生曲张静脉破裂大出血,若不予处理,病死率高达25%~70%。

【病因】

门静脉高压的病因分两类。

1. 肝内型:约占95%,常见疾病有门脉性肝硬化(肝炎后及酒精性)、胆汁性肝硬化及血吸虫病肝纤维化等。

2. 肝外型:约占5%,常见疾病有门静脉主干血栓形成,门静脉主干闭锁、狭窄或海绵窦样病变等。

【病理】

肝内型按病理形态不同可分为窦前阻塞,如血吸虫病性肝纤维化。窦前阻塞到晚期也可继发窦后阻塞,导致肝细胞营养不良和肝小叶萎缩。长江流域是多发区。窦后阻塞如肝炎后肝硬化,主要表现是肝小叶内纤维组织增生和肝细胞再生及假小叶形成。国内以肝炎后肝硬化常见,欧美以酒精性肝硬化为主。

【诊断】

(一)临床表现

多数病人有慢性肝炎或血吸虫病史,有呕血或黑便、贫血等病史。体格检查可见营养不良、贫血面貌、蜘蛛痣、掌红斑、腹壁静脉曲张、肝脾大、腹水及水肿等体征。

(二)实验室检查

通过实验室检查一系列的结果,可以诊断肝硬化是否存在,并初步确定肝硬化是早期或中晚期,是否有慢性活动性肝炎存在,为手术提供参考资料。

化验检查包括乙型肝炎三系(HBsAg、HBeAg、抗-HBs,抗-HBe、抗-HBc、抗-HBcIgM)、黄疸指数、胆红质、胆固醇、血清蛋白电泳、白蛋白、球蛋白、麝香草酚浊度、硫酸锌浊度、碱性磷酸酶、谷丙转氨酶(GPT)、谷草转氨酶及血氨、钾、钠、氯、钙、锌、铜、铁、甲胎蛋白(AFP)、血糖、血尿素氮和肌酐、二氧化碳结合力、出血时间、凝血时间、血常规、血小板计数、凝血酶原时间、纤维蛋白原、凝血相及糖耐量、磺溴酞钠(BSP)和吲哚氰氯(ICG)试验等。肝功能检查结果分级见表13-1~表13-3。

**表13-1　Child分级**

| | A | B | C |
|---|---|---|---|
| 血清胆红素(μmol/L) | <34.2 | 34.2~51.3 | >51.3 |
| 血清蛋白(g/L) | >35 | 30~35 | <30 |
| 腹水 | 无 | 易控制 | 难控制 |
| 神经系统损害 | 无 | 轻微 | 重 |
| 营养状况 | 佳 | 尚可 | 衰竭 |

**表13-2　肝脏指数分级法**

| 肝脏指数 | 0 | 1 | 2 | 3 | 4 |
|---|---|---|---|---|---|
| BSP滞留率(%) | <4 | <10 | <20 | <30 | >30 |
| 白蛋白(g/L) | >40 | 35~40 | 30~35 | 25~30 | <25 |
| 胆红素(μmol/L) | <17.1 | 17.1~25.7 | 25.7~51.3 | 51.3~102.6 | >102.6 |
| 碱性磷酸酶(U) | <4 | 4~6 | 6~15 | 15~30 | >30 |
| 凝血酶原活动度(%) | >80 | 60~80 | 40~60 | 20~40 | <20 |

**表13-3　我国门静脉高压肝脏功能分级**

| | Ⅰ级 | Ⅱ级 | Ⅲ级 |
|---|---|---|---|
| 血清胆红素(μmol/L) | <20.5 | 20.5~34.2 | >34.2 |
| 血清白蛋白(g/L) | ≥35 | 26~34 | ≤25 |

续表

| | Ⅰ级 | Ⅱ级 | Ⅲ级 |
|---|---|---|---|
| 凝血酶原时间延长(s) | 1～3 | 4～6 | >6 |
| CPT(U) | | | |
| 金氏法 | <100 | 100～200 | >200 |
| 赖氏法 | <40 | 40～80 | >80 |
| 腹水 | 无 | 少量,易控制 | 大量,难控制 |
| 肝性脑病 | 无 | 无 | 有 |

（三）特殊检查

1. X线:平诊病人做X线钡餐检查显示食管-胃底曲张静脉的程度和累及范围,用来预测曲张静脉破裂出血的可能性,是非手术治疗还是手术治疗以及手术疗效评价或复发再出血的参考。一般将食管曲张静脉程度分为三度。

(1) 轻度:食管曲张静脉累及中下段,表现为黏膜皱襞增宽,略有凹凸不平或稍有迂曲;管腔边缘略不平整,可见多发性小凹陷或锯齿状边缘;钡剂通过顺利。

(2) 中度:食管曲张静脉累及中下段,静脉增粗迂曲而突入管腔内,正常平行黏膜消失,出现小的圆形或环状透亮区及串珠状或蚯蚓状充盈缺损,食管收缩欠佳,排空稍延迟。

(3) 重度:食管曲张静脉扩展到全食管,由于肌肉退化,食管明显扩张,不易收缩,腔内出现大小、形状不一,圆形、环状或囊状的充盈缺损,多数缺损相互衔接如虫蚀状或曲张影像。食管收缩明显减弱,钡餐排空延迟。

多数外科医生认为,对中度和重度食管静脉曲张者,可做预防性手术,以降低出血率。

2. 超声波检查:应用B超观察肝脏、脾脏的大小和病变及腹水的程度。彩色多普勒可观察肝内血管行走及分布,测量肝动脉、门静脉、脾静脉、肠系膜上静脉和胃左静脉的直径、血流速度及血流量;并了解门静脉有无血栓形成或海绵样病变以及脾静脉有无血栓等病变,为分流术提供参考依据。

3. 纤维内镜检查：了解病人是否有曲张静脉存在和曲张静脉的程度，为了对曲张静脉易出血做出评价。日本门静脉高压研究会于1979年规定静脉曲张内镜所见记载的标准见表13-4。

**表13-4　食管静脉曲张的内镜诊断标准**

| 判断因素 | 符号 | 分级 |
| --- | --- | --- |
| 基本颜色 | C | CW：白色静脉曲张 |
| | | CB：蓝色静脉曲张 |
| 发红所见 | RC sigh | RC(－)：未见黏膜发红的曲张静脉 |
| | | RC(＋)：发现黏膜发红的曲张静脉 |
| | | (1) 蚯蚓样斑纹症(＋)(＋＋)(＋＋＋) |
| | | (2) 樱桃红样黏膜所见(＋)(＋＋)(＋＋＋) |
| | | (3) 血疱样所见 |
| | | (4) 弥漫性发红所见 |
| | | 如有明显扩张毛细血管爬行于静脉曲张之上以及纤维素栓塞者需记载之 |
| 形态(同X线分级) | F | F1：呈线状扩张的蛇形静脉曲张 |
| | | F2：串珠样静脉曲张 |
| | | F3：结节状静脉曲张 |
| 部位(同X线分级) | L | L1：局限于下段食管的静脉曲张 |
| | | Lm：涉及中段食管的静脉曲张 |
| | | Ls：达上段的食管静脉曲张 |
| | | 如有胃静脉曲张则记录为Lg |
| 并发食管炎 | E | 有明确的糜烂、白苔者记录为E |

一般认为蓝色静脉曲张、蚯蚓样红斑症(＋＋、＋＋＋)、血疱样改变是易出血的危险征照，对曲张静脉的直径大者，较小者较易出血。

4. 血管造影：选择性经股动脉插管做腹腔动脉或肠系膜上动脉造影，如数字减影血管造影(digital substraction angiography，DSA)。通过微机进行图像处理，使图像分辨率增强，能依次连续显示动脉相、毛细血管相和静脉相(门静脉、脾静脉、肠系膜上静脉和胃左静脉)，并清楚地观察到造影剂在门静脉内流动的动态情况，为鉴别门静脉高压的类型、明确出血部位以及门静脉疾病的诊断和手术选择提供依据。

5. 三腔二囊管：急性上消化道大出血因血液循环不稳定，或无急诊纤维胃镜检查经验，应用简单的三腔二囊管压迫食管-胃底出血停止，食管吸液中无新鲜血液，基本确定为食管-胃底曲张静脉破裂出血。气囊填塞法既是暂时止血措施，又是简单的鉴别方法。

(四) 肝脏代偿能力的评价

门静脉高压严重程度主要依据肝硬化程度而定，评价肝硬化的程度及代偿能力的指标较多，这些指标对指导手术方法的选择和预后的评价是很有意义的。

1. 肝功能分级：主要有下列三种分级方法供参考。

(1) Child 分级：依据 5 项指标将肝功能分为 A 级(轻度)、B 级(中度)及 C 级(重度)，临床广泛应用(表 13-1)。

(2) 肝脏指数分级：根据 5 项指标将肝功能分级，0～2 级为肝功能轻度损害，3 级为中度损害，4 级为重度损害(表 13-2)。

(3) 我国肝功能分级：我国主要是肝炎后肝硬化，与国外酒精性肝硬化不同。为此，1983 年中华医学会外科分会在武汉制定了我国门静脉高压肝功能分级标准(表 13-3)。

2. 肝血流量指标评价：血流动力学研究结果证实，门静脉向肝血流愈少、离肝血流愈多，肝脏的代偿能力愈差，手术后死亡率愈高，远期生存率愈低。

(1) Warren 分期：根据测定自由门静脉压(FPP)、肝侧门静脉闭塞压(HOPP)、脏侧门静脉闭塞压(SOPP)、肝脏门静脉最大灌压(MPP)及肝静脉楔压(MHVP)的结果，将肝硬化门静脉高压分三期(表 13-5)。

**表 13-5　Warren 血流动力学的分期**

| 血流动力学 | Ⅰ 期 | Ⅱ 期 | Ⅲ 期 |
|---|---|---|---|
| WHVP（kPa） | <2.0 | 2.0～2.7 | >2.7 |
| FPP(kPa) | <2.0 | 2.0～2.7 | >2.7 |
| HOPP(kPa) | <1.3 | 1.3～27 | >2.7 |
| MPP(SOPP-HOPP) | >1.3 | 0.5～1.3 | <0.5 |

Ⅰ 期:门静脉血流动力学改变最少,肝硬化属早期,肝功能正常,适合断流术,不宜行分流术。

Ⅱ 期:全肝血流量中度下降,肝动脉代偿较好,适合行分流术。

Ⅲ 期:门静脉血流是离肝的、肝窦的血。

（2）Smith 分期:Ⅰ 期,门静脉灌注良好。Ⅱ 期,门静脉灌注受阻,但肝动脉灌注良好。Ⅲ 期,门静脉与肝动脉灌注均明显减弱(表 13-6)。

**表 13-6　Smith 分期**

| | Ⅰ 期 | Ⅱ 期 | Ⅲ 期 |
|---|---|---|---|
| 估计全肝血流量 K 值*（EHBF） | >16% | 12%～16% | <12% |
| 脾内压(SP)(kPa) | <3.43 | 3.43～4.41 | >4.41 |
| 门静脉血流(PVF) | 0～1 级 | 1～2 级 | 2～3 级 |
| WHVP(kPa) | <1.96 | 1.96～2.94 | >2.94 |
| FPP(kPa) | <3.43 | 3.43～3.92 | >3.92 |
| MPP(kPa) | >1.72 | 0.49～1.72 | <0.49 |
| 肝动脉血流/门静脉血流（HAF/ PVF） | <0.5 | 0.5～1.0 | >1.0 |

* K 值为每分钟全肝血流量占每分钟心排血量的百分比。术前估计全肝血流量 K 值基本正常者,不宜做门腔静脉分流术,应做选择性分流或断流术。

（五）诊断标准

1. 病史:血吸虫病、肝炎及嗜酒史。

2. 贫血面容、蜘蛛痣、腹壁静脉曲张、肝脾大、腹水及下肢浮肿。

3. 白细胞及血小板减少,严重者红细胞及血红蛋白亦低。低蛋白血症、蛋白倒置、肝功能异常、凝血酶原时间延长。脾大伴白细胞和血小板减少,甚至红细胞及白细胞减少等,可明确诊断门静脉高压。但需排除血液系统疾病。

4. 食管-胃底静脉曲张和(或)呕血、黑便史,可以明确诊断门静脉高压合并食管-胃底静脉曲张和(或)合并食管-胃底曲张静脉破裂出血。

(六) 鉴别诊断

1. 门静脉高压合并食管-胃底曲张静脉破裂大出血时,应与下列疾病鉴别:

(1) 胃、十二指肠溃疡病并发出血

1) 病史:有溃疡病史,发病年龄较轻。

2) 上消化道出血多以便血为主,呕血量较少,有近期溃疡病症状加重现象。

(2) 胃癌并发出血

1) 发病年龄多数在50岁以上,有或无溃疡病史。

2) 以便血为主,多数无休克症状。

(3) 胆道出血

1) 有感染史症状,腹痛、发热,甚至有轻度黄疸现象。

2) 体征:巩膜轻度黄染,右上腹扪及肿大的胆囊。

2. 以上三种疾病合并上消化道出血的鉴别方法有:

(1) 超声波检查:无肝硬化及脾大。

(2) 纤维内镜检查:发现胃或十二指肠溃疡部位或胃新生物,无食管-胃底静脉曲张,若有食管-胃底静脉曲张,亦有20%~50%是食管、胃及十二指肠炎或溃疡出血,并非食管-胃底曲张静脉出血。

(3) 血化验:白细胞及血小板计数减少和肝功能异常是门静脉高压症脾功能亢进和肝硬化的特点。

**【治疗】**

门静脉高压患者的50%~60%可发生食管-胃底曲张静脉

破裂大出血,处理不及时死亡率高达 25% ~ 70% 。经积极急诊处理,控制止血率达 70% ~ 90% 。待出血停止后,再行择期手术。

(一) 非手术疗法

1. 一般处理

(1) 建立两条静脉通道:一条通道输复方氯化钠溶液或止血药;另一条通道输新鲜血。

(2) 急做血常规、血小板、出血及凝血时间、凝血酶原时间、血细胞比容、肾功能和血氨等化验检查。根据检查结果估计病人失血量、凝血功能和肝功能的情况。

(3) 严密监护生命体征,观察血压、脉搏、中心静脉压及尿量的变化,维持血压在 12kPa 左右,中心静脉压在 0.1 ~ 1.0kPa,血细胞比容在 25% ~ 30% 。根据这些测定指标,估计患者血液循环的变化和失血量的多少,适当调整输液和输血的速度,维持血液循环的相对稳定。

2. 药物治疗

(1) 垂体升压素(vasopressin):属半衰期很短的肽类,有强烈收缩内脏血管、减少心排血量、降低门静脉血流量和压力的作用。即 10% 葡萄糖溶液 200ml+垂体升压素 20U,20 分钟内静脉滴注完,以后可 4 小时重复一次。亦可以每分钟 0.2 ~ 0.4U/ml 的速度维持 24 小时。为减少不良反应,可加入硝酸甘油,开始每分钟 100 ~ 200μg 静脉注射,或舌下含服硝酸甘油。

(2) 三甘氨酰赖氨酸加压素(triglycglysine-vasopressin glypressin)是一种长效剂,常用量首次 1 ~ 2mg 静脉注射(超过 1 分钟),每 6 小时一次,平均用药 7mg±3mg,有效率约 70% 。为减少不良反应,亦可用硝酸甘油静脉滴注。

(3) 生长激素释放抑制素(生长抑制素,somatostatin):属多肽激素,半衰期仅 2 ~ 4 分钟。首次剂量 sandostatin 100μg+10% 葡萄糖溶液 100ml,10 ~ 15 分钟滴注完,接着是 500μg+10% 葡萄糖溶液 1000ml 维持 24 小时,第 2 ~ 6 天每天 100μg 静脉滴注。

(4) 生长抑制素(合成的肽类激素施他宁,stilamin):合成的十四肽,首次静脉推注250μg,接着以250μg/h 静脉滴注,出血停止后再维持48~72小时。

(5) 普萘洛尔(propranol):为非选择性β肾上腺素受体阻滞剂,初用量为40mg,每天2~3次,以后增至每天140~280mg,心率减少20%为宜。

(6) 巴曲酶(reptilace,立止血):1000U 静脉滴注,重者1000U 每6小时一次,或2000U,每日2次。

(7) 凝血酶(thrombin):仅口服或局部应用,用注射用水或生理盐水溶解凝血酶,配成50~500U/ml 的溶液,每次2000~20 000U,严重者可1~6小时口服或灌注。

(8) 洛塞克(losec)40mg 静脉注射或法莫替丁(famotidine)40mg 静脉注射。

3. 三腔二囊管压迫:应用三腔二囊管压迫胃底和食管下段的出血部位,止血率达60%~80%,再出血率约21%~46%。应用前检查管道是否通畅,气囊是否漏气等。一般先将胃气囊充气150~200ml,用300g 重物牵引(如空盐水瓶加水200ml),若无再出血,食管气囊不再充气。若继续出血则将食管气囊充气150ml(3.99kPa)。牵引约12小时或24小时后松牵引带约10~15分钟。

4. 内镜硬化剂注射

(1) 硬食管内镜注射:在长50cm 的 Negus 食管镜末端加一个槽,每次注射突入槽内的曲张静脉后,旋转食管镜压迫曲张的静脉,防止出血和药物流失,使其硬化。优点是注射准确、出血少,但需全麻。

(2) 光导纤维内镜注射:单独用一般内镜进行注射的方法称为一般法。在内镜前端1~2cm 以后附加一气囊及注气导管进行压迫食管静脉,使其怒张明显,防止栓子流入体循环,穿刺后可将气囊推向穿刺点压迫止血的方法,称为气囊压迫法。还有用 Olympus 生产的 ST-EI 型开窗导管套在内镜外,使曲张静脉在导管开窗孔内突出,注射针经导管壁的注射针引导管平行注射静脉腔内,再转动开窗导管压迫注射点防止出血。常用硬化剂有1%乙氧硬化醇,日本多采用5%氨基乙醇,欧洲多用

5% 鱼肝油酸钠等,可单独或联合用。注射方法可分为静脉内或旁注射,现多用联合注射方法。每次可注射不同平面 3 ~4 处,每处注射硬化剂 2 ~5ml,总量 20 ~30ml。反复注射直至曲张静脉消失为止。适用于不适合急诊手术、肝功能属 Child 分级 C 级者及手术后再出血者。

5. 经颈静脉途径肝内门体分流术:这种介入方法的分流术简称 TIPS,适应证有:

(1) 门静脉高压患者属晚期需要施行肝脏移植者。

(2) 外科各种手术后再出血者。

(3) 门静脉高压患者合并食管-胃底曲张静脉破裂大出血。

(二) 手术治疗

门静脉高压症的外科治疗目的主要是治疗门静脉高压症合并食管-胃底曲张静脉破裂大出血及防止再出血;其次是预防性脾切除术,纠正脾功能亢进,为抗病毒治疗扫清障碍。断流术降低门静脉压力和减少门静脉血流量和脾胃区的高血流状态,直接处理了食管-胃底曲张静脉出血的来源,从而使第一次曲张静脉出血率 40% ~60% ,降低为预防切除术后的 5% 以下。40 多年临床实践和临床经验证明预防性手术是值得采取的。国内有不赞成的,欧美不做预防手术是因为门脉高压症病因是酒精性肝硬化所致。

1. 预防性手术的适应证

(1) 门静脉高压症合并脾肿大和脾功能亢进,或非手术治疗无效者。

(2) 门静脉高压症合并食管-胃底静脉中重度曲张者。

(3) 病人肝功能分级按 Child 属 A 级和 B 级者。

(4) 病人的年龄不限,70 岁以上者应慎重。

2. 预防性手术方法的选择

(1) 单纯脾切除术(开腹或腹腔镜方法)。

(2) 贲门周围血管离断术。

(3) 贲门周围血管缝扎术。

3. 急诊手术适应证

(1) 门静脉高压合并食管-胃底曲张静脉破裂大出血。

(2) 患者肝功能分级为Ⅰ级和Ⅱ级(或 Child 分级 A 级和 B 级)。

(3) 患者年龄一般在 50 岁以下。

(4) 患者经非手术治疗,每日出血量在 500 ~ 800ml 者,或患者血液循环系统出现轻度波动。

(5) 医院内无内镜硬化剂注射等有效的非手术疗法设备条件者。

4. 择期手术适应证

(1) 门静脉高压合并食管-胃底曲张静脉破裂出血间歇期。

(2) 门静脉高压合并食管-胃底曲张静脉和(或)脾大及脾功能亢进。

(3) 患者肝功能分级为Ⅰ级和Ⅱ级(或 Child 分级 A 级和 B 级)。

5. 手术方法

(1) 脾切除术。

(2) 贲门周围血管离断术。

(3) 胃贲门区静脉栓塞术。

(4) 分流术:根据患者血管情况及手术者的经验选择分流术式。

(刘飞龙)

# 第十四章　胆道疾病

## 一、胆囊结石

胆囊结石(cholecystolithiasis)是胆道系统最常见的疾病,女多于男,随年龄增长发病率增加,故多见于中老年人。

【病因病理】

80%的胆囊结石是胆固醇为主的混合性结石。胆囊的病理改变及临床表现取决于结石对胆囊黏膜刺激及结石是否引起梗阻。结石长期对胆囊黏膜刺激,可导致慢性胆囊炎,临床症状较轻或无症状。一旦结石嵌顿在胆囊颈或胆囊管时,致胆汁淤积,极易并发细菌感染而发生急性胆囊炎、胆囊积水及胆囊化脓、坏疽、穿孔、内瘘等。若结石梗阻缓解,急性炎症也可迅速好转、消退,转入慢性胆囊炎阶段,如此反复发作,可形成"萎缩性胆囊炎"。如果较小的结石排入胆总管,形成继发性胆总管结石,可导致急性胆管炎、梗阻性黄疸或急性胰腺炎。

部分胆囊结石病人可多年或终身无明显症状,多数病人在不同时期出现程度不等的临床症状。

【诊断】

(一) 临床表现

1. 症状

(1) 慢性结石性胆囊炎时右上腹隐痛,餐后感上腹闷胀不适。

(2) 结石嵌顿于胆囊颈部或胆囊管可引起剧烈胆绞痛,常在饱食或吃油腻食物后,部分病人夜间发作。常伴有恶心、呕吐,如嵌顿结石因体位的变动或解痉药物解除了梗阻,则绞痛即可缓解;如发病时间短,无感染,可无发热、寒战。当结石梗阻不解除或伴感染时,则引起急性胆囊炎。

(3) 小的结石排至胆总管时,形成继发胆总管结石症,引起皮肤、巩膜黄染、发热及剧烈右上腹疼痛。

2. 体征

(1) 一般无阳性体征,许多无症状的胆囊结石只是在体检或因其他疾病做 B 超检查时才被发现。

(2) 当结石嵌顿于胆囊颈管时,右上腹胆囊区域有压痛,有时可扪及肿大的胆囊,Murphy 征阳性。

(二) 影像学检查

1. B 超:B 超是诊断胆囊结石的首先检查方法,能较清晰显示胆囊大小、壁厚及胆囊结石所特有的高密度强光团回声。

2. 口服胆囊造影和静脉胆道造影:对胆结石的诊断准确率仅为 50%,因此阴性结果不能排除结石。口服胆囊造影对了解胆囊的功能有帮助。直接胆道造影仅在判断有无继发胆管结石或 Mirrizi 综合征时有效。

3. CT:对胆囊结石的诊断不如上述几种方法好,但对判断结石成分有帮助。

4. MRCP:能较清晰显示胆囊积肝外胆管结石病变及梗阻部位。

(三) 鉴别诊断

有消化道症状者应与胃十二指肠疾病相鉴别,必要时需要做钡餐或胃镜检查。

**【治疗】**

(一) 非手术治疗

1. 无症状的胆囊结石是否需治疗目前常有争论。

2. 药物溶石治疗:口服鹅去氧胆酸(cheno deoxycholic acid, CDCA)溶解胆固醇结石,13 ~ 15mg/kg,每日 3 次,饭后服用,连服 12 ~ 24 个月;或用熊去氧胆酸(urso dexycholic acid, UCDCA) 8 ~ 13mg/kg,服法与 CDCA 同;或 CDCA 与 UDCA 各取半量联合应用。药物溶石适用于肝功能正常、胆囊功能良好、结石直径 <1cm 的阴性结石。此法疗程长、药费贵,停药后结石复发率高。

3. 中医中药利胆化淤治疗:可减轻症状、减少发作次数。

（二）手术治疗

1. 胆囊造口术：仅适用于病情极度不好者。

2. 开腹胆囊切除术：对有症状的胆囊结石外科治疗原则是切除含结石的病理胆囊。由于胆囊结石可同时伴有胆总管结石，故有以下情况，行胆囊切除时还需探查胆总管：

（1）有黄疸病史者。

（2）胆囊内细小结石。

（3）胆总管扩大、管壁增粗。

（4）胆总管内摸到结石或蛔虫。

（5）胰腺头部肿大或变硬。

（6）术前行 B 超或 ERCP 证实胆总管有结石者。

（7）有条件行经胆囊管胆道造影有结石负影者。

3. 腹腔镜胆囊切除术（laparoscopic cholesystectomy，LC）：这种方法除有与手术方法相同的治疗效果外，还有其切口小、痛苦轻、出血小、对腹腔脏器干扰轻、恢复快、住院时间短等优点，亦能行胆总管、胆道镜探查。但对胆囊内瘘和胆囊癌的病人视为禁忌证。

（丁志强）

## 二、急性胆囊炎

急性胆囊炎（acute cholesystitis）是外科急腹症中的常见病，它可以是原发的，但 90% 以上伴发于胆囊或胆管结石。

**【病因】**

1. 胆囊管梗阻：90% 由结石嵌顿在胆囊颈或胆囊管引起机械性梗阻所致。其他因素还有胆囊管扭曲、粘连或炎性狭窄、蛔虫堵塞等。当胆囊管梗阻后，胆汁浓缩，高深度的胆盐可刺激胆囊黏膜上皮，引起炎症变化。

2. 细菌感染：大多致病菌来自肠道，通过胆道逆行而入侵胆囊，也有来自血循环的入侵者。致病菌主要为革兰阴性杆菌，如大肠杆菌、变形杆菌、产气杆菌、铜绿假单胞菌等。

3. 创伤、化学刺激：严重创伤和大手术后胆囊收缩功能低、胆汁淤滞、胆盐浓度升高，刺激胆囊黏膜致病。胰液外流入胆囊损害胆囊黏膜，亦可引起急性非结石性胆囊炎。

【病理】

1. 单纯性胆囊炎：胆囊壁充血、水肿、稍增厚，胆汁外观尚正常或略呈混浊呈脓样胆汁，细菌培养常为阳性。

2. 化脓性胆囊炎：胆囊明显增大，表面有脓苔，胆囊壁水肿，充血明显，胆汁混浊呈脓样胆汁，细菌培养常为阳性。

3. 坏疽性胆囊炎：胆囊极度增大，胆囊内压高，压迫囊壁致血循障碍，引起组织坏死。如囊壁坏死、穿孔，可导致胆汁性腹膜炎。

【诊断】

1. 突发右上腹持续性剧烈疼痛：可向右肩部放射，伴胆囊结石嵌顿于胆囊颈管处，可出现阵发性绞痛。伴发热、畏寒、恶心、呕吐。炎症重者可出现轻度黄疸。发病前常进食过油脂饮食。

2. 体检：右上腹有明显肌紧张，Murphy 征阳性并常在右上腹触及肿大胆囊，胆囊穿孔后可出现腹膜炎体征。

3. 实验室检查：白细胞计数增加，一般为 $10\times10^9 \sim 15\times10^9/L$，中性粒细胞升高。尿胆红素、尿胆原一般为阴性。炎症重者，尿胆原增加。

4. 影像检查：B 超和 CT 可发现胆囊肿大、壁厚，伴结石时可见胆石团声影。

5. 鉴别诊断：急性胆囊炎应与急性胃炎、胃十二指肠溃疡或溃疡穿孔、右下肺炎、胸膜炎、泌尿系结石、急性阑尾炎鉴别。

【治疗】

（一）非手术治疗

适于发病时间短、症状较轻的初次发作的单纯性急性胆囊炎，或症状轻的结石性胆囊炎控制炎症后择期手术。治疗方法包括：

1. 禁食、胃肠减压。

2. 解痉、止痛。

3. 纠正水、电解质和酸碱平衡失调。

4. 应用广谱、有效的抗生素。

(二) 手术治疗

1. 急诊手术:出现下列情况者应急诊手术。

(1) 急性胆囊炎经非手术治疗效果不佳。

(2) 胆囊肿大明显、感染症状重、体温升高、脉搏加快、白细胞值升高者。

(3) 疑有胆囊坏疽或穿孔,有明显腹膜刺激征。

2. 择期手术:手术方式同胆囊结石。

(丁志强)

## 三、急性梗阻性化脓性胆管炎

急性梗阻性化脓性胆管炎(acute obstructive suppurative cholangitis,AOSC)是以胆管梗阻和感染为主要病因的一种危重胆道疾病。临床上引起胆道梗阻和感染的常见原因是胆管结石、胆囊结石或 Mirriz 综合征。此外,胆道良性狭窄、Oddi 括约肌功能紊乱或成人先天性胆总管囊肿也常可发生 AOSC。

【病因病理】

引起胆道感染的细菌可通过门静脉、胆道寄生虫、造影用各种导管以及胆肠吻合口进入胆管,在胆道梗阻或狭窄的条件下细菌可大量繁殖,细菌及其毒素可从肝内小胆管进入肝窦,导致菌血症、毒血症甚至败血症发生。这是二者之间有压力梯度差的结果。

【诊断】

(一) 临床表现

1. 症状

(1) 右上腹部疼痛,常很剧烈,并伴局部压痛,这与胆管梗阻的速度和程度直接有关。

(2) 发热、寒战:常有突发性高热,多为持续性,伴有剧烈寒战,然而随着全身毒血症的加重,寒战反而减轻。

(3) 中枢神经系统抑制主要表现为意识障碍和昏睡甚至昏迷,是一种危重凶险的先兆,一般表明败血症已来临,随之会导致感染性休克。

(4) 此外,还伴有恶心、呕吐、食欲减退、尿液呈茶色等症状。

2. 体征

(1) 肝脏肿大或可触及肿大的胆囊,右上腹部压痛或叩击痛,Murphy 征阳性。

(2) 黄疸:亦是其常见临床表现之一,与胆管梗阻程度有关,若梗阻仅限于一叶肝胆管,则腹痛较轻,黄疸亦可不明显。

(3) 脉快而弱,烦躁不安,血压低,四肢冷汗微凉,若病情未得到有效控制则发展引起休克。

(二) 辅助检查

1. 血常规检查:白细胞升高,$>20\times10^9/L$,可出现毒性颗粒。

2. 血清 ACT、AST、AKP、GGT 升高,血胆红素明显升高。

3. 尿胆红素阳性,病情严重时可出现酸中毒和血钾低。

4. B 超检查:能清晰显示梗阻近侧扩张胆管、梗阻原因(结石、肿瘤)、梗阻部位。

5. ERCP 或 PTC、PTCD 检查可置管引流,一则可进一步明确诊断,二则可作为暂时缓解症状的治疗。

6. CT、MRI 可作为进一步明确病因的检查。

【治疗】

(一) 手术治疗

1. 手术治疗的原则:清除病因,解除梗阻,通畅引流,预防复发。

2. 手术时机选择:十分重要。

(1) 对伴有休克的 AOSC 者应积极加强围手术期抗休克、抗感染、补充血容量和调整酸碱平衡等治疗,待患者一般情况有所好转就应立即手术。

（2）若经围手术期准备 2～4 小时后，休克症状未见明显缓解且血压不稳定，亦应慎重选择手术，但手术宜简单有效，必须保证梗阻近端胆管充分引流。

（3）病情较稳定者，可以进一步明确病因和行充分的围手术期准备，亦可以手术。

（4）经保守治疗 24～36 小时后，仍未见好转者亦应手术治疗。

3. 手术方式

（1）胆总管切开取石+置“T”管减压、引流。如患者一般情况良好，又多次反复发作胆管结石，对取石后施行胆肠吻合术，如胆总管空肠 Roux-Y 吻合术应采取慎重态度。

（2）若患者一般情况差，不能耐受较大且时间长的肝胆管取石手术，在结石上方胆总管或肝管做切开胆管置“T”管减压引流术。

（3）胆囊结石伴有炎症，若病情允许可同时行胆囊切除术。

（4）患者病情稳定，肝内结石限于左外侧叶合并肝脏萎缩，可在胆总管切开引流的同时，行肝左外叶切除术。

（二）非手术治疗

1. 全身支持治疗：解痉止痛，纠正酸碱平衡失调及水电解质紊乱，补充血容量，常用山莨菪碱 10～20mg，静脉滴注，补充维生素 C 3g、维生素 K 40mg。

2. 合理应用抗菌药物

（1）对大肠杆菌敏感抗生素：待有细菌培养和药敏试验报告后再调整。

（2）对厌氧菌敏感抗菌药物：甲硝唑 100～200mg/d。

3. 抗休克治疗：升压药可选用多巴胺 40～80mg 加入 250～500ml 盐水中静脉滴注。同时，用肾上腺素皮质激素地塞米松 10mg/次，均静脉给药。

4. 胆道引流方法

（1）经皮肝穿刺插管引流（PTCD）。

（2）内镜引流术（EID）：应用十二指肠镜寻找十二指肠乳头，经检查孔插入引流管，引流管的两端带有方向相反的倒钩，可防止引流管上下移位，至能容纳引流管置入；然后，向胆管内插入金属丝的导管（Teflen 导管）使其穿过梗阻部位，随后再用一推管将内引流管沿导管推入，使导管头端位于梗阻部上端，末端游离在十二指肠腔内 1～2cm，在电视下可见胆汁溢出，方可将导管和内镜取出。

（3）经鼻外引流术（ENBD）：做 ERCP 检查，探查十二指肠乳头，经内镜治疗孔道将导丝插入胆总管内，使其越过胆道梗阻狭窄段，随后再沿导丝放一引流管，其顶端超过梗阻部位放在肝总管内，然后将引流管之末端自鼻孔引出并固定之。

（邹声泉）

## 四、肝外胆管结石

胆管结石包括肝外胆管结石和肝内胆管结石。肝外胆管结石主要是指肝总管结石和胆总管结石，临床上亦将肝外胆管结石统称为胆总管结石。它分为原发于胆管系统的所谓原发性胆总管结石和从胆囊移位于胆总管的继发性胆总管结石。

**【临床表现】**

1. 结石引起的 Oddi 括约肌痉挛或胆总管下段梗阻常可引起急性胆绞痛发作，往往伴有黄疸。

2. 剑突下方或右上腹部可出现典型的、剧烈的刀绞样疼痛，痉挛可放射至右肩部，伴恶心、呕吐。

3. 严重的胆道梗阻性化脓性胆管炎常伴寒战、高热。

4. 体检时剑突下或右上腹部可以有压痛、反跳痛、肌紧张。

5. 有时可扪及肿大胆囊，Murphy 征阳性。

**【诊断与鉴别诊断】**

1. 发作时可有右上腹部阵发性绞痛，寒战和高热、黄疸，即夏科（Charcot）征阳性。

2. 剑突下或右上腹部压痛、反跳痛、肌紧张，甚至伴腹膜炎体征。

3. B 超检查能较准确诊断胆总管扩张伴结石。

4. 辅助诊断可采用 PTC、ERCP 等特殊检查,其诊断正确率达 96% 。

5. CT 或 MRI 均可对肝外胆管结石做出准确诊断。

6. 嵌顿在壶腹部直径 1cm 左右的结石可以有或无腹痛和发热、畏寒等症状,仅有进行性黄疸加深和肝功能损害,此时勿误诊为胆道肿瘤,应予鉴别之。

【治疗】

(一) 胆总管结石并有胆囊结石的治疗

1. 常规开腹手术:胆囊切除术+胆总管切开取石术+“T”管引流术。

2. 腹腔镜胆囊切除术

(1) 若胆总管直径>1cm,则应做胆总管切开探查,术中纤维胆道镜检查取石。

(2) 若胆总管直径<1cm,则应通过胆囊管用纤细胆道镜取石。

(二) 胆囊已切除,胆总管结石治疗方法

1. 常规开腹手术,切开胆总管取石,加“T”管引流。

2. 经十二指肠做 ERCP 检查,并做十二指肠 Oddi 括约肌切开术(EPT)取石。

3. 采用中西医结合治疗——排石总攻疗法。

4. 有 Oddi 括约肌狭窄者,应可考虑 ERCP 或 EST 施行 Oddi 括约肌成形术治疗。

5. “T”管引流应于做胆道造影术后视胆管内有无残余结石,再决定是否拔管;若有胆总管残余结石,应于术后 6 周考虑做术后胆道镜取石术。

(邹声泉)

# 五、肝胆管结石

肝胆管结石为原发于胆管内的结石,是胆石症中最复杂、最难治的疾病。结石多以胆色素结石为主,形态不定、大小不

一、呈泥沙样，甚至为糊状胆泥。结石可遍及肝内胆管，亦可以限于半肝、肝叶或肝段。据目前调查资料表明，尽管肝内胆管结石的发生率占胆石症的5%～7%，其与胆囊结石发生率相比，大有降低之势，但肝内胆管结石的诊治问题仍十分困难。

【临床表现】

1. 局限于肝内某一细小胆管的结石，一般无症状，无需治疗。

2. 肝内胆管结石阻塞不同节段胆管的部位不一，其临床表现亦不同，肝内结石不伴感染时，偶有上腹部疼痛、恶心、呕吐等消化道症状。

3. 一侧肝胆管结石多，多以胀痛为主，多与饮食相关，一般无黄疸。

4. 若结石降至胆总管下段梗阻，常可伴发胆道感染，多有典型右上腹绞痛、发热、恶心、呕吐等消化道症状。

5. 若胆道感染未及时控制，可发生多发性胆源性肝脓肿，严重时该脓肿可破溃到膈下，甚至穿破横膈到肺，形成支气管胆瘘，咳嗽可能有苦味胆汁样痰液。

【诊断和鉴别诊断】

1. B超检查：应为首选检查方法，可显示肝内胆管扩张的程度，结石的部位、大小、分布情况。

2. CT或MRCP检查：可以作为必要的检查方法，了解肝内胆管扩张、结石与肝脏其他相邻部位的关系，且可以避免一些因做PTC、ERCP等检查造成的并发症，如急性胰腺炎、胆漏或内出血等。

3. ERCP检查：可以显示肝外胆管及肝内胆管结石的影像信息。

4. PTC胆道造影：该方法可以直接显示肝内胆管的形态和扩张的情况及结石的分布情况。

5. 肝内胆管结石继发梗阻、感染应与肝脓肿、肝癌等行鉴别诊断。

【治疗】

1. 肝内胆管结石好发于左肝外叶和右肝后叶胆管，并伴局限性萎缩,首选治疗方法是左肝外侧叶或右肝后叶切除术。

2. 肝内多发性结石有局限性胆管扩张伴胆管感染,需做胆囊切除加胆总管切开取石术,应使用术中胆道镜取结石术,使残石率降至最低水平。

3. 肝门部胆管结石并胆管狭窄,应做胆管切开取净结石;必要时拟行胆管成形术或劈开胆管扩大引流通道,做 Roux-en-Y 型胆肠吻合术。

4. 对伴有门静脉高压的肝内胆管结石患者,若有条件可先行胆道手术,尽可能取净石头,解除梗阻,通畅引流,控制感染。若严重的门静脉高压伴食管静脉曲张、肝门部静脉曲张,容易出血,可先拟行胃底贲门周围血管离断术,以缓解肝门部曲张血管、降低门静脉压力以利于胆道手术进行。

(邹声泉)

## 六、术后胆道残余结石

目前,肝内、肝外胆管残余结石仍占 10%～20%。如果术中应用胆道镜检查其发生率明显降低,但仍时有发生。

**【诊断和鉴别诊断】**

1. 胆总管切开取石,"T"管引流术后,经"T"管造影术或胆道镜检查可以明确有无残余结石。

2. B 超检查仍为检查胆道残余结石的最好方法,既简便、准确、无创伤、经济,且诊断率高。它可以明确结石大小、部位及结石数目等。

3. 对术后有梗阻性化脓性胆管炎的患者,应做 B 超检查或在控制临床症状后做 PTC 检查,以明确诊断。

4. 磁共振数字减影术(MRCP):选用 MRCP,可清楚的显示肝内胆管结石的图像,为术后胆道残余结石的处理提供可靠依据。

**【治疗】**

1. 有引流或空肠盲襻者可行术后胆道镜取石:胆道镜可

经“T”管或“U”形管瘘道取石。

2. 药物溶石治疗：溶胆固醇结石的药物有单产烷素和甲基叔丁醚；溶胆色素结石的药物有六偏磷酸钠、二甲基亚砜，溶两种结石的药物有鹅去氧胆酸和依地酸二钠。

3. 已证实为肝外胆管残余结石应开腹手术或经腹腔镜胆总管切开取石，术中增加腹腔镜细纤维胆道镜检查取石治疗。

4. 已切除胆囊、胆总管残余结石者，若结石难以排出，可做ERCP检查，证实有残余结石后，可用取石网取残余结石，对做十二指肠Oddi括约肌乳头切开术取石，应慎重考虑。

5. 经ERCP检查证实有残余结石，亦可用体外冲击波震碎结石，或用超声、液电碎石，将结石变小，再用胆道镜取石网取石。

6. 若胆总管下段狭窄，或Oddi括约肌功能失调，除做EPT外，亦可以做开腹手术，拟行Oddi括约肌成形术以利胆汁通畅排出。

（邹声泉）

# 七、胆道出血

胆道出血(hemobilia)系因创伤、结石感染、肿瘤、血管疾病或其他因素致使肝内、肝外血管与胆道、胆囊相通致血液经胆道入十二指肠，称为胆道出血。临床表现以胆绞痛、上消化道出血、黄疸三大症状为其特点。

**【诊断】**

（一）病史特点

胆道出血前常有肝、胆手术及肝穿刺、肝外伤病史，或者有胆石病、胆道蛔虫、肝肿瘤病史。

（二）典型症状

1. 上腹或右上腹绞痛或胀痛，并向右肩背部放射。

2. 呕血及黑便，常在上腹绞痛后出现呕血、黑便，或仅有黑便。出血后疼痛暂时缓解，常是周期性发作，每隔数日或1周左右重复发作。如带有“T”管或放置“U”形引流管者，常可见鲜血经“T”管或“U”形管周围涌出。已行胆肠内引流者，发生胆道大出血时，大量鲜血经吻合口直接进入肠道，常无典型的胆绞痛发生，如出血不能控制，常易发生失血性休克。

3. 黄疸：多数患者可出现全身皮肤、巩膜黄染及不同程度的低热，合并感染时则出现寒战、高热。

4. 体征：贫血貌，巩膜及全身皮肤黄染；右上腹不同程度的压痛或肌紧张，肝及胆囊肿大；有“T”管者可见大量鲜血经引流管或周围涌出，出血量大者可出现休克。

（三）辅助检查

1. 实验室检查：血常规表现为红细胞及血红蛋白下降、白细胞计数升高，特别是合并感染时白细胞计数明显升高；血总胆红素及1分钟胆红素升高。

2. B超检查：可发现肝内、外胆管扩张、胆囊及肝胆管结石，肝、胆、胰的占位性病变。

3. 选择性肝动脉造影：可发现肝内占位性病变、肝动脉的瘤样病变、肝动脉胆管瘘、肝动脉门静脉瘘及肝动脉的异常病变。选择性肝动脉造影的阳性结果可为胆道出血提供治疗依据。

4. 纤维内镜检查：内镜下发现血液自壶腹开口处流出，则可确诊为胆道出血。同时，了解并排除食管、胃及十二指肠的出血病变。

5. 其他检查：如肝脏CT扫描、磁共振（MRI）及核素扫描，可适当选择应用。带有“T”管的病人，在出血停止期可行“T”管造影；未经手术的病例在出血停止期可行ERCP检查有助于寻找出血原因。

（四）鉴别诊断

本病应与溃疡病出血、食管静脉曲张破裂出血及胃癌出血相鉴别。

**【治疗】**

（一）非手术治疗

非手术治疗包括输血、用止血药物、补液抗休克及营养支持治疗,应用足量的广谱抗生素,同时做好手术前的准备。

非手术治疗的适应证:

1. 出血量不大或首次出血。

2. 出血前无梗阻性黄疸或化脓性胆管炎病史者。

3. 已行手术探查,经选择性动脉造影、"T"管造影、纤维内镜检查出血病灶仍不明显者。

4. 全身情况差不能耐受手术者。

（二）选择性或超选择性肝动脉栓塞术

选择性肝动脉造影及栓塞术是胆道大出血诊断及治疗的重要方法。胆道大出血经非手术治疗出血不能控制,即应考虑肝动脉造影,经肝动脉造影证实为肝动脉病变所致胆道出血者,可行选择性或超选择性肝动脉栓塞术。

（三）手术治疗

1. 适应证

(1) 出血量大,伴出血性休克且不易纠正者。

(2) 合并梗阻性化脓性胆管炎,非手术治疗不能控制者。

(3) 肝动脉栓塞无效者。

(4) 有原发病灶需手术处理者。

(5) 胆囊内病变引起出血者。

2. 手术时机

(1) 如出血病灶定位明确,术前准备已做好,可择期或出血间歇期手术。

(2) 非手术治疗中出血周期越来越短,或出血量大伴有休克,抗休克治疗难以纠正,应急诊手术。

3. 手术探查

(1) 目的:①进一步明确是否胆道出血。②明确是肝内、肝外胆道出血或胆囊出血。③明确出血来自哪一侧肝内胆管,或两侧肝内胆管。④了解出血原因。

(2) 方法:①肝表面、胆囊、肝外胆管的视、触诊:了解肝脏是否肿大,有无局部隆起、肿块、结石、肿瘤、血肿、脓肿、搏动性肿块,肝外胆管是否扩张,胆囊是否肿大或有积血,有无肝动脉震颤或搏动性包块。②胰腺是否肿大,有无结节、包块。③胆总管探查,清除积血或血块,明确出血来自哪一侧胆管,借助术中胆道镜或术中胆道造影辨明出血部位、出血原因。

4. 手术方法:依照病变及出血部位是否明确、技术条件是否具备依次考虑手术方法。

(1) 肝动脉结扎术:适用于①不能切除的肝肿瘤或胆管癌所致的出血。②出血虽来自一侧叶、肝段,但病人情况差,不宜于行肝叶、肝段切除者。③术中出血已停止,但对出血部位判断不清的肝内胆道出血。

(2) 肝叶、肝段切除:适于病变局限于一侧、一叶、一段,并确认出血来自于一侧、一叶、一段胆管,可行相应的肝叶、肝段切除术。

(3) 胆囊切除术:针对胆囊内出血者。

5. 后续治疗

(1) 水、电解质补充及纠正。

(2) 广谱抗生素的应用。

(3) 护肝治疗。

(4) 营养支持。

(5) 密切观察疗效。

## 八、胆管囊状扩张症

胆管囊状扩张症亦称先天性胆总管囊肿,多发于青年女性,男女之比为1∶4。因在幼儿期即可出现症状,所以大多在10岁前可做出诊断。

**【病因】**

本病病因与下列情况有关:

1. 胆总管先天发育异常:胚胎发育时,原始胆管远端增殖为索状实体,以后再空化贯通;若某段胆管过度增殖,再过度空泡化而形成扩张。

2. 胆胰管汇合异常:胆胰管共同通道过长或呈直角开口汇合。胰液易逆流入胆管内,导致胆管压力升高。

3. 胆管口炎变狭窄近端胆管扩张所致:细菌或病毒感染后,

使胆管上皮损害变性、狭窄梗阻,近端胆管壁变薄扩张。

4. 胆管囊性扩张症可发生于肝内、外胆管的任何部位。80%合并结石。部分出现癌变,约占5%~17%,近年报道有升高趋势。根据胆管扩张的形态和位置可分为下列五种类型(图14-1)。

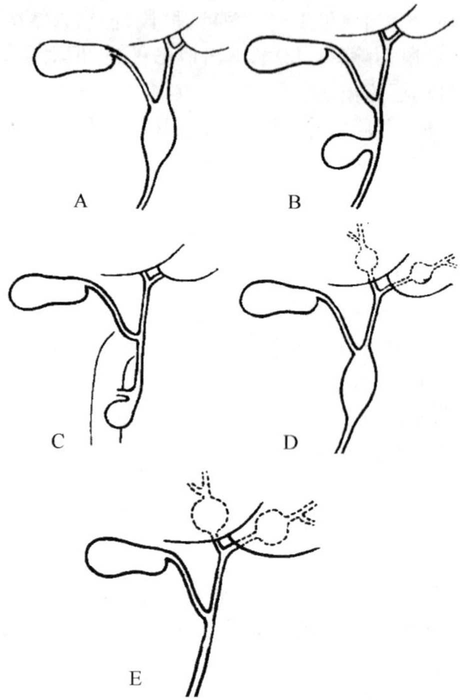


图 14-1 先天性胆管扩张的病理分型

A. 囊状型;B. 憩室型;C. 十二指肠内膨出型;D. 肝内外混合型;E. 肝内胆管型

(1) 囊状型:此型最为常见,约占90%。胆总管中段呈球形或纺锤形扩张。

(2) 憩室型:由胆总管侧壁长出憩室状物,向外膨出。

(3) 十二指肠内膨出型:胆总管末端在十二指肠内呈囊状膨出,胰管和胆总管汇入膨出部。

(4) 肝内外混合型:肝内胆管具多发性大小不一的扩张,同时有肝外胆管囊状扩张。

(5) 肝内胆管型:又称 Caroli 病。

【诊断】

1. 临床表现:本病的典型临床表现为右上腹部疼痛、黄疸和腹部肿块,故称三联征,但约 1/3 病例无典型的三联征表现。合并结石感染时有胆管炎症状,如腹痛、畏寒、发热和黄疸等。体检时,较大的囊肿右上腹可触及囊性包块,光滑、固定。

2. 实验室检查:提示有梗阻性黄疸的特点,部分病人无黄疸;合并感染者有白细胞计数升高。

3. 影像学检查:B 超、CT 可提示有外囊性肿物及囊肿外形。PTC 或 ERCP 可确定囊肿类型、病变范围、有无合并结石及胰管汇合情况。X 线钡餐检查可见十二指肠环扩大、肠腔受压移位等征象。

【治疗】

手术是本病唯一的治疗手段。手术方式如下:

1. 囊肿外引流术:急诊情况下严重感染、病情危急时可选择囊肿外引流术。

2. 囊肿切除:肝管空肠 Roux-Y 吻合术,切除囊肿可避免囊肿癌变。Roux-Y 术式重建胆汁引流通道可减少逆行感染,是一种较理想术式。过去施行的囊肿与十二指肠吻合和囊肿与空肠 Roux-Y 吻合方式现已废弃。

(丁志强)

## 九、胆囊息肉样病变

胆囊息肉样病变为胆囊腔内隆起样生长的一类微小(直径 1cm 以内)病变的总称。由于 B 超的应用,其检出率明显升高,但不能确定良、恶性,多数需密切观察,以正确决定治疗方法。

【分类】

1. 肿瘤性病变：乳头状腺瘤、早期腺癌、平滑肌瘤、血管瘤。

2. 非肿瘤性病变：胆固醇息肉、炎性息肉、淋巴性息肉、腺肌病、腺瘤样增生及胃、肠、胆、胰的胆囊异位。

【临床表现】

一般无症状，常在体检或其他疾病行 B 超检查时发现。少数病例有疼痛，在合并胆囊结石、胆囊炎，病变位于胆囊颈部和(或)脱落而引起胆囊管梗阻时发生疼痛，疼痛性质为胀痛、钝痛或绞痛。

【诊断】

因症状及体征均无特异性，故诊断困难。

（一）B 超检查

1. 超声图像可发现胆囊腔内光团回声，光团性质可为强回声、等回声或异常回声。

2. 可见光团位置(胆囊体部或颈部)、光团个数(单个或多个)。

3. 光团与胆囊壁相连，相连处为蒂(同时测量蒂的宽、窄)或广基。

4. 光团的大小、轮廓(整齐或分叶)。

5. 是否合并结石。

6. 胆囊腔大小、胆囊壁厚度。

（二）胆囊造影

胆囊造影可以发现胆囊腔内有负影，圆形或不规则。同时可了解胆囊有无功能。

（三）CT 扫描

CT 扫描一般不如 B 超检出率高，仅在息肉病变较大时 CT 扫描加增强有利于帮助确定病变性质。

【治疗】

因病变小，术前定性诊断困难，故治疗上存在分歧，治疗方法主要是手术。

手术指征：

1. 直径大于 1cm 的单发病变。

2. 多发病变,其中1个直径大于1.2cm。

3. 光团不均或呈分叶状,蒂宽或广基息肉,不论单个或多个,手术指征相对放宽。

4. 合并胆囊结石、胆囊炎或伴有症状的胆囊息肉样病变。

(王剑明)

## 十、胆 囊 癌

胆囊癌(gallbladder carcinoma)是原发于胆囊的肿瘤性疾病,约占全部肿瘤的0.76%~1.2%。常发生在50岁以上的中老年人,女性多于男性(约为3:1),以腺癌为常见(约占80%)。病因尚不清楚,但有资料表明,胆囊结石及胆囊黏膜的慢性炎性刺激可以促使上皮增生而发生癌变倾向,胆囊结石患者的胆囊癌的发生率比无结石者高出7倍。

**【诊断要点】**

1. 症状:胆囊癌早期常无症状,一旦有症状及做出诊断已达中晚期。

(1) 腹痛:上腹及剑下隐痛或钝痛。有时可出现绞痛,有时可伴恶心、呕吐。

(2) 黄疸:癌组织脱落或出血引起胆道阻塞时出现黄疸,出现黄疸前可有胆绞痛,黄疸程度可轻可重,亦可消退;或由于癌组织浸润、淋巴结转移压迫肝内外胆管出现黄疸,并逐渐加重;可有低热,当胆道发生阻塞继发感染时则会有高热。

(3) 肿块:在右肋缘下可触到坚硬、无明显压痛的肿块。

(4) 有贫血、消瘦及腹水者已是晚期病例。

2. 特殊检查

(1) B超:可发现较早的胆囊癌,表现为胆囊腔内轮廓不规则、与壁相连、基底较宽、异常隆起的光团回声,随着病变进展块影增大;或为胆囊壁不规则的、多个大小不等的低回声光团。如有黄疸,B超可以发现肝内胆管扩张,肝、肝门部、胰腺内转移性病变。

(2) CT 检查:可发现胆囊内软组织块影,还可显示胆囊癌扩散范围和肝受累情况,对中晚期病例其诊断价值更大。

(3) MRI:除发现胆囊病变外,对有黄疸的病例,通过胆道成像了解胆道梗阻情况。

(4) PTC 及 ERCP 检查:对肝门、胰腺转移并出现黄疸的病例需行此检查,以明确胆管梗阻部位。

【治疗】

手术治疗是唯一的治疗方法,根据术前检查及术中探查发现,结合病人的全身情况,必要时使用冰冻切片病理检查或穿刺细胞学检查、术中 B 超等综合判断并抉择手术方法。

1. 胆囊癌病变仅局限在黏膜、黏膜下及肌层,则行胆囊切除术。

2. 胆囊癌病变侵犯浆肌层,则行扩大胆囊切除术,即同时切除距胆囊床边缘 2cm 的无瘤肝组织,并清除所属引流的淋巴结。

3. 胆囊癌已侵犯肝脏,肝十二指肠韧带内有淋巴结转移,可行肝Ⅴ、Ⅳb、Ⅵ或右三叶切除及肝外胆管周围淋巴结清除术。

4. 胆囊癌侵犯肝、胰头、十二指肠,如无禁忌则可行受累肝、胰、十二指肠切除术,甚至附加右半结肠及右肾切除术。

5. 胆囊癌晚期已无法切除,需手术解决的问题为两个方面。

(1) 解除或缓解阻塞性黄疸:根据胆管阻塞的部位、阻塞的范围采取相应措施(参考不能切除的高位胆管癌的治疗)。

(2) 解除消化道梗阻。

(王剑明)

# 十一、胆　管　癌

胆管癌为胆管的恶性肿瘤,依癌肿所在部位不同分为近端胆管癌和远端胆管癌。

## 近端胆管癌

近端胆管原发于胆囊管与肝总管汇合部以上胆管的癌肿为近端胆管癌，常侵犯肝管分叉部和一侧和（或）两侧肝管，故又称为高位胆管癌、上端胆管癌、肝门部胆管癌、肝管分叉部或汇合部胆管癌。

【诊断要点】

1. 症状：本病早期无典型症状，只有当癌肿生长导致胆管部分或完全梗阻时才出现进行性加深的、无痛性黄疸；随着黄疸加深，出现皮肤瘙痒、呕吐、消瘦、上腹隐痛或胀痛；如合并感染则可出现胆管炎的症状、体征。

2. 检查

（1）体检：巩膜及全身皮肤黄染，晚期皮肤呈深褐色，肝脏肿大、腹水及脾大。

（2）实验室检查：血清总胆红素升高，1 分钟胆红素高出总胆红素的 50% 以上。碱性磷酸酶升高，癌胚抗原（CEA）水平升高，约 50% 的病人大便潜血阳性。

（3）B 超检查：为首选检查项目，也是最重要的检查方法，可以发现并判定阻塞以上胆管扩张及胆管的肿瘤性病变，其准确率达 86%～98%；同时，了解肿瘤大小、肿瘤与肝动脉和门静脉的关系。

（4）CT 扫描：同样可以清晰判断阻塞以上胆管扩张及胆管肿瘤性病变，与 B 超配合可以提高胆管癌的诊断率。

（5）经皮肝穿胆道造影（PTC）及胰胆管造影（ERCP）：经皮肝穿胆道造影可以清楚显示梗阻以上扩张胆管、梗阻部位及范围、程度和原因。特别是在 B 超或 CT 引导下对扩张胆管穿刺造影，成功率达 98%。PTC 为有损伤的检查，需谨慎施行。胰胆管造影（ERCP）为无损伤性检查，主要了解梗阻以下胆管的病变，同时配合活检了解十二指肠乳头部、胆管下端及肝管的病变。如胆囊管未梗阻则可显示胆囊，以了解胆囊的病变情况。连续施行 PTC 及 ERCP 检查能清楚了解梗阻上、下胆管的病变情况，对进一步诊断胆管癌及抉择手术方法有重要价值。

(6) 其他:MRCP 可以清楚地显示梗阻部位、梗阻程度和范围,同时了解肿瘤的位置、大小及可能侵犯的位置。选择性肝动脉、肠系膜上动脉造影及经肝门静脉造影可以了解肿瘤是否已侵犯肝动脉、门静脉及其分支,显示肿瘤大小、范围及与周围大血管的关系。

3. 根据以上检查(一般来说对胆管癌的诊断术前施行 B 超、MRCP 是不可缺少的检查,必要时可行 ERCP 或 PTC 检查),术前对胆管癌作出诊断并初步分型,为手术治疗提供依据。

Ⅰ型:癌肿位于左、右肝管汇合处以下的肝总管,左、右肝管相通。

Ⅱ型:癌肿已向上侵犯左、右肝管分叉处,致使左、右肝管不相通。

Ⅲa 型:癌肿位于肝总管及右肝管。

Ⅲb 型:癌肿位于肝总管及左肝管。

Ⅳ型:癌肿已侵犯肝总管,左、右肝管,并达更高部位。

**【鉴别诊断】**

由于本病最早表现为无痛性黄疸、肝大、上腹不适、消化不良或呕吐,故早期易误诊为病毒性肝炎、中毒性肝炎、毛细胆管性肝炎、硬化性胆管炎,以致延误治疗。本病除癌胚抗原可早期升高外,其症状、体征及实验室其他检查很难早期做出鉴别,所以尽早、重复 B 超检查能及时、较早发现胆管癌病例,此外,应与胆囊癌鉴别。胆囊癌早期无症状,直至发生肝门转移出现梗阻性黄疸才引起注意并做出诊断。对胆囊癌而言常已至晚期,而近期出现黄疸的胆管癌则病期较早,在依靠 B 超检查判定胆囊的病变情况,如患者表现为无痛性、进行性加深的阻塞性黄疸这一独特症状体征时还需要与肝门部转移癌、肝细胞性肝癌(肝门部的)、肝门淋巴结转移癌或淋巴瘤相鉴别。近端胆管癌常合并有胆囊结石、肝胆管结石,胆管癌梗阻性黄疸合并感染时可出现胆管炎的症状、体征。在 B 超检查中结石是容易发现的,故对一个梗阻性黄疸的病人不论是否伴有疼痛,不应该轻易地满足于胆管结石或胆管炎性狭窄的诊断。

【治疗】

原则上以手术治疗为主，术后辅以放疗或化疗。

1. 加强术前准备：包括护肝，改善凝血机制，维持水、电解质平衡，营养支持。对老年患者应注意合并心血管系统的潜在病变于术前发现并予以纠正，对耐受一个较大的手术是十分重要的。

2. 基本术式选择

Ⅰ型：胆囊、胆总管、肝门部胆管连同肿瘤一并切除，左、右肝管空肠吻合术。

Ⅱ型：胆囊、胆总管、肝门部胆管连同肿瘤及受累的肝叶(肝方叶、尾状叶、右前叶)部分切除术，附加肝胆管空肠吻合术。

Ⅲa型：胆囊、胆总管、肝门部胆管连同肿瘤及右三叶、尾状叶切除，附加左肝管空肠吻合术。

Ⅲb型：胆囊、胆总管、肝门部胆管及肿瘤、左三叶及尾状叶切除，附加右肝管空肠吻合术。

Ⅳ型：肝移植。

3. 不能切除的胆管癌的外科处理

(1) 经扩张的肝内胆管-空肠旁路手术：治疗的目的是减黄。

1) 经肝左外叶下段胆管途径行左侧扩张的胆管-空肠 Roux-Y 吻合术。

2) 经肝右叶第Ⅴ段胆管途径行右侧扩张胆管-空肠 Roux-Y 吻合术，此方法最多可以暂时引流 1～2 个肝段的胆管，实际价值有限。

(2) 经胆总管、肿瘤间隙、肿瘤上方扩张的胆管至左或右肝膈面置“U”形管引流，附加胆总管-空肠 Roux-Y 吻合术，“U”形管分别经肝膈面及空肠引出腹腔。作用：①减压、减黄及后期治疗。②根据肿瘤大小、范围、狭窄情况，可以更换不同粗细的引流管，以达有效的减压和减黄。③手术时在肿瘤下缘放置银夹做标志，术后经“U”形管行腔内放疗。④必要时留置双侧“U”形管，同时引流左、右肝管。

(3) 置管外引流:治疗目的是减黄、改善生存质量。①经胆总管-肝门部肿瘤间隙-扩张的肝内胆管置管引流。②经肝表面-扩张的肝左叶或右叶胆管置管引流。

## 远端胆管癌

远端胆管癌为原发于胆总管下端及胆管壶腹部的肿瘤。此外,来自于十二指肠黏膜的壶腹癌、壶腹周围癌、胰头癌等,虽来源不一,但引起的症状、体征都有相似之处,其治疗措施也基本上是一致的。

【诊断】

1. 症状及体征

(1) 逐渐加深的阻塞性黄疸(个别胆总管下端乳头状瘤所引起的黄疸,有时表现为间断发生梗阻性黄疸)及进行性体重下降为主要症状。

(2) 继发出血:表现为贫血、消化道出血。

(3) 如同时有胰管梗阻可出现血糖过高或过低、脂肪性腹泻。

(4) 可出现持续性背部隐痛,如合并结石可出现胆绞痛。

(5) 体征主要为全身性皮肤及巩膜黄染、胆囊肿大、肝脏肿大。

2. 检查

(1) 化验检查主要为总胆红素及1分钟胆红素升高,碱性磷酸酶升高。

(2) B超为首选检查,提示肝内、外胆管扩张,胆囊增大。进一步检查常可发现胰管扩张、胰头部及胆总管下端病变。

(3) MRCP显示肝内、外胆管扩张情况、程度、梗阻部位及胰头、壶腹周围病变情况。

(4) CT检查:提示肝内、外胆管扩张,胆囊肿大,胰头及胆总管下端病变及胰管扩张。

(5) PTC及ERCP检查,提示肝内、外胆管扩张,扩张的肝外胆管下端突然中断或狭窄,胆管壁不规则或充盈缺损,胆管变形等。同时了解是否合并结石。经纤维十二指肠镜可发现十二指肠乳头部病变,附加活检以做病理组织学定性。

【治疗】

以手术治疗为主,应有充分的术前准备。

1. 胰十二指肠切除或扩大的胰、十二指肠切除术:即同时清除肝门部、胆管周围、腹主动脉旁、腹腔动脉、肝动脉、肠系膜上动脉周围淋巴结。如肠系膜上静脉、门静脉部分受累,在技术条件允许时可考虑行与肿瘤相连的肠系膜上静脉、门静脉部分切除(节段),附加门静脉、肠系膜上静脉重建或人造血管移植术。

2. 对不能行胰、十二指肠切除者尽可能行胆肠旁路手术,以减黄、改善生活质量为目的。

(1) 肝总管、胆总管-空肠 Roux-Y 吻合术。

(2) 胆囊-空肠 Roux-Y 吻合术。此术简单易行,要求胆囊肿大且胆囊管通畅,最好胆囊管在胆管的开口与肿瘤距离较远,术后可获得较好的减黄效果。

3. 如病人情况极差、胆肠旁路手术有困难则可行胆总管外引流或 PTCD,以暂时减黄、缓解症状。

(王剑明)

## 十二、胆管损伤

由于外伤或上腹部手术导致胆管连接中断、胆管闭塞、胆管缺损、胆汁漏出均称为胆管损伤。由手术因素所致者称为医源性胆管损伤。胆管损伤术中未及时发现或虽已发现但处理不当,术后发生梗阻性黄疸、胆漏、胆汁性腹膜炎、胆管狭窄及所继发的胆管炎是损伤后的继发病变,称为胆管损伤的并发症。外伤所致的胆管损伤少见,医源性胆管损伤的发生率,国外资料约为2‰,国内有散在报道,但无准确的统计资料。医源性胆管损伤多发生于胆囊切除术,其次是胆道手术,也偶尔见于胃大部切除及肝脏手术。胆囊切除术为一常见手术,因而在胆囊、胆道手术中防止发生损伤是一个值得重视的问题。

## 术中胆管损伤

**【发现及诊断】**

上腹部手术中发生胆管损伤,如能及时发现并得到正确处理,可以获得比较好的效果,避免并发症的发生。胆囊、胆道手术完毕后需要再次仔细检查:①确认胆囊管残端、胆总管、肝总管三者的解剖关系,胆总管、肝总管完整并具有连续性,注意胆囊管结扎线过于靠近肝总管、胆总管,是否有将肝总管、胆总管壁部分误扎的存在。②确认肝门部无胆汁渗漏,用一块白净纱布在肝门部逐一查视有无胆汁外溢。③对已行胆总管探查者需检查放置的"T"管的粗细是否恰当,"T"管放置是否准确无误地在胆管腔内,胆管缝线松紧是否适宜,以 30cm$H_2O$ 的压力向"T"管内注水时胆管缝线处是否渗漏。

通过以上检查进一步诊断:①有无胆管损伤,是完全损伤(横断或结扎)还是部分损伤。②损伤的位置是肝总管还是胆总管,判定距左、右肝管汇合处的距离,以确定损伤部位(分级)。③部分损伤程度及范围(包括胆总管周径及损伤长度)。

**【处理原则】**

1. 保留 Oddi 括约肌功能的修复术

(1) 胆管部分损伤,损伤边缘完整,则以 5-0 无损伤缝针单丝线间断缝合修补,内置"T"管引流。如裂口稍大或由于边缘不整齐、有黏膜损伤,经修剪后裂口增大需行整形修补。内置"T" 管其长臂应在修补处上或下方另穿孔引出。

(2) 胆管部分损伤,若损伤范围较大,可在损伤处的上或下方胆管内置入"T"管做支撑,其缺损部分应以带血管蒂的胃壁、肠壁浆肌层或圆韧带,应用其浆膜面行修补术。

(3) 胆总管完全性横断,应将两断端进行修整,再切开十二指肠侧腹膜,将十二指肠及胰头后部松动以减少吻合口的张力,用 5-0 无损伤缝合针线,行对合式间断缝合,要求缝合过程中不损伤胆管黏膜。内置"T"引流管,短臂修整成瓦沟形通过吻合口做支架,长臂则在吻合口下方另开口引出,引流管放置时间为 3 个月。

此外,在上述三种修复术时放置一根经吻合口、修复处、肝内胆管引出的硅管,可以有效支撑引流,放置 3 个月以代替"T"管。

2. 以恢复胆肠引流为目的的手术:如胆管损伤的位置较高、损伤范围大,上述各种修复手术有困难,应行高位胆管空肠 Roux-Y 吻合术。要求以 5-0 无损伤缝合针线做黏膜对黏膜对合式单层缝合,以塑料管做支撑引流,或经肝-吻合口-肠的"U"形管引流,引流管一般放置 3 个月。

(王剑明)

# 十三、胆管损伤的并发症

## 胆漏、胆汁性腹膜炎

**【临床表现】**

胆汁经腹腔引流管或烟卷引流漏出,或经切口漏出、敷料浸湿。腹痛可在右上腹、下腹或全腹,同时有压痛、反跳痛,出现黄疸,但随胆管阻塞情况而异。发热、白细胞及中性粒细胞升高;B 超检查可发现上腹或下腹液性暗区,如有黄疸可能发现肝内胆管扩张。

**【处理原则】**

密切观察腹腔引流量及症状、体征。

(1) 48 小时内胆汁引流量增加,胆汁性腹膜炎的症状、体征加重应及时手术探查。

(2) 引流量减少,局部症状减轻或消失,仅维持少量胆外漏,可以继续观察。

1) 观察过程中局部及全身症状好转,直至完全消失,引流量维持 100ml 左右或更少,常见于副肝管损伤,需在半个月后造影及进一步检查确定。

2)观察过程中,虽局部体征好转、引流量极少,但出现黄疸且逐渐加深,常为胆管狭窄的表现,需进一步检查处理。

(3) 加强护肝及支持治疗，维持水、电解质平衡，以及广谱抗生素的应用。

手术处理“参考下文手术后阻塞性黄疸之再手术方法”。

## 手术后阻塞性黄疸

【临床表现】

手术后出现黄疸和(或)在出现黄疸前已有胆漏、胆汁性腹膜炎的症状、体征。手术后出现黄疸，无其他症状、体征。

【诊断】

判断为阻塞性黄疸还是非阻塞性黄疸，排除内科黄疸。

1. B超检查：了解肝内胆管是否扩张及扩张程度，肝外胆管是否扩张、扩张程度及扩张的肝外胆管长度。

2. PTC检查：了解肝管扩张的程度、阻塞部位。

3. ERCP检查：了解梗阻部位及下端胆管病变。

4. MRCP检查：了解梗阻部位、肝内胆管扩张程度及肝内胆管解剖结构。

通过以上检查判断是否为阻塞性黄疸、阻塞部位及阻塞原因。

【处理原则】

1. 积极做再手术的术前准备：包括护肝、营养支持、水电解质平衡及黄疸状况下凝血机制异常的纠正。

2. 手术时机

(1) 阻塞性黄疸：伴胆漏、胆汁性腹膜炎、发热等，急诊手术。

(2) 术后阻塞性黄疸应在术后7～10天早期手术。

3. 再手术方法

(1) 腹腔引流+胆管外引流：针对胆漏、胆汁性腹膜炎、阻塞性黄疸者。由于局部胆汁污染常继发感染，病人情况差，应尽快清理腹腔，妥善置管引流。明确胆漏部位、原因，给予简要修复后行胆管外引流术。

(2) 重建胆肠内引流：术后阻塞性黄疸，PTC或MRCP检查及术中探查明确为胆总管或肝总管损伤，此时上端胆管扩张、局部无污染，如技术条件允许应重建胆肠内引流术，待3个月后重建胆内引流。

## 胆肠内漏(瘘)

胆肠内漏(瘘)一般发生在胆总管切开、胆总管探查术后。

【临床表现】

在胆总管探查术后,或3~5天后出现寒战、高热,胆汁引流量急骤增加,开始仅为胆汁,以后可混有肠液、食物残渣,为发臭的胆汁、肠液、食物残渣混合的脓性液体,每日引流量达1000~1500ml。随着感染被控制,体温下降,引流量可逐渐减少。以后可以反复发作上行性胆管炎,如行"T"管造影可见胆总管-十二指肠内瘘,如行稀钡造影(GI)可见钡剂经瘘道反流至胆管。

【治疗】

1. 早期主要是广谱抗生素治疗。
2. 维持"T"管引流通畅,及时有效胃肠减压。
3. 预防及治疗电解质失衡。
4. 加强营养支持治疗。

## 感染

损伤后感染来自两个方面:一是胆汁渗漏导致局限性或弥漫性胆汁性腹膜炎、腹腔感染、脓肿形成;二是胆道损伤后胆流受阻、胆汁渗漏、胆汁引流不畅、肝内胆汁淤积,继发胆道感染。

【临床表现】

寒战、高热、腹痛、黄疸伴恶心、呕吐,同时白细胞升高并核左移,重者继发肝、肾功能衰竭。

【治疗】

应及早发现、治疗胆管损伤,及时处理胆管损伤的并发症是防止发生腹腔感染及胆道感染的关键。随着胆道损伤及其并发症得到及时、有效处理,感染可以得到控制。

## 损伤性胆管狭窄

损伤性胆管狭窄为胆管损伤的结果,表现为胆管阻塞或部分阻塞和损伤处炎性、瘢痕狭窄。上端胆管扩张、胆汁淤滞，继发胆管炎、肝内胆管结石及胆汁性肝硬化。

【临床表现】

1. 黄疸：由于胆管狭窄、胆汁引流不畅或继发胆道感染出现不同程度的逐渐加深的阻塞性黄疸，并可反复发作。

2. 反复发作的胆道感染：出现寒战、高热、黄疸，可同时有上腹疼痛。重病者出现毒血症、败血症致中毒性休克、神志淡漠或昏迷等重症胆管炎的表现。

【诊断】

1. 病史特点

(1) 胆管损伤病史。

(2) 上腹部手术，特别是单纯胆囊切除、胆道手术后，曾有胆漏、反复出现胆管炎病史。

(3) 胆囊、胆道手术后留置较长时间引流管而无胆石病史。

2. B 超检查：了解肝内、外胆管是否扩张及扩张的程度。

3. 窦道引流管及"T"形管造影：有可能使部分或全部胆管显影，可以直接观察胆管病变。

4. PTC 检查及选择性 PTC 检查：可以了解胆管系统的全貌，有利于判断病变部位。

5. ERCP 检查：为无损伤性检查。当胆管为不完全性梗阻时可以显示狭窄上、下的胆管。狭窄严重或完全梗阻时则仅显示狭窄以下胆总管，结合 PTC 检查结果可以进一步判断胆管狭窄及损伤的范围。

6. MRCP 检查：为无损伤检查，可以了解全胆管系统的解剖结构，显示胆管狭窄部位及肝内胆管扩张的情况。

【治疗】

1. 原则：解除狭窄、重建通畅的胆肠引流。

2. 方法

(1) 充分的术前准备后行高位胆管-空肠 Roux-Y 吻合术。

(2) 如 PTC 检查发现胆管狭窄，且导丝能通过狭窄段胆管，则可将狭窄段胆管扩张后安放金属支撑架或镍钛形状记忆合金支撑管可以获得满意效果。

## 胆汁性肝硬化

胆管损伤引起胆管狭窄、梗阻，长时间淤胆及继发感染导致胆汁性肝硬化。临床表现为以往手术后长期不退的阻塞性黄疸、褐黄色的面容、严重的肝功能受损、腹水及凝血机制障碍、营养不良、肝脾大，重者因食管静脉曲张破裂死亡。

【治疗】

1. 及时发现损伤性胆管狭窄，成功地解除狭窄，建立通畅的胆肠引流是防止胆管损伤导致肝硬化唯一有效的预防措施。虽已发展至肝硬化，治疗的根本目的仍然是针对引起胆道梗阻的起因，有效恢复胆流。

2. 如已发生门静脉高压，在发生食管静脉破裂前仍应把恢复胆肠引流放在首位。

（王剑明）

# 第十五章 胰腺疾病

## 一、急性胰腺炎

急性胰腺炎(acute pancreatitis)是由于胰管引流不畅,胰管内压力突然升高或胆汁、十二指肠液反流导致腺泡损伤、胰酶被激活而造成的胰腺急性炎症。它是外科急腹症中较常见的疾病,与饮酒有关的胰腺炎首次发作的患者大多数是男性,其高峰年龄是 18 ~ 30 岁,而由胆道因素引起的急性胰腺炎患者多数是女性,发病高峰年龄是 50 ~ 70 岁。重症病人的病情凶险,并发症发生率及死亡率很高。

【病因】

1. 梗阻因素:胆结石、胆道感染、胆道蛔虫症、Oddi 括约肌痉挛、先天性胰胆管异常、胰管结石等均可引起胆管共同开口处梗阻。

2. 酒精中毒:酒精通过刺激胰液分泌增加引起 Oddi 括约肌痉挛水肿和对胰腺腺泡的直接毒性作用导致胰腺炎发生。

3. 饮食因素:暴饮暴食可刺激大量胰液分泌,从而导致胰腺炎。

4. 外伤和手术。

5. 代谢性疾病:高脂血症、高钙血症病人易发生胰腺炎。

6. 其他:胰腺血管的病变、急性细菌或病毒感染、药物过敏、自身免疫性疾病、妊娠等也是引起急性胰腺炎的原因。

【诊断】

(一) 临床表现

1. 发病前多有饱餐、油腻饮食或饮酒史。

2. 腹痛为最主要的症状,多突然发生并持续性逐渐加剧。腹痛位置与病变有关,可向肩背部放射。

3. 一般可有恶心、呕吐、腹胀等消化道症状。

4. 常见的体征为腹部压痛、反跳痛与肌紧张等腹膜刺激征，其他尚有腹胀、肠鸣音减弱或消失、腹部包块、腹水等。严重者可有黄疸、皮肤瘀斑。血液、胰酶及坏死组织液穿过筋膜与肌层深入腹壁时，可见两侧腰胁部皮肤呈灰紫色斑称为 Grey-Turner 征，而脐周皮肤青紫称 Cullen 征，多提示预后差。

5. 无痛性胰腺炎临床上无明显症状。暴发性或猝死性胰腺炎患者可在发病后突然或数分钟、数小时内死亡，临床上很难得到确诊。

（二）实验室检查

1. 血常规：白细胞及中性粒细胞升高、血液浓缩、血细胞比容升高。

2. 血清淀粉酶（Somogyi 法）：在发病后 6～12 小时开始升高，24 小时达高峰，48 小时开始下降，持续 72～96 小时，超过 500U（正常值<150U）可做出诊断。

3. 尿淀粉酶（Somogyi 法）：正常值为 35～260U，在发病后 12～14 小时开始升高，持续 1～2 周。尿淀粉酶值受患者尿量的影响。

4. 腹腔液淀粉酶测定（Somogyi 法）：正常值<100U，胰腺炎时含量高于血清淀粉酶。病情越重，含量越高，持续时间约 2 周。

5. 血钾、血钙、血磷降低。

6. C 反应蛋白（CRP）：CRP 是组织损伤和炎症的非特异性标志物，有助于评估与检测急性胰腺炎的严重性，在胰腺坏死时 CRP 明显升高。

7. 暂时性血糖升高常见，持续空腹血糖高于 10mmol/L 反映胰腺坏死，提示预后不良。急性胰腺炎时可出现高三酰甘油血症。

（三）特殊检查

1. 腹部透视或 X 线平片显示上腹部肠管扩张、胀气。

2. B 超显示胰腺肿大、边缘轮廓不清。

3. CT 显示胰腺外形增大、边缘模糊，部分区域密度减低，可出现液性暗区。

4. 腹腔穿刺:有腹腔积液时,可在右下腹部抽出血性液体,淀粉酶测定值升高,对诊断有重要意义。

【分类】

(一) 急性胰腺炎

临床上表现为急性、持续性腹痛(偶无腹痛),血清淀粉酶活性增高≥正常值上限3倍,影像学提示胰腺有或无形态学改变,应排除其他疾病。可有或无其他器官功能障碍。少数病例血清淀粉酶活性正常或轻度增高。

(二) 轻型急性胰腺炎

具备急性胰腺炎的临床表现和生化改变,而无器官功能障碍或局部并发症,对液体补充治疗反应良好。Ranson 评分<3,或 APAHCEII 评分<8,或 CT 分级为 A、B、C。

(三) 重症急性胰腺炎

具备急性胰腺炎的临床表现和生化改变,且具备下列之一者:局部并发症(胰腺坏死、假性囊肿、胰腺脓肿)、器官衰竭、Ranson 评分≥3、PAHCEII 评分≥8、CT 分级为 D 或 E。

(四) 暴发性急性胰腺炎

在重症急性胰腺炎患者中,凡在起病 72 小时内经正规非手术治疗(包括充分液体复苏)仍出现脏器功能障碍者,可诊断为暴发性急性胰腺炎。

【鉴别诊断】

1. 急性胆囊炎、胆石症:有胆绞痛、寒战、高热、Murphy 征阳性、胆囊肿大。

2. 胃十二指肠溃疡急性穿孔:有溃疡病史,腹肌呈板状硬,肝浊音区缩小或消失,有膈下游离气体。

3. 急性肠梗阻:阵发性腹痛、腹胀、呕吐,可见肠形,听诊有气过水音或金属音,肠腔有气液面。

4. 心肌梗死:有冠心病史,突然发病,有时疼痛限于上腹部。心电图示心肌梗死图像,血清心肌酶升高。血、尿淀粉酶正常。

## 【治疗】

### (一) 策略

近年来,对轻型急性胰腺炎的治疗意见已趋于一致,均主张采用非手术疗法,治疗效果亦比较满意。对重型急性胰腺炎倾向于采用"个体化"治疗方案,即对明显感染或有明显并发症者应早期手术,而对尚无明显感染和并发症者尽量争取晚期手术。

### (二) 非手术治疗

1. 禁食和胃肠减压:可减少胃酸和胰液的分泌。

2. 体液补充:禁食期间由静脉补充水、电解质和营养。

3. 抗生素的应用:发病早期即可预防性用药和防止肠道细菌移位感染。一般给予广谱抗生素及甲硝唑。

4. 抑酶疗法:重症患者早期采用胰酶抑制剂有效。生长抑素剂量为250μg/h,生长抑素的类似物奥曲肽为25~50μg/h,持续静脉滴注或静脉泵入,疗程3~7天。抑肽酶可抗胰血管舒缓素,使缓激肽原不能变为缓激肽,还可抑制蛋白酶、糜蛋白酶和血清素,20万~50万U/d,分2次溶于葡萄糖液静脉滴注。加贝酯可抑制蛋白酶、血管舒缓素、凝血酶原、弹力纤维酶等,根据病情,开始每日100~300mg溶于500~1500ml葡萄糖盐水中,以2.5mg/(kg·h)速度静脉滴注,2~3日后病情好转,可逐渐减量。

5. 解痉止痛:对诊断明确、腹痛较重患者可酌情给予阿托品、溴丙胺太林(普鲁本辛)等,应用哌替啶时要与解痉药合用。忌用吗啡,因吗啡会使Oddi括约肌收缩。

6. 中药:常用方剂有柴胡、黄连、黄芩、枳实、厚朴、木香、白芍、芒硝、大黄等,随症减药。

### (三) 内镜治疗

适用于胆源性胰腺炎合并胆道梗阻或胆道感染。行Oddi括约肌切开术及(或)放置鼻胆管引流。

### (四) 外科治疗

1. 清除坏死组织:根据坏死组织范围切开胰腺被膜以及

胰周的后腹膜，尽量清除胰腺和胰周坏死组织甚至可行规则性胰腺切除。

2. 灌洗引流：清除坏死组织后，必须在胰床和后腹膜行充分引流，可采用多条引流管或双套管引流，术后进行灌洗以继续清除坏死组织和渗液。必要时可在麻醉下再次开腹清除坏死组织。

3. 其他处理：胆源性胰腺炎中要解除胆道疾病因素，并放置"T"管引流。必要时可做胃造口行胃减压、空肠造口给予肠内营养。

（秦仁义）

## 二、慢性胰腺炎

慢性胰腺炎（chronic pancreatitis）是由各种不同病因引起胰腺实质慢性渐进性坏死与纤维化，致使其内、外分泌功能减退的疾病。该病多见于中年男性，以 30～60 岁为主，平均 46.6 岁，男女比为(2～3)：1。

**【病因】**

1. 急性胰腺炎：这可能与急性胰腺炎遗留的某些病理改变有关，如胰管的梗阻、继发性感染及胰腺的纤维化等。

2. 胆道疾病：常见的胆道疾病包括胆石症、胆道蛔虫及炎症、肿瘤、畸形、纤维狭窄等。

3. 酒精性胰腺炎：为欧美国家最常见原因。

4. 胰管结石：可引起导管上皮损伤、导管阻塞等改变。

5. 其他因素：腹部外伤及手术、高脂血症、高钙血症以及遗传、免疫等均被认为是引起慢性胰腺炎的病因之一。

**【诊断】**

（一）临床表现

1. 腹痛：多数病例可由劳累、情绪激动、饮食不节诱发，疼痛位于上腹中间或稍偏左，初为间歇性，后转为持续性腹痛，多伴后背痛。上腹深部可有压痛。

2. 消化不良:表现为食欲缺乏、饱胀、嗳气、腹泻。典型者为脂肪泻,为胰腺外分泌不足所致。

3. 少数合并有黄疸及糖尿病表现。

4. 腹部压痛与腹痛不相称,多数仅有轻度压痛。少数患者可出现腹水和胸水、消化性溃疡和上消化道出血、多发性脂肪坏死及精神症状。

（二）实验室检查

1. 多数病例血、尿淀粉酶不升高,急性发作时也可一过性增高。

2. 粪便在显微镜下有脂肪滴和未消化的肌纤维等。

3. 部分病例尿糖反应和糖耐量试验呈阳性。

4. 测血胆红素和转氨酶以除外黄疸。

（三）特殊检查

1. B型超声波检查:可显示胰腺体积、胰管结石、胰腺囊肿和胆总管结石等。

2. 经内镜逆行胰胆管造影(ERCP):可显示胰管狭窄、扩张、阻塞、结石及胆总管结石等。

3. X线腹部平片:显示胰腺的钙化或胰管结石。

4. CT:可提供类似B超的检查,对鉴别与排除胰腺占位性病变效果较好。

5. 磁共振胰胆管成像(MRCP):是一种无创性、无需造影剂即可显示胰胆管系统的检查手段,在显示主胰管病变方面,效果与ERCP相同。

**【鉴别诊断】**

1. 胰头癌:该病常合并慢性胰腺炎,而慢性胰腺炎也有演化为胰腺癌的可能,不易鉴别。胰头癌无反复发作史,必要时行细针穿刺组织学检查。

2. 胆道疾病:胆道疾病与慢性胰腺炎常同时存在并互为因果,需依靠B超、胆道造影、ERCP等进行鉴别。

3. 消化性溃疡:消化性溃疡与该病的临床表现常类似,需依靠详细的病史、消化道钡餐造影及内镜进行鉴别。

【治疗】

（一）非手术治疗

1. 调理饮食：如进食低脂肪、高蛋白食物，避免饱食。

2. 外分泌功能不全治疗：可用足量的胰酶制剂替代；为减少胃酸影响胰酶活性，可用抗酸药或 $H_2$ 受体拮抗剂抑制胃酸分泌，但应注意其不良反应。

3. 糖尿病治疗：可口服降糖药，重者宜用胰岛素。

4. 镇痛：胰酶制剂替代治疗有一定止痛作用；止痛药尽量先用小剂量非成瘾性镇痛剂，对顽固性疼痛进行腹腔神经丛阻滞或内脏神经切除术。

（二）内镜治疗

通过内镜排除胰管蛋白栓子或结石，对狭窄的胰管可放置内支架引流。

（三）手术治疗

1. 适应证

（1）持续上腹痛经非手术治疗无效者。

（2）慢性胰腺炎并发胆道梗阻发生黄疸或出现十二指肠梗阻者。

（3）有胰性腹水、胸腔积液者。

（4）不能排除胰腺癌者。

（5）脾静脉阻塞引起门静脉高压、食管静脉曲张出血者。

2. 手术方法

（1）胰管引流术：①胰腺体尾切除、空肠 Roux-en-Y 吻合术，适合于胰腺导管中段梗阻而近端及远端均通畅者，可附加胰管开口狭窄切开术。②全胰管切开引流术，适用于全胰管多处狭窄者。将空肠 Roux-en-Y 型肠襻按胰腺长度纵行切开、缝合，覆盖胰腺前面行内引流术。

（2）胰腺切除术：①切除远端胰腺的 50%～60%，主要用于中段胰管梗阻且慢性胰腺炎局限于胰腺远段。②切除胰腺远侧 95%（Child 手术），对重度慢性疼痛患者效果较好，但术后易出现胰腺功能不全和糖尿病。

(3) 并存有胆道疾病者,应施行相应手术。如胆总管切开取石术和"T"管引流术、Oddi 括约肌切开成形术、胆总管空肠吻合术等。

(4) 对顽固性腹痛患者,可考虑行胸腰交感神经切除、胰腺周围神经切断术等。

(秦仁义)

## 三、胰腺假性囊肿

胰腺假性囊肿(pseudo cyst of pancreas)是在胰腺炎、胰腺坏死、外伤和胰管近端梗阻等致胰腺实质或胰管破坏的基础上,由外漏的胰液、血液和坏死组织等包裹而形成的囊肿,囊壁由肉芽组织或纤维组织等构成,无上皮细胞内衬。囊肿形成时间一般在疾病发生 2 周以上,囊壁成熟则需 4 ~ 6 周或更长,可达 3 个月之久。一般多见于女性。

**【病因】**

1. 炎症后假性囊肿:包括急、慢性胰腺炎。

2. 外伤后假性囊肿:包括钝性外伤、穿透外伤及手术,约占 10% 。

3. 肿瘤所致假性囊肿:是由于胰管的阻塞而产生胰腺炎所致。

4. 寄生虫性假性囊肿:如蛔虫性及棘球蚴性囊肿,是由寄生虫引起局部坏死而形成囊肿。

5. 特发性或原因不明。

**【诊断】**

(一) 临床表现

1. 可有胰腺炎或上腹部外伤的病史。

2. 腹胀、腹痛:几乎所有患者均有不同程度的腹胀和腹部钝痛,常常牵扯至左肩背部。

3. 胃肠道症状:由于囊肿压迫胃肠道及胰腺外分泌不足,可有恶心、呕吐、上腹饱胀、腹泻或大便秘结。

4. 腹部包块:在上腹中间或偏左、右,近似半球形,表面光滑,无移动性,有的可触及囊性感或引出波动感。

5. 少数患者因囊肿内出血继发感染或穿破而有急性腹痛、内出血、高热或休克等症状。

(二) 实验室检查

1. 可有血白细胞计数轻度升高。

2. 部分患者血清、尿淀粉酶水平升高。

3. 合并有慢性胰腺炎者可有脂肪泻、血糖升高。

(三) 特殊检查

1. X 线检查:钡餐检查可发现胃或十二指肠被胰腺囊肿推移,钡剂灌肠检查可发现横结肠被推移。

2. B 超检查:可发现胰腺囊肿部位、大小。

3. CT 检查:也可显示胰腺囊肿,且能显示胰腺组织改变,对诊断真性囊肿和囊性肿瘤更有帮助。

4. ERCP 或 MRCP 检查:不作为常规检查项目,必要时可了解囊肿与胆管和胰管的关系。

**【鉴别诊断】**

1. 囊性肿块:通过影像学检查与肾上腺囊肿、肝囊肿鉴别,女性要注意与卵巢囊肿鉴别。

2. 胰腺肿瘤:胰腺囊腺瘤、囊腺癌被误诊为假性囊肿者并不少见,故应注重术中的冰冻病理。

**【治疗】**

(一) 非手术治疗

在囊壁尚未成熟以前,如无严重感染、囊肿较小、且增大不显著等,可在随诊观察,多数可望吸收消散。

1. 经皮穿刺置管引流(PCD):仅作为临时治疗用于下列急症。

(1) 囊肿巨大产生压迫症状。

(2) 有破裂可能。

(3) 合并感染。

2. 经内镜引流:假性囊肿与胃或十二指肠粘连时,可在内镜下,在囊肿和胃或十二指肠间制造一瘘,使囊液向胃或十二指肠内引流;也可经内镜做囊肿-胃或囊肿-十二指肠吻合。此两种方法尚不成熟,有待进一步研究。

（二）手术治疗

1. 囊肿切除术:只限于胰体尾部粘连少的小囊肿,有的需行胰体尾切除伴或不伴脾切除。

2. 外引流术:虽然操作简单,但可造成大量水、电解质、蛋白质和胰液的丢失以及皮肤腐蚀。胰瘘发生率亦高达28%,囊肿复发率达20%~40%,故一般不采用,只适合于有囊肿继发感染的患者。

3. 内引流术:为首选的手术方法,以囊肿-空肠 Roux-en-Y 吻合最常用。如囊肿位于胃后方并与胃后壁有紧密粘连时,也可切开胃前壁,将胃后壁与囊肿之间开窗并将边缘缝合。这一术式简单,但术后常因囊肿内食物存积及引流不畅,而有上腹疼痛、不适或发热,经过一段时间囊肿缩小后症状可消失。另外,胰头部囊肿与十二指肠后壁紧密相连时,可行囊肿-十二指肠吻合术。

（秦仁义）

## 四、胰 腺 癌

胰腺癌(pancreatic cancer)是一种较常见的恶性肿瘤,是发生于胰腺导管上皮(少数起源于腺泡)的恶性肿瘤。其中约70%发生在胰头,其余在胰腺体尾部,个别病例肿瘤占据全胰。男性发病率较女性高,约1.6∶1。恶性程度高、早期不易发现、切除率低和预后差为本病的特点,可切除病人5年生存率不到5%,在肿瘤相关死亡原因中排名第四。

**【诊断】**

（一）临床表现

1. 早期无明显症状,大多数患者就诊时的病程往往已有半年之久,有的甚至更长。

2. 腹痛:为多见的初发症状。阵发性疼痛提示并发胆道或十二指肠的不完全性梗阻,持续性疼痛提示神经受累或胰腺慢性炎症;后背痛提示腹腔神经丛受累。

3. 黄疸:为胰头癌和弥漫性癌的主要症状。黄疸一般呈进行性加重,肝和胆囊均可因胆汁淤滞而肿大。黄疸加重时,大便呈陶土色,尿颜色愈来愈呈浓酱油色。

4. 消化道症状:食欲缺乏、腹胀、消化不良、腹泻等,严重者乏力、消瘦明显。

5. 腹部体征:半数以上的膜头癌患者可摸到肿大的胆囊,少数晚期患者在上腹部可触及肿块。

6. 晚期常出现腹水、恶病质,出现黑便可能因黄疸引起凝血机制障碍所致。

(二)实验室检查

1. 血总胆红素及直接胆红素升高。

2. ALT 及 AST 正常或轻度升高。

3. 血 ALP 明显升高。

4. 30% 病人有空腹血糖升高,但无特异性,只供临床参考。

5. 50% 病人 CEA 升高。

6. CA19-9、CA50、CA242 升高,虽有一定阳性率,但都不具有特异性。

7. 尿胆红素阳性,胆总管完全梗阻时尿胆原阴性。

8. 大便潜血阴性,有助于与壶腹癌鉴别。

(三)特殊检查

1. X 线胃肠钡餐造影:增大的胰头癌可使十二指肠曲增宽,且可见十二指肠的双边压迹,晚期甚至可引起十二指肠梗阻。

2. B 超检查:胰头癌尚未出现黄疸时,B 超就可发现肝内、外胆道扩张,有的可发现胰管扩张。B 超对直径小于 1.5cm 的肿瘤较难检出,诊断阳性率在 21% ~ 64.5% ,胰头部肿瘤比胰尾部肿瘤正确率要高。内镜超声(EUS)能使隐匿于胰头和胰尾的小肿瘤得以发现。

3. CT 检查:对胰腺癌的诊断有重要意义。总的诊断准确性可达 80% 以上,它可清楚显示胰腺的局部增大,胆胰管扩张,还可提供肿瘤与胰周组织的关系。

4. ERCP 检查:主要表现为主胰管及胆总管的截断,呈倒"八"字征,亦称双管征。如梗阻不完全,可见梗阻远端胰胆管扩张,有的病例还可见胰管的充盈缺损或造影剂溢出肿瘤区。胰体尾肿瘤则可见到主胰管相应部分截断。

5. 经皮肝穿刺胆管造影:可清晰显示梗阻部位。胰头癌致梗阻往往在胆总管的十二指肠后段,还可见胆总管变横位。

6. 选择性动脉造影(SAC):对诊断早期胰腺癌并非必要,主要用于某些特殊病例以判断胰血管的解剖及肿瘤的可切除性。

7. 经皮细针穿刺细胞学检查:可在 B 超或 CT 引导下,对肿瘤进行穿刺,反复抽吸,立即进行细胞学检查,阳性率有时达 90% 。此法多用于对不能切除的胰腺肿瘤明确诊断。

**【鉴别诊断】**

1. 壶腹周围癌:包括壶腹癌、胆管下端癌、十二指肠乳头周围癌。壶腹癌黄疸出现相对早,可有波动。大便潜血可为阳性。肝内、外胆管扩张而胰头不大。ERCP 可见壶腹部隆起或菜花样肿物,取病理活检可确诊。胆管下端癌患者可有深度黄疸,且可有波动,消化道症状轻,影像学检查对诊断有帮助。对十二指肠乳头周围癌进行十二指肠镜检时,可见乳头周围的病变并可经活检证实。

2. 胆总管结石:患者有反复的右上腹痛发作病史,可伴寒战、发热及黄疸。B 超可发现结石影像,不难鉴别。有时胆总管下端因十二指肠积气而不易发现结石,此时行 PTC 或 ERCP 对诊断有帮助。

3. 慢性胰腺炎:慢性胰腺炎有反复上腹部疼痛症状,病史较长,经影像学检查不难鉴别。但与胰头慢性局限性胰腺炎鉴别不易。可行 CA19-9、CEA、CA50 等辅助检查,必要时可在 B 超或 CT 引导下做细针穿刺细胞学及基因检测,对高度怀疑为肿瘤的病例应剖腹探查。

**【治疗】**

(一) 手术治疗

1. 适应证:全身情况尚好、无远处转移、剖腹探查活检明确诊断者。

2. 手术方式

(1) 根治性手术:适用于腹内无转移灶、肿瘤未浸润邻近器官,如下腔静脉、门静脉、肠系膜血管。胰头癌行胰十二指肠切除术,胰体尾癌行胰体尾切除术伴或不伴脾切除,全胰癌行全胰十二指肠切除术。

(2) 区域性根治术:适用于胰腺癌有较广泛的周围器官浸润、无远处转移、一般情况尚好的患者。手术范围包括全胰腺、部分胃、十二指肠、脾、门静脉的一部分、部分横结肠系膜、大网膜、区域淋巴结。

(3) 姑息性手术:适用于不能行根治术的患者。伴有阻塞性黄疸可行胆肠内引流(胆囊—十二指肠内引流、胆总管-空肠 Roux-en-Y 吻合等);伴有胆道、十二指肠同时阻塞可行胆管、胃与空肠双吻合。为缓解胰腺癌疼痛,术中可在腹腔神经节两侧注射 6% 石炭酸 10 ~ 20ml 或无水乙醇 25ml,有一定效果。

(二) 化疗

晚期或手术前后病例均可进行化疗、放疗和各种支持治疗。化疗多采用吉西他滨、5-氟尿嘧啶、丝裂霉素、阿霉素等。

(秦仁义)

## 五、胰 岛 素 瘤

胰岛素瘤(insuloma)为胰岛 β 细胞肿瘤,占胰岛细胞肿瘤的 70% ~ 75% ,80% 以上为良性,85% 为单发,男性多于女性,分别为 65.3% 和 34.7% ,肿瘤位于胰头、体、尾部分别占 27.7% 、35% 和 36% 。

**【诊断】**

(一) 临床表现

典型症状为 Whipple 三联征。

1. 自发性、周期发作的低血糖症状、昏迷及神经精神症状,每于空腹或劳累后发作。

2. 发作时血糖低于2.78mmol/L。

3. 口服或静脉注射葡萄糖后，症状可立即消失。

（二）激发试验

激发试验适用于无典型发作而需进一步做出诊断的患者。

1. 饥饿法：患者持续禁食48～72小时，此期间医护人员密切观察有无低血糖症状出现，如有，则立即测血糖，然后静脉注射葡萄糖溶液以终止试验。

2. 甲苯磺丁脲（$D_{860}$）试验：$D_{860}$ 20～25ml/kg溶于等渗盐水10～20ml，缓慢静脉注射，每30分钟测血糖一次，出现低血糖为阳性。

（三）实验室检查

1. 空腹或发作时血糖小于2.78mmol/L，糖耐量呈低平曲线。

2. 血清胰岛素水平高于正常，血清胰岛素与血糖（mg/dl）比值大于0.3。

（四）特殊检查

1. B超和CT检查：B超确诊率约30%，增强CT或应用腹腔动脉和肠系膜上动脉插管注射造影剂与CT联用可明显提高诊断率。

2. 选择性动脉造影：阳性表现为肿瘤充盈染色、血管扭曲增多。诊断率为50%～80%。

3. 经皮肝穿刺门静脉置管抽血胰岛素测定：可直接测定胰腺回流的静脉血中胰岛素水平，准确性高，如分段取血还有助于肿瘤定位诊断。

**【鉴别诊断】**

胰岛素瘤患者多于空腹或运动、劳累后发病，应与其他原因致低血糖相鉴别，如胃切除术后、慢性胰腺炎、慢性肾上腺功能不全、注射胰岛素过量、胰岛增生等。

**【治疗】**

（一）外科治疗

1. 术中定位：很重要，可借助以下几种方法：

(1) 触诊检查:正确率在 75% ~ 95% 。只有少数位于胰头或胰尾的仅几毫米直径的小肿瘤易于漏诊。

(2) 术中 B 超:可发现头钩部的小肿瘤,且有助于手术时避免损伤大血管及主胰管。

(3) 细针穿刺细胞学检查:对胰组织深部的可疑小结节行细针穿刺涂片细胞学检查是简单、安全而可靠的确诊方法,正确率在 90% 以上。

2. 肿瘤摘除术:为最常用方法,对单发或散在的、不大而表浅的肿瘤,不论在何种部位均宜采用。

3. 胰腺或远侧胰切除术:对胰体和胰尾较大而深在的肿瘤、多发瘤及胰岛增生病例可行胰体尾或胰尾切除术。

4. 胰腺局部切除术:切除肿瘤和肿瘤周围的一部分正常胰腺组织。该法对胰腺损伤大,术后并发症多,已较少采用。

5. 胰十二指肠切除术:只适于巨大的胰头钩部肿瘤和恶性胰岛素瘤。

(二) 内科治疗

适于术前准备期间、术中未能发现的隐匿性胰岛细胞瘤患者,以及切除不了的恶性胰岛细胞瘤和无法手术治疗的患者。

1. 饮食治疗:及时进食,增加餐次,多食含糖食物;随身携带糖果,当感到即将发作时即可服用,可防止发作。

2. 长效生长抑素类药物。

(薛新波)

## 六、胃 泌 素 瘤

胃泌素(又称促胃液素)瘤(gastrinoma)又称为佐林格-埃利森综合征(Zollinger-Ellison syndrome),来源于 G 细胞,在胰腺内分泌瘤中发病率仅次于胰岛素瘤;60% ~ 70% 为恶性,常伴有淋巴结或肝转移;25% ~ 30% 的病人同时存在其他内分泌肿瘤(多发性内分泌瘤病 Ⅰ 型-MEN-Ⅰ);部分肿瘤位于胰腺外,十二指肠为其好发部位。

诊断胃泌素瘤主要依据临床表现和实验室检查。

1. 临床表现主要表现为消化性溃疡的症状和腹泻,溃疡最常见于十二指肠球部。约半数病人有腹泻,与胃酸高分泌有关。60%的病人伴出血、穿孔或幽门梗阻等并发症。

有下列情况应疑为本病:溃疡病术后复发、溃疡病伴腹泻、大量胃酸分泌、溃疡病伴高钙血症、多发溃疡或远端十二指肠和近端空肠溃疡、有多发性内分泌瘤病家族史等。

2. 实验室检查①胃液分析:无胃手术史者 BAO 超过 15mmol/h,胃大部切除术后病人 BAO 超过 5mmol/h,或 BAO/MAO>0.6 时支持本病诊断;②胃泌素水平测定:当病人有高胃酸分泌或溃疡病且其空腹血清胃泌素超过 1000pg/ml(正常值 100~200pg/ml)时可确定诊断,不少病人血清胃泌素为 200~1000pg/ml;③促胰液素刺激试验:当胃泌素水平较试验前增高 200pg/ml 时可确诊本病。

3. 定位诊断术前内镜超声诊断、腹腔动脉分支内注射促胰液素后肝静脉血胃泌素的测定、放射性核素标记生长抑素术中定位、B 超术中定位以及内镜透照十二指肠壁等方法均有助于肿瘤的定位诊断。

治疗包括两方面,一要控制胃酸的高分泌,二要切除胃泌素瘤。

1. 药物治疗:$H_2$受体阻滞剂和质子泵抑制剂均能有效减少胃酸分泌,从而缓解症状。

2. 手术治疗:根治手术能明显延长病人的生存时间。手术方法与胰岛素瘤基本相同。位于胰头部的肿瘤应行肿瘤切除术,尽量避免作 Whipple 手术。如发现广泛转移而不能切除肿瘤时,可行全胃(靶器官)切除术,从而缓解症状并可抑制肿瘤的生长。

若术中探查阴性处理如下:①术前药物治疗有效者可行高选择性胃迷走神经切断术,可减少术后治疗药物的用量。②术前药物治疗无效者可行全胃切除术。

合并 MEN-Ⅰ的病人应用质子泵抑制剂控制胃酸分泌。甲状旁腺功能亢进者应切除甲状旁腺。发现有多发的胰腺和十二指肠黏膜下肿瘤时,应行肿瘤切除。

1. 在手术部位做B超探查,对发现肿瘤很有帮助。

2. CT检查:敏感性介于18%～81%。瘤体直径小于1cm时很难从CT扫中辨别出来。

3. 选择性血管造影:可显示胰腺肿瘤有造影剂染色。

4. 钡餐造影:常可见巨大、高位或多发溃疡。

5. 经皮肝穿刺脾静脉抽血测定促胃液素:分段抽血测定有助于定位。

6. 本症主要与胃窦G细胞增生和胃切除后窦部黏膜残留相鉴别,主要方法为激发试验。

【治疗】

1. 外科治疗:促胃液素瘤60%～70%为恶性,即或是良性也需手术治疗。已有肝转移的患者如能将原发肿瘤切除也可能长期存活。在胰头部的肿瘤可考虑行胰十二指肠切除。肿瘤广泛浸润致切除困难者,则要考虑做全胃切除,使患者症状消失、营养改善。

2. 药物治疗:如患者不能耐受手术,可给予链脲素及西咪替丁、奥曲肽等,常可获得较长时间生存。

(薛新波)

## 七、胰高血糖素瘤

胰高血糖素瘤是起源于胰岛细胞的一种内分泌肿瘤,很少见,均为单发,60%～70%为恶性;平均发病年龄54岁,男女发病比率为(1∶2)～3。

【诊断】

(一)临床表现

1. 糖尿病:常为轻度,由血浆胰高血糖素水平升高而引起。

2. 皮疹:坏死性迁徙性红斑为本病所特有,常侵犯下腹部和会阴,不少患者有口角炎及舌炎。低氨基酸血症是皮疹发生的原因。

3. 贫血:为大多数患者的症状之一,其真正原因不明。

4. 体重下降:56% 的患者有体重下降。

5. 少数病人有抑郁症、静脉血栓形成或腹泻。

(二) 实验室检查

1. 血色素及骨髓象:40% 的患者有正色素性贫血。

2. 血浆胰高血糖素测定:可达 500ng/L 以上(正常为 50 ~ 250ng/L)。

3. 血糖:轻度升高,或仅糖耐量曲线不正常。

(三) 影像学检查

B 超、CT 和选择性造影检查对胰高血糖素瘤的定位诊断价值较大。另外,选择性肝穿刺插管进入门静脉和脾静脉,对分段取血的标本进行胰高血糖素测定,对定位也有一定价值。

**【治疗】**

手术切除肿瘤是最有效的治疗方法,单个肿瘤切除后症状很快消失。恶性病变,即使已有转移,也应争取将胰腺原发肿瘤切除,术后可加用化疗。如肿瘤无法切除,应用全身或动脉灌注化疗亦可获得良好姑息效果。

(薛新波)

## 八、血管活性肠肽瘤

血管活性肠肽瘤(vipoma)又称为 Verner-Morrison 综合征或腹泻低钾无胃酸(WDHA)综合征,是一种起源于胰岛 D 细胞的内分泌瘤;61% 为恶性,可发生于任何年龄,中年女性多见。

**【诊断】**

(一) 临床表现

1. 水泻:为本病的主要和特征性症状,开始为发作性或间歇性,以后发展为典型的持续性水泻。

2. 低血钾:血钾平均 2mmol/L,最低可达 1.2mmol/L。低血钾可引起肌无力、周期性肌麻痹、手足搐搦、腹胀、肠麻痹、假性肠梗阻等。

3. 低胃酸或无胃酸:无胃酸为本病另一特征性表现,但低胃酸比无胃酸更常见,共70%患者有此表现。

4. 其他:可表现为消瘦、腹痛、皮肤潮红、头晕或眩晕样发作等。

（二）实验室检查

1. 血浆VIP测定:正常人小于170ng/L,本病患者升高,平均值可达675~965ng/L。

2. 激发试验:用五肽促胃液素进行激发试验为阳性,而肿瘤切除后激发试验为阴性。

（三）影像学检查

对直径大于3cm的VIP瘤,CT、MRI、超声、血管造影总检出率在80%以上,应用放射性核素标记五肽生长抑素扫描进行胰腺内分泌肿瘤的定位效果较好。

**【鉴别诊断】**

本病需与各种病因所致的分泌性腹泻相鉴别,包括神经内分泌瘤,如促胃液素瘤、甲状腺髓样瘤、类癌等。这类患者腹泻比本病轻,多伴有各自特征性临床表现。

**【治疗】**

1. 补液、纠正电解质失衡并补充血浆,注意补钾及镁。

2. 手术切除肿瘤,如未发现肿瘤可做胰腺远侧大部分切除,肿瘤切除后腹泻及其他症状很快消失。

3. 对不能进行手术或手术不彻底而有症状的病人,可进行长期内科治疗,包括:

（1）化疗。

（2）有条件时亦可长期进行Octreotide治疗。如Octreoide治疗无效时,可考虑使用皮质激素泼尼松60~100mg/d,以后酌减。

（薛新波）

# 第十六章　脾脏疾病

## 一、脾　囊　肿

【病因及分类】

脾囊肿是脾脏组织的囊性病变，较为少见，主要分为真性与假性两类。真性脾囊肿内壁有内皮或上皮覆盖，如皮样囊肿、表皮样囊肿、淋巴管囊肿及单纯性囊肿，可为单个或多个。寄生虫性脾囊肿亦为真性，如脾包虫病。另外，还有先天性多囊肝、多囊肾，偶可同时存在多囊脾。假性脾囊肿内壁无内皮或上皮覆盖，多为损伤后脾脏陈旧性血肿或脾梗死灶液化后形成。真性囊肿也可因囊内压力高或继发炎症等病变，使内壁细胞被压扁或破坏，则在病理形态上不易与假性囊肿区别。

【诊断】

小的脾囊肿不引起临床症状，当囊肿较大时，可表现为脾大或因压迫邻近内脏而引起如左上腹不适、消化不良等相应症状。腹部检查可在左上腹触及随呼吸上下移动的圆形肿块，可有波动感。

寄生虫性脾囊肿时，血液检查嗜酸粒细胞显著增加，包虫囊液皮内试验（Casoni 皮肤敏感试验）可呈阳性反应。既往有脾脏外伤者应考虑为假性脾囊肿。超声波检查可作为脾囊肿的首选检查，多表现为边界清楚的囊性病变，内为无回声区。假性囊肿及脾包虫囊肿壁钙化时，X 线平片上可显示环形钙化影。CT 及 MRI 可显示脾内边界清晰的占位病变。

【治疗】

小的无症状的非寄生虫性脾囊肿一般不需治疗，可进行观察随访。大的脾囊肿可根据情况施行囊肿摘除术、脾节段切除术或脾切除术治疗。国内有报道在 B 超引导下穿刺抽液注射无水乙醇硬化治疗脾囊肿。值得注意的是，寄生虫脾囊肿不应穿刺抽液进行诊断和治疗。

## 二、脾 脓 肿

【病因病理】

脾脏化脓性炎症一般都是继发于全身感染，感染途径多为血源性；另外，脾脏的损伤或梗死、脾囊肿均可能继发感染而形成脓肿；邻近脏器的感染亦可波及脾脏引起脓肿。常见的致病菌有金黄色葡萄球菌、链球菌、沙门菌，可同时伴有厌氧菌的感染。

在脓肿的早期，脾脏与周围组织一般无粘连，但是随着炎症向着脾脏表面的进展，常引起脾脏与周围组织之间发生致密粘连；进一步发展，还可穿入其他脏器、腹腔或腹壁，形成各种内、外瘘，亦可穿破膈肌引起脓胸。

【诊断】

脾脓肿的临床表现多以寒战、发热、左上腹或左胸疼痛及消瘦、乏力为主要特点，可有左上腹触痛、腹肌紧张、脾区叩击痛。当脓肿位于脾上极时，炎症可侵及左侧膈肌及胸膜，可引起左肩部放射性疼痛，左侧胸腔积液、积脓。脓肿位于脾脏下极时，可于左肋缘下触及肿大的脾脏。

血常规检查可发现白细胞及中性粒细胞计数显著升高，并可出现核左移。X 线胸腹部检查可见左膈升高、膈肌运动受限、脾脏阴影扩大；B 型超声、CT 检查均可见脾区肿块及液性暗区，确诊率高，同时亦可明确脓肿部位、大小及与周围组织粘连情况。亦可在 B 型超声或 CT 引导下行穿刺抽液术，在明确诊断的同时还可行细菌培养及药敏试验，指导抗生素的使用。

【治疗】

脾脓肿不但要应用有效的抗生素控制全身感染，而且要积极处理局部的感染源。早期确诊的单发小脓肿可试行抗感染保守治疗，必要时可在 B 型超声或 CT 引导下行穿刺抽脓或行置管引流术；多发脓肿或结核性脾脓肿，应行脾切除术。如果脾脏与周围组织粘连过于致密,使脾脏切除有困难时,则应在脓肿波动感较明显处切开,同时置腹腔引流管将脓液引流至体外,术后可辅以敏感抗生素冲洗。

## 三、脾 结 核

【病因病理】

脾结核感染途径主要为血源性感染,但是,经淋巴感染以及邻近器官直接播散亦可为致病途径。一般认为,脾结核多继发于儿童期的初染结核以后,由其他脏器的结核病灶播散而来,可伴有肺、肠道、淋巴结等器官的结核,但也可能仅仅表现为单纯的脾脏结核。一般将脾结核的病理改变分为四型,即干酪纤维结节型、粟粒型、出血坏死型及纤维硬化型。

【诊断】

脾结核的临床表现复杂多样,并且没有特异性。常见的临床表现有不规则发热,以低热为主,少数可有高热、盗汗、消瘦、乏力、纳差等一般结核症状。大部分患者可出现上腹胀痛,以左季肋部区疼痛多见,可有脾肿大、脾区叩击痛。病情重者,可出现明显的全身中毒性反应。少数患者出现脾功能亢进症状,此时患者表现为全血细胞减少和出血倾向,尚可有类似白血病样反应。大约半数以上的患者合并脾外结核,以肺、肝、腹腔淋巴结结核多见,同时伴相应的症状。大多数患者血沉加快、PPD 皮试阳性。

当患者出现下列情况时应考虑脾结核的存在:

1. 脾肿大的同时伴有长期发热、消瘦、贫血。

2. 结核菌素试验阳性或红细胞沉降率加快,B 超、CT 检查发现脾脏占位性病变。

3. B 超检查发现脾脏有边界清晰的低回声团块、强光点或光团。

4. CT 检查见脾脏有散在的不均匀分布的粟粒状小结节灶,或多个小结节灶融合成蜂窝状(或钙化)病灶。

5. 同时伴有其他脏器结核。

6. 抗结核治疗有效。

【治疗】

手术切脾与正规的抗结核治疗是脾结核治疗的主要措施。手术仅适用于孤立性脾结核或者以脾脏病变为主的患者，尤其是并发结核性巨脾、明显脾脏功能亢进、区域性门脉高压或者抗结核治疗效果不明显者。若术前确诊为脾结核，则术前抗结核治疗是必须的，而所有脾结核术后均应继续抗结核治疗；若诊断不能明确，肿瘤不能排除时，亦需要考虑手术。

## 四、外伤性脾破裂

尽管脾脏位于左季肋区深部且为肋骨掩盖，但脾脏除了表面的被膜稍坚韧外，整个实质甚为脆弱，稍受外力即易破裂。因此，脾脏是腹腔内最易因外伤而发生破裂的脏器之一。

【病因】

外伤性脾破裂可分为开放性和闭合性两类。

1. 开放性脾破裂多由刀刺或子弹贯通以及爆炸等所致，往往伴有其他脏器的损伤。

2. 闭合性脾破裂多由跌倒、拳击伤、交通事故等直接或间接的暴力所致。

【病理】

（一）脾破裂分型

1. 中央破裂：指脾实质中央区破裂，多为局限性出血，常无明确失血表现。

2. 被膜下破裂：指脾被膜下实质裂伤，但被膜保持完整，多于包膜下形成血肿。临床可无明确腹腔出血表现，但左季肋区疼痛较明显。

3. 真性破裂：是指脾脏实质和被膜同时破裂，具有典型的腹腔内出血表现，是临床上最为常见的一种类型。

4. 迟发性破裂：中央破裂和被膜下破裂可继续发展而致使实质及被膜破裂，即成为真性破裂。

（二）脾破裂分级

Ⅰ级：脾被膜下破裂或被膜及实质轻度损伤，手术所见脾裂伤长度≤5.0cm，深度≤1.0cm。

Ⅱ级：脾脏裂伤总长度>5.0cm，深度>1.0cm，但脾门未受累及，或脾段血管受累。

Ⅲ级：脾脏破裂伤及脾门部或脾部分离断，或脾叶血管受损。

Ⅳ级：脾脏广泛破裂，或脾蒂、脾动静脉主干受损。

**【诊断】**

（一）临床表现

脾破裂的临床表现主要取决于脾破裂的性质及程度、出血量的多少与快慢以及合并伤的类型。起源于左上腹部的疼痛，慢慢涉及全腹，但仍以左上腹最为明显。出血量少而慢者症状轻微，除左上腹轻度疼痛外无其他明显体征，随时间的推移，出血量越来越多，出现休克前期的表现，继而发生休克。患者可出现烦躁、口渴、心慌、心悸、乏力等症状。查体时可发现病人神志淡漠、血压下降、脉搏增快，如腹腔出血量较多，可表现为腹胀，同时有腹部压痛、反跳痛和腹肌紧张，并以左上腹为著。叩诊时腹部有移动性浊音，听诊肠鸣音减弱。直肠指诊时Douglas 腔饱满。有时因血液刺激左侧膈肌而有左肩牵涉痛，深呼吸时这种牵涉痛加重，此即 Kehr 征。

（二）辅助检查

1. 诊断性腹腔穿刺：此法简单易行、安全、阳性率高。

2. 诊断性腹腔灌洗：是一种侵入性检查，虽不能提示损伤的部位，亦不能说明损伤的程度，但是对决定剖腹探查的指征很有帮助，诊断准确率达 90% 以上。随着影像学技术的发展以及腹腔镜的应用，此方法已基本弃用。

3. B 型超声：是一种非侵入性检查，具有高度的分辨力，临床上较常用。不仅能显示破碎的脾脏、较大的脾包膜下血肿及腹腔内积血情况，还可以了解其他脏器如肝脏、胰腺的损伤情况。同时还可以动态监测脾脏损伤的情况。

4. CT 扫描及 MRI：能清楚地显示脾脏的形态和解剖结构，

对诊断脾脏实质裂伤或包膜下血肿的准确性很高。

5. 选择性腹腔动脉造影：也是一种侵入性检查，虽然操作较复杂，有一定危险性，但是诊断脾破裂的准确性高，能显示脾脏受损动脉和实质的部位。目前仅用于伤情稳定而其他方法未能明确诊断的闭合性损伤。

6. 腹腔镜检查：不仅能发现腹腔内病变，而且可以经腹腔镜行脾脏切除或修补术，同时具有创伤小、出血少、术后恢复快、并发症发生率低等优点。但是，因脾破裂后腹腔内积血造成视野不清，不易控制出血，因此需要严格把握适应证。

【治疗】

应遵循以下处理原则：

1. 抢救生命第一，保留脾脏第二。

2. 年龄越小越尽可能行保留脾脏手术，以防因网状内皮系统发育不健全而产生 OPSI。

3. 保留的脾脏组织应具备足够的脾功能。

4. 根据损伤的类型和程度选择恰当的保脾术式或多种方法的联合应用。

（一）非手术治疗

对于一些包膜下或者浅层脾破裂的患者，如果出血量不多、生命体征稳定，并且没有合并伤，可在严密的动态观察下行保守治疗。经过止血、补液治疗，约 15% ~ 18% 的患者可以通过保守治疗治愈，且小儿的成功率高于成人。

（二）手术治疗

1. 保脾手术：保脾手术方法较多，临床医生应根据脾脏外伤的程度及性质做出针对性的选择，应尽量保留不低于正常人的 1/3 脾脏体积和良好血运，才能有效维持脾脏的正常功能。

（1）局部物理或生物胶止血技术：对于裂口小而浅的Ⅰ级脾外伤，可采用微波或氩气刀、明胶海绵、止血纱布、生物粘合胶等方式止血，同时可利用附近的筋膜、网膜定向加固、封闭止血。

（2）单纯脾修补术：在确认为Ⅰ～Ⅱ级脾外伤、脾被膜裂伤、脾实质裂伤仅达脾实质周围区并伴有少量新鲜活动出血，或使用局部止血药不能确认止血效果时，可采用脾修补术。

(3) 脾动脉结扎+脾修补术:在确认为Ⅱ～Ⅲ级脾外伤,脾实质裂伤伴有新鲜活动出血,且单纯性脾修补不能控制损伤创面出血时,可同时行脾动脉主干远端结扎,应尽可能保留胃网膜左及胃短血管,结扎脾动脉前应先阻断脾动脉,观察脾脏血运,并尽可能保留脾周围韧带。脾动脉结扎后,一般不会引起脾梗死,其血运可由周边韧带的血管进行代偿。

(4) 脾部分切除(脾段切除):用于脾上极或下极严重的深度撕裂伤或碎裂伤或脾门处某一叶、段血管损伤无法修补或修补失败者。

(5) 全脾切除+自体脾移植:脾外伤有腹腔出血较多,病人伤情危重的Ⅲ级伤或Ⅳ级脾损伤时,应快速行全脾切除控制出血,同时将切除脾脏修剪成 2.0cm×2.0cm×0.5cm 的去被膜脾片,将脾片植入大网膜内,折叠缝合大网膜后将大网膜移至脾窝。但是,如果患者病情严重,对于腹腔严重污染、病理性脾破裂等情况则不宜行此脾移植术。

2. 全脾切除术:全脾切除术与保脾手术相比,操作相对简单,而且排除了保脾手术后脾脏再出血的可能,同时在“抢救生命第一,保留脾脏第二”的原则指导下,全脾切除术不失为治疗脾破裂的较安全手术方案。其手术指征如下:

(1) 血流动力学不稳定,并有腹腔内继续出血。

(2) 广泛的脾实质损伤。

(3) 脾蒂撕裂或断裂。

(4) 病理性脾脏损伤,包括伴有脾功能亢进、充血性脾肿大和肿瘤的脾脏。

## 五、脾脏良性肿瘤

**【分类】**

脾脏肿瘤发生率低,以良性肿瘤居多,根据起源组织的不同主要分为三大类型。

1. 脾错构瘤:极罕见,其构成成分和脾正常成分相一致,又称脾内副脾、脾结节状增殖,也有文献称为脾脏缺陷瘤,发生基础是脾脏胚基的早期发育异常使脾正常构成成分的组合比例发生混乱。瘤内主要是由失调的脾窦构成脾小体,很少见到脾小梁。

2. 脾血管瘤:由海绵样扩张的血管构成,又称海绵状血管瘤、脾海绵状错构瘤。其发生基础系脾血管组织的胎生发育异常所致,临床上也罕见。

3. 脾淋巴管瘤:在良性肿瘤中最常见,占 2/3。脾淋巴管瘤系由囊性扩张的淋巴管构成,又称脾海绵状淋巴管瘤或脾囊性淋巴管瘤。其发生基础是先天性局部发育异常阻塞的淋巴管不断扩张所致。

【诊断】

由于脾脏隐藏于膈肌下方且周围被骨骼保护,所以脾脏良性肿瘤早期一般不易被发现,多在其他疾病的诊治过程中或健康检查时意外发现。有症状者多为脾脏肿大,可同时伴有左上腹部疼痛不适、压痛等症状。

影像学检查在脾脏良性肿瘤的诊断与鉴别诊断中具有重要的价值。B 型超声检查可了解肿瘤内部的血供情况,有助于判断肿瘤的性质。CT 或 MRI 检查能比较准确提供肿瘤的大小、形态与周围脏器的关系,不仅能发现直径 1cm 左右的小肿瘤,而且还可比较详细了解周围脏器有无其他病变等。

【治疗】

由于脾脏良性肿瘤与恶性肿瘤鉴别困难,伴有脾功能亢进者可引起贫血,且增大后可引起压迫症状,甚至破裂出血,因此,发现后应积极行脾脏切除术。而对较小的或位于上下两极的病变,特别是年轻患者,在保证足够切除病变的前提下,可考虑行脾脏部分切除或脾切除后行脾片自体移植。

## 六、脾原发性恶性肿瘤

【分类】

脾脏原发性恶性肿瘤临床上极少见,不超过全部恶性肿瘤的 0.64%,主要分为三大类。

1. 脾原发性恶性淋巴瘤:原发于脾脏的恶性淋巴瘤相对

少见，其发病率不足恶性淋巴瘤总数的 1%。虽然如此，脾脏原发性恶性淋巴瘤仍然是脾脏原发性恶性肿瘤中发生率最高者，约占脾脏恶性肿瘤的 2/3 以上，主要包括脾原发性霍奇金病和脾原发性非霍奇金病。

2. 脾血管肉瘤：脾血管肉瘤发病罕见，系脾窦内皮细胞发生的恶性肿瘤，瘤组织内出现髓外造血是脾血管肉瘤的特点。

3. 脾原发性恶性纤维组织细胞瘤：又称恶性黄色纤维瘤或纤维黄色肉瘤，是由成纤维细胞、组织细胞及畸形的巨细胞组成。

【诊断】

脾脏原发性恶性肿瘤主要的临床表现为左上腹肿块或脾脏肿大伴左上腹疼痛不适、消瘦、贫血及低热等。巨大的脾脏对邻近器官产生推移及压迫，引起上腹部饱胀、呼吸困难、肩痛及便秘等。约有 30% 的脾脏原发性血管肉瘤以肿瘤自发性破裂、腹腔内出血为首发症状。若病变已有广泛转移，则有腹水、胸腔积液及恶病质等表现。

成人发展迅速的不规则脾肿大，无全身浅表淋巴结肿大，无脾功能亢进表现；无白血病及造血系统疾病的脾肿大；排除门脉高压症引起的脾肿大；B 超及 CT 提示脾内密度不均匀、低回声的病变等；当有上述临床表现时应考虑脾脏原发性恶性肿瘤的可能。

【治疗】

脾原发性恶性肿瘤一旦确诊应及时手术治疗，手术原则是完整切除脾脏而不造成脾或肿瘤破裂，如侵犯周围脏器可行联合脏器切除，切除与肿瘤相连的组织，必要时清扫脾门淋巴结。脾原发性恶性淋巴瘤预后相对较好，对于有淋巴结转移者术后应辅以放、化疗；血管肉瘤的预后较恶性淋巴瘤要差。因此，早期诊断、早期治疗对生存率的提高及改善预后有重要意义。

（张志伟）

# 第十七章　腹膜、网膜、腹膜后间隙疾病

## 一、急性化脓性腹膜炎

腹膜炎是致病因素侵犯腹膜而导致腹膜腔炎性病变的疾病总称。就发病机制而论，有急性和慢性、原发性和继发性之分；就病因而言，可分为细菌性和非细菌性腹膜炎；而按炎症波及的范围，则可相对地分为弥漫性与限局性两类。急性化脓性腹膜炎通常系指急性、继发性、细菌性、弥漫性腹膜炎，是腹部外科最常见的急腹症。

【病因】

1. 空腔脏器的急性穿孔、破裂，消化液外溢。除腹部损伤外，最常见的为胃十二指肠溃疡穿孔。另外，手术后胃肠吻合口漏也是较常见的原因。

2. 腹内任何脏器的感染性疾病波及腹膜、脓肿破裂、坏疽、穿孔等，如急性阑尾炎、急性胆囊炎、急性胰腺炎等。

3. 脏器的缺血性坏死：如肠扭转、肠系膜血管栓塞、卵巢囊肿蒂扭转等。

【病理】

急性化脓性腹膜炎的基本病理变化为腹膜的充血水肿、大量炎性渗出，继而纤维素性增生。实质上这是机体的抗炎反应，前者可稀释毒素、减轻刺激，后者可局限炎症的扩散。但由此也可致机体水、电解质及酸碱平衡紊乱和因粘连所致的肠梗阻。脓性渗出物的积聚与局限可形成腹腔内脓肿。病程后期则多陷于感染性休克及多器官功能障碍综合征。

【诊断】

（一）临床表现

急性化脓性腹膜炎临床以腹痛、腹部压痛和腹肌紧张等腹膜刺激征为主要表现。

1. 症状：腹痛可为骤起或在渐进性腹痛基础上骤然加重加剧。腹痛均为持续性；腹痛程度虽因病因及患者反应等因素而有所差异，但一般多为难以忍受的剧烈疼痛。不论腹痛扩散的范围多大，始终以原发病灶部位最为显著。伴随腹痛的发作，往往有恶心、呕吐。

2. 体征

(1) 下肢屈曲侧卧强迫体位。

(2) 腹式呼吸运动减弱甚至消失。

(3) 全腹压痛及腹肌紧张，以原发病灶部位最为明显；重症可为“板状腹”。

(4) 肝浊音界缩小或消失，腹腔积液较多者可叩出移动性浊音。

(5) 肠鸣音减弱或消失。

(6) 脉率加快，体温上升。

(7) 直肠指诊可有盆腔积液或积脓征象。

(8) 病程后期可有重度脱水、电解质及酸碱平衡紊乱、感染性休克、多器官功能障碍综合征等表现。

（二）辅助检查

1. 实验室检查：WBC 计数常升高达 $12\times10^9 \sim 20\times10^9/L$，中性粒细胞比例可升高达 0.85 ~ 0.95，常可见中毒颗粒。

2. X 线检查：腹部 X 线透视或腹部平片，若见膈下游离气体影，提示消化道穿孔。

3. B 超检查：可揭示腹腔异常积液。

4. 诊断性腹腔穿刺：可抽获胆汁着色液或脓性液体。

5. 诊断性腹腔灌洗：鉴别诊断困难时为避免阴性剖腹探查可采用，详见第一章。

（三）鉴别诊断

1. 内科急腹痛：急性胃肠炎、急性坏死性肠炎、中毒性痢疾、肠伤寒、大叶性肺炎、胸膜炎、心包炎、心肌梗死、糖尿病酮中毒、尿毒症等诸多疾病均可表现有腹痛。但此类腹痛或为神经反射性或为局限于黏膜表面的炎症所致,故疼痛多以脐为中心而游移不定,腹部亦无固定的压痛点及肌紧张。若有发热,则发热多在腹痛发作之前。

2. 妇产科急腹症:宫外孕破裂、卵巢囊肿蒂扭转、急性输卵管炎及急性盆腔炎等可从停经史、腹部包块、压痛部位及直肠或阴道指诊等方面鉴别。

3. 不适于急诊剖腹术的外科急腹症:原发性腹膜炎的鉴别见下节。输尿管结石,腹膜后间隙的积血、感染等仔细综合分析病史、体征,应不难鉴别。

【治疗】

治疗原则为消除病因,尽快使炎症局限、脓性渗出吸收或引流。一般多需要以手术为中心的综合治疗。

(一) 非手术治疗

1. 适应证

(1) 原发性腹膜炎、急性盆腔炎。

(2) 症状、体征较轻,一般情况较好者或炎症已有局限化趋势者。

2. 治疗措施

(1) 禁食、胃肠减压。

(2) 维持水、电解质及酸碱平衡,并补充热量与营养素。

(3) 应用抗生素,并注重厌氧菌感染的防治。

(4) 适当给予镇静、止痛药。

(5) 可配合以针刺等中医药疗法。

(二) 手术治疗

1. 适应证

(1) 原发病变严重,如脏器的坏死、破裂。

(2) 病因不明但临床表现典型,且无局限化趋势者。

(3) 病情重度,腹腔积液多,重度腹胀,并有休克表现者。

(4) 经积极非手术治疗 6 ~ 8 小时后,症状、体征不见好转或反而加重者。

2. 手术方法：急性化脓性腹膜炎剖腹探查的原则在于尽可能对原发病灶做根本性处理，清除腹腔积液积脓，并合理放置引流物。

(1) 切口应以最接近原发病灶为原则。病因不明者，可做右侧腹直肌切口；此种情况下，一般先做8cm左右小切口，进腹后根据积液或脓液的性状、脓苔沉积或附着最多的部位等再将切口向上或向下延长。

(2) 对原发病灶尽可能做根本性处理，但也应只限于处理原发病灶。如切除坏疽的阑尾、胆囊及坏死的肠段等。若病灶因炎性水肿和粘连等因素不易切除或患者情况不能耐受彻底切除手术时，应取简单有效的病灶及腹腔引流术。涉及结肠的原发病灶，应按急诊结肠手术原则处理；应多考虑安全的造口、转流、病灶外置等处理方法。

(3) 清理腹腔。尽量吸除腹腔内渗液、食物残渣及肠液；病灶局部可采用少量多次生理盐水冲洗，并吸除后再用纱布擦净。一般情况下，不宜做腹腔冲洗，以免感染扩散。但若腹腔污染广泛而严重，则需对腹腔进行彻底冲洗。剔除所有腹膜与肠管表面的脓苔的所谓“彻底清创术”应在患者情况允许时选择性应用。

(4) 放置引流：放置引流指征：①坏疽病灶未能切除或有大量坏死组织未能清除时。②空腔脏器的吻合、缝合处有泄漏可能时。③估计术后仍将有较多的渗血或渗液时。④限局性脓肿引流。⑤术后需继续做腹腔灌洗者。引流物一般放置在病灶附近及盆底；常用的引流物有烟卷引流、橡皮或硅胶引流管、双套管等，可根据引流的指征及需引流的时间长短而选择。

## 二、原发性腹膜炎

原发性腹膜炎又称为自发性细菌性腹膜炎(spontaneus bacte-rical peritonitis)，系指腹腔内无原发病灶的急性感染性弥漫性腹膜炎，现已不多见，常发生于严重肝病或肾病患者。临床主要表现为发热、腹痛和腹部压痛、腹胀及腹水迅速发生或加重,常伴有血压下降或中毒性休克以及肝、肾功能衰竭,病死率甚高。

【病因病理】

病原菌多为需氧革兰阴性菌,其中大肠杆菌占首位(40%~50%),其次为链球菌、肺炎克雷伯杆菌、肠球菌、葡萄球菌等,偶有厌氧菌感染。细菌侵入腹腔多经由血循环或淋巴途径;肠黏膜屏障受损时细菌可直接穿透肠壁进入腹腔;女性尚可经生殖道侵入。原发性腹膜炎多见于严重肝病或肾病合并腹水患者,多种因素与发病有关。

1. 机体防御功能低下,包括全身性免疫系统、肝脏单核-吞噬细胞系统功能低下,以及肝硬化腹水杀菌活力和调理素活性降低等。

2. 门静脉高压致肠黏膜屏障功能受损,肠道内细菌可直接穿透肠壁进入腹腔。

3. 肠道细菌移位进入门静脉系统后,经侧支循环直接进入体循环。

4. 原发性腹膜炎发病前常有呼吸道、泌尿系统或胆道感染。

【诊断】

(一)临床表现

主要症状为突发急性腹痛,开始部位不定,很快向全腹扩散;腹痛剧烈程度不一;常伴有畏冷、发热、恶心、呕吐等;后期则有肠麻痹表现。主要体征为腹部压痛、反跳痛、肌紧张、腹胀、肠鸣音减弱等;直肠指诊可有明显触痛。然后腹水迅速增长,出现全身中毒症状,重者可有低血压、肝性脑病及感染性休克。

(二)辅助检查

1. 血白细胞计数升高,中性粒细胞比例可达0.90以上。

2. 腹腔穿刺可获草黄或草绿色、多无臭味的脓性液体,涂片细菌检查可见相应菌种及大量中性粒细胞。

3. 腹水白细胞和中性粒细胞计数:腹水白细胞计数超过

$0.5\times10^9$/L、中性粒细胞大于0.50,可确诊原发性腹膜炎。

4. 血培养及腹水培养:约半数患者血培养可检出与腹水培养相同的细菌,特别是有1/3腹水培养阴性的病人,血培养可呈阳性。

【治疗】

一经确诊或疑及原发性腹膜炎,即应尽早开始选用有效抗生素为主的内科治疗。

1. 抗生素:早期经验用药多选用氨苄西林或哌拉西林加第三代头孢菌素或氟喹诺酮类[氨苄西林4～8g/d、哌拉西林6～12g/d、头孢噻肟(凯福隆)2～4g/d、头孢他定(复达欣)2～4g/d、环丙沙星0.75～1.0g/d、甲硝唑0.5g/d,分上、下午两次静脉滴注]。然后,再根据细菌培养及药敏试验结果选用和调整。

2. 若非手术治疗不能控制症状发展,腹部体征加重,或诊断上不能排除继发性腹膜炎者,应剖腹探查。确定为原发性腹膜炎者,做腹腔引流。一般于双侧下腹及盆腔放置引流管。

3. 积极防治中毒性休克、肝性脑病,纠正水、电解质紊乱及酸碱失衡。

4. 加强原发病治疗及全身支持治疗。

5. 预防复发:诺氟沙星可作为预防用药,每日400mg口服,长期应用或间断使用,亦可每周口服环丙沙星750mg。

## 三、结核性腹膜炎

结核性腹膜炎(tuberculous peritonitis)是由结核杆菌引起的慢性、弥漫性腹膜感染,多继发于腹腔器官的结核。可见于任何年龄,以青壮年最多见,多数在20～40岁,以女性为多,男女之比约为1∶2。近年来发病率已明显下降。

【病因病理】

本病绝大多数继发于体内其他结核病灶。感染途径以腹腔内的结核病灶直接蔓延为主,肠系膜淋巴结结核、肠结核、输卵管结核是常见的直接原发病灶。少数可由血行播散引起。

腹膜结核的病理改变主要有三种类型。

1. 腹水型:亦称渗出型。腹膜上满布粟粒样结节,腹膜充血并大量渗出;腹水多呈草黄色。慢性者可有腹膜增厚、结节增大及纤维化。

2. 粘连型:最多见。腹水吸收、纤维化,大网膜、肠系膜、肠管及壁腹膜之间广泛粘连。

3. 干酪型:也称包裹型。腹腔内有局限性积液或积脓,脓液往往呈干酪样;脓肿可侵蚀肠管及腹壁,形成内瘘、外瘘或混合瘘。

上述二种或三种类型的病变往往并存,称为混合型。

【诊断】

(一) 临床表现

临床上可分为急、慢两种类型,慢性型多见。急性型起病急骤,以急性腹痛或骤起高热为主要表现,腹部可有较广泛的轻压痛及轻度肌紧张,并有发热及腹胀;但全身中毒表现均不如细菌性腹膜炎重。慢性型则多有一般结核病的全身表现,如低热、乏力、消瘦、食欲缺乏、贫血等症状,典型的病理分型也多在此类病人中出现。腹水型以高度腹水为突出表现,腹壁紧韧,有轻压痛。粘连型一般也有腹胀、腹壁柔韧,腹部触诊有揉面感。干酪型可有腹部包块,可有慢性不全性肠梗阻表现;包裹性脓肿可穿破腹壁形成外瘘或瘘管。

(二) 辅助检查

1. 血液检查:轻至中度贫血,急性期白细胞计数和中性粒细胞比例可见升高。红细胞沉降率一般均见加快。

2. 腹水检查:腹水外观呈草黄色、浑浊,静置后易凝固,比重大于1.016,蛋白定量大于25g/L,白细胞计数多超过$500\times10^6/L$,以淋巴细胞为主。腹水浓缩找结核杆菌,有时阳性;一般细菌培养阴性,但腹水豚鼠接种阳性率可达50%以上。

3. 胃肠X线钡餐检查:可发现肠结核、肠粘连、肠内瘘、慢性肠梗阻等征象;腹部平片有时可见钙化影。

4. 超声检查:常可探及腹水、肠间粘连、包裹性积液或非均质性肿块等。

5. 腹腔镜检查:对诊断困难者为避免损伤过大的剖腹探

查可做腹腔镜检查,但对腹膜有广泛粘连者应属禁忌。目视观察见腹膜、网膜与脏器表面有散在或集聚的灰白色结节,浆膜失去正常光泽、浑浊粘连。应同时做活检以确诊。

【治疗】

(一) 抗结核治疗

应坚持早期、联合、全程规范化的抗结核治疗原则,以达到彻底治愈、避免复发及防止并发症的目的。一般使用 3 种或 4 种药物联合强化治疗。异烟肼 0.3 ~0.4g,每日晨间顿服,利福平 0.45g,每日一次口服,乙胺丁醇 0.75g,每日一次口服;需要时可另加用链霉素(0.75g,每日肌内注射一次)或吡嗪酰胺 0.25 ~0.5g,每日 3 次,4 种药联合治疗 2 个月,然后继续用异烟肼和利福平治疗至少 7 个月。有血行播散病灶或显著结核毒血症者,在抗结核药物治疗的同时,可加用泼尼松短期治疗,每日 30 ~40mg,分次口服。治疗期间应注意药物的不良反应。

(二) 加强支持治疗

适当休息,增强营养;必要时给予静脉输液及肠内肠外营养治疗。

(三) 腹腔放液

对腹水型者,特别是急性渗出阶段,每周可适量放腹水一次,并腹腔内注射异烟肼 100mg、链霉素 0.25g。

(四) 手术治疗

1. 手术指征

(1) 非手术治疗无效的粘连性肠梗阻。

(2) 干酪型并发肠瘘或肠穿孔。

(3) 诊断不明、难于与腹内肿瘤或急腹症鉴别。

2. 手术方式

(1) 粘连松解术。

(2) 肠段切除术。

(3) 短路吻合术。

(4) 小肠插管造口术。

(5) 原发性结核病灶(肠系膜淋巴结结核、肠结核、输卵管结核等)切开剔除、搔刮及切除术。

# 四、腹腔脓肿

腹腔脓肿系腹内异常渗出的流注被某些脏器或组织粘连包裹于某一间隙而形成的脓肿。因解剖位置的关系,多见于膈下及盆腔,肠间、结肠旁沟、髂窝等处亦常受累。

## 膈下脓肿

广义的膈下间隙包括自膈肌以下至横结肠及其系膜的整个结肠上区,而狭义的膈下间隙仅指右肝上间隙和左膈下间隙。因脓液可在各间隙之间扩散,故现已多将广义膈下间隙内的脓肿统称为膈下脓肿。

**【病因病理】**

膈下脓肿多继发于急性化脓性腹膜炎,也可是腹部手术,特别是上腹部手术的并发症,偶尔可因胸腔感染波及。病原菌多来自胃肠道,多为混合感染;菌种以大肠杆菌、铜绿假单胞菌、变形杆菌等需氧菌和脆弱类杆菌、厌氧性球菌等厌氧菌为主。感染途径以直接播散为主,但也可经由门静脉系统或淋巴系统侵入。膈下脓肿一般为单发,也可为多发。未能及时引流的脓肿可向胸腔蔓延甚至穿入胸内,其他较少见的并发症尚有脓肿与结肠、胃、食管、支气管、胆道等之间的内瘘。

**【诊断】**

(一) 临床表现

1. 全身症状:膈下炎症初期无典型症状,脓肿形成后有弛张型发热、脉率加快、寒战、出汗、不思饮食、衰弱等全身中毒症状。

2. 局部症状:患侧上腹部疼痛,并向肩背部放射,咳嗽及深呼吸时疼痛加重;可伴有呃逆。炎症波及膈上胸膜及肺时,可有咳嗽、胸痛及气促。

3. 体征:患侧呼吸动度变小,局部可有深压痛或叩击痛,严重时可出现局部皮肤凹陷性水肿。患侧肺底呼吸音减弱或消失。

（二）辅助检查

1. 血常规：白细胞计数及中性粒细胞比例均显著升高。

2. X线检查：患侧膈肌抬高，活动度受限或消失；肋膈角模糊或有积液；含气脓肿可出现气液平面；左膈下脓肿可见胃受压推移改变。

3. B超检查：可明确脓肿的大小及范围，并可为诊断性穿刺进行定位。

4. CT检查：能准确确定脓肿的部位、大小及范围。

5. 诊断性穿刺：应在X线或B超引导下进行。穿刺阴性并不能排除脓肿的诊断。

【治疗】

（一）非手术治疗

1. 脓肿尚未形成的感染早期，应强化以抗生素为主的抗感染治疗。抗生素的使用以广谱、足量为原则，必要时应二联甚至三联用药。

2. 对较小且较接近体表的脓肿可试行穿刺抽脓并注入抗生素的保守治疗方法。

3. 积极进行以输液、输血、营养治疗为中心的全身支持治疗。

（二）手术治疗

为防止严重并发症，较大的脓肿及症状较重者应及早手术引流。引流途径视脓肿所在部位而定，一般有以下三种切口及进入脓腔途径。

1. 经前腹壁：适用于位置较靠前的脓肿。肋缘下斜行切口直达腹膜前，略做潜行分离，穿刺证实脓肿位置后，切开引流。若脓肿位置较高，可经腹膜外途径在膈肌与腹膜间向上分离；亦可切开腹膜进行分离，只要不分破脓肿周围的粘连，一般不会污染游离腹腔。

2. 经后腰部：适用于位置靠后的脓肿。沿第12肋做切口，骨膜下切除第12肋。穿刺证实脓肿位置后，平第1腰椎横行切开肋骨床，进入腹膜后间隙，切开脓肿引流。

3. 经侧胸壁:适用于右肝上间隙高位脓肿,应分两期进行。右腋中线第 8、9 肋处做切口,切除部分肋骨,直达胸膜外。用碘仿纱布填塞创口,使胸膜与膈肌形成粘连。1 周后经此切口穿刺证实脓肿位置后,沿针头方向切开胸膜和膈肌,引流脓腔。

### 盆腔脓肿

【诊断】

1. 全身症状:发热、脉速、乏力等,因盆腹膜吸收毒素能力较低,全身中毒症状较膈下脓肿明显为轻。

2. 局部症状:常有典型的直肠或膀胱刺激症状,如大便次数多而量少、黏液便、里急后重、尿急、尿频等。

3. 直肠或阴道指诊:可触及盆腔内包块,包块有触痛且压向直肠前壁,有时有波动感。还可经阴道后穹隆做诊断性穿刺。

4. B 超检查:可确定脓肿的诊断。

【治疗】

早期应以抗感染、局部治疗(温热盐水灌肠、会阴部理疗等)为主。脓肿形成后,可经直肠前壁或阴道后穹隆引流。

### 肠间脓肿

脓液被包裹在肠管、肠系膜和网膜之间,可形成单个或多个大小不等的脓肿。肠间脓肿常伴有不同程度的粘连性肠梗阻。脓肿还可穿入肠管或膀胱,形成内瘘。临床表现主要为全身化脓性感染症状,可有不同程度的腹胀或不全性肠梗阻表现;腹部可扪及有压痛的包块。B 超检查有助于脓肿的发现及定位。诊断明确且非手术治疗无效时,可考虑剖腹探查及引流。

## 五、大网膜疾病

### 大网膜扭转

【病因病理】

大网膜扭转可分为原发性及继发性两种。原发性极为少见,病因及发病机制也不明确,多与先天性异常有关。继发性大网膜扭转多因网膜本身肿瘤或腹腔肿物、炎性粘连等所诱发。常为双极性。大网膜扭转后可以发生坏死;扭转梗死的网膜小段可逐渐纤维化,甚至脱落而成为腹腔游离物。

【诊断】

临床表现以明显的腹膜刺激征为主。突发腹部绞痛,持续性加剧。腹部有局限性压痛及肌紧张。剖腹探查前很少能明确诊断。

【治疗】

剖腹探查证实诊断后切除扭转的网膜。

### 大网膜囊肿

【病理】

大网膜囊肿分真性囊肿和假性囊肿两类。真性囊肿主要有淋巴潴留性囊肿,偶可见皮样囊肿。前者多因淋巴管梗阻所致,也可因先天性异位淋巴组织发展而来;囊内容物多为浆液性,可为单房或多房。假性囊肿内容物较浑浊甚或为血性,多因炎性渗出的包裹而致。少数囊肿可发生扭转。

【诊断】

临床除自觉腹部包块外,一般无症状;偶有腹胀。腹部检查可扪及无压痛且移动度较大的包块,可有囊性感。发生扭转时表现出急腹症。B 超可探及囊性肿块;但确切定位仍依赖 CT 检查。应注意与棘球蚴囊肿及腹膜后囊肿鉴别。剖腹探查为最后诊断手段。

【治疗】

手术切除。

## 六、肠系膜囊肿

【病因病理】

肠系膜囊肿病因上大致可分三类。

1. 先天性发育异常,如肠源性囊肿、结肠系膜浆液性囊肿、皮样囊肿等。

2. 肿瘤性囊肿，如囊性淋巴管瘤。

3. 其他，如寄生虫性囊肿、外伤性囊肿等。

肠源性囊肿覆有肠黏膜上皮和肠壁各层组织，最多见于回肠系膜，也见于空肠系膜和小肠系膜根部。浆液性囊肿覆有间皮细胞，多发于横结肠系膜和乙状结肠系膜。囊肿直径自数厘米至 20cm 不等，多为单发性单房囊肿。囊内液常为黄白色或草黄色、透明，若合并出血或感染，则为暗红色或脓性液。

囊状淋巴管瘤由众多扩张的淋巴管组成，常为多发性，呈大小不等（直径 1 ~ 10cm 或以上）乳白色囊状物，囊内为无色透明或乳糜样液，多发于回肠系膜，有时可弥漫性满布于整个小肠系膜。

【诊断】

肠系膜囊肿多见于儿童。初起时多无症状，囊肿增大至一定体积或合并囊内出血、感染后，可出现腹部隐痛或胀痛。腹部可扪及表面光滑的肿块，多无压痛，部分有囊性感，依其发生部位的不同而有不同的活动度。诊断要点为腹部囊性肿块、钡餐可有肠管受压推移，B 超及 CT 可确立诊断。

【治疗】

诊断明确后做囊肿摘除术或囊肿连同部分肠管及系膜切除术。

## 七、原发性腹膜后肿瘤

原发性腹膜后肿瘤系指原发于腹膜后间叶组织、神经组织、淋巴组织以及胚胎残余组织等的良、恶性肿瘤，不包括肾上腺、肾、输尿管和胰腺的肿瘤，也不包括腹膜后淋巴结转移性肿瘤。

【病理】

腹膜后肿瘤以恶性居多（约 80%），约 15% 发生于 10 岁以下，其病理分类参见表 17-1，临床较多见的为恶性淋巴瘤、纤维肉瘤、脂肪肉瘤等。有些肿瘤形态虽为良性，但切除后易复发，如黏液瘤等，常被视为恶性；有些肿瘤虽为孤立存在的实质性肿瘤，但有局部浸润生长倾向；有些肿瘤常多发且有恶性变可能，如脂肪瘤、纤维瘤、副神经节瘤等。大部分腹膜后肿瘤有明显的复发倾向。

**表 17-1　原发性腹膜后肿瘤的病理分类**

| 组织来源 | 良性肿瘤 | 恶性肿瘤 |
| --- | --- | --- |
| **间叶组织** | | |
| 脂肪组织 | 脂肪瘤 | 脂肪肉瘤 |
| 纤维组织 | 纤维瘤 | 纤维肉瘤 |
| 淋巴网状组织 | 假性淋巴瘤、淋巴错构瘤 | 恶性淋巴瘤 |
| 淋巴管 | 淋巴管瘤 | 淋巴管肉瘤 |
| 平滑肌 | 平滑肌瘤 | 平滑肌肉瘤 |
| 横纹肌 | 横纹肌瘤 | 横纹肌肉瘤 |
| 血管 | 血管瘤、血管外皮瘤 | 血管内皮肉瘤、血管外皮肉瘤 |
| 原始间叶 | 黏液瘤 | 黏液肉瘤 |
| 混合型(多成分间叶组织) | 间充质瘤 | 恶性间充质瘤 |
| 来自肌纤维母细胞 | 纤维组织细胞瘤(包括黄色瘤) | 恶性纤维组织细胞瘤(包括黄色肉芽肿) |
| **神经组织** | | |
| 神经鞘及神经束衣 | 神经鞘瘤、神经纤维瘤 | 恶性神经鞘瘤、神经纤维肉瘤 |
| 交感神经节 | 神经节细胞瘤 | 神经母细胞瘤、神经节母细胞瘤 |
| 副神经节 | 嗜铬细胞瘤 | 恶性嗜铬细胞瘤 |
| | 非嗜铬性副神经节瘤 | 恶性非嗜铬性副神经节瘤 |
| 泌尿生殖嵴残余 | 残余囊肿 | 癌 |

续表

| 组织来源 | 良性肿瘤 | 恶性肿瘤 |
| --- | --- | --- |
| **胚胎残余组织** | 囊肿 | 恶性畸胎瘤、精原细胞癌 |
| | 畸胎瘤 | 滋养细胞癌、胚胎性癌 |
| | 脊索瘤 | 恶性脊索瘤 |
| **其他** | 良性上皮性或非上皮性肿瘤 | 未分化癌、未分化肉瘤、异位组织癌、恶性肿瘤 |

【诊断】

（一）临床表现

1. 症状：原发性腹膜后肿瘤生长常缓慢，加之腹膜后潜在间隙也较大，因而肿瘤生长发展的余地较大，以致肿瘤在相当长的时间内可无明显症状。随着肿瘤的增大，逐渐出现肿瘤的占位、压迫症状。

（1）对消化道的推压可致恶心、呕吐、腹胀、便秘甚至肠梗阻等症状。

（2）对泌尿系统的压迫可导致单侧或双侧肾盂积水。

（3）对静脉及淋巴管的压迫可导致精索静脉曲张、下肢及阴囊水肿。

（4）对神经的压迫或侵犯可引起腰背部、腹部、会阴部、下肢疼痛或感觉异常等。病程晚期可有发热、乏力、食欲缺乏、体重减轻等全身症状。嗜铬细胞瘤有阵发性高血压症状。

2. 体征：常见体征为腹部肿块。若肿瘤已对周围脏器产生严重的推压甚或侵犯，可有相应的体征出现。

（二）辅助检查

1. 超声检查：对实质性肿瘤和囊肿的鉴别有助，但对少数神经源肿瘤和均匀一致的囊肿仍可能混淆，对囊性肿瘤或寄生虫性囊肿、感染性脓肿、外伤性血肿尚难分辨，经 B 超引导进行穿刺有利明确诊断。彩色多普勒对腹主动脉瘤的排除极为可靠。

2. 腹部 X 线正、侧位平片可发现肿块阴影或局部钙化影。

3. 全消化道钡餐可见胃及肠管被推压的征象。

4. 静脉或逆行肾盂造影可显示输尿管及肾脏的移位、受压以及对侧肾的功能等。

5. CT：可显示肿瘤的部位、范围以及与邻近解剖结构的关系，还可早期发现复发病变。亦可在 CT 引导下做细针穿刺细胞学检查。

6. 血管造影：腹主动脉或选择性腹腔动脉造影可根据血管分支的分布及其行径、形态的改变判断肿瘤的血供来源及肿瘤的定位。下腔静脉造影可显示其受压移位情况及是否被侵犯。

7. 磁共振成像（MRI）：MRI 对腹膜后肿瘤的分辨力高于 CT，且可获得矢状面图像。

8. 腹膜后淋巴造影对淋巴结肿大的检出率达 90% 以上，有助于诊断或鉴别淋巴系肿瘤。

**【治疗】**

（一）手术治疗

1. 手术指征：除淋巴瘤外，对腹膜后良、恶性肿瘤均应及早手术探查。

2. 术前准备：为提高腹膜后肿瘤的切除率，往往需要多科的通力合作；术前应根据各项检查资料初步明确手术范围，必须做好大范围、多脏器切除的准备。

（1）按结肠手术准备肠道。

（2）按肾切除手术要求确认对侧肾解剖及功能正常。

（3）按大血管受侵做好血管移植准备。

（4）准备足够的同型血。

3. 手术原则：视肿瘤包膜完整程度、对周围器官及组织的浸润情况决定做肿瘤的完全切除、部分切除或包膜内切除。

（二）放、化疗及综合治疗

恶性淋巴瘤对放疗敏感，放疗总量以 30 ~ 50Gy 为最佳剂量。对复发病例仍可重复放射治疗。化疗对恶性淋巴瘤也有一定的缓解率，某些软组织肉瘤用多柔比星等治疗也有不同程度的效果。采用介入放射学技术做区域性化疗更有可能提高疗效并减轻不良反应。近年来，免疫疗法（如干扰素、胸腺素、白细胞介素-2、TIL 细胞治疗）也已进入临床试验治疗阶段。

（胡元龙　严　群）

# 第十八章　外科急腹症

急腹症是一大类急性腹痛疾病的总称，包括起因各异、性质不同的众多疾病；有的必须立即施行手术，而有的手术却是禁忌。因此，诊断不能确立或不能早期确立极易导致治疗错误或治疗不及时，以致危及病人生命。

**【病因病理】**

引起急性腹痛的原因至少可分为两大类，即腹内脏器的器质性疾病和非器质性病因因素。

1. 腹内脏器的器质性疾病又可大致分为四类。

(1) 化脓性细菌感染性炎症（如急性阑尾炎、急性胆囊炎）。

(2) 空腔脏器穿孔（如胃十二指肠溃疡穿孔、伤寒肠穿孔）。

(3) 肠梗阻（如嵌顿疝、肠扭转）。

(4) 实质性脏器破裂出血（如肝癌破裂、脾破裂）。

2. 非器质性病因因素则可是功能性（如胃肠痉挛）的或仅有表浅性炎症（如急性胃肠炎），亦可是神经反射性的，如肺炎、酸中毒、尿毒症、铅中毒等疾病所伴发的腹痛。

**【诊断】**

（一）临床表现

1. 病史：现病史的重点应放在腹痛上，包括腹痛的发作是否有诱因（如油腻食物、暴饮暴食）、发病的缓急程度、腹痛的部位与性质及剧烈程度、是否有放射痛以及所伴有的其他症状等。既往史应包括类似发作史、慢性腹部疾病史、手术史、外伤史等。

2. 症状：急腹症的主要症状是突然发作的剧烈腹痛或进行性加重的腹痛。其他因病因不同有的可同时出现或先后伴发的症状还有：

(1) 恶心、呕吐：早期出现的多为反射性呕吐，后期出现的多为反流性呕吐。

(2) 停止排便、排气。

(3) 腹泻。

(4) 呕血或便血：呕吐物带血或柏油便、黑便。

(5) 发热。

(6) 黄疸。

(7) 尿频、尿急、尿痛、血尿、排尿困难等。

(8) 阴道出血、月经异常等。

3. 体征：腹部体征的重点在于是否有固定的压痛部位及腹肌紧张。依病因不同，其他相应体征尚包括：

(1) 腹胀，或腹部局限性隆起。

(2) 肠型及肠蠕动波。

(3) 腹式呼吸减弱或消失。

(4) 腹部包块。

(5) 腹部可叩出鼓音、移动性浊音、肝浊音界缩小或消失等。

(6) 肠鸣音减弱、消失或高亢、气过水音及金属音等。

(7) 直肠指诊：直肠前凹饱满、触痛、肿块，指套有血迹或血性黏液。

(8) 阴道检查：阴道出血、宫颈抬举痛等。

（二）辅助检查

1. 实验室检查：白细胞计数及分类，尿常规，血、尿淀粉酶等应常规测定。

2. X 线检查：腹部 X 线透视或腹部平片是否有膈下游离气体影，是否有肠管扩张、积气、积液及气液平面等。必要时应做胸部 X 线检查除外肺炎、胸膜炎等。

3. B 超检查：对腹部 X 线检查无确切诊断征象者应常规做腹部 B 超检查。

4. 诊断性腹腔穿刺与腹腔灌洗：诊断性腹腔穿刺可列为鉴别诊断常规，鉴别诊断困难时为避免阴性剖腹探查可采用腹腔灌洗，详见第一章。

5. CT、血管造影、MRI 等：在鉴别诊断有困难而病人情况又允许时可酌情选用。

（三）鉴别诊断

急腹症的鉴别诊断必须要遵循正确的诊断思维程序，才能逐步导向一个正确的诊断。

1. 尽快排除内科急腹痛：急性胃肠炎、急性坏死性肠炎、中毒性痢疾、肠伤寒、大叶性肺炎、胸膜炎、心包炎、心肌梗死、糖尿病酮症酸中毒、尿毒症等诸多疾病均可表现有腹痛。但此类腹痛或为神经反射性或为局限于黏膜表面的炎症所致，故疼痛多以脐为中心而游移不定，腹部亦无固定的压痛点及肌紧张。若有发热，则发热多在腹痛发作之前。外科急腹症的特点：①一个剧烈发生的自觉急性腹痛。②两个随之而来的客观体征：固定的压痛点和该处的腹肌紧张。③随时间的推移，症状体征的强度的总趋势是越来越增加。

2. 外科急腹症的进一步鉴别：按急腹症的病因而分的四大类急腹症各有其特点。详尽的现病史和腹部体征是鉴别的重要依据，其中最重要的是腹痛的部位、性质、变化和与之伴同的症状。

（1）腹痛部位：腹痛部位是指示病变脏器的最敏感又最可靠的线索，自诉疼痛处、固定压痛点和腹肌紧张区这三者相符而又最显著的部位即相当于病变脏器所在。如上腹中部疼痛多为溃疡病，右上腹痛常指示胆囊炎，右下腹痛最常见的是急性阑尾炎。典型的压痛点和腹肌紧张区是：急性阑尾炎位于右下腹，有的局限于 McBurney 点；急性胆囊炎在右侧肋缘与右腹直肌外缘的交叉点；溃疡病穿孔为整个上腹呈剧痛和板样强直，其中，胃溃疡压痛点多位于脐上方正中线 2 横指处，而十二指肠溃疡最明显压痛点在脐上偏右 2 横指区；急性胰腺炎压痛点在左上腹呈横形带状疼痛区。腹痛部位可随病变的发展而发生有规律的变化，表现为疼痛的转移、扩展、放射。急性阑尾炎的腹痛常表现为始发于右上腹或脐周而后转移至右下腹并固定。溃疡病穿孔的疼痛先在上腹，然后随着胃内容物沿右结肠旁流至右下腹,疼痛亦延及该区。急性胆囊炎多有右肩放射痛,左肩放射痛则提示脾破裂,急性胰腺炎疼痛可扩展到左腰背部,而输尿管结石绞痛则向同侧外阴部和大腿内侧放射。

(2) 腹痛性质及其动态观察:感染性疾病的腹痛特点是持续性钝痛并进行性加重,其压痛点和腹肌紧张区固定、明确、局限而显著。穿孔性疾病的腹痛常突然发作于瞬间,十分剧烈,也为持续性,压痛及腹肌紧张特别显著而恒定。梗阻性疾病常致阵发性绞痛,间歇期疼痛强度明显下降,早期多仅有轻度压痛。腹内出血若无消化道内容物污染,腹痛、压痛及肌紧张均较穿孔性疾病为轻,外伤史、停经史、全身性失血表现等可资鉴别。

(3) 注意急腹症的伴随症状、体征和辅助检查结果:感染性疾病都伴有不同程度的发热,白细胞计数及中性粒细胞升高、核左移;而脏器穿孔后的弥漫性化脓性腹膜炎的白细胞计数升高更显著。这两类急腹症都有肠鸣音减弱或消失。相反,各类肠梗阻的突出体征是肠鸣音亢进,可出现特有的气过水音和金属音。膈下游离气体、腹腔穿刺抽出不凝血液可分别确诊消化道穿孔和腹腔内出血,但也必须注意到其各有一定的假阴性率。

3. 急腹症鉴别诊断的注意事项

(1) 详尽搜集现病史及既往史。

(2) 全身性全面体检。

(3) 不能只重视外科情况而忽略全面检查。

(4) 不能片面估价某些特征性症状和体征。

(5) 合理选用辅助检查,并必须结合临床正确分析检查结果;要充分认识到这些检查均有一定假阳性和假阴性率。

(6) 多种疾病并存时,不能重此轻彼。

(7) 充分认识老年人和儿童急腹症的特殊性。

(8) 某些紧急情况下,应果断掌握剖腹探查的适应证,以抢救生命为首要。

【治疗】

治疗原则为尽快消除病因,尽快使炎症局限、脓性渗出吸收或引流。一般多需要以手术为中心的综合治疗。

（一）非手术治疗

1. 适应证

（1）原发性腹膜炎、急性盆腔炎。

（2）症状体征较轻，一般情况较好者或炎症已有局限化趋势者。

2. 治疗措施

（1）禁食、胃肠减压。

（2）维持水、电解质及酸碱平衡，并补充热量与营养素。

（3）应用抗生素，并注对重厌氧菌感染的防治。

（4）适当给予镇静、止痛药。

（5）可配合针刺等中医药疗法。

（二）手术治疗

1. 适应证

（1）原发病变严重的炎症性或穿孔性急腹症，应早期手术。

（2）梗阻性急腹症，特别是有绞窄征象者应早期手术。

（3）腹腔内出血应紧急手术。

（4）病因不明但临床表现典型且无局限化趋势者；或病情重度、腹腔积液多、重度腹胀，并有休克表现者；或经积极非手术治疗 6 ~ 8 小时后，症状体征不见好转或反而加重者。

2. 手术方法：尽可能对原发病灶做根本性处理，具体方式方法参见各有关章节。清除腹腔积液、积脓，并合理放置引流物。

（胡元龙）

# 第十九章　急性消化道出血

## 一、急性上消化道出血

急性上消化道出血常指屈氏韧带以上部位(包括食管、胃、十二指肠及胆道)的急性大出血(数小时内出血量达 1000ml 或超出循环血量 20% 以上),但也有人将空肠上段出血包括在内。急性出血的死亡率可达 10% ,其中 60 岁以上者占 30% ~ 50% 。

【病因】

1. 胃十二指肠溃疡:约占上消化道大出血的 50% ~ 60% ,其中十二指肠溃疡出血占 3/4 以上。

2. 门静脉高压:食管下段及胃底曲张静脉破裂出血约占上消化道大出血的 20% 左右。

3. 急性胃黏膜病变:纤维胃镜广泛应用以来,发现急性胃黏膜病变并不少见,可占上消化道出血临床病例的 20% ~ 25% ,其中有近一半病例为急性大出血。

4. 胆道出血:源自肝内感染性病灶、肝肿瘤、肝损伤等的出血可破入胆道。

5. 胃肿瘤:胃癌、胃平滑肌(肉) 瘤、胃淋巴肉瘤等均可因累及较大血管而发生上消化道大出血。

6. 其他:食管贲门黏膜撕裂症、胃黏膜血管畸形、胃肠吻合术后的空肠溃疡和吻合口溃疡、器械检查或异物引起的损伤、全身出血性疾病(如血液病、尿毒症、结缔组织病等)、胰腺疾病累及十二指肠、胸或腹主动脉瘤破入消化道、纵隔肿瘤或脓肿破入食管等,但均少见。

【诊断】

(一) 临床表现

1. 呕血:急性上消化道大量出血多表现为呕血,呕血颜色与出血速度和血液在胃内停留时间长短有关,在胃内停留时间短表现为呕鲜红血液。

2. 柏油样便:出血速度快及出血量较大时,也可为紫红色血便。

3. 失血性休克表现:头昏、心悸、恶心、口渴、晕厥,皮肤苍白、湿冷,烦躁不安、反应迟钝、意识模糊等。老年人易出现多器官功能障碍。

（二）出血部位推断

上消化道出血部位大致可分为三段:食管下段及胃底部、胃和十二指肠壶腹部、十二指肠降部以下。综合病史中呕血的凶猛程度及量的多少、血便的色泽及量、各部位中最常见的出血病因,常可初步推断出血的部位。

（三）出血量的估计

一次出血达 500 ~ 800ml 时,即可发生血压下降及脉搏加快、变弱;血红蛋白每下降 10g/L,相当于失血 300 ~ 400ml;血细胞比容低于 30% ,失血量可能在 1000ml 以上;中心静脉压小于 0. 49kPa(5cm$H_2O$),失血量当在 1000ml 以上。大量出血指每小时需输血 300ml 才能稳定其血压者;严重性出血指 3 小时内输血 1500ml 才能纠正其休克。持续性出血指在 24 小时内 2 次胃镜所见均为活动性出血,出血持续在 60 小时以上,输血 3000ml 才能稳定其循环者。再发性出血指 2 次出血时间相距在 1 ~ 7 天之内者。

（四）特殊检查

1. 急诊胃镜检查:有条件时应列为首选。急性上消化道出血者在 12 ~ 24 小时进行胃镜检查,对出血定位、定性的阳性率可高达 95% 。

2. 选择性腹腔动脉或肠系膜上动脉造影:出血速率仅需达 0. 5ml/min 以上即有阳性结果。视需要可超选择性插入胃左动脉、胃十二指肠动脉造影,出血定位率高。

3. 放射性核素显像:静脉注射$^{99m}$Tc 胶体后做腹部扫描。出血速率为 0. 1ml/min 以上即可发现出血,但定位价值欠佳。

4. 三腔二囊管检查：对高度疑及食管下段及胃底曲张静脉破裂出血者，可试行置入三腔二囊管以压迫胃底及食管中、下段，将胃内积血冲洗吸净后观察。

（五）鉴别诊断

常见上消化道急性大出血疾病的鉴别诊断见表 19-1。

【治疗】

（一）一般治疗

1. 禁食、留置胃管、留置导尿管、开放 1 ~ 2 条有效的静脉输液通路。

2. 补充血容量：先快速输入平衡盐溶液扩容；血红蛋白 <90g/L、收缩压低于 12kPa(90mmHg)者，应立即输入足够量全血。

3. 监测血压、脉搏、尿量、血细胞比容、中心静脉压，并以此指导输液输血的量与速度。

（二）非手术止血疗法

1. 胃腔内局部止血方法

（1）经鼻胃管以 10 ~ 14℃冷盐水反复灌洗胃腔，直至无血凝块抽出。

（2）去甲肾上腺素 8mg 加入冷盐水 150ml 分次口服。

（3）凝血酶 2000 ~ 5000U 加盐水 50ml 口服。

（4）云南白药 3g 口服。

（5）孟氏（Monsell，碱式硫酸铁）液 20ml 稀释 1 倍后口服。

（6）视情况可在 3 ~ 4 小时后重复给予上述疗法。

2. 止血药物：酚磺乙胺 0.25 ~ 0.75g，维生素 $K_1$ 10mg，每 4 ~ 6 小时肌内注射或静脉滴注；酚磺乙胺（reptilase）1 ~ 2U 肌内注射或静脉注射，每日 1 ~ 2 次。

3. 抑制胃酸分泌：法莫替丁（famotidine）40mg 加入 10% 葡萄糖溶液 250ml 中静脉滴注，或奥美拉唑（omeprazole）40mg 静脉推注等，均为每日 1 次。

4. 生长抑素及其衍生物，如奥曲肽（善得定，sandostatin）、施他林（stilamin）等近年来成功地用于上消化道大出血的治疗，尤其对食管-胃底曲张静脉破裂出血及急性胃黏膜病变出

表 19-1　常见上消化道急性大出血疾病的鉴别诊断

| | 病史 | 出血特点 | 临床症状 | 辅助检查 |
| --- | --- | --- | --- | --- |
| 溃疡病 | 溃疡病史 | 呕血、便血，出血量较大 | 出血前腹痛加剧，出血后缓解 | 胃镜：可见溃疡 |
| 门静脉高压 | 肝病史、血吸虫病史、嗜酒史 | 便血，止血不易 | 大量呕鲜血，肝、脾大，腹水，腹壁静脉曲张，蜘蛛痣，黄疸 | 肝功能重度损害<br>胃镜：食管-胃底曲张静脉 |
| 急性胃黏膜病变 | 严重创伤、感染、休克、大手术，阻塞性黄疸，药物，酗酒 | 呕血、便血 | 原发病表现，上腹仅有轻度疼痛或不适 | 胃镜：多病灶黏膜糜烂、浅表溃疡、出血 |
| 胃癌 | 无规律性上腹痛 | 呕血、便血，量较少 | 消瘦、贫血、腹块 | 胃镜：肿瘤表现 |
| 胆道出血 | 胆道感染疾病，肝损伤、肝穿刺史 | 间歇性便血 | 黄疸、发热、胆绞痛 | 肝功能可有损害；血管造影 |

血有效。施他林先静脉缓慢注射 250μg，而后以 250μg/h 静脉滴注维持 48 小时以上。奥曲肽则可每 4 ~ 6 小时皮下或静脉注射 0.1mg。

5. 经内镜直视止血：有条件及有经验时应积极采用经内镜直视止血。

（1）前述各种局部止血用药均可经内镜直接向出血灶喷洒。

（2）直视下高频电灼血管止血。

（3）食管静脉曲张的内镜下硬化剂注射和圈扎术。

6. 食管静脉曲张出血的非手术治疗

（1）三腔二囊管压迫：是一种有效的止血方法，近期止血率达 90%。但有呼吸道阻塞、食管壁缺血坏死、吸入性肺炎等并发症，应尽量避免。

（2）药物治疗：以降低门静脉压力为目的，减少出血流量。①血管升压素及其衍生物，如垂体后叶素以 0.4U/min 速度静脉滴注，可降低门静脉压力 85%，止血有效率为 50% ~ 70%。②生长抑素类药物。③血管扩张剂，一般与血管升压素合用，常用的有硝酸甘油（nitroglycerin）5mg 加入 10% 葡萄糖溶液 500ml 中静脉滴注。

（3）经内镜止血。

（4）经皮肝穿刺胃冠状静脉栓塞止血：此法操作复杂，较少采用。适用于食管-胃底静脉曲张破裂出血已用升压素或气囊填塞止血失败者。

（三）手术治疗

1. 胃十二指肠溃疡、胃癌、急性胃黏膜病变出血的手术指征及手术方式参见第八章。

2. 门静脉高压合并食管-胃底曲张静脉破裂出血的急诊手术指征及手术原则参见第十三章。

3. 胆道出血的急诊手术处理参见第十四章。

4. 对病因及出血部位难于确定的上消化道大出血，经积极的抗休克治疗，血压、脉搏仍不能维持稳定者，应早期剖腹探查。探查的次序为：①肝脏有无肿大、硬化、肿瘤、脓肿、裂口等。②胃小弯、胃窦及十二指肠前壁有无溃疡瘢痕或肿瘤。③切开胃结肠韧带，探查胃后壁，并进一步探查贲门、胃底。④肝外胆道(包括胆囊)有无扩张、积脓、积血。⑤切开十二指肠侧腹膜，探查十二指肠降段及横部，并结合检查胰腺。⑥探查空肠上段，必要时检查全部小肠及结肠。⑦胃腔内探查：胃窦体部前壁纵行切开，切口要够大，以便能充分显露贲门及十二指肠壶腹腔。⑧若能术中结合纤维胃镜窥视整个上消化道，则最为理想。

## 二、急性下消化道出血

上、下消化道的解剖分界是在十二指肠与空肠移行部(十二指肠空肠曲)，以此处的 Treitz 韧带为标志。但也有不少的学者认为，应将空肠上段的出血归于上消化道出血。本书采用传统概念，即下消化道包括空肠、回肠、结肠、直肠，凡这些肠管内的出血(不包括痔和肛裂出血)视为下消化道出血。下消化道出血一般出血量不大，不致引起血流动力学的改变。但急性大出血(每小时失血量达 100ml 以上)在临床并不罕见。因肠道容积很大，有的急性大出血病例往往一开始出现血便，即陷于低血容量性休克。因此，血便在大多数情况下是某种疾病的一个外在表现，但有时也以其发作的急剧性而成为需紧急处理的临床急危重症。

【病因】

1. 恶性肿瘤：恶性肿瘤是下消化道出血最常见的原因，约占半数以上，且这一比例随着年龄的上升而加大，尤其是大肠的出血更是以恶性肿瘤为多。恶性肿瘤所致的出血以慢性出血多见，但以急性大出血为首发表现者并不罕见，其中最富代表性的是肠道恶性淋巴瘤、小肠平滑肌瘤(肉瘤)、青年人的大肠癌。

2. 息肉类疾病：肿瘤性(腺瘤)、错构瘤性息肉较易发生出血，但息肉所致的明显肉眼血便以小儿直肠的幼年型息肉最多见。黑斑息肉病(Peutz-Jeghers 综合征)、家族性息肉病、

Gardner 综合征、Turcot 综合征等肠道息肉病都有下消化道大出血的报道。

3. 炎症性疾病:肠结核(特别是溃疡型)、Crohn 病与溃疡性结肠炎等均可并发急性消化道大出血。若病理改变不甚典型,往往术前的特殊检查甚至术中的探查均有鉴别诊断上的困难。

4. 憩室:肠道憩室是欧美人群体中下消化道出血的多见病因,但国人的发病及出血率均较低。憩室出血的原因在于:①多有异位的胃腺泌酸引发溃疡(小肠的憩室多因此出血)。②憩室内潴留物不易排出而诱发炎性溃烂(多累及结肠憩室)。Mechel 憩室出血在临床上较多见,多半发病于青壮年期。

5. 血管畸形(血管结构发育不全):近年来,选择性血管造影广泛开展,消化道动静脉解剖结构畸形所致的消化道出血病例的报道也日益增多,即便在老年人中、下消化道血管畸形引起的出血亦占一定比例。

6. 其他:如闭合性腹部损伤、医源性创伤(肠吻合口、阑尾残株等)、肠道应激性溃疡、药物(可诱发急性肠道黏膜病变的,如水杨酸类、激素类等)性出血等。近年来,与口服避孕药有关的缺血性结肠炎并发便血的报道有所增多。

**【诊断】**

(一)临床表现

1. 病史:出血可突然发作,亦可渐次发作;便血次数多、间隔时间短,提示出血速度快;有的病例可有周期性;血便的颜色(鲜红色、暗红色、紫酱色、黑色)既与出血的部位有关,更与出血速度相关;可伴有口渴、眩晕、出汗、晕厥等全身症状;有的尚可伴发热及毒血症表现;腹痛(部位、性质、程度)、腹鸣、腹胀、里急后重等消化道症状可不同程度存在;另外,就医和治疗经过以及既往个人史均应详尽询问。

2. 体格检查

(1)一般情况:注重慢性失血或急性失血的征象。

(2)腹部检查:①视诊:有无腹胀、肠型、肠蠕动波,有无腹胀不对称或局限性隆起。②触诊:是否有压痛(部位、范围、程度、肌紧张、反跳痛），有无包块、肿块（部位、大小、边界、压痛、活动度）。③叩诊：有无异常鼓音区。④听诊：肠鸣音（正常、减弱、亢进、高调肠鸣音）。

（3）肛诊及直肠指诊：有无内痔、混合痔及肛裂。若有，是否有出血征象；直肠内有无肿块或溃烂病灶；指套上是否有血性物附着，若有，应注意观察其性状。

### （二）辅助检查

#### 1. 内镜检查

（1）肛镜及直肠镜检查：肛诊及直肠指诊鉴别肛管、直肠出血有困难时应做此项检查。

（2）乙状结肠镜检查：直肠镜检未发现病变，但仍不能排除低位结肠出血时，应更换乙状结肠镜插入进一步检查乙状结肠段。

（3）纤维结肠镜检查：常规的纤维结肠镜检适用于慢性出血和急性出血的间歇期；急性大出血时能否做急诊纤维结肠镜检及其诊断价值往往决定于检查者的经验。下消化道出血的急诊纤维结肠镜检查，系指在大量或中等量活动性出血时，或出血后 24～36 小时内进行的检查。禁忌证仅限于：①病人已陷于失血性休克。②急性失血性贫血，血红蛋白低于 50g/L。③有腹膜刺激征。④严重的心肺功能不全等全身性疾病。不主张做急诊结肠镜检查的顾虑在于结肠未做准备，肠腔内粪便与血块将影响视野，且正处于出血状态的病灶发生穿孔及大出血等并发症的几率可能加大。急诊结肠镜检的操作要点及注意事项为：①在做好急诊剖腹手术准备下进行。②先做硬质直肠、乙状结肠镜检查，一方面排除直肠、乙状结肠出血；另一方面为插入纤维结肠镜做准备（血液本身有导泻作用，急性大出血病人的肠腔内多无粪质，借助硬质直肠、乙状结肠镜及大口径吸引器管可更快清除直肠、乙状结肠内血块）。③尽量选用具有大口径吸引管道的纤维结肠镜或双通路治疗用结肠镜，确保吸引装置通畅有效，以便及时吸除肠道积血，冲洗可疑部位的肠壁便于观察。④进镜操作需要有充分的耐心及细心，不断吸除血液、血块及部分残存粪汁，保证在良好的视野条件下，将镜管徐徐插入。⑤进镜过程中避免过度注气，以免促使或加剧出血。⑥边进镜边仔细观察，至发现出血灶或有新鲜血痂覆盖的病灶为止，否则应进镜至盲肠，直至窥见回肠开口。应注意不应满足于发现一两处病变，而必须确认出血来自何处。⑦对出血灶可试行经内镜的止血治疗：肠息肉出血要用电凝圈套器切除，体积较小的息肉亦可用高频电灼去除；对出血灶直接喷洒血管收缩药、Monsell 液等；黏膜下局部注射药物（血管收缩药、硬化剂等）；高频电灼及激光、微波止血等。

(4) 纤维胃镜检查：排除上消化道出血有困难时可考虑胃镜检查。

（三）X线检查

1. 结肠钡剂灌肠检查：对结肠的肿瘤及炎性病变所致的出血有定位价值。

2. 小肠钡剂造影：用于排除小肠的肿瘤或炎性疾病。

3. 选择性腹腔内脏动脉造影：选择性肠系膜上动脉、肠系膜下动脉、髂内动脉造影对下消化道出血的定位诊断率可达40%～80%。每分钟出血达 0.5ml 以上时即能见到造影剂外溢进入肠腔。一般情况下对结肠出血的诊断正确率高于小肠。本技术的假阴性率可达 30% 左右，其原因有：

(1) 急性出血已经停止。

(2) 出血速度每分钟<0.5ml。

(3) 病变本身无明显血管异常。

近来，有人提出在造影时经动脉导管注入血管扩张剂、抗凝或纤溶药物，目的是扩张血管及诱发出血以提高其阳性发现率。造影并发症的发生率为 9% 左右，并发症包括动脉血栓形成、意外栓塞、肠坏死、肠梗阻以及由造影剂诱发的过敏反应及肾功能衰竭等。

（四）放射性核素扫描成像检查

放射性核素闪烁摄影临床上多采用$^{99m}$Tc 硫酸胶体或$^{99m}$Tc 标记的红细胞静脉注射后进行腹、盆腔大面积 γ 照相系列闪烁摄影。相片上出现局灶性放射性浓聚即为出血部位。当出血率仅为每分钟 0.05～0.1ml 时即能测出放射性核素从血管内外溢至肠腔内的影像。$^{99m}Tc$ 硫酸胶体静脉注射后在血管内的半衰期很短，很快即被单核-吞噬细胞系统清除，因此只能在注射后立即进行单次测定；由于肝与脾对放射性核素的过多摄取而遮盖了横结肠肝曲、脾曲处的出血。而$^{99m}Tc$ 标记的红细胞经静脉注射后在血管内具有较长的半衰期，可在注射后的 36 小时内进行连续观察，对间歇性出血有更高的诊断价值。本方法较之选择性腹腔内脏动脉造影具有非侵袭性且更敏感的优点，但定位的准确性不及选择性腹腔内脏动脉造影，且有一定的假阳性率。

## 【治疗】

### （一）一般治疗

1. 镇静、禁食、卧床休息。
2. 应用止血药物。
3. 预防性应用抗生素。
4. 补充血容量，纠正休克及水、电解质失衡。

### （二）内镜下局部止血

1. 肠息肉出血可用圈套器切除，体积较小的息肉亦可用高频电灼去除。

2. 对出血灶直接喷洒血管收缩药、Monsell 液或用高频电灼及激光、微波等止血。

3. 黏膜下局部注射药物（血管收缩药、硬化剂等）。

### （三）治疗性动脉造影

可经血管导管注入明胶海绵颗粒（大小约 0.2～1mm）或用导丝导入金属弹簧圈（多用于肿瘤性出血）以栓塞出血血管，对较为弥散的出血尚可经血管导管注射血管升压素（垂体后叶素、单硝酸异山梨酯等）以收缩出血血管。

### （四）下消化道大出血的剖腹探查

1. 适应证

（1）尽医院条件之可能未能查明出血病变而又无法用药物制止出血。

(2) 经积极和综合治疗仍继续大出血,特别是已做过动脉栓塞或药物灌注介入治疗者。

(3) 大出血合并肠梗阻、肠套叠、肠穿孔或腹膜炎者。

(4) 已查明出血原因和部位,再次出血时应及早手术。

(5) 短时间内大量出血,经快速输血仍难维持血流动力学稳定者。

2. 麻醉选择:鉴于探查范围广、肠管翻动多,硬膜外阻滞麻醉难于满足手术需要,应尽量选用气管内全身麻醉。

3. 体位、切口选择:考虑到术中经肛门插入内镜或管状吻合器的需要,手术体位以截石位为宜。若出血部位已明确,可选易于到达病灶的切口,否则应选择易于延长的正中或右旁中线切口。为了便于探查,切口应够大。

4. 探查要点

(1) 术中应对胃肠道进行全面系列的探查,一是寻找出血部位,二是防止遗漏两种或两个部位的出血病变。即使是术前或术中已明确出血部位者,控制出血后亦应全面探查。

(2) 小肠应自 Treitz 韧带起逐段在强光照射下仔细检查。肠管的系膜缘更应着重观察。有人推介肠管分段钳夹法以寻找小肠的出血病灶,即将肠管分段地向上、下挤空,再用肠钳夹闭两端后观察数分钟,若肠腔内逐渐充盈发红变紫,则表明该段肠管在出血,术中行选择性动脉造影或注入色素剂如亚甲蓝等也有助于定位。

(3) 不要满足于发现一两个病灶,要确定出血系从何而来;同理,也不能确认了一个出血灶后就放弃全肠道的探查。

5. 术中内镜检查:术中确认出血性病灶有困难时,应配合内镜检查。结肠除横结肠和乙状结肠可部分提出腹腔外细察外,其余部分特别是结肠脾曲位置极为深在;加之肠壁肥厚及肠脂垂的存在,因此结肠细小病变的发现较为困难,更应积极采用术中结肠镜检。术中内镜的进镜途径视检查肠段的不同而有经口腔、肛门、肠壁切开口三种。小肠检查较为方便快捷的方法是用纤维胃镜或纤维结肠镜经小肠中段切口插入肠腔,分别对空肠、回肠进行检查。在检查结肠时,因结肠的切开发生感染及渗漏等并发症的危险较大,所以除非有需切除的病变可在其附近切开外,应尽量避免经结肠切开口进镜。常规经肛门置入纤维结肠镜,在术者的帮助下,可以很顺利地到达回盲部,甚至进入末段回肠。条件有限时也可采用硬质乙状结肠镜分别从盲肠、横结肠及乙状结肠切口插入以查看全部结肠。

(胡元龙)

# 第二十章　梗阻性黄疸

梗阻性黄疸是由于肝外胆管或肝内胆管阻塞所致的黄疸，因胆道阻塞，胆汁不能进入肠道而致粪色变淡或呈陶土色，尿胆原减少或缺如。胆道阻塞后，肠道内缺乏胆汁酸、胆固醇等，加以脂溶性维生素的缺乏，临床上可表现为脂肪泻、皮肤黄色、出血倾向、骨质疏松等，一般均需要手术处理，故又称为外科黄疸。

【病理生理】

胆管梗阻除了直接引起肝脏的损害之外，还可引起肾脏的改变，导致急性肾功能衰竭；此外，胆道梗阻时，胆汁含菌量明显增加，在缺少胆盐的情况下，肠道内细菌繁殖过剩，内毒素产生增加，严重可导致内毒素血症；梗阻性黄疸尚可抑制网状内皮系统，致使机体对循环血液中的细菌清除减慢，术后容易发生感染性并发症；通过对胃黏膜屏障、黏膜血流等的影响导致应激性溃疡。

【病因】

任何原因，只要使胆管受到阻塞，就会产生阻塞性黄疸，一类是良性的病因，如最常见的：

(1) 胆管结石或胆囊结石(Mirrizzi's syndrome)：石头阻塞了胆管，造成胆汁无法排入十二指肠。

(2) 慢性胰脏炎病人形成胰头部假性肿瘤，从外而内压迫胆管。

(3) 胆管因发炎或手术后造成了狭窄。

(4) 其他如罕见的胆道出血(hemobilia)，血块阻塞了胆管，造成黄疸；肝吸虫或误入胆道的蠕虫等。

另一类是恶性的病因，如：

(1) 胆管本身或胆囊的恶性肿瘤(胆管癌)。

(2) 胰脏头部癌。

(3) 乏特壶腹癌——即十二指肠乳头癌。

(4) 肝癌栓塞子(tumor thrombus)堵住胆管——即所谓的黄疸型肝癌。

(5) 癌症病患胆管旁之肿大的淋巴结压迫胆管造成胆管阻塞。

**【诊断】**

梗阻性黄疸一向被认为是外科黄疸,是因为需要并且有可能运用外科手段来解决,因而在诊断上单纯诊断为梗阻性黄疸是远不能满足临床外科的要求。在临床外科角度上,梗阻性黄疸诊断应满足以下的要求:

(1) 定性:肝外或肝内黄疸或者两者均有。

(2) 定位:梗阻所处的平面和分布。

(3) 定病名。

(4) 定外科处理的可行性。

(5) 定外科处理的途径。

为了达到以上要求,对梗阻性黄疸病人的疾病过程应有深入的了解,特别是对肝胆胰的影响及检查结果的详细分析。

1. 症状和体征:患者出现皮肤、巩膜和尿黄染,皮肤瘙痒,大便呈白陶土色。

2. 实验室诊断:①生化学和免疫学的癌瘤标志,如癌胚抗原(CEA)、CA19-9、铁蛋白、$\alpha_1$ 抗胰蛋白酶等,有助于癌性阻塞的病因诊断,但均非特异性。②血液:血清转氨酶一般无明显增高,在伴有继发性肝细胞损害时可轻度或中度升高;血清胆红素明显增高,在完全性胆道阻塞时,可达 510μmol/L (30mg/dl)以上,其中结合胆红素占 35% 以上(可至 60% 左右)。结石性黄疸常呈波动性;癌性黄疸常呈进行性加深,但由壶腹癌所致者则可因癌肿溃疡而使黄疸有短暂的减轻。血清碱性磷酸酶(ALP)、γ谷氨酰转移酶(γ-GT)、胆固醇[胆汁酸和脂蛋白-X(LP-X)]等均有显著增高。③尿:尿色加深,尿胆红素阳性,尿胆原减少。在胆道完全阻塞时,尿胆原可消失。

3. 影像学检查评估:胆管梗阻时的病理生理学特点是梗

阻部位以上由于胆道内压力升高致胆管呈进行性扩张;梗阻部位以下,胆道因缺乏胆汁充盈而萎陷。当前用于诊断胆道病变的影像诊断技术方法很多,临床外科医生应熟悉其各自的优点和局限性。

(1) B 型超声:B 型超声因无创伤、简便、迅速而常用于梗阻性黄疸病人的第一线诊断检查。B 型超声用于发现有无肝内胆管扩张、有无胆囊内结石的结果灵敏、可靠,其准确率可达95% 以上。同时,在 B 型超声检查下亦可发现病灶所在,如肿瘤的软组织块,胰腺、肝脏病变等。根据肝内胆管扩张程度、肝外胆管和胆囊的扩张度,可初步判定胆管梗阻的部位和排除结石性梗阻的可能。B 型超声检查亦有其局限性,易受到肋骨、肥胖、胃肠气体的影响,对肝外胆管病变的诊断常不够准确,对曾经做过胆道手术的病人,则检查结果更受影响。因此,B 型超声常是梗阻性黄疸病人的首选的第一线检查方法,其结果常需更进一步的影像学检查作为印证。

(2) CT:在 CT 片上,梗阻性黄疸时肝内胆管扩张显示甚为清晰,根据不同层面扩张的肝内胆管的影像,可获得三维立体图像,对病变的定位和计划手术途径甚有帮助。CT 检查时胆管梗阻的定位主要是根据肝内胆管、肝门部肝总管、胰头部胆管下端各段扩张的程度。CT 检查的最大优点是能给外科医师提供一个胆管扩张的全面的立体的图像,能清楚地显示胰腺病变,故已成为梗阻性黄疸病人手术前不可缺少的影像检查之一。CT 检查不足之处是对胆管局部病变的分辨力低,因而不能显示胆管局部细微改变,对良性病变(如胆管狭窄)不能详尽地显示局部改变的形态,故不能提供外科手术修复时所必需的资料。

(3) 经皮肝穿刺胆管造影术:经皮经肝穿刺胆管造影术(percutaneous transhepatic cholangiography,PTC)是迄今在梗阻性黄疸时所能获得最佳的梗阻部位以上胆管造影影像的技术。由于能直接向肝内胆管注入造影剂,采取多方位投照摄片,可以给肝胆管系统的病变、胆管梗阻部位、梗阻性质等提供非常重要的资料,同时亦为外科治疗和手术方案的制订提供依据。

特别对一些病情复杂的病人(如胆管狭窄、胆道再次手术、胆管解剖变异、肝内胆管病变和结石等),常为手术前不可缺少的检查项目。PTC 的常见严重并发症有诱发急性胆管炎、胆汁漏和胆汁性腹膜炎、腹腔内出血、胆道出血、内脏损伤等,重症梗阻性黄疸病人行 PTC 时,穿刺造影本身技术上的严重并发症亦可造成急性肾功能衰竭和多器官衰竭的后果。

(4) 经内镜逆行胆胰管造影术:经内窥镜逆行胆胰管造影术(endoscopic retrograde cholangio-pancreatography, ERCP)是能提供清晰的胆道系统影像的又一侵入性胆道造影术,此法在诊断无明显的肝内外胆管扩张的黄疸病人时特别有用,因此时 PTC 的成功率可能不高。在判断手术胆管损伤性黄疸、胆汁漏等,可使病人及早得到正确诊断和及时处理。腹腔镜胆囊切除术的部分性胆总管损伤、胆囊管漏等并发症可及时由 ERCP 诊断和处理,可望避免剖腹手术。

(5) 磁共振胆胰管成像:磁共振胆胰管成像(magnetic resonance cholangio-pancreatography, MRCP)能显示正常的胆囊及肝外胆管,部分人中胰管也能显示,其影像较螺旋 CT 更为清楚,且不需要用造影剂对比、无放射线、可得多方位影像,且具有安全、无创、成功率高和可重复性等优点,故是梗阻性黄疸时的理想的诊断方法。MRCP 可以显示梗阻以上胆管扩张、梗阻部位胆管壁改变、胆管肿块和结石等,其主要不足之处是空间分辨率不如 PTC 及 ERCP,对正常的肝内胆管难以显示并受腹水、胃肠内潴留液干扰。

【治疗】

(一) 手术前处理

1. 降黄:重度梗阻性黄疸病人(血清胆红素>171μmol/L)若在手术前能降低黄疸,有利于肝脏的恢复,降低手术后并发症率。然而,在以下四方面存在不同意见:①术前减黄(PTBD法)是否能真正降低术后并发症和死亡率;②何种情况下需要减黄;③何种减黄方法最为有利;④减黄的持续时间。虽然经过较多的前瞻性研究,大多数人仍持相反意见,其原因是:①术前 PTBD 常有较多的并发症,有的甚为严重,如引起胆道感染,重者可使病人丧失接受根治性手术的机会，而总的术后并发症率并未有明显减少；②术前引流1周虽可使血清胆红素水平下降约50%，但肝细胞功能并未能得到同步恢复；若要达到肝功能恢复，在慢性梗阻性黄疸时，需时≥6周，因而影响对原发病的及时治疗；③在当前重视围手术期处理的情况下，重症梗阻性黄疸病人的手术后并发症和死亡率亦大为降低，使术前减黄变得不是那样的迫切了。

2. 纠正营养不良：慢性梗阻性黄疸病人均有程度不同的营养不良，表现为明显消瘦、低血浆蛋白、贫血，与病人的食欲减退、消化吸收不良、摄入量不足等因素有关。改善梗阻性黄疸病人的营养状况对降低手术并发症率和死亡率有重要意义。术前1周左右的营养支持可以提高身体的免疫能力和纠正身体内的能量匮缺。病人往往因原有疾病之故，难以通过胃肠道摄入足量的供应，静脉内途径营养补给常是必要的。中链和长链各半的脂肪乳剂可给梗阻性黄疸病人提供热能。当有低血浆蛋白和贫血时，术前多次输血是有用的措施，它能增加血细胞容量，提高血浆蛋白渗透压，减轻组织间水肿，提供合成抗体、酶等蛋白质基本原料，但亦要避免过分增加心脏的负荷。

3. 感染和内毒素血症：感染性并发症是梗阻性黄疸病人手术后常遇到的问题，术后感染可能是此类患者致死的原因。梗阻性黄疸时胆汁培养的细菌阳性率明显升高，故亦是胆道手术后细菌污染的来源，胆汁中细菌主要是大肠杆菌等肠道细菌。胆盐在肠道内有调节菌群种类和减少内毒素吸收的作用。口服胆盐可降低来自肠道的内毒素的吸收，最有效的是脱氧胆酸钠，而鹅脱氧胆酸和熊脱氧胆酸的效果较差或无效。

（二）术中处理

对梗阻性黄疸病人在手术中应保持良好供氧，维持稳定的血循环动力学状态，避免发生低血容量和低血压。病人皆应被安放留置导尿管，以适时观察尿量，同时在术中常输以甘露醇利尿，留置尿管可避免膀胱过度膨胀。可在手术开始时从静脉内滴入 20% 甘露醇 125 ~ 250ml，使在整个手术过程中应有 1000 ~ 1500ml 的尿量。

（三）术后处理

1. 循环动力学检测：梗阻性黄疸病人手术后可能出现出血并发症，仅极少数危重病人可能是肝功能损害致凝血功能障碍，绝大多数均是由于止血不完全的机械性因素，因而当出现明显的出血和血循环情况不稳定时，应该适时及早再行探查手术止血，避免过久等待或用无效的止血药物而耽误时间。长时间的低血压、组织低灌流及使用血管收缩药物常会造成急性肾功能衰竭和随后的多器官衰竭。凝血药物的使用只能使流至腹腔内的血液凝固形成大量的血凝块而不会使出血的血管停止出血，而留在腹腔内的大量的血凝块亦需行手术清除，以防随后发生感染、粘连、肠梗阻等并发症。手术后 48 小时内常有大量的腹腔引流液和液体渗出至腹腔内和腹膜后间隙，大量的液体转移可使循环血浆容量减少、脉压差变小、心率加快、尿少并常伴有低蛋白血症和电解质紊乱，因而需要周密的观察、计量和补充。

2. 胃肠出血：胃黏膜屏障破坏在梗阻性黄疸时与胆汁酸的损害作用有关，梗阻性黄疸胃黏膜萎缩、黏液分泌降低、黏膜细胞能量代谢匮乏，再加以创伤、手术时的缺氧、低灌流等因素，均造成胃黏膜应激性溃疡及出血。出血多发生在手术后 10 天之内。在手术的前晚开始便给予雷尼替丁（ranitidine）150mg 口服，手术后改用静脉内注射 50mg，一日二次（亦可以用治疗剂量的甲氰咪胍），至病人能进食后，改为口服，150mg 一日二次，视手术的复杂性，可用 10 ~ 14 日后停药。当 $H_2$ 受体拮抗剂的抑制胃酸效果不够好时，当前可用洛赛克，此药是抑制壁细胞分泌胃酸的最后一步，故对壁细胞各受体部位的刺激物均有抑制作用，一次用药 30mg，可造成 24 小时的无胃酸状态。

3. 手术后感染：梗阻性黄疸病人手术后感染是常见的并发症，包括胆道感染、腹腔内感染、切口感染、切口裂开、手术后肺部感染等。胆道梗阻时，胆汁内含菌率高，故是术后感染的高危病例。全身性感染则与细菌肠道外移位和网状内皮系统细胞功能减退有关。因此,梗阻性黄疸病人围手术期预防性应用抗生素是必需的,并且其使用的覆盖时间要比一般手术病人要长一些(2~3周),以弥补术后免疫功能不足,但必须注意选择合适的抗生素,不宜使用有肾毒性的抗生素。

(秦仁义　王剑明)

# 第二十一章　腹部损伤

【简略分类】

- 腹部损伤
  - 开放性腹部损伤
    - 腹壁盲管伤
    - 腹壁穿透伤
    - 腹内脏器损伤
      - 实质脏器损伤
      - 空腔脏器损伤
      - 腹内大血管损伤
      - 腹膜后血肿
  - 闭合性腹部损伤
    - 腹内脏器损伤
      - 实质脏器损伤
      - 空腔脏器损伤
      - 腹内大血管损伤
      - 腹膜后血肿
    - 腹壁挫裂伤
  - 合并颅脑、胸腔脏器、泌尿系统、运动系统损伤

【损伤分级】

美国创伤外科学会(american association for the surgery of trauma,AAST)制定的器官损伤分级(organ injury scale,OIS)标准已渐被国际创伤外科界接受,其基本点是按各个器官的损伤程度,从解剖学的角度予以限定,由低至高分为 5 级,包括最轻微至最严重的损伤,其中损伤描述系依据尸检、剖腹术或放射学检查中最准确的资料;同一器官的多处损伤在单一损伤的分级之上加一级(表 21-1 ~ 表 21-7)。

表 21-1　肝损伤分级(AAST)

| 分级 | | 损伤描述 |
|---|---|---|
| 1 血肿 | 裂伤 | 包膜下,不扩展,小于 10% 表面积。包膜撕裂,不出血,深度小于 1cm |
| 2 血肿 | 裂伤 | 包膜下,不扩展,10% ~ 50% 表面积;或实质内,不扩展,直径小于 2cm。包膜撕裂,活动性出血;或实质裂伤深 1 ~ 3cm,长度在 10cm 以内 |

续表

| 分级 | | 损伤描述 |
| --- | --- | --- |
| 3 血肿 | 裂伤 | 包膜下，大于 50% 表面积或为扩展性；包膜下血肿破裂并活动性出血；实质内血肿直径大于 2cm 或为扩展性。实质裂伤深度大于 3cm 并活动性出血 |
| 4 血肿 | 裂伤 | 实质内血肿破裂并活动性出血。肝实质断裂达肝叶之 25%～50% |
| 5 裂伤 | 血管损伤 | 肝实质断裂达肝叶之 50% 以上。肝周静脉损伤，即肝后腔静脉、肝静脉、门静脉和肝动脉损伤 |
| 6 血管损伤 | | 肝断离（去血管化伤） |

**表 21-2　脾损伤分级（AAST）**

| 分级 | 损伤描述 |
| --- | --- |
| 1 血肿 | 裂伤包膜下，不扩展，小于 10% 表面积。包膜撕裂，不出血，深度小于 1cm |
| 2 血肿 | 裂伤包膜下，不扩展，10%～50% 表面积；或实质内，不扩展，直径小于 2cm。包膜撕裂，活动性出血；或实质裂伤深 1～3cm，但未伤及脾梁血管 |
| 3 血肿 | 裂伤包膜下，大于 50% 表面积或为扩展性；包膜下血肿破裂并活动性出血；实质内血肿大于 2cm 或为扩展性。实质裂伤深度大于 3cm 或伤及脾梁血管 |
| 4 血肿 | 裂伤实质内血肿破裂并活动性出血。裂伤累及段或脾门血管，导致大块脾组织（25% 以上）失血供 |
| 5 裂伤血管 | 损伤脾完全碎裂，脾门血管损伤，全脾失血供 |

**表 21-3　胰腺损伤分级（AAST）**

| 分级 | 损伤描述 |
| --- | --- |
| 1 血肿 | 裂伤无胰管损伤的轻微挫伤。无胰管损伤的表浅裂伤 |

续表

| 分级 | 损伤描述 |
| --- | --- |
| 2 血肿 | 裂伤无胰管损伤及组织缺损的重度挫伤。无胰管损伤及组织缺损的重度裂伤 |
| 3 血肿 | 裂伤胰腺远端部分断裂或伤及胰管的胰实质损伤 |
| 4 血肿 | 裂伤胰腺近端横断或伤及乳头壶腹部的胰实质损伤 |
| 5 裂伤 | 血管损伤 胰头严重碎裂,胆总管、胰管断裂 |

**表 21-4 十二指肠损伤分级(AAST)**

| 分级 | 损伤描述 |
| --- | --- |
| 1 血肿 | 裂伤仅累及十二指肠之某一部。伤及部分肠壁,未穿破 |
| 2 血肿 | 裂伤累及 1 部以上(如壶腹部、降部)。破裂不足肠管周径的 50% |
| 3 裂伤 | 第 1、3、4 部破裂达周径的 50%~100%,第 2 部破裂达周径的 50%~75% |
| 4 裂伤 | 第 2 部破裂达周径的 75% 以上。伤及乳头壶腹部或远端胆总管 |
| 5 裂伤 | 血管损伤严重的胰头、十二指肠破裂。十二指肠失血供 |

**表 21-5 小肠损伤分级(AAST)**

| 分级 | 损伤描述 |
| --- | --- |
| 1 血肿 | 裂伤挫伤或无血运障碍的血肿。伤及部分肠壁,未穿破 |
| 2 裂伤 | 破裂不足肠管周径的 50% |
| 3 裂伤 | 破裂达周径的 50% 以上,但未横断 |
| 4 裂伤 | 肠管横断 |
| 5 裂伤 | 血管损伤肠管横断合并肠段组织缺损。肠管节段性血运障碍 |

表 21-6 结肠损伤分级(AAST)

| 分级 | 损伤描述 |
| --- | --- |
| 1 血肿 | 裂伤挫伤或无血运障碍的血肿。伤及部分肠壁,未穿破 |
| 2 裂伤 | 破裂不足肠管周径的 50% |
| 3 裂伤 | 破裂达周径的 50% 以上,但未横断 |
| 4 裂伤 | 结肠横断 |
| 5 裂伤 | 血管损伤结肠横断合并肠段组织缺损。肠段失血供 |

表 21-7 直肠损伤分级(AAST)

| 分级 | 损伤描述 |
| --- | --- |
| 1 血肿 | 裂伤挫伤或无血运障碍的血肿。部分肠壁挫裂 |
| 2 裂伤 | 挫裂不足肠管周径的 50% |
| 3 裂伤 | 破裂达周径的 50% 以上 |
| 4 裂伤 | 肠壁全周撕裂并延及腹膜或会阴 |
| 5 血管损伤 | 节段性血运障碍 |

**【诊断和鉴别诊断】**

腹部创伤的诊断首先应排除其他系统器官的威胁生命的严重损伤,接着再认定有否腹内脏器的损伤,其次才是考虑可能是哪类脏器或哪个脏器损伤。

(一) 开放性腹部创伤的诊断

1. 伤口部位:凡是前胸乳头平面、后背肩胛下角之下,会阴部、大腿上段之上这一范围之内的伤道入口或出口,均有损伤腹腔内脏器的可能。

2. 伤口出血量多、色鲜,应考虑有实质性脏器或血管受损。

3. 伤口内有消化道内容物外溢,可确认消化道损伤。

4. 伤口较小,无明显出血,伤员亦无明显的腹部症状及体征时,可试用钝头探针探测伤道。无脱空感,探针进入深度不足以穿透该处腹壁时,可考虑为腹壁盲管伤。必要时可插入软质导管做伤道造影鉴别之。

5. 伤口内仅有大网膜脱出，无内出血和腹膜炎的临床表现，应密切观察。

6. 开放性腹部损伤除利器的直接损伤之外，高速投射物的冲击效应、同时性或异时性的其他暴力可引致类似闭合性创伤的脏器伤。

一般说来，中下前腹壁的开放性小伤口，经6～24小时观察，无内出血及腹膜刺激征，一般情况转好，可认定为单纯腹壁损伤。

（二）闭合性腹部损伤的诊断

1. 临床表现：详尽的受伤现病史有助于伤情的判断。致伤原因、时间、地点，致伤物的种类，受伤时的体位及受伤的部位，转送的方式及工具，所接受的救护措施等均应综合分析，以明确致伤暴力的作用方式及大小、方向，有无间接暴力致伤的可能并确定伤后时限。伤后症状的严重程度及出现时间的早晚有助于伤势的判断。腹痛的部位、性质和范围，有无恶心、呕吐，有无口渴、肢冷、冷汗、眩晕等休克表现，有无消化道出血均是重要的问诊内容。牵涉性疼痛亦应注意。肝、脾损伤时膈受刺激可表现为右、左肩部疼痛。腹膜后十二指肠损伤时外溢的肠液可刺激腹膜后间隙中的腰神经、精索神经表现为右侧大腿部或睾丸疼痛。腹部损伤患者的体格检查应恪守全面而有重点的原则，全身一般情况、各系统器官均应顺序检查。尤应注意休克的体征和其他系统合并损伤的排除。腹部触诊的重点是腹部压痛、反跳痛、腹肌抵抗的部位及程度。此体征最明显之处往往是脏器损伤的部位。重度出血性休克时，此体征往往被掩盖，必须注意识别。该体征还是病情观察的重要内容。对于诊断有疑义者，不厌其烦，再反复多次触摸腹部，细心比较压痛及肌卫征象最明显的部位及强度的改变，常给诊断提供有价值的线索。另外，腹式呼吸的观察、移动性浊音及胃泡鼓音区（Traube鼓音区）的叩诊和肠鸣音的强弱都是重要的资料。凡是腹部损伤的病例均应做直肠或阴道内诊检查，除有助于发现下消化道及盆腔器官的损伤之外，若直肠后扪及捻发感，应考虑有腹膜后空腔脏器破裂。

2. 辅助检查

(1) 实验室检查:包括血、尿常规,血、尿淀粉酶,血清转氨酶等,均应常规进行。

(2) 腹部X线检查:在怀疑有空腔脏器损伤及膈损伤时应予施行。胃肠道破裂腹腔游离气体阳性率为50%左右。腹后壁出现气影或沿腰大肌有条带状气影时,应考虑空腔脏器(十二指肠2、3段,升、降结肠及直肠)的腹膜外破裂。高度可疑的胃肠破裂必要时可借碘液造影证实。透视或平片均应注重对膈的观察。伤侧膈肌界面不清、位置升高。活动度减弱甚至消失是膈下器官受损的征象。若膈上出现气体影或致密影,胸腔有液平、纵隔移位等则是膈破裂的征象。

(3) B型超声检查:B超声像图对肝、脾、肾等实质性脏器损伤的确诊率达85%以上。包膜下血肿、实质内血肿、包膜断裂及实质破裂等均具有特征性的声像图形。直径达2cm的血肿90%以上能被探及。超声检查的另一突出之处是对腹腔积液的确诊率高。量少时,可于肝肾隐窝或脾肾间隙内探及狭窄的带状无回声区。量多时,该区域可出现液性平段。一般每1cm液平段相当于腹腔积液约500ml。随着积液量的增加,可于肠管间隙、肝脏上下、胆囊及膀胱周围出现较大片的无回声区。气腹亦可被超声探得。肝前有腹腔游离气体覆盖时,由于气体对超声的强烈反射,声像图上肝前出现高回声区。

(4) 诊断性腹腔穿刺:腹腔积血500ml以上的阳性率达80%以上。特别是对受伤史不明或伤后昏迷者以及休克难以用其他部位创伤解释者具鉴别诊断价值。禁忌证为腹内广泛粘连和重度鼓肠。

(5) CT检查:CT对软组织和实质性器官具有较高的分辨力,检测腹腔脏器特别是实质性脏器损伤的准确率很高。CT检查基本上无损伤,可作动态观察。CT能清晰地显示肝、脾、肾的形态及大小。这类实质性脏器的挫裂、实质内或包膜下血肿的CT图像均较B超的观察更为清晰和典型,表现为脏器影像增大、密度不均、形态失常甚至呈分叶状,包膜中断、实质内或包膜下有密度明显减低的区域等。扫描前静脉滴注60%泛影葡胺1～2mg进行增强和(或)口服胃肠道造影剂加强对比，可使影像更为清晰。对于胰腺及腹膜后间隙的损伤，CT能弥补B超的不足。胰腺周围的脂肪层便于CT获得清晰的胰腺扫描图像。口服低浓度造影剂，更使胰腺与显影的胃窦、十二指肠形成鲜明对比。胰腺损伤的CT影像为胰腺弥漫性或局限性肿大、密度减低或不均、形态失常。另外，CT能清楚地显示腹膜后间隙、腹主动脉和下腔静脉的形态及位置的改变，有助于腹膜后血肿的诊断。但CT亦有其局限性。对空腔脏器损伤和横隔裂伤，CT的阳性率低。

(6) 诊断性腹腔灌洗(DPL)：理学检查不能确定诊断，腹腔穿刺结果又为阴性时应用极有价值。DPL对腹内出血的诊断准确率可达95%以上，积血30～50ml即可获阳性结果。假阳性及假阴性率均低于2%。DPL必须在必要的B超、CT等影像学检查之后进行，以免残留灌洗液混淆腹腔积血。

适应证：①症状和体征不明显，但临床仍疑有内脏损伤或经短期观察症状和体征仍持续存在者。②严重的骨盆、脊柱损伤可能合并有腹部脏器损伤者。③因颅脑损伤或酒精及药物中毒等所致的神志不清、昏迷的腹部创伤者。腹部手术史尤其是多次手术者忌做腹腔灌洗。一是穿刺易误伤粘连于腹壁的肠管，二是粘连间隔影响灌洗液的扩散与回流。妊娠和极度肥胖者应忌用。已有剖腹指征(如明显腹膜炎和内出血循环不稳定者)时应列为禁忌。

必须指出，单凭腹腔灌洗的阳性结果做出剖腹探查的决定，势必带来过高的阴性剖腹探查率，其原因：①灌洗技术上的错误，即置管过程中腹壁损伤所致的少量出血漏入腹腔，特别是床边施行的闭合式置管法为多。②腹膜后血肿血液成分经破裂或完整的后腹膜渗入腹腔。③腹内脏器或组织不需手术处理的轻微损伤。④某些不宜手术治疗的腹腔感染性疾病，特别是妇科盆腔炎性疾病影响灌洗液的白细胞计数。⑤另外，十二指肠第2、3段创伤、横膈裂伤时DPL可为假阴性结果，因腹内脏器及后腹膜可掩盖裂孔。

(7) 腹腔镜检查：目前，腹部损伤的腹腔镜检查适应证尚限于经X线、B超、CT、腹腔穿刺或腹腔灌洗等检查仍难以确定有无内脏损伤的病例。腹腔穿刺的假阴性率较高，而腹腔灌洗的敏感性虽高达95%，但有不少病人因此而接受并不必要的剖腹术。因此，只要伤员的血流动力学状况稳定，能耐受全身麻醉及人工气腹，且无腹内广泛粘连可能，适当扩大腹腔镜检的适应证有助于提高诊断准确率及降低阴性剖腹率。腹腔镜能直接窥见腹内各个脏器。尤其是对膈的观察，甚至比剖腹探查还更清晰全面。肝、脾可看到表面的70%～80%，胃前壁及大、小弯，肠管及网膜均能大部分观察到。借助一些解剖操作，可进入小网膜囊，窥见胃的后壁及胰腺的大部分。切开结肠旁沟后腹膜可查看到升、降结肠的后壁。一般来说，腹腔积血50ml即可直接看到。当发现腹腔内有中等量以上出血时，不必寻找出血部位，立即中转剖腹手术。少量或残迹出血，可进一步观察脏器损伤的部位与程度。空腔脏器伤以看到溢入腹腔的脏器内容（胃肠液、胆汁等）为主要依据，有时可直接看到破裂处。在排除多发性损伤之前，不要贸然经腹腔镜修补。腹膜后损伤易于发现的是腹膜后血肿，可见后腹膜隆起，或呈暗红色或呈橙黄色。有时且可见其内液体随体位改变而移动。在排除腹膜后大血管、肾、十二指肠及胰腺的损伤之后才能对此类血肿做非手术治疗观察。

（8）其他：放射性核素扫描对实质性器官损伤的诊断作用已基本被B超、CT所取代，但有必要获取受损器官的功能状况时，肝、肾放射性核素扫描的价值还是独特的。ECT（emission-computed tomography）对胃肠道出血的定位较选择性动脉造影灵敏度更高，而且简便，每分钟出血量0.1～1ml即能测出。连续出血时，选用能较长时间滞留于血循环的$^{99m}Tc$红细胞标记法，可持续观察24小时以上。选择性腹腔内脏动脉造影对实质性脏器损伤的确诊率很高，但这种侵入性检查技术及条件要求均高。对腹部外伤后上消化道出血及鉴别胆道出血和消化道本身出血，区分真假性动脉瘤以及后腹膜血肿应积极考虑，因其同时可进行栓塞（如肝内、外伤性动脉瘤，腹膜后血管断裂出血等）治疗。

（三）其他系统复合伤诊断要点

1. 合并颅脑损伤：颅脑损伤患者所合并的腹内脏器损伤最易漏诊。颅脑损伤的临床表现突出，易被医患双方注意到。加之颅脑损伤患者常有不同程度的意识障碍，不能准确表达受伤史及伤后症状，腹部体征也可因脑损伤完全而不明显。因此，腹部检查必须列为颅脑损伤体检的重点范围。对能以颅脑损伤完全解释的低血压及休克，应警惕腹腔内出血。及时的诊断性腹腔穿刺及进一步的诊断性腹腔灌洗极具鉴别诊断价值。

2. 合并脊髓损伤：脊髓损伤尤其是并有截瘫甚或高位截瘫者合并腹内脏器损伤时，腹部的疼痛、压痛、腹肌紧张等腹膜刺激征极不明显甚至完全没有，但腹内出血所致的休克的全身症状及体征则因伤者意识清楚常不易被掩盖。因而这类伤员易于漏诊的是腹内空腔脏器损伤。凡此类伤员治疗观察过程中所出现的腹胀、肠鸣音减弱或消失等体征应高度重视，在排除腹膜炎之后才能按神经源性肠麻醉处理。

3. 胸腹联合伤：胸腹腔脏器复合伤称胸腹联合伤。但也有学者认为，应同时有膈的穿通伤才能谓之胸腹联合伤。胸部损伤常伴有气胸、血气胸，具明显的胸痛、咳嗽、咯血、呼吸困难等症状，易于引起重视。但有如下情况时应考虑有腹内脏器损伤：

（1）下胸部肋骨骨折，出现上腹部疼痛及肌紧张。

（2）胸腔穿刺血标本中疑混有胃肠道内容物。

（3）反复间断性大量血胸，应考虑排除经膈肌裂口疝入胸腔的肝、脾破裂出血。

（4）胸部听诊闻及肠鸣音或 X 线检查示腹内脏器疝入胸腔。

胸腹联合伤是重型损伤，临床应特别注意因胸部损伤的突出的症状和体征而忽略了腹部损伤。反之，偶尔也有因明显的腹内脏器损伤而延误了症状、体征较隐匿的胸内损伤的情况。

4. 合并脊柱、骨盆骨折：脊柱、骨盆骨折与腹内脏器损伤的关联在于因骨折所致的腹膜后血肿的三种临床病象可使腹内损伤的诊断更为复杂。

（1）巨大的腹膜后血肿可导致休克。

(2) 腹膜后血肿可渗入甚至破裂入腹腔致具血腹征象。

(3) 腹膜后血肿可引起肠麻痹,有时易于与腹膜炎之肠麻痹相混淆。

前两种情况有时难以与实质性脏器破裂出血相鉴别。第2种情况常是不必要的单纯剖腹探查的原因。

5. 合并泌尿系损伤:泌尿系损伤的突出临床表现为血尿和尿外渗。全面的病史采集及体检当不致遗漏。肾损伤轻者仅为肾实质挫伤或小而浅的肾皮质裂伤,重者则有肾实质深部裂伤、肾包膜破裂,甚至肾碎裂及肾蒂撕裂、撕脱。严重肾损伤常因大量出血而致休克。肾周血肿及外渗的尿液常可渗入或破入腹腔。临床屡屡有因血腹探腹而仅需做肾切除的病例。输尿管除开放性创伤偶可被伤及外,无骨盆骨折的闭合性腹部损伤罕见合并输尿管损伤。下腹部及骨盆部创伤有伤及膀胱的可能。伤后出现的排尿障碍高度提示膀胱破裂。膀胱的腹膜外破裂所致的尿外渗严重者可延及会阴、臀部、股部及前腹壁等处。膀胱腹腔内破裂的早期,腹膜炎的症状及体征往往不明显,但尿内高浓度的尿素经腹膜吸收入血给人一种肾功能不良的假象。临床可借助血尿素氮测定提供腹腔内尿外渗的线索。另外,在处理会阴部及直肠肛管损伤时还应注意是否同时伴有尿道损伤。

**【腹部创伤的处理】**

(一) 腹部创伤伤员的紧急处理

1. 第一阶段:从速对伤员的心、肺、脑功能状况做出初步判断。最紧急处理措施包括:

(1) 通呼吸道。必要时人工辅助呼吸。

(2) 开放性气胸及张力性气胸的紧急处理。

(3) 有效地控制明显的外出血。

2. 第二阶段:根据简略询问的受伤史及临床症状和重点体检所获的体征大致判断损伤的部位及程度。分别轻重缓急,做出相应处置:

(1) 救治休克:①建立通畅的静脉输液通道,必要时经深静脉插管。②首先快速输入平衡盐溶液 1000 ~ 2000ml。③积极准备输血。

(2) 气胸、血气胸的进一步处理(胸腔闭式引流等)。

(3) 骨折的初步固定。

(4) 严重休克不能用合并的颅脑损伤、骨盆四肢骨折、胸内损伤等原因解释,考虑腹内出血系腹内实质性脏器或大血管损伤所致并仍在进行性出血者,应紧急剖腹探查。

(5) 进展迅速、有脑干受压或呼吸抑制的硬膜外血肿等颅脑损伤亦应优先处理。

3. 第三阶段:对已基本排除复合伤或其他系统复合伤对生命无直接威胁,血流动力学状况较稳定或对抗休克治疗反应较好者,做进一步的病史调查及全面的体格检查及必要的辅助检查。以确定有否腹内脏器损伤以及是哪类、哪个脏器损伤,并决定确切性的治疗方法。在此期间应继续进行抗休克治疗,此外,应积极做好急症剖腹术的准备。留置胃管做胃肠减压。留置导尿管监测尿量。诊断基本明确时,可视情况适量给予镇静、镇痛剂。应尽快剖腹探查的指征:

(1) 腹腔穿刺或B超等检查证实的腹腔内出血。

(2) 腹腔有游离气体征象。

(3) 腹部检查有明显的腹膜炎体征。

(4) 胃肠道有明显的出血。

(5) 开放性损伤创口内有胃肠内容或较多血液外溢。

(6) 高速投射物所致的腹壁穿透伤。

(7) 持续低血压或一度上升又复下降,难以用腹部以外原因解释者。

(二) 腹部创伤的早期观察

无上述尽快剖腹探查指征的腹部损伤病员应留院观察48小时。观察的重点是血流动力学参数,腹部症状及体征的变化,结合临床情况做进一步的辅助检查。

1. 具体观察项目及方法

(1) 每1~2小时测量一次脉率、血压和呼吸。必要时每15~30分钟一次。

(2) 每2小时检查一次腹部体征。必要时每30~60分钟一次,注意腹膜刺激征程度和范围的改变。

(3) 每小时测定一次红细胞计数、血红蛋白和血细胞比容以及白细胞计数。

(4) 必要时重复腹部 X 线、B 超检查。

(5) 重复 2 ~3 次腹腔诊断性穿刺。必要时做腹腔灌洗。

(6) 结合临床征象选择 CT、ECT、特殊 X 线检查及腹腔镜检查等。

2. 观察期间的处理

(1) 继续防治休克,补充血容量,纠正水、电解质及酸碱失衡。

(2) 禁食,必要时做胃肠减压。

(3) 静脉滴注广谱抗生素。

(4) 不随便搬动伤者,以免加重伤情。

(5) 注意体位和保温。

(6) 必要时可给适量镇静剂。合并有骨折者可给止痛剂。但腹部钝性损伤诊断不明确时慎用。

3. 观察期间有下列情况时,应终止观察,及时剖腹探查。

(1) 腹痛和腹膜刺激征进行性加重,范围扩大。

(2) 肠鸣音渐渐减少、消失或出现明显腹胀。

(3) 全身情况有恶化趋势。血流动力学指标由稳定转为不稳定甚至进行性恶化。

(4) 体温上升且与白细胞计数上升及腹部体征加重一致。

(5) 红细胞计数、血红蛋白量及血细胞比容进行性下降。

(6) 腹腔穿刺、腹腔灌洗有阳性结果或其他特殊检查有肯定性诊断意见。

(7) 观察 48 小时后,仍不能排除腹内脏器损伤。

无上述剖腹探查指征者,视病情需要适当延长观察期 2 ~3 天。一般经 48 小时密切观察,多能明确有否腹内脏器损伤。但对实质性脏器,特别是脾、肝的包膜下、实质内有血肿征象者,应密切随诊观察,必要时应做 B 超或 CT 的连续监测,谨防延迟性真性破裂的发生。

### (三) 腹部损伤的剖腹探查术

1. 麻醉选择:原则上应选用气管内全身麻醉,便于术中呼吸管理及腹腔全面探查。中、下腹部的锐器刺伤,血压稳定者或可选用硬膜外阻滞或椎管内麻醉。

2. 切口选择:切口应尽可能接近损伤的脏器,且易于延长或改变方向。切口应足够大,要能显露腹内各脏器。一般采用经腹直肌切口或正中切口最为简便、快捷。根据需要可上、下延伸或向两侧横行扩大。要尽可能避开开放性伤口做切口。胸腹联合伤宜于胸腹部分别做切口探查。

3. 腹腔探查:腹部创伤的探查应按照一定顺序有步骤地进行全面探查。切开腹膜时,应注意有无气体溢出及异常气味。进入腹腔后,应先从腹腔积液的性状,初步判断主要是哪一类脏器损伤。腹内有大量积血时,应尽速吸出积血、清除凝血块。血凝块集中之处,往往就是出血部位。发现仍有活动性大出血时,应迅即控制。脾门撕裂时可用右手捏住脾蒂。肝破裂出血则用左手食指、中指伸入小网膜孔,拇指在前捏住肝十二指肠韧带。若出血凶猛,一时无法判明出血脏器紧急时可在膈肌主动脉裂孔处压迫腹主动脉暂时控制出血。控制住活动性出血之后,吸净手术野积血,查明脏器受损的程度,再做相应的处理。若腹内明显可见胃肠内容物积聚,则应在清除的同时据其性状判断消化道破裂部位,从而决定探查顺序。有食物残渣则先探查上消化道;粪样物则行探查下消化道。胆汁样液体则先查看肝外胆道及十二指肠。纤维蛋白素沉积最多或大网膜包裹处往往是穿孔位置所在。发现破裂应予以初步控制泄漏后再继续探查,以免扩大腹腔污染。除上述两种情况之外,则应系统探查。原则是既不能遗漏,又不乱翻乱找。一般先从左上腹开始,依次查看膈肌左半、肝左外叶、胃底贲门、脾、结肠脾曲、左肾,继而转向右上腹,顺序扪摸膈肌右半及肝右后叶膈面,查看右肾、结肠肝曲、胆囊、肝门,循肝十二指肠韧带转至十二指肠壶腹部及胃窦、胃体前壁。再切开胃结肠韧带,探查胃后壁、胰腺体尾段及横结肠。视必要沿十二指肠外侧切开后腹膜探查十二指肠降段及胰头部。接着从十二指肠空肠曲屈氏韧带开始探查小肠及其系膜。并依次察看升结肠、降结肠、乙状结肠及其系膜,必要时可游离升、降结肠外侧腹膜,将升降结肠翻起探查其后壁及其后的输尿管、血管等。最后探查直肠上段及盆腔脏器、盆壁血管。不论探查从何处开始,最终必须完成整个腹腔的系统检查。只有全面、系统而又不失重点地细致探查才能避免遗漏多脏器伤及单脏器多发伤。损伤脏器处理完毕后应将腹腔内积血、积液以及组织碎块、异物等清除干净。腹腔污染严重者要用大量等渗温盐水冲洗。冲洗的顺序为中腹部、右上腹、左上腹,最后冲洗盆腔。污染源处要反复冲洗,并可用0.5%有机活力碘溶液局部擦拭后再洗净。视损伤脏器的种类及程度选择引流方式及引流物。切口污染者亦宜用0.5%有机活力碘溶液冲洗后分层缝合。

**【各脏器损伤的特点及处理原则】**

1. 脾:脾破裂约占各种腹部损伤的半数。临床所见的脾破裂85%为真性破裂。中央型破裂、包膜下破裂则因有延迟性破裂的极大可能而受到临床重视。随着对脾脏免疫功能认识的深化,20世纪90年代以来已进入选择性有效保脾阶段。脾损伤的非手术疗法应满足以下条件。

(1) 闭合性单纯脾裂伤。

(2) 血流动力学指标监测平稳。

(3) 能用CT做动态观察。

(4) 具随时中转手术的条件。

实际上从脾损伤的程度上来说,非手术疗法仅适于脾包膜破裂及脾实质的表浅裂伤。保脾手术的适应证可适当放宽,但保留的残脾或脾组织要具有脾的功能性组织结构,有良好血供,且保留体积至少为原脾的1/3。术式的选择,首选修补、黏合、网罩包裹,次选部分切除,最后是脾组织片网膜袋内植入。不论何种保脾手术,术中确认无活动性出血,术后密切观察都是不容疏忽的。

2. 肝:肝破裂约占腹部创伤中的15%左右。其病理类型及临床表现均类似于脾破裂,但因胆管系统的损伤,故腹痛及腹膜刺激征更为明显,出血且有经胆道进入十二指肠而出现呕血及黑便的可能。处理肝破裂的基本原则是彻底清创、确切止血及充分引流。已失活或行将失活的肝组织应全部切除。凡已结扎支干血管的,其供血的远侧肝段或肝叶应予切除。有时还需切断肝裂伤间的桥式连接,才能取尽伤口深处的凝血块,发现隐蔽的活动性出血点,清创后应将创面的出血点及断裂胆管逐一结扎。视裂伤的程度有可能缝合的裂伤尽量予以缝合。但切忌留有死腔。必要时可在裂口内填入大网膜、明胶海绵或氧化纤维等后缝合。不论创面缝合与否,均需置双腔引流管做持续负压吸引。现已基本废弃置"T"管引流总胆管来防治肝破裂的胆瘘。肝损伤的典型性肝切除仅适于某些特定的情况,多数情况需要的还是所谓的清创性切除。对手术中汹涌的大出血,限于设备及技术条件不能施以确切性手术者,有计划的纱布填塞尚不失为挽救生命、争取时间的应急手段。肝外伤非手术治疗亦是一新问题。目前应限于在有监护系统、CT 追踪及中转肝外科手术条件的医疗单位,对肝包膜或实质的表浅裂伤且血循环稳定的伤员试用。

3. 胰腺:胰腺损伤往往合并伤多、漏误诊多、并发症多。除开放性损伤外,胰腺损伤常因上腹部强力挤压所致,因而多合并十二指肠、肝、脾、腹膜后大血管损伤,甚至因合并伤的存在而忽视遗漏胰腺损伤。因此,凡上腹部创伤,均应想到胰腺损伤的可能。探查时发现胰腺附近有血肿者,应切开检查,即使是小血肿亦不应忽视。有时胰颈完全断裂而局部血肿范围并不大。处理胰腺损伤的手术方法随胰腺损伤的部位及程度而异。原则是止血、清创、控制胰腺外分泌及建立有效引流。包膜完整的胰腺挫伤只需局部引流。未累及主胰管的裂伤可予缝合修补。胰颈、体、尾部的严重挫裂或横断则有多种处理方法,应按损伤程度及合并伤情况选择:近端缝合、远端段切除最为简便。近端缝闭,远端与空肠套接;近、远端均用空肠襻转流;主胰管直接吻合术等均较复杂费时宜慎为选用。胰头严重挫裂则应以胰腺空肠"Y"形吻合以保留远侧段的内、外分泌功能。胰头及十二指肠的损伤甚至需做胰头十二指肠切除术。胰腺损伤的主要并发症为胰腺脓肿、胰液漏及胰瘘和假性囊肿。充分有效的引流是预防及减少并发症的关键措施。

4. 十二指肠:腹膜外十二指肠破裂则往往因早期无明显

体征而导致漏诊。诊断的关键在于凡上腹部创伤均应警觉十二指肠损伤的可能,进而注意搜寻腹膜后积血、积液、积气的症状、体征和X线表现。如右上腹或右腰腹部持续性疼痛且进行性加重,疼痛可向右肩及侧睾丸放射;右上腹或右腰腹部有固定压痛;腹部体征严重程度与全身情况迅速恶化不相符;腹部平片可见右肾及腰大肌轮廓不清,甚至可见腹膜后花斑样影的典型积气征象等。剖腹探查时若十二指肠附近腹膜后有血肿、组织黄染或有捻发音,应做Kocher切口探查十二指肠降部或经横结肠系膜根部处切开探查十二指肠横部。处理十二指肠损伤总的原则是修复缺损、转流十二指肠内容物及充分有效的引流。单纯十二指肠破裂应尽量予以修补。单纯缝合有顾虑时,可加带蒂胃浆肌片、肠浆肌片或选用空肠襻浆膜层予以覆盖加固。各式修补方法均应注意安置充分有效的十二指肠腔减压管及腹腔引流管。十二指肠第3、4段严重损伤合并有胰腺损伤者,则可能需要利用空肠襻做与十二指肠的端端或端侧吻合以转流十二指肠内容。十二指肠第1、2段严重损伤合并胰腺损伤者可考虑十二指肠憩室化手术。只有胰头及十二指肠降段严重碎裂者才应考虑胰头十二指肠切除术。

5. 胃:上腹或左下胸部的穿透伤常伤及胃,而钝性伤时胃很少受累及。胃破裂时气腹及腹膜炎征象均明显,但单纯后壁破裂时症状体征可不典型。探查时胃后壁、胃底、大小网膜附着处均应仔细检查。必要时尚需切断肝左三角韧带探查贲门周围。胃的破裂多可直接或略加修剪后缝合。很少需要部分或大部切除术。

6. 小肠及其系膜:不论是腹部穿透伤还是闭合伤,均易伤及小肠及其系膜,且小肠的损伤常是多处损伤。因此腹部创伤探查必须检查全部小肠及其系膜,绝不能满足于一处或两处损伤的发现。并需特别注意系膜缘的细小破裂。小肠损伤多能缝合修补,肠切除仅用于严重挫裂,集中于短段肠管的多处破裂及系膜损伤所致的肠管血运障碍者。

7. 结肠:结肠损伤多为开放性创伤所致。因结肠内容物多近固态,破裂后不易发生弥漫性腹膜炎,但因含菌量多,致使局部多并发严重感染。结肠的腹膜后破裂易于漏诊而招致腹膜后严重感染。结肠的探查要点一是要注意肝曲和脾曲,二是升、降结肠的前壁有损伤或侧腹膜后有血肿时应予切开并游离结肠检查其后壁。横结肠的彻底检查需切开胃结肠韧带探查其被大网膜所掩盖部分。结肠损伤的处理原则视损伤部位而有所不同,右半结肠的损伤在全身情况好、腹腔污染轻的条件下可一期修补或一期切除吻合。左半结肠损伤则应从严掌握一期手术指征,一期修复手术均应放置安全引流。必须指出,对伤后时间长、损伤范围大、腹腔污染重、肠道秽物多、全身情况差者,应采用分期手术。视损伤的部位及程度,做损伤修补或切除吻合加近端完全性粪便转流造口或切除损伤段后近、远端双造口等。

8. 直肠:直肠损伤绝大多数为锐性损伤。直肠指诊有时可直接扪到破裂口。腹膜反折之上的直肠损伤的临床特点及处理原则同结肠损伤。腹膜反折之下的直肠损伤常以出血及感染为突出的临床表现。损伤的修复视部位的高低,可分别经腹切开腹膜反折或经尾骨旁进入直肠后间隙进行修复。乙状结肠转流造口及直肠旁充分引流是创伤愈复的必要条件。

9. 腹膜后血肿:腹膜后血肿切开探查总的原则是,因较大血管损伤或内脏损伤所致者应探查,而因骨盆骨折、脊柱损伤、后腹壁组织损伤所致者不应贸然切开。前者探查的具体指征为:

(1) 搏动性血肿。

(2) 血肿进行性扩大。

(3) 血肿位于十二指肠、肾脏、升降结肠旁,小网膜囊后壁及胰腺周围等处,疑有这些脏器损伤。

(4) 腹膜后血肿已有破裂口,且出血不止。

对不宜切开探查的血肿若仍有继续出血,应做选择性动脉造影确定出血血管后予以栓塞。盆壁血肿有继续增大趋势时,可考虑双侧髂内动脉结扎。

(胡元龙)

# 第二十二章　周围血管疾病

## 一、下肢动脉硬化闭塞症

动脉粥样硬化60岁以上人群发病率高达79.9%，当其发生于下肢动脉，并导致动脉管腔狭窄、继发血栓形成、动脉闭塞、远端组织缺血，则称为动脉硬化闭塞症(arteriosclerotic occlusive disease，ASO)。好发于腹主动脉下端、髂动脉、股动脉、腘动脉，患者多为男性，发病年龄50岁以上。英文文献中还常用以下名词来指代此类疾病，如周围动脉疾病(peripheral artery disease，PAD)、严重下肢缺血性疾病(critical limb ischemia，CLI)等。

动脉硬化闭塞症的诊断和治疗是当代“血管医学”的缩影，充分反映了当代医学日益融合的趋势。当代“血管医学模式”是以血管疾病病理生理为基础的，超越既往以单一诊疗措施为基础的、分散的学科模式，已经成为以血管外科医生为桥梁、多学科医生紧密合作的综合医疗模式，包括血管病诊断和非手术治疗，血管腔内治疗，血管开放手术治疗。此种医疗模式使得血管疾病的诊断和治疗获得最大保障，如美国波士顿医学中心的血管医学科、德国汉堡大学医院的血管医学科。

【病因】

病因不清，相关危险因素如下。

1. 高血压：大多患者伴高血压症。

2. 高血脂症：血中胆固醇、甘油三酯、低密度脂蛋白、极低密度脂蛋白升高，高密度脂蛋白降低。

3. 肥胖。

4. 糖尿病。

5. 吸烟。

6. 性别:男性明显多于女性。

7. 遗传因素。

【病理】

病变好发于动脉分叉处,早期内膜上血脂沉积,进而增生并形成粥样斑块,随着钙质在斑块上的沉着,斑块增大,致管腔狭窄以致完全闭塞。动脉中层弹力纤维退行性变、肌层变薄,在动脉血流的冲击下,可扩张形成动脉瘤。

【临床表现与诊断】

1. 下肢缺血症状

(1) 患肢易疲劳、酸胀、肢端发凉、麻木,步行时下肢肌肉疼痛致间歇性跛行(简称间跛)。

(2) 病情严重时出现下肢静息痛,肢端溃疡不愈、坏疽。

2. 下肢缺血体征:股动脉、腘动脉、足背、胫后动脉搏动减弱或消失。

3. 辅助检查

(1) 实验室检查:部分病人血脂增高,血糖增高。

(2) 动脉测压:踝/肱指数(ABI)小于0.9有诊断意义,小于0.4提示下肢严重缺血。

(3) 多普勒超声检查:可发现动脉粥样硬化斑块,确定病变部位、狭窄程度、血流速度、有无血栓形成,是首选的检查方法。在制定手术方案、血管腔内治疗等方面也具有一定价值。

(4) 动脉造影:数字减影动脉造影(DSA)可显示病变部位,范围,流入道、流出道及侧支循环情况,可同时进行血管腔内治疗。此法为金标准,但目前已经不作为首选。

(5) CT动脉血管成像(CTA),因其无创性和有效性,已经取代DSA作为术前常规检查。

(6) 磁共振动脉血管成像(MRA),可作为DSA和CTA的替代选择。

(7) 其他辅助检查:例如肢体末端无创性氧饱和度测定,微循环检查仪等。

4. Fontaine分期:Ⅰ期,有明确的动脉狭窄或闭塞,无症状;Ⅱ期,有间歇性跛行症状,间跛距离大于200米者为Ⅱa期,间跛距离小于 200 米者为Ⅱb 期；Ⅲ期，下肢静息痛；Ⅳ期，下肢缺血性溃疡或坏死。

【治疗】

动脉硬化闭塞症的治疗是全身动脉硬化性疾病防治的有机组成部分，其治疗目标是：降低远期心脑血管事件发生率，减轻下肢缺血症状，保存肢体，提高病人生活质量。手术治疗适用于 Fontaine 分期Ⅱb 期以上病例。

1. 非手术治疗

（1）控制高危因素：戒烟，控制血压、血糖、血脂、体重。

（2）运动疗法：

1）步行锻炼：适用于无严重心肺疾病者，可促进侧支循环建立。方法是每周步行 3 次，每次步行 30 ~ 45 分钟，速度以步行 5 分钟出现下肢疼痛症状者为度，根据身体状况适当休息，至少施行 12 周。

2）Buerger 运动：即患者平卧，先抬高患肢 45°，1 ~ 2min 后再下垂 2 ~ 3min，再放平 2min，并作伸屈或旋转运动 10 次，如此每次重复 5 次，每天数次。

（3）药物治疗：不仅是动脉硬化闭塞症的非手术治疗的重要组成部分，也是血管腔内治疗和血管外科开放手术。

1）抗血小板药物：长期口服，可选用阿司匹林、氯吡格雷、西洛他唑、贝前列素钠等。

2）血管扩张剂：静脉滴注脂质微球化前列地尔、前列环素等。

3）中成药：丹参注射液、川芎嗪注射液、红花注射液等有一定效果，尚需循证医学研究证据支持。

2. 血管腔内治疗：本概念准确性以及深度和广度已超越以往所称的“介入治疗”。

1）经皮血管腔内成形术（PTA）：用于病变局限、狭窄程度较轻者。利用球囊导管扩张，可多次治疗，但远期效果不甚理想。

2）血管内支架成形术：用合金支架置入狭窄动脉段，疗效持久，远期可再闭塞。

3）血管腔内超声消融术：选择性作用于低弹性组织，使斑块和血栓粉碎消融。

4）血管腔内斑块旋切术。

3. 血管开放手术治疗

1）动脉内膜剥脱术：用于病变局限者，切除粥样硬化斑块及病变内膜，为早期技术。

2）动脉旁路转流术：用于有通畅流出道者，一般采用自体大隐静脉或者 PTFE 人造血管。

3）静脉动脉化：用于动脉广泛闭塞，无通畅流出道者。

4. 血管杂交手术：即血管开放手术联合血管腔内治疗，是未来血管医学技术的发展方向。真正意义上的杂交手术设备条件包括符合无菌手术要求的层流手术室、落地式 DSA 血管造影机、多普勒超声仪、外科手术电工作站、麻醉机、心电监护仪、多功能塔等。如中南地区首个杂交手术室——武汉同济医院外科大楼杂交手术室。

5. 其他治疗：自体骨髓干细胞移植在临床上取得一定效果，其机制和疗效改善尚有赖进一步的基础和临床研究。

## 二、急性动脉栓塞

急性动脉栓塞（acute arterial thromboembolism）是因循环系统内脱落的血栓或动脉粥样硬化斑块等物堵塞动脉，血流受阻，造成器官或肢体急性缺血。本病起病突然，预后严重，如不及时处理，将致病人于终生残废甚至危及生命。急性动脉血栓形成的临床表现与急性动脉栓塞相似。

**【病因】**

主要为栓子堵塞。栓子来源于：

1. 心脏病：最常见于风心伴房颤者。

2. 血管病：动脉粥样硬化斑块、动脉瘤内血块脱落。

3. 医源性：介入检查或治疗中折断的导管导丝；心脏人工瓣膜置换术后瓣膜上附着的血栓。

4. 羊水、脂肪、癌栓等。

【病理】

栓塞多位于动脉分叉处，最常见于髂股动脉及其分叉处。早期因管腔内压力增高，神经反射使动脉壁收缩，血管痉挛，组织缺血；继而栓塞近远端内新生血栓形成。栓塞6～12小时，可有组织细胞及器官的坏死。坏死组织中的代谢产物进入血循环，可引起代谢紊乱，肾功能衰竭。大动脉栓塞，影响心功能，可造成病人死亡。

【临床表现】

肢体动脉栓塞：有典型的“5P”。

1. 疼痛（pain）：突发剧痛，开始位于动脉栓塞处，以后累及整个患肢。

2. 苍白（pallor）：患肢皮肤由苍白逐渐转变呈花斑状。皮温降低，皮温改变平面一般较栓塞平面低一横掌。

3. 无脉（pulseless）：栓塞部位以下动脉搏动消失。

4. 感觉障碍（paresthesia）：栓塞远端肢体呈袜套状感觉丧失区，其近端有感觉过敏区。感觉减退平面低于栓塞平面。

5. 麻痹（paralysis）：手足活动困难或足下垂，提示已发生坏死。

【诊断】

1. 有心血管疾病，尤其是风心房颤病史。

2. 肢体出现典型的“5P”征。

3. 肢体动脉栓塞可经彩超和动脉造影明确诊断。

【治疗】

先采取一般治疗，患肢减少活动，注意保暖，避免冷、热敷。急性动脉栓塞的治疗以手术取栓为主，急性动脉血栓形成可采取导管溶栓治疗。

（一）手术治疗

1. 适应证：除濒危者外，患者-经诊断，全身条件许可，均应及早手术取栓，最好于8小时内手术。在组织未坏死前手术可降低截肢平面，提高病人生活质量。

2. 手术方式：采用经Fogarty导管取栓，根据受累动脉的粗细,选用 F3 ~ F6 等不同管径的导管。有条件者取栓术后行术中动脉造影,必要时局部注射尿激酶溶栓。肢体坏死者行截肢术。

3. 术后处理

(1) 病人多合并房颤,术后应改善心功能,控制心律失常。

(2) 肝素首剂 100 ~ 200U/kg,继而以 15 ~ 30U/kg/hour 持续滴注,维持 APTT 在正常对照值的 1.5 ~ 2.0 倍。或用低分子肝素 4000 ~ 5000U 皮下注射,每 12 小时一次。若有残留血栓,应行溶栓治疗。

(3) 严密观察患肢情况,如皮温、皮肤色泽恢复正常后又出现肤色苍白,皮温降低,动脉搏动消失,应考虑又有栓塞,应再行手术取栓。

(4) 血运恢复数小时后,患肢出现肿胀、疼痛,应考虑缺血后再灌注综合征的可能。排除动脉再栓塞的可能后,应切开小腿筋膜减压,以防患肢坏死。

(5) 及时纠正酸碱失衡。充分补液,保证足够尿量。

(二) 经导管溶栓治疗

1. 适应证:病人伴发严重心脑血管疾病,不能耐受手术。

2. 溶栓方法:经股动脉或肱动脉穿刺置入溶栓导管,给予尿激酶首剂 4000U/kg,继而 1000U/min 到 4000U/min 维持,每注射 50 万 U 后,或注射 8 小时后行动脉造影,了解血栓溶解情况。

(三) 机械性经导管取栓术

采取低动力机械栓子切除导管取栓,如 Angiojet rheolytic 取栓导管、Hydrolyser 取栓导管、Oasis 取栓导管。

## 三、下肢深静脉血栓

深静脉血栓(deep venous thrombosis, DVT)是最为常见的血管疾病之一,为静脉血管内血栓形成,致管腔完全或不全阻塞,引起一系列症状。深静脉血栓好发于下肢,临床讨论的主要指下肢深静脉血栓。较少见的还有上肢深静脉血栓、颈静脉血栓、下腔静脉血栓。上述深静脉血栓均可导致肺栓塞(Pulmonary Embolism, PE),合称静脉血栓栓塞症。此外门静脉、肠系膜上静脉血栓、中心静脉导管相关血栓等等也受到临床重视。

【病因】

深静脉血栓病因很多,都可归于三大因素:血流缓慢,血管损伤,血液高凝状态。深静脉血栓的形成是多种因素综合作用的结果,任何单一因素均不足以引起临床发病的深静脉血栓。这些因素中,血管内皮细胞损伤日益受到重视,它包括机械性损伤和化学性损伤。血管内皮细胞损伤后炎性因子在血栓形成和进展中发挥着重要作用。

深静脉血栓常见的高危因素如下。

1. 恶性肿瘤、妊娠和产后:血液高凝状态。

2. 长期卧床、长途旅行:血流缓慢。

3. 创伤、手术因素:麻醉及卧床(血流缓慢),组织破坏(活性物质释放,非手术区内皮细胞化学性损害),凝血功能紊乱。

4. 其他:高龄、口服避孕药、血液病、遗传性抗凝物质缺乏、血管相关操作等。

深静脉血栓在各科手术后均为常见,包括血管外科、普通外科、骨科、妇产科,以及其他手术科室。此外还包括各种血管穿刺操作后的深静脉血栓形成。此类深静脉血栓往往涉及很多病人相关的高危因素,各种现代医学技术所致损伤性操作也不以操作者意志而改变,在临床实践中的相关解释工作需要引起重视。

【临床表现】

1. 肌肉疼痛、压痛:小腿腓肠肌血栓形成时腓肠肌疼痛,大腿内收肌群内血栓形成时,大腿内侧疼痛。

2. 肢体肿胀:根据血管栓塞长度可出现不同范围的肿胀,局限于小腿或全肢肿胀。

3. 皮肤改变:紫绀,皮温升高,浅静脉扩张。

4. 股青肿:下肢静脉广泛栓塞,起病急骤、患肢高度肿胀,皮肤紧张发亮、紫绀,出现张力性水疱,疼痛剧烈。动脉痉挛收缩,可致足背动脉搏动消失皮温下降。

5. 导致深静脉血栓形成后综合征,远期出现下肢肿胀、小腿皮肤色素沉着、浅静脉曲张及足靴区溃疡等。

【并发症】

1. 肺栓塞:急性下肢深静脉血栓、慢性血栓急性发作时血栓崩解脱落可造成肺栓塞,单纯的慢性下肢深静脉血栓不引起肺栓塞。较小的栓子可引起胸闷、心慌、咳嗽等症状,大的栓子可致猝死。下肢深静脉血栓发生肺栓塞的几率在40%~50%。抗凝治疗可降低肺栓塞发生率,但不能完全避免其发生。非漂浮性血栓的溶栓治疗不增加肺栓塞的发生几率。

2. 下腔静脉血栓形成:下肢深静脉血栓向近心端蔓延,可累及下腔静脉,造成双下肢肿胀,会阴部、下腹壁静脉曲张。

【临床分类】

1. 根据起病时间分类:起病14天以内为急性深静脉血栓;起病15天至30天为亚急性深静脉血栓;大于30天为慢性深静脉血栓。

2. 根据病变范围分类:中央型,病变局限于髂静脉、股静脉;周围型,病变局限于小腿腓肠肌静脉丛;混合型,病变向近远侧扩展,累及全下肢深静脉。

血栓机化后形成下肢深静脉血栓形成后遗症,根据受累血管再通程度,又分为完全闭塞型;部分再通型及完全再通型。

【诊断】

对临床疑诊血栓的病例,可做以下检查明确诊断,并了解病变部位及范围。

1. 周围静脉血D-二聚体检查:D-二聚体为纤维蛋白裂解的标志性产物,对诊断血栓性疾病具有很高敏感性,可用于急性深静脉血栓和急性肺栓塞的筛查和排除性诊断。大于500μg/L(ELIS法)则有临床参考价值。其特异性较差,受到炎症、创伤、妊娠、手术等多种因素的影响。

2. 彩色多普勒超声检查:无创性检查,可明确血管栓塞的部位、范围。主要征象为静脉内低回声或稍高回声光团充填,探头加压不可压闭血管。此法已经取代静脉造影成为诊断深静脉血栓的首选方法。

3. CT 静脉血管成像和磁共振静脉血管成像：可用于临床诊断不明确，又不能排除深静脉血栓的病例。

4. 下肢深静脉顺行造影：可明确显示下肢深、浅静脉及侧支循环情况。表现为主干静脉不显影，或血管壁不规则、狭窄，大量侧支血管形成，晚期血管再通后形成僵直管腔，其内无瓣膜影可见。目前临床急性期应用已少，主要用于部分选择性病例。

5. 电阻抗体积描记法和放射性核素静脉造影：为既往文献所记载，已较少应用。

【治疗】

1. 治疗目标和疗效标准：治疗主要目标是预防致死性肺栓塞，主要疗效标准是降低肺栓塞发生率。在患者条件具备时可采取积极治疗措施，提高静脉早期再通率，降低深静脉血栓后综合征发生率。改善下肢肿痛是次要治疗目标，且不是国际通行的疗效标准。

2. 一般治疗

(1) 急性期卧床休息，患肢抬高，禁止热敷和按摩，保持大小便通畅。

(2) 下肢加压治疗：可采用弹力绷带加压包扎、穿医用弹力袜促进下肢水肿消退，预防深静脉血栓后综合征所致肢体溃疡。

3. 抗凝治疗

(1) 急性期：所有无禁忌证的急性深静脉血栓病例均应采取抗凝治疗。可选用普通肝素和低分子肝素（例如，希弗全、速碧林、克赛等）。肝素起始剂量为 80 ~ 100U/kg 静脉推注，然后以 10 ~ 20U/kg/h 的速度静脉滴注，每 4 ~ 6 小时根据活化部分凝血酶原时间（APTT）调整剂量，使 APTT 维持在 1.5 ~ 2.5 倍。在使用的第 3 ~ 6 天应复查血小板计数，以排除肝素诱发的血小板减少症（HIT）。其中低分子肝素可每日皮下注射一次或 12 小时一次，每次 4000 ~ 5000U 不等。新型抗凝药物的应用有一定优势，但有待更多临床研究，例如阿加曲班、磺达肝癸钠、利伐沙班等。

(2) 慢性期:在医生指导下口服华法林抗凝治疗,治疗时间因具体病情而定,一般6~9个月。根据病人具体情况,每日口服华法林一次,初始剂量第一天7.5mg,第二天5mg,第三天5mg,第四天根据凝血酶原时间和国际化标准比值调整剂量。此后可每1~2周复查,调整华法林剂量,以维持国际化标准比值在2至3之间。治疗期间要警惕出血和血栓复发。

(3) 抗凝治疗的禁忌证:脑血管病变急性期;近期中枢神经系统手术和外伤;恶性高血压;活动性消化性溃疡;消化道出血;泌尿道出血;严重肝肾功能不良;其他增加出血风险的疾病。

4. 溶栓治疗:在专科医生指导和严密监测下,充分评估出血风险后,采取经导管引导溶栓治疗或经周围静脉注射全身溶栓治疗。

(1) 治疗选择:对于急性期中央型或混合型 DVT,在全身情况好、预期生存期>1年、出血风险较小的前提下,首选经导管引导溶栓。不具备条件者,可行全身溶栓。

(2) 溶栓治疗禁忌证:①凝血机能不良,出血倾向或有出血性疾病;②严重高血压、溃疡病、肺结核空洞者;③2周以内有大手术、器官活检术或者较大创伤;④围生期妇女;⑤肝、肾功能严重不良者;⑥2个月内有脑血管意外病史或颅内有病灶者;⑦左心室有附壁血栓者。

(3) 常用溶栓药物:尿激酶,链激酶,组织型纤维溶酶原激活剂(阿替普酶,瑞替普酶)。其中尿激酶最为常用,首剂4000U/kg,30分钟内静脉推注。维持剂量为60~120万U/d,持续48~72小时,必要时持续5~7天。也可采用低剂量,如20至50万U每日1次。

(4) 注意事项:溶栓治疗过程中检测血浆纤维蛋白原(FG),FG<1.0g/L应停药。

(5) 其他溶栓药物:纤溶酶300单位静脉滴注,每日1次。

5. 合并髂静脉狭窄或闭塞可酌情行血管球囊扩张和支架植入。

6. 下腔静脉滤器植入

(1) 治疗目的:预防致死性肺栓塞,对深静脉血栓无治疗作用。

(2) 手术指证：严格限制在急性深静脉血栓病例。绝对指证有：深静脉血栓急性期已证实发生肺栓塞；有抗凝治疗禁忌证；相关手术治疗需预防肺栓塞。

(3) 手术并发症：主要是穿刺部位血肿，感染，下腔静脉和对侧下肢深静脉血栓形成。新近研发滤器的移位、血管损伤等并发症已大为减少。

7. 手术治疗：对股青肿和股白肿等危重病例，须行经股静脉切开取栓手术。

8. 其他治疗：当今循证医学证据表明，抗血小板药物对深静脉血栓治疗无效。中医药治疗深静脉血栓的机理和疗效尚需循证医学研究证实。

## 四、下肢静脉瓣功能不全

下肢静脉曲张在不同慢性下肢静脉疾病中均有表现，是周围血管病中最为常见的症状，约占下肢静脉病的70%。根据病变部位不同，又分为单纯性大隐静脉曲张及原发性深静脉瓣功能不全，后者占全部下肢静脉病的50%左右。继发性深静脉瓣功能不全、动静脉瘘、血管畸形等所致下肢静脉曲张不在本节讨论范围。

**【病因病理】**

下肢静脉中大小隐静脉及深静脉主干股、腘静脉中的瓣膜因各种原因，如静脉壁薄弱、腹压增高等使瓣膜关闭不全，失去单向开放功能，致血液倒流、下肢静脉高压、静脉淤血扩张、迂曲，肢体肿胀，小腿皮肤营养障碍等表现。

**【临床表现】**

1. 浅静脉曲张：患肢静脉迂曲成团，可致血管瘤样改变，可有浅静脉内血栓形成。

2. 下肢酸胀、沉重、疲劳感，行走后加重。

3. 小腿皮肤色素沉着、增厚、湿疹、瘙痒，足靴区溃疡(urcus cruris)。

4. 小腿肿胀。

5. 出血:曲张静脉因外伤或溃疡侵蚀破溃出血。

当前日趋采用“下肢慢性静脉疾病的 CEAP 分级”来规范临床实践。其临床表现分为 0 ~ 6 级:C0 级,无可见和可触及的静脉病变;C1 级,毛细血管扩张,网状浅表静脉;C2 级,静脉曲张;C3 级,水肿但不伴皮肤改变;C4 级,静脉原因引起的皮肤改变(色素沉着,脂质硬皮样改变等);C5 级,4 级所描述的皮肤改变,伴有已愈合的皮肤溃疡;C6 级,4 级所描述的皮肤改变,伴有活动性皮肤溃疡。

【诊断】

根据症状与体征,临床诊断无困难。传统的 Trendelenburg 试验和 Perthes 试验并不准确,已为多普勒超声检查所取代。

特殊检查

1. 静脉测压:患肢足背静脉穿刺测压,正常大约 125 ~ 135cm$H_2O$。直立活动下肢,静脉压下降 50% 以上,压力回升到原水平需时大于 20 秒;若活动后压力下降不明显,压力回升时间大于 20 秒,则说明深静脉瓣功能不全。此法简便、易行,不需特殊仪器。

2. 彩色多普勒超声检查:非创伤性检查方法,可观察深静脉各对瓣膜的开放和关闭情况、瓣区血流方向及血管扩张情况并可测定血流速度。为首选的诊断方法。

3. 静脉造影:分为顺行性造影、逆行性造影及经皮腘静脉穿刺造影等三种方法。是目前检查下肢深静脉通畅情况和瓣膜功能最可靠有效的方法。能明确显示病变的类型、瓣膜功能状况。静脉倒流性疾病表现为主干静脉血管管径明显增粗;静脉瓣失去竹节状外形,瓣膜影模糊或消失;造影剂回流缓慢;Valsalva 试验可见造影剂倒流。小腿浅静脉明显曲张,可见交通静脉开放。

【治疗】

1. 主要的手术治疗方法

(1) 大隐静脉高位加分段切除术:用于单纯大隐静脉曲张及原发性下肢深静脉瓣功能治疗的辅助手术。大隐静脉主干可采取经剥脱器抽剥术，或激光腔内闭合术，或射频腔内闭合处理。曲张的分支静脉可采用微创点式剥脱术处理。

（2）瓣膜环包术：取大腿深筋膜片或大隐静脉片环形包绕股浅静脉第一对瓣膜，以缩小瓣环，恢复瓣膜的正常对合功能。

适应证：病变在股浅静脉第一对瓣膜，且瓣膜形态完整者。手术在血管外进行，损伤小，操作简单，易推广。

（3）股浅静脉瓣修复术：用手术缝合，将松弛的瓣膜游离缘缩短，恢复其正常的单向开放功能。

适应证：较狭窄，用于瓣膜破坏不严重者。手术在血管内进行，操作较复杂，不易推广。

（4）瓣膜移植术：取带正常瓣膜功能的肱静脉2～3cm，移于股浅静脉上段，替代失去功能的瓣膜，阻止血液倒流。

适应证：用于股静脉扩张不显著，而肱静脉瓣功能正常者。近期效果良好，远期疗效尚待观察。

（5）肌襻代瓣术：利用大腿屈肌－股二头肌和半腱肌的腱膜在静脉前方形成"U"形肌襻，行走时，大、小腿肌肉交替收缩，肌襻对静脉起挤压、按摩作用，促静脉血回流并防止倒流。

适应证：用于治疗原发性深静脉瓣功能不全及血栓形成后遗症完全再通后瓣膜遭破坏者。手术适应证广，血管外操作，损伤小，易推广。

2. 筋膜下穿通静脉离断术：用于经久不愈的静脉性溃疡。可经小腿中上或中三分之一处行开放切口离断筋膜下穿通静脉，或经腔镜行筋膜下穿通静脉离断术。

3. 保留部分大隐静脉的大隐静脉和穿通静脉结扎尚未推广。

4. 聚桂醇泡沫硬化剂注射治疗，适用于局段性、复发性静脉曲张。也可用于有美容要求的患者，其弊端是复发率高。

5. 弹力袜压迫法：用于轻度单纯性大隐静脉曲张，或一般情况差，不能耐受手术者。

## 五、血栓闭塞性脉管炎

血栓闭塞性脉管炎（thromboangitis obliterans TAO）也称为

Buerger 病，是累及血管的炎症和闭塞性动、静脉联合性疾病，主要侵及四肢中、小动、静脉，以下肢血管为主。北方较南方多见，大多为青壮年男性患者，女性少见。

【病因】

本病病因不明，普遍认为是多因素所致，与性别、年龄、吸烟、寒冷、感染、免疫、遗传等因素有关。对烟草过敏、寒冷、潮湿刺激使血管持续处于痉挛状态，可能是本病的主要病因。

【病理】

本病主要侵袭周围血管的中、小动静脉，一般发生在动脉以下。起于动脉，然后侵犯静脉。病变呈多节段性，长短不一，腔内血栓形成，可发生机化。晚期管壁和血管周围组织呈广泛纤维化。

【临床表现】

1. 疼痛：为最突出症状。早期行走后患肢疼痛加剧，休息时缓解或减轻，形成典型的间歇性跛行（intermittent claudication）；晚期缺血患肢持续剧烈疼痛，夜间尤重，称为静息痛。

2. 感觉异常：为末梢缺血的早期表现，肢端麻木感，针刺感，烧灼感等。

3. 肢凉、怕冷，皮温降低，皮肤干燥。

4. 皮肤色泽改变：皮色苍白或发绀。

5. 游走性浅静脉炎：约发生于 50% 病人。反复发生，多发于足背和小腿浅静脉。

6. 足背、胫后动脉搏动减弱或消失。

7. 肢端溃疡或干性坏疽。

【诊断】

1. 青壮年男性，长期嗜烟史。

2. 间歇性跛行。

3. 反复发作的游走性浅静脉炎。

4. 患肢足背动脉，胫后动脉搏动消失或减弱。

5. 室温 15 ~ 25℃左右时，患肢皮温较对侧低 2℃以上。

6. Buerger 试验：病人平卧，患肢抬高 45°，3 分钟后足部皮肤苍白，麻木或疼痛；病人起坐，下肢自然下垂，皮肤出现潮红或斑块状紫绀，是为阳性，提示患肢血供明显不足。

7. Doppler 超声检查：显示病变血管的病变范围及程度。

8. 血管造影术(DSA)：明确诊断病变部位，阻塞程度、侧支循环情况及流入、流出道状况。用于手术治疗前。

【临床分期】

Ⅰ期：血管痉挛期。患肢冷、痛，出现间歇性跛行，跛行距离 500 ~ 1000m。

Ⅱ期：营养障碍期。肢体靠侧支血管供血，表现为持续剧烈静息痛，皮温显著下降，发绀、足背搏动消失，跛行距离缩短。

Ⅲ期：坏死期。肢端发黑、坏死。

【鉴别诊断】

（一）动脉粥样硬化闭塞

1. 发病年龄相对较高，45 ~ 50 岁以上。

2. 有全身动脉硬化的表现。

3. 病变者多在较大血管，如髂、股动脉段。

4. X 线检查可见动脉钙化斑影，血管造影见管壁呈虫蚀样改变。

（二）糖尿病足坏疽

有糖尿病史。

（三）结节性动脉周围炎

病变常累及内脏血管(如心、肾等)，有沿动脉排列的皮肤结节。病理可证实。

【治疗】

原则是控制病情进展，改善下肢血供。

（一）一般治疗

1. 严格戒烟。

2. 避免患肢受凉、受潮、外伤及过紧鞋袜的挤压。

3. 坚持行走锻炼，延长跛行距离，促进侧支循环建立。

（二）药物治疗

1. 丹参、毛冬青等中草药，可扩张血管，改善微循环。

2. 阿司匹林、潘生丁等抗血小板药物可改善病人生存率。

3. 前列腺素及钙离子拮抗剂等药物亦有一定疗效。

4. 高压氧治疗：病人置于高压氧舱内，1 次/日，3～4 小时/次，10 次为一疗程。

（三）手术治疗

由于 TAO 患者多无合适的远端流出道。目前尚无理想的手术治疗方法。

1. 腰交感神经节切除术：适用于临床Ⅰ、Ⅱ期患者。切除腰 2、3、4 交感神经节和神经链，解除血管痉挛，促进侧支血管建立，增加血供，升高皮温。近期效果较好。

2. 静脉动脉化术：用于Ⅲ期患者。利用相对通畅的静脉通道，灌注动脉血，供应远端肢体。根据病变血管的位置高低，选用髂外、股总或股浅动脉与股浅静脉吻合；动脉与胫腓干静脉吻合或动脉与大隐静脉远端吻合等三种术式。大部分病例可缓解疼痛，加快溃疡愈合，避免截肢术或降低截肢平面，提高生活质量。远期疗效待观察。

3. 动脉旁路术：适用于闭塞远端有通畅流出道者。用自体大隐静脉或人造血管作旁路术。适应证少。

4. 大网膜移植术：保证大网膜血供，剪裁大网膜成长条状，由腹腔引出经腹股沟管至患肢，固定于深筋膜下，形成粘连，供应下肢血液。仅稍改善严重缺血肢体的血供，手术创伤大，操作复杂。

5. 如已有肢体坏死，则应在坏死界限分明后，行截肢（趾）术。

## 血栓性浅静脉炎

血栓性浅静脉炎（superficial venous thrombosis，SVT）临床常见，不同类型的 SVT 诊疗原则各有不同。

**【病因】**

1. 静脉损伤：外伤、静脉穿刺、静脉置管、药物输注等。
2. 静脉曲张。
3. 静脉留置导管相关的感染。
4. 既往血栓病史。

5. 自身免疫疾病。

6. 血液高凝状态和抗凝物质缺乏。

7. 恶性肿瘤。

8. 其他:高龄,肥胖,吸烟等。

【临床表现】

1. 常发生于四肢,部分发生于胸壁和腹壁。

2. 出现沿着静脉走向的条索样结构或硬结,伴有局部红肿、疼痛。

3. 下肢可出现沿着大隐静脉走行的硬索,并可向上蔓延。

4. 局部肿痛消退后,硬结可持续存在数周或数月,并可遗留色素沉着。

5. 合并深静脉血栓时可出现下肢肿胀。

【诊断】

结合病史和临床表现可作 SVT 的诊断。

有 5% 至 40% 的病例合并深静脉血栓,宜常规进行彩色超声检查,必要时可复查并随访。对于游走性 SVT 应排查恶性肿瘤。

【治疗】

不同类型的 SVT 治疗方法有所不同。除了静脉留置导管相关的感染以外,无需使用抗生素。

1. 病变局限的 SVT 可采取局部热敷、弹力绷带包扎、穿医用弹力袜等一般处理,酌情使用非甾体类抗炎药物,例如阿司匹林、双氯芬酸钠口服,或者双氯芬酸钠凝胶涂擦。

2. 酌情使用抗凝治疗,例如低分子肝素。尤其是膝上大隐静脉血栓、隐股汇合点附近的 SVT、小隐静脉-腘静脉汇入点附近 SVT 等病例。

3. 距离隐股静脉入口 1cm 的 SVT 病例可采取大隐静脉高位结扎以预防 DVT。

4. 在静脉留置导管相关的感染所致 SVT 病例,应拔除静脉置管,并使用抗生素。

5. 对脓毒性 SVT,应局部切除受累静脉段,切口敞开引流,二期缝合。

## 六、颈动脉体瘤

颈动脉体瘤(carotidbody tumor)是少见的化学感受器肿瘤,起源于颈动脉球。患者为中青年,无明显性别差异。

【病理】

肿瘤位于颈总动脉分叉处的外鞘内,也可包绕颈总、颈内、外动脉生长,有外鞘,一般不侵犯动脉的中层和内膜。大小不一,多为良性,生长缓慢,多无明显包膜,质中,有恶变可能。

【临床诊断】

1. 颈部搏动性肿块,位于下颌角前下方,纵向移动度小,搏动呈传导性。

2. 压迫肿瘤,可用颈动脉窦受压而出现心跳缓慢,血压下降,重者可晕厥。

3. 压迫肿瘤近心端,肿块无变软,缩小。

4. 肿块增大,可出现迷走神经、舌下神经或交感神经受压症状,甚至吞咽困难。

5. 特殊检查

(1) 彩色多普勒超声检查:表现为边界清晰,内部回声均匀的实质性肿块,瘤体内血流丰富,颈动脉受压、狭窄。

(2) 血管造影:可见颈内、外动脉间距增宽,颈动脉受压狭窄,动脉分叉处可见新生小血管呈瘤样改变。

(3) MRI 或 CT 检查,有助于了解病变确切大小以及与周围组织结构的关系。

【手术治疗】

1. 术前准备:同颈动脉瘤。

2. 手术方法

(1) 肿瘤切除:用于肿块<3cm,造影无“血管瘤样”改变者。术中仔细将瘤体从血管上剥离,必要时,可结扎颈外动脉,一并切除。

(2) 切除肿瘤,重建血管:如肿瘤包绕颈内外动脉,难以剥离则切除肿瘤,行自体大隐静脉或人造血管移植术,重建血流通道。

# 七、血 管 瘤

血管瘤是最常见的先天性血管系统发育异常。

【病理】

血管瘤的分类尚未完全统一。既往根据临床形态将血管瘤分为毛细血管瘤(包括葡萄六色斑和草莓状血管瘤)、海绵状血管瘤、蔓状血管瘤和混合型血管瘤。

Mulliken 结合血管瘤的细胞学特性、自然病程和体征,提出了血管瘤的细胞生物分类法,将传统的血管瘤概念重新划分为血管瘤(hemangiomas)和血管畸形(vascular malformation)。血管瘤是以内皮细胞增殖为特征的血管源性肿瘤,血管畸形则具有正常内皮细胞。

血管瘤囊腔内充满大量血液,位于皮肤真皮层内、皮下组织或内脏组织(如肝脏)间,深浅、形态、大小不一,囊壁为内皮细胞,极易破裂出血。

【临床特点】

血管瘤发病率在1岁婴儿时为5%~10%,为男女比例为1∶3~5。血管瘤可以单发或者多发,以四肢、躯干、面部多见,也可发生于内脏器官。20%的患儿有两种血管瘤,不足5%的有三种或三种以上的血管瘤。

血管瘤的自然病程分为增殖期、稳定期和消退期。增殖期多在6~8个月,1年左右进入稳定期,消退期通常在1年末或第2年开始。5岁前有50%~60%的血管瘤完全退化,70%在7岁时完全退化,9岁时有90%完全退化。退化后,有10%~20%的病例遗留不同程度的皮肤损害。

临床形态上,表浅肿瘤可见体表蓝色包块,质同海绵、柔软、压之可排空缩小,解除压迫,肿块迅速回复原状。弥漫性生长者,肿瘤可侵及肌肉、血管、神经间隙,与周围组织无明显界限。巨大者可影响肢体功能。

血管瘤的并发症主要是溃疡、器官功能损害、出血、血栓形成。

超声多普勒、MRI 平扫可诊断血管瘤。增强 CT 和 MRI、血管造影可帮助进一步诊断和鉴别诊断,并为治疗方案制定提供准确的信息。

【治疗】

1. 非手术治疗

(1) 硬化治疗:用于表浅小肿瘤。瘤腔内注射硬化剂,引发血栓形成,使瘤腔闭塞。瘤体较大者,可分次硬化治疗。

(2) 激光治疗:采用脉冲染料激光照射,具有选择性光热作用,对血红蛋白有较高的选择性热凝固作用,不直接损伤皮肤。可用于表浅小肿瘤,尤其颜面部肿瘤,损伤小,不影响外观。

(3) 冷冻疗法:适用于皮肤表浅、面积较小的血管瘤。主要缺点是使用范围小、有的病例疗程长、易引起溃烂而形成瘢痕。

(4) 激素治疗:对部分增殖期血管瘤有效。第一疗程无效则应停用。可全身给药和局部给药。局部给药可 5 ~ 7 天注射一次,一般 3 ~ 4 次。

(5) 其他治疗:如放射治疗、抗肿瘤药物治疗、干扰素注射疗法等,应慎重选择。

2. 手术治疗

(1) 尤其适用于病变较局限者,可完整切除肿瘤。

(2) 对病变范围广者,可先行肿瘤供血管栓塞,待肿瘤缩小后,再手术切除。

3. 若病变侵入骨骼、关节,则可先行硬化或激光治疗,再根据肿瘤发展情况,考虑进一步治疗措施。

4. 动脉栓塞治疗:如肿瘤有明确供应血管,则可栓塞该动脉。

## 八、动　脉　瘤

动脉壁局部薄弱或损伤而形成的异常扩张,直径达到或超过正常部位的 1.5 倍,称为动脉瘤(aneurysm)。动脉瘤可发生于动脉系统的任何部位。常见于腹主动脉、股动脉、腘动脉等处，亦可发生于锁骨下动脉、腋动脉、颈动脉、内脏动脉、胸主动脉。可分为真性动脉瘤(true aneurysm)、假性动脉瘤(false aneurysm)和夹层动脉瘤(dissecting aneurysm)。

【病因病理】

1. 损伤：好发于四肢、颈部等暴露部位。锐性动脉损伤，管壁破裂，血液进入周围软组织，为纤维组织包裹，形成假性动脉瘤。

2. 动脉粥样硬化：动脉内膜及中层退行性变，动脉壁薄弱，在动脉血压的作用下，血管全层膨大扩张，形成真性动脉瘤。大动脉炎、梅毒、结核等疾病亦可使动脉壁发生退行性改变，形成真性动脉瘤。

3. 病变的内膜或中层在血液的冲击下破裂，血液进入动脉内、外膜之间，形成夹层动脉瘤。

4. 医源性：血管介入性检查、治疗广泛开展，使医源性假性动脉瘤的发生率增高。另外，植入体内的人造血管吻合口处，可因感染而发生假性动脉瘤。

动脉瘤一旦发生将不断增大，最后破裂大出血。并且可形成瘤内血栓，血栓脱落可致脑栓塞，肢体动脉栓塞等。因此，一经确诊，应积极手术治疗。

## 腹主动脉瘤

腹主动脉瘤(abdominal aortic aneurysm)在动脉瘤中最为常见，多由动脉硬化引起。按照美国血管外科协会和国际心血管外科协会 1991 年制定的动脉瘤报告规范，腹主动脉瘤分为肾动脉上、近肾动脉或肾动脉旁、肾动脉下三个类型。此分类在欧美广泛使用。其中，约 80% ~90% 位于肾动脉水平以下的腹主动脉。

【临床表现与诊断】

1. 老年男性多见，多有动脉硬化、高血压病史。

2. 腹中部搏动性肿块，上腹轻度不适感，部分患者有腰背部疼痛。明显剧烈腹痛常是动脉瘤破裂的前兆。

3. 上腹、脐周可及搏动性肿块，有震颤，听诊可闻及血管杂音。

4. 腹部X线平片可见动脉瘤内椭圆形钙化影（蛋壳征）。

5. B超、CT、MRI可明确肿瘤部位、大小、瘤腔内血栓情况。

6. 血管造影可了解病变范围、明确肿瘤近远端情况及其与腹腔动脉，肾动脉等内脏血管的关系，为手术治疗提供可靠依据。

【治疗】

腹主动脉瘤患者不经手术治疗，约50%终将死于瘤体破裂，且破裂的发生与瘤体大小有明显关系。腹主动脉瘤均应手术治疗。

（一）手术适应证

如出现以下情况，则应尽早手术。

1. 腹主动脉瘤直径>5cm。

2. 动态观察中，肿瘤增大明显者。

3. 瘤内血栓堵塞重要分支或引起下肢动脉栓塞者。

4. 动脉压迫邻近器官，出现临床症状者。

5. 动脉瘤伴疼痛，压痛者常是破裂前兆，应行急诊手术。

（二）手术禁忌证

1. 有心、脑、肺、肾、肝等重要器官功能严重不良，不能耐受手术者。

2. 伴无法治愈的恶性疾病者。

（三）术前准备

1. 积极治疗心、肺、肾、肝等重要器官伴发症。

2. 充足备血1600～2000ml。

3. 肠道准备。

4. 置胃管、尿管。

5. 经上肢静脉或颈内静脉开放2条通畅静脉通道。

（四）动脉瘤切除并人造血管置换

动脉瘤切除并人造血管置换为传统经典手术，死亡率已经下降到5%以下。主要并发症为心肺肾功能衰竭、心脑血管缺血性病变加重和肺部感染。

（五）带膜血管支架腔内隔绝术

手术创伤大为减小，目前已广泛应用，手术指征也被放宽。主要并发症为支架内漏、移位。对于复杂类型的腹主动脉瘤，还可采取动脉搭桥结合血管腔内支架的“杂交手术”方式来治疗。随着开窗支架和分支支架的研制成功，不仅肾动脉下型腹主动脉瘤，而且肾动脉上型、近肾动脉或肾动脉旁腹主动脉瘤均可采取血管腔内治疗。

## 颈动脉瘤

颈动脉瘤（carotid aneurysm）不多见，约占动脉瘤的1%～2%，可发生于颈总动脉、颈内动脉颅外段及颈外动脉。最常见于颈总动脉分叉处，其次为颈内动脉颈外段。动脉硬化引起者可双侧发病。

【临床诊断】

1. 病史：有动脉硬化病史或颈部外伤史。

2. 症状

（1）肿瘤压迫周围神经，可致声嘶、吞咽困难或Horner综合征表现。

（2）瘤内小血栓脱落，可发生一过性脑缺血表现，头晕、头痛、黑朦、复视、耳鸣等。

3. 体征：颈部搏动性肿块，位于颈动脉三角，表面光滑、活动度不大，呈膨胀性搏动，有的可触及震颤，听诊可闻及收缩期杂音，压迫肿块近心端搏动减弱或消失。

4. 特殊检查

（1）彩色多普勒检查：可清楚显示瘤体的大小、部位、管腔通畅程度等解剖学图像，且可显示瘤内血流速度、方向等血流动力学情况，为无创检查，可动态观察、重复进行。

（2）动脉造影（DSA）：明确肿瘤的部位、大小、范围，病变近、远端通畅情况，有无颈动脉迂曲、侧支循环及Willis环情况。因其为有创检查，且费用较高，目前已经不作为首选。

(3) 磁共振血管造影、CT 血管三维成像已经取代 DSA 作为术前优选检查。

【手术治疗】

可采取动脉瘤切除加血管重建术,也可采取覆膜血管支架腔内隔绝术。

1. 预防脑细胞缺氧:脑细胞对缺氧耐受力差,术中阻断颈动脉 6~8 分钟,即可发生脑细胞损害,术前、术中可用以下方法加以预防:

(1) 术前 Matas 试验:促侧支循环建立。用手指压迫颈动脉根部,每日 3~4 次,压迫 20~30 分钟无脑缺血症状,可行手术治疗。

(2) 术中低温麻醉:可延长脑细胞对缺氧的耐受时间。

(3) 术中颈动脉转流:维持脑血管的灌注,从容手术,最为可靠。

2. 手术方法

(1) 动脉瘤切除、血管重建术:用于颈内动脉、颈总动脉瘤。

1) 切除瘤体,近远端动脉端端吻合。

2) 如动脉缺损过长,则行自体大隐静脉或人造血管移植术。

3) 如颈外动脉正常,颈内动脉瘤切除后,可结扎切除颈外动脉近心端,将其与颈内动脉远心端行端端吻合。

(2) 颈外动脉瘤可直接切除瘤体,不需重建血流通道。

3. 手术并发症及预防

(1) 脑缺血:如估计手术中颈内动脉需较长时间阻断,则应先行颈内动脉转流术后再切除肿瘤,重建血管。

(2) 神经损伤:颈动脉旁舌下神经、迷走神经等在术中应注意保护。

(3) 吻合口血栓形成:无损伤缝线外翻缝合,避免吻合处狭窄或内膜粗糙,术后如发现有脑缺血表现,应立即手术取栓。

## 内脏动脉瘤

内脏动脉瘤较少见,可发生于腹主动脉所属的各支内脏动脉,常见于脾动脉,腹腔动脉、肝动脉、肠系膜上动脉等处。多无临床症状,常在体检或因其他疾病作检查时偶然发现。

【病因】

最常见病因为动脉硬化,此外,感染、先天性动脉发育异常、外伤、动脉管壁中层退行性改变等都可引发动脉瘤。

【临床表现与诊断】

1. 多无明显症状,部分患者有左上腹不适或疼痛(脾动脉瘤),右上腹不适或疼痛(肝动脉瘤)。

2. 肝动脉瘤压迫胆管可出现黄疸。

3. 脾动脉瘤向胃、结肠穿破致消化道出血。

4. 动脉瘤破裂致腹腔内出血征。

5. 上腹可能闻及收缩期血管杂音。

6. 腹部 X 光平片可见动脉瘤相应部位血管钙化影。

7. B 超或动脉造影可确诊。

【治疗】

因内脏动脉瘤有自发破裂倾向,瘤体直径超过 2cm 时应行手术治疗。

手术方法:根据动脉瘤部位选择不同的手术方法。

1. 肝总动脉瘤、脾动脉近心端动脉瘤结扎该动脉瘤即可。

2. 肝固有动脉、肝左、右动脉瘤,切除动脉瘤后,行自体静脉移植肝动脉重建术。

3. 肝、脾动脉瘤亦可用介入栓塞治疗。

4. 脾门处脾动脉瘤可一并切除动脉瘤、脾脏及胰尾部。

5. 腹腔动脉瘤须切除动脉瘤行血管重建或结扎动脉瘤两端,行旁路术。也可行覆膜血管支架腔内隔绝术。

6. 肠系膜上动脉瘤可采取动脉瘤切除和血管重建,其分支动脉瘤可行动脉瘤切除,必要时相应缺血肠管切除。还可以酌情选择覆膜血管支架腔内隔绝术。

## 股、腘动脉瘤

股动脉瘤(femoral aneurysm)和腘动脉瘤(poplitea aneurysm)在我国主要为外伤所致的假性动脉瘤,其次为动脉粥样硬化引起的真性动脉瘤。股动脉假性动脉瘤还发生于吸毒人群,以及动脉穿刺造影术后。

【临床表现】

1. 大腿内侧腹股沟区或腘窝部搏动性肿块是最主要症状,可触及震颤,听诊可闻血管杂音。压迫肿块近心端,肿块变软,缩小,搏动消失。

2. 动脉瘤内血栓形成致管腔闭塞或血栓脱落,可出现远端肢体缺血改变,表现为皮色苍白,肢凉,麻木,疼痛感及间歇性跛行,足背、胫后动脉消失等。

3. 如动脉瘤内血栓致血管闭塞,搏动消失,仅表现为腹股沟区或窝后部的肿块,应注意与肿大淋巴结或脓肿鉴别,必要时可行细针穿刺明确诊断。

【诊断】

1. 较典型的临床表现。

2. 超声波检查:清楚显示动脉瘤的形态、结构、部位,动脉瘤的内外径,腔内血栓情况等,安全、无创。

3. CT与核磁共振显像:显示动脉瘤的部位、大小、范围,腔内血栓及管壁钙化情况,可准确检测各类动脉瘤,指导外科手术方案的制订。

4. 血管造影:可精确了解动脉瘤及其近远端血管通畅情况和周围血管情况,以指导手术治疗。

【治疗】

小于3cm的医源性股动脉假性动脉瘤可自行闭合,3~5cm者可通过加压治疗或者局部注射凝血酶等非手术治疗,大于5cm者需手术治疗。腘动脉瘤需行手术治疗。

1. 开放手术治疗:手术切除动脉瘤,用自体大隐静脉或人造血管重建血流通道。股深动脉瘤,可结扎股深动脉。为避免腘静脉损伤,腘动脉瘤可结扎动脉瘤两段,切断旷置,行自体大隐静脉或人造血管旁路移植术。如瘤体与周围组织粘连,可控制动脉瘤远端近端后,切开瘤体前壁,清除血栓,行瘤内血管重建术(如腹主动脉瘤手术)。

2. 血管腔内治疗:股动脉瘤可采取带膜血管内支架腔内

隔绝术,安全、微创,应用逐年增多。腘动脉瘤的血管腔内治疗有待于新型跨膝关节支架的研发和应用。

## 九、布加综合征

布加综合征(Budd-Chiari syndrome)是因肝静脉和/或其邻近的下腔静脉阻塞引起下腔静脉、肝静脉回流障碍而产生的症状群,如肝、脾肿大、腹水、肝硬化,下肢肿胀,静脉曲张等。

【病因】

1. 先天性下腔静脉发育异常:我国和东方国家多见。先天性静脉发育异常,腔内出现膜状、筛状或蹼状隔膜,致下腔静脉不连或连接不全。

2. 下腔静脉和(或)肝静脉内血栓形成:可能与血液高凝状态或炎性病变有关。下腔静脉血栓形成或肝静脉内血栓向下腔静脉蔓延,致肝静脉、下腔静脉回流障碍。

3. 肿瘤:肿瘤压迫下腔静脉或肝癌浸润肝静脉或下腔静脉,致下腔静脉、肝静脉回流障碍。

4. 血管壁病变:白塞综合征、过敏性血管炎、全身免疫性疾病等。

【病理】

下腔静脉内隔膜常位于横膈下肝静脉开口上、下段,多为光滑、有弹性的膜状,由胶原纤维及少量弹力纤维组成,有的隔膜中间有孔或筛状,以后也可因纤维化而闭合,少数隔膜可厚至数厘米。肝静脉血栓形成或肝静脉出口上段下腔静脉阻塞均可因肝静脉回流受阻而致肝淤血、肿大,最终致肝硬化、脾肿大及食管胃底静脉曲张、难以消退的腹水等门静脉高压症状及下腔静脉回流障碍所致的双下肢水肿、会阴部水肿、胸、腹壁静脉曲张、下肢静脉曲张及小腿溃疡等一系列临床症状。

【分型】

根据血管阻塞的部位和范围,本病分为以下三型:

Ⅰ型:以隔膜为主的局限性狭窄或闭塞型,约占57%。

Ⅱ型:弥漫性狭窄或闭塞型,约占38%。

Ⅲ型:肝静脉型,约占5%。

【临床表现】

1. 多见于青壮年男性,病程进展缓慢。

2. 腹胀、腹痛、恶心、纳差等消化道症状。

3. 肝、脾肿大,腹水。

4. 会阴部及双下肢肿胀,胸、腹壁、腰背部静脉及双下肢静脉曲张,色素沉着,小腿溃疡。

5. 上消化道出血史。

【诊断】

1. 门静脉高压症状。

2. 双下肢静脉及胸、腹壁、腰背部静脉曲张、双下肢肿胀。

3. 超声检查:可探测肝静脉及下腔静脉的直径、狭窄程度、闭塞的部位、范围。并可探测血流方向。

4. 下腔静脉双向造影和测压:分别经股静脉及颈静脉向下腔静脉插入导管,分别测量两侧压力,阻塞远端压力明显升高。达3.0kpa,甚至更高。测压后,经二根导管同时注入造影剂,可明确显示病变部分,狭窄或阻塞的类型、长度、范围,对手术治疗有指导意义。

5. 如下腔静脉造影未能显示肝静脉,可试行经下腔静脉向肝静脉插管造影,或行经皮肝穿肝静脉插管造影并测压。

6. CT或MRI检查。

【治疗】

本病明确诊断后,均应及时治疗。

1. 血管腔内治疗:此法简便易行,损伤小,但易发生再度狭窄。

(1) 球囊导管扩张及内支架置入术适应证

1) 下腔静脉及肝静脉膜状隔膜者。

2) 局限性下腔静脉阻塞或狭窄者。

(2) 禁忌证:下腔静脉长段阻塞者。

(3) 方法:选用经颈静脉或股静脉入路,用Seldinger技术插入球囊导管,造影证实导管位置正确后,球囊注水,扩张狭窄段,反复数次。如多次扩张仍有静脉回流障碍则可扩张后放置合适的内支架,以稳定疗效。

(4) 疗效判定:球囊扩张或置入内支架后,应再注入造影剂复查,可见造影剂通过顺利,侧支循环减少。测压可见明显的压力下降。

2. 手术治疗

(1) 经右心房破膜术

1) 适应证:①下腔静脉内隔膜厚度<2cm 者。②肝静脉开口处隔膜者。③介入治疗中导管不能通过隔膜者。

2) 方法:经右前第四肋间进胸,切开心包,左手食指经右心耳插入,撕裂隔膜,用手指或球囊导管扩张管腔。手指下伸,可触到肝静脉开口,如有膜状阻塞,可同时穿破扩张。手法应轻柔、避免静脉损伤。

此术式远期疗效欠理想。如同时置入内支架,可获较稳定疗效。

(2) 隔膜切除术

1) 适应证:①隔膜较厚及下腔静脉狭窄者。②长段下腔静脉阻塞者。

2) 方法:正中劈胸入路,显露并切开右心房下部和下腔静脉,将隔膜切除。需在体外循环下进行。

(3) 下腔静脉—右心房转流术

1) 适应证:用于下腔静脉隔膜较厚,或静脉内血栓形成,肝静脉通畅者。

2) 禁忌证:①下腔静脉广泛阻塞、狭窄、或有炎症。②肝肾功能不良。

3) 方法

A. 胸腹联合切口。

B. 于肾静脉以下分离下腔静脉前壁,与人造血管行端侧吻合。

C. 左右前横隔处戳口,引出人造血管,近端与右心房行端侧吻合。

D. 术后需抗凝治疗。

此外,肠系膜上静脉-右心房转流术;门静脉-右心房转流术;脾静脉-右心房转流术均有一定效疗。

(4) 肝移植术:下腔静脉通畅,肝静脉回流障碍,致肝功能衰竭,肝昏迷者,可考虑肝移植术。

3. 非手术治疗:用于一般情况极差,不能耐受手术者。方法:护肝、利尿,部分病例可试用溶栓治疗。

## 十、先天性静脉畸形骨肥大综合征

先天性静脉畸形骨肥大综合征(klippel-Trenaunay's Syndrome,KTS)为比较少见的先天性静脉畸形病变,多发生于下肢,男女发病率几乎相等。

【病因病理】

本病病因不详,无明确家族史及遗传史。病变约50%发生在静脉或胫腓干静脉,30%累及静脉和股浅静脉,最常见为纤维束带、异常肌肉或静脉周围鞘膜形成压迫静脉,其次为静脉发育不良及静脉闭塞。下肢深静脉主干回流障碍,畸形侧支血管大量开放,形成明显的浅静脉曲张。

【临床表现】

常有典型的KTS三联征,即:

1. 血管痣或血管瘤:大多出生时即存在。呈点状或片状,可分布于患肢的一部分或整条肢体,甚至患侧臀腰部。

2. 浅静脉曲张:极明显广泛的浅静脉曲张,尤以大腿外侧为甚,可延及臀部。

3. 患肢增粗、增长:患肢较正常侧肢体明显粗、长,致骨盆倾斜、脊柱侧弯等不良后果。X线摄片见胫、腓骨骨质增厚。此外尚有下肢肿胀,小腿溃疡经久不愈等静脉回流障碍表现。

【诊断】

1. 依据上述典型的临床表现,可初步诊断。

2. 深静脉顺行造影:可明确诊断,了解主干静脉病变部位,范围、程度及异常侧支,为治疗提供依据。

【治疗】

1. 对症治疗:患肢着弹力袜。

2. 切断切除异常的纤维束、异常肌肉和静脉周围鞘膜，解除对主干静脉的压迫，恢复静脉通道。

3. 短段静脉干发育不良或闭塞时，可用自体大隐静脉行搭桥转流术。

4. 患肢明显过长致骨盆倾斜，步态不稳时，成年人可行截骨术，未成年人可行骨骺固定术。

5. 禁行大隐静脉高位结扎加抽剥术或分段结扎术。

## 十一、血 管 损 伤

血管损伤(vascular injury)较为常见，除刀、剪、枪弹伤外，和平时期最常见的为工伤、交通事故伤。近年来医源性损伤的发病率呈上升趋势。

**【病因与分类】**

1. 锐伤：刀剪伤、枪弹伤、骨折断端或碎片、玻璃碎片刺伤等可致血管锐伤，多为开放性贯通伤及裂伤、伤及血管全层，致管壁穿孔、部分以致完全断裂，并致大出血。如动脉、静脉同时受伤，可形成动静脉瘘。

2. 钝伤：交通事故、机器撞击、建筑物倒塌挤压、高空坠落等可致血管钝伤。外作用力的不同大小，可致管壁不同程度的损伤，可仅伤及内膜或内、中膜，也可造成全层挫伤、裂伤，形成壁间血肿，血管内血栓形成或局部大血肿。

3. 医源性损伤：介入性诊断、治疗中导管导丝对管壁、内膜的损伤可致血管内血栓形成或假性动脉瘤栓。最常见于股动脉处。

**【临床表现】**

1. 出血：出血量的大小与受伤的部位，受伤血管管径的大小、血管伤的程度有关，鲜红色搏动性出血是动脉血，持续暗红色出血为静脉血，四肢躯体部出血易发现并较易控制，胸腹腔内出血常因无外出血表现，易被忽视或因无救治条件而危及伤者生命。

2. 休克：主因出血，血容量锐减所致，此外，创伤，疼痛亦可致休克。

3. 血肿：受伤部位出现搏动性肿物，可触及震颤，听诊可闻收缩期杂音。颈血管破裂，血肿压迫气管致呼吸困难征象。肢体动脉破裂血肿可致神经、静脉受压征。

4. 肢体伤口出血或骨折，关节脱位而引起的畸形、肿胀、血肿。

5. 腹腔内出血征象：体表伤口有鲜血渗出或伤后腹部迅速隆起，出现压痛、跳痛等腹膜刺激征，腹穿可吸出不凝固血液。

6. 组织缺血征：肢体血管外伤后，远端肢体出现缺血征象，如肢冷、疼痛、肤色苍白、动脉搏动消失等。颈动脉外伤可致失语、脑缺血，对侧肢体无力偏瘫等。

【诊断】

1. 外伤史：了解致伤原因、部位、方向、外力作用大小可初步判断受伤程度，失血量等情况。

2. 现场止血后病人生命体征稳定时，可行必要的辅助检查

(1) X线：了解有无骨折，关节脱位等合并伤；有无枪弹异物；有无气管移位，纵隔血肿、胸腔积液等。

(2) 多普勒超声检查：了解血管损伤部位、管腔内血栓形成及局部血肿情况。

(3) 血管造影用于有无血管伤及损伤部位不明确者。非主干血管损伤可于造影时行栓塞治疗，能取得良好的效果。

应避免为明确损伤部位而在病情危重时过多行辅助检查，以免延误治疗，危及伤者生命。

【治疗】

血管损伤常为复合伤，抢救治疗中应分清主次，在挽救生命的前提下，尽可能减少伤残。

1. 术前准备

(1) 维持生命体征：保持呼吸道通畅，气管插管给氧。

(2) 同时开通2条以上通畅的静脉通道，快速补液，维持血容量。

(3) 伤口止血：现场可用手压，加压包扎及止血带压迫法

压迫止血。

(4) 准备充足的血液、血浆代用品,血管器械及代血管。

2. 手术治疗

(1) 对重要器官及肢体的供血管,原则上应行动脉重建术。如颈总、颈内动脉、锁骨下动脉、腹腔动脉、肝固有动脉、肾动脉、肠系膜上动脉、肾动脉、髂总、髂外动脉、股浅动脉等。

(2) 非主干动脉血管,不致影响器官功能及肢体供血的,可考虑结扎。如髂内动脉、股深动脉、肠系膜下动脉、颈外动脉、肝总动脉等。

# 十二、雷诺综合征

雷诺综合征(Raynauds syndrome)是肢体小动脉在寒冷或情绪激动时发生强烈的阵发性痉挛,使手指出现明显的苍白→青紫→潮红→正常的色泽改变(Raynaud 现象),同时伴有指凉、麻木及疼痛的一组症候群,多为双侧,很少累及拇指。偶可侵及下肢。青年女性多见。

**【病因】**

1. 免疫性疾病:约 80% 患者最终会出现免疫性疾病,如硬皮病、系统性红斑狼疮、类风湿性关节炎、皮肌炎等。

2. 寒冷刺激:本病发作有明显的季节性,冬季多见。

3. 内分泌因素:女性常见,部分患者月经期加重,妊娠期减轻。

4. 遗传因素:部分患者有家族史。

**【病理】**

疾病早期,小动脉强烈痉挛,肢端苍白;继而,组织因缺氧及代谢产物积聚转为青紫;此后因大量血液进入扩张毛细血管而出现潮红;动脉痉挛缓解,正常血液流入小动脉,则皮肤恢复正常色泽。病变晚期,因长期血管痉挛,内膜增厚,动脉腔狭窄以至闭塞则指端溃疡、坏死。

**【临床表现与诊断】**

1. 中青年女性,遇寒冷或精神刺激时,出现典型的

Raynaud 现象;持续时间 15 分钟至 60 分钟不等。多为对称性发作。

2. 肢端麻木、疼痛感、后期出现指端溃疡、坏死。

3. Raynaud 现象出现时,桡、尺动脉搏动正常。

4. 冷水诱发试验:将患肢浸于 4℃冷水中约 1 分钟,可诱发 Raynaud 现象。

5. 皮温恢复试验:于室温 20 ~ 25℃屋内,测患指皮温后,将患肢浸于 4℃冷水中 20 秒,然后测患指皮温恢复时间,超过 20 分钟则为阳性。

6. 冷刺激前后动脉造影:患指浸入冷水 20 秒前后分别造影。可见指动脉管腔小、内膜粗糙、阻塞、但近心端血管及掌动脉弓正常。

7. 免疫功能检查,可能发现病因。

**【鉴别诊断】**

1. 手足发绀症:多见于青年女性,遇冷发作,手足皮肤均匀发绀,范围较广,无典型的 Raynaud 现象。

2. 网状青斑病:皮肤呈持续性网状或点状发绀,多发生于下肢,可累及上肢、躯干及面部。

**【治疗】**

1. 非手术治疗

(1) 禁烟。

(2) 保暖:注意全身及局部保暖,避免接触冷水。发作时可将手浸入 40℃左右温水中。

(3) 扩管药:利血平缓解血管痉挛,促进侧支循环形成,改善血供。口服 0.25mg,每日三次。

2. 手术治疗

(1) 胸交感神经切除术:降低血管张力,扩张血管。手术经胸切除第 2、3、4 交感神经节,近年来胸腔镜下胸交感神经切除术取得了较好的效果。

(2) 尺动脉、桡动脉及指动脉周围交感神经纤维切除术,近期效果较满意。

## 十三、手足发绀症

手足发绀症(Acrocyanosis)是自主(植物)神经功能紊乱使小血管持续性痉挛而引起的疾病,好发于青年女性的手、足部。

【病因病理】

本病病因不清,可能与自主神经功能紊乱,内分泌功能失调有关,亦有认为是患者血管本身缺陷所致。在寒冷刺激下,小动脉持续痉挛,毛细血管及小静脉扩张、淤血,出现手足皮肤青紫。

【临床表现与诊断】

1. 年青女性,手及手指,足、足趾持续青紫色,肢冷、皮温低,冷、热环境均可诱发本病,但冷环境中症状明显。

2. 患肢疼痛、触痛,肢体抬高疼痛减轻。

3. 前臂、足背动脉搏动存在。

【治疗】

1. 避免受寒。

2. 扩管药可改善症状。

3. 重症病例可试行交感神经切断术。

## 十四、胸廓出口综合征

胸廓出口综合征(thoraoic outlet syndrome)是锁骨下动脉和/或静脉及臂丛神经在胸廓出口的第一肋骨和锁骨之间,因解剖结构异常受骨质或韧带的压迫所产生的一组症候群,影响上肢功能。依据神经、血管受压后出现的主要症状而分为神经型、动脉型、静脉型及混合型。

【病因】

1. 颈肋、第一颈椎横突过长,第一胸肋、锁骨畸形、锁骨骨折。

2. 前斜角肌肥大变形或纤维化,压迫锁骨下动脉、静脉及臂丛神经引发临床症状。

3. 发生于第七颈椎横突,第一肋等处的异常韧带等均可压迫锁骨下动脉、静脉及臂丛神经。

【临床表现与诊断】

1. 多为年轻女性患者,常因上肢疼痛、无力或感觉异常而就诊，前臂尺侧肌肉小鱼际肌萎缩。

2. 往往在上肢处于某一特定姿势诱发症状。

3. 臂丛神经受压表现：上肢疼痛、麻木、无力、易疲劳。

4. 锁骨下动脉受压表现：患肢皮色苍白、肢冷、皮温下降，上肢过度外展时加重，桡动脉搏动减弱，可见 Raynaud 现象。

5. 锁骨下静脉受压表现：患肢肿胀青紫，上肢及胸壁浅静脉怒张。

6. 上肢疲劳试验：上肢外展 90°，前臂屈曲 90°，双手指快速握拳、伸指、3 分钟内手无力，下垂为阳性。

7. 上肢外展试验：上肢外展外旋 90°时，此时，锁骨下神经、血管压在胸小肌后间隙及喙突下方，病人感肩、颈及患肢疼痛，桡动脉搏动消失或减弱，手指苍白，锁骨下动脉区可闻收缩期血管杂音。

8. Adson 试验：也称斜角肌压迫试验。患者双上肢水平外展，头部转向患侧，挺胸昂头深吸气，桡动脉搏动消失或减弱为阳性。

9. X 线颈及上胸部 X 线拍片，可发现骨性病变。

10. 锁骨下动脉、静脉造影可见动脉、静脉受压部位及侧支循环情况。

【治疗】

1. 非手术治疗：适用于发病早期，症状轻微者，可锻炼肩部肌肉，改变工作姿势，避免上肢过度外伸。

2. 手术治疗

（1）手术适应证

1）第七颈椎横突过长，颈肋、第一胸肋及锁骨异常等骨性异常所致的锁骨下动脉、静脉、神经受压者。

2）锁骨下动脉、静脉受压，血管造影发现有明显狭窄者。

3）臂丛神经受压症状明显者。

（2）手术方法：扩大胸廓出口，解除对锁骨下动脉、静脉、神经的压迫。方法包括颈肋切除；第七颈椎横突切除；第一肋切除；前斜角肌切断；中斜角肌切断；异常纤维带切除术等。

（阳　军　王　其）

# 第二十三章 腹 外 疝

腹外疝是由腹腔内脏器连同腹膜壁层,经腹壁薄弱区或空隙,向体表突出所形成。腹外疝是腹部最常见的一类疾病,其中以腹股沟疝发生率最高,占 90% 以上,其次是股疝占 5% 左右,较常见的腹外疝还有切口疝、脐疝和白线疝。此外,尚有类别甚多的罕见疝。绝大多数腹外疝病例并无明确病因,其发生与该处腹壁正常强度减弱和腹内压过高两类因素有关。按疝发生的解剖部位,腹股沟疝可分为斜疝、直疝、股疝、复合疝等,按疝内容物进入疝囊的状况可分为易复性疝、难复性疝、滑动性疝、嵌顿性疝和绞窄性疝。特殊类型的疝由于进入疝囊的内容物相对特殊,对疾病的发展和治疗有一定的影响,包括 Richter 疝、Littre 疝、Maydl 疝、Amyand 疝等。

## 一、腹股沟斜疝

腹股沟斜疝从腹壁下动脉外侧的腹股沟内环突出,通过全腹股沟管,向下前方斜行,再穿过腹股沟外环,形成疝块,并可下降至阴囊。斜疝远较直疝多见,占全部腹外疝(80%)或腹股沟疝的绝大多数(90% 以上),多发生于男性,右侧多于左侧(60% 为右侧,25% 为左侧,15% 为双侧)。腹股沟疝有先天性和后天性两种。

**【病因】**

(一) 先天性

胚胎期睾丸下降时形成上通腹腔的腹膜鞘状突,少数在婴儿期未闭,成为一个天生的疝囊,形成先天性斜疝。右侧睾丸下降较左侧慢,腹膜鞘状突未闭时间较长,诱发先天性斜疝的机会较左侧多。

（二）后天性

腹膜鞘状突已闭，经由腹股沟管形成新的疝囊。

1. 腹壁抵抗力薄弱

（1）解剖结构缺陷：①腹股沟管区无肌肉保护，且精索或者子宫圆韧带通过时在腹横筋膜上形成一个裂口。②腹横腱膜弓和腹内斜肌下缘高位或发育不全。

（2）生理保护机制失效：①腹横腱膜弓（或联合肌腱）附着点高位或其他原因使之难以与腹股沟韧带靠拢。②腹横筋膜悬吊带、髂耻束等松弛，腹内斜肌和腹横肌发育不良，没有构成完整的弓状缘腱膜，肌肉变形萎缩，收缩力很小，括约作用减弱或消失。

2. 腹内压力升高且持续存在：包括生理和病理状态，如劳动、肥胖、咳嗽、便秘、腹水等。

**【诊断】**

（一）临床表现

1. 症状

（1）大多数病人早期无自觉症状，偶尔感到腹股沟区钝性疼痛，站立、负重或过度用力时加重，平卧后好转。

（2）可复性疝：决定性的症状是腹股沟区有一肿块突出，开始时病人仅在站立、劳动、行走、跑步或剧烈咳嗽时出现；平卧后，突出的肿块可自行回复，消失不见（即可复性疝）。肿块开始时较小，随着疾病发展逐渐增大，自腹股沟下降至阴囊或大阴唇内。肿块呈带柄的梨形，柄向外斜行通入腹股沟管。

（3）难复性疝：病程较久者，疝内容物与疝囊内壁经常摩擦，发生轻度炎症，逐渐形成粘连，疝内容物不能完全回纳。

（4）嵌顿和绞窄：多数并无明显诱因，也有因强度劳动或腹内压骤增时发生。突然发生者，出现明显疼痛，疝块坚实变硬，触痛明显。如嵌顿是肠襻，即可出现典型急性肠梗阻症状。

2. 体征

（1）视诊：见腹股沟管区肿块，有的可坠入阴囊，久站或咳嗽时明显。

（2）触诊：如无嵌顿，一般柔软有弹性（肠管）；有时有坚实感且无弹性(大网膜),肿块上缘延绵不清,有柄蒂进入腹股沟管,无压痛。

(3) 咳嗽冲击试验和疝块回纳实验:病人仰卧,检查者用手轻按肿块上,嘱其咳嗽,有膨胀冲击感;向外上方轻推,开始常有轻微阻力感,随即很快回纳消失。

(4) 疝环检查:疝块回纳后,检查者用食指尖轻挑阴囊皮肤沿精索向上插入扩大的外环,进入腹股沟管内。嘱病人咳嗽,肿块并不出现;移开手指,见疝块自外上方向内下方突出,可确诊为腹股沟斜疝。压迫内环实验用来鉴别直疝和斜疝时,后者在疝块回纳后并用手指压住内环让病人咳嗽,疝块仍可出现。

(二) 鉴别诊断

1. 睾丸鞘膜积液:完全在阴囊内,肿块上缘可触及,无蒂柄进入腹股沟管内。发病后,从来不能回纳,透光试验检查呈阳性。肿块呈囊性弹性感。睾丸在积液之中,故不能触及,而腹股沟斜疝时,可在肿块后方扪及实质感的睾丸。

2. 精索鞘膜积液:肿块位于腹股沟区睾丸上方,无回纳史,肿块较小,边缘清楚,有囊性感,牵拉睾丸时,可随之上下移动。但咳嗽无冲击感,透光试验阳性。

3. 交通性鞘膜积液:肿块于每日起床或站立活动后缓慢出现逐渐增大,平卧和睡觉后逐渐缩小,挤压肿块体积也可缩小,透光试验阳性。

4. 睾丸下降不全:隐睾多位于腹股沟管内,肿块小,边缘清楚,用手挤压时有一种特殊的睾丸胀痛感,同时,患侧阴囊内摸不到睾丸。

5. 髂窝部寒性脓肿:肿块往往较大,位置多偏右腹股沟外侧,边缘不清楚,但质软且有波动感。腰椎或骶髂关节有结核病变。

**【治疗】**

除部分婴儿外,腹股沟斜疝不能自愈。治愈的方法是手术治疗。婴儿在长大过程中,腹肌逐渐强壮,斜疝有自愈可能。一般主张 1 周岁内的婴儿,暂不手术。

1. 疝带治疗:适宜于年老体弱或身患其他重病不能施行手术者。长期使用疝带后,可使疝囊颈部因反复摩擦变得肥厚坚韧,从而促进疝内容物和疝囊内壁发生粘连,形成难复性疝。

2. 嵌顿性疝的手法整复法:腹股沟斜疝一旦嵌顿,需立即施行紧急手术加以解除,以防止肠段坏死。仅在少数情况下,可以试行手法整复。

(1) 适应证:①嵌顿时间较短(3~5小时以内),估计尚未形成绞窄,没有腹膜刺激症状。②疝环周围组织富于弹性的小儿。③病史长的巨大疝,估计腹壁缺损较大而疝环松弛者。

(2) 注意事项:①回纳后应严密观察24小时。②注意有无腹痛、腹肌紧张及大便带血现象。③注意肠梗阻现象是否得以解除。④手法复位有一定的危险性,必须严格控制应用,成功后建议患者择期手术治疗,以防复发。

3. 手术方法:无张力疝修补是目前外科治疗的主要方法。循证医学表明,无张力修补可减轻术后疼痛,缩短恢复时间,降低疝复发率。

按手术原理及修补层次,腹股沟疝手术方法可分为以下各类:

(1) 加强腹股沟后壁的经典缝合修补:如Bassini、Shouldice等术式。

(2) 加强腹股沟后壁的无张力疝修补:如单纯平片修补(Lichtenstein、Trabucco等)术式和网塞加平片修补(如Rutkow、Millikan等)术式。

(3) 腹膜前间隙的无张力疝修补:如Kugel、Gilbert、Stoppa等修补术式。

(4) 腹腔镜腹股沟疝修补:①经腹膜外路径的修补(TEP);②经腹腔的腹膜前修补(TAPP);③腹腔内的补片修补(IPOM)

【术后并发症】

1. 最常见的是阴囊血肿:通常与手术止血不彻底,剥离面过大有关,因而疝气患者应早期就诊,避免造成粘连过重,增加手术难度。

2. 切口感染:发生率很低,但一旦发生,后果严重,会引起补片感染,甚至修补失败。

3. 疝气复发:随着无张力的补片修补术,无论是微创手术还是开放手术,复发率已经降低到 1% 以下。补片放置位置及妥善固定措施是无复发率的关键因素所在。

4. 术后的舒适度,疼痛程度:有些患者术后会有疼痛、麻木、牵扯和不适感,随着时间的延长,多数会减轻。提高患者术后生活质量并重视术后患者的舒适度,是腹股沟疝修补术成功的关键和目标。随着微创腹腔镜技术的进步,腹股沟疝患者将有更高的满意度。

5. 手术周围区域的组织受累所导致的一系列的问题:①精索血管的损伤导致缺血性睾丸炎及睾丸坏死;②膀胱损伤;③腹腔脏器的损伤;④腹壁血管损伤导致的出血;⑤补片对周围组织的慢性侵蚀导致组织损伤甚至瘘。

## 二、腹股沟直疝

腹壁内脏自腹壁下动脉内侧的腹股沟三角(Hesselbach 三角)直接脱出而形成的疝,称为腹股沟直疝;其不经过内环、腹股沟管,也不坠入阴囊;常见于年老体弱者,属于后天性疝,特别容易继发于长期咳嗽的老年慢性支气管炎、前列腺肥大等疾病。

**【病因】**

腹股沟区内侧是一个特别薄弱区,仅有一层菲薄无力的腹横筋膜覆盖,其浅面即是腹外斜肌腱膜和皮肤。如遇到腹内斜肌和联合肌腱在腹直肌鞘和耻骨梳韧带的止点位置偏高,肌纤维斜度较小和老年肌肉退化、萎缩,则腹股沟管内侧的空隙变宽,极易引起疝。此外,慢性咳嗽、排尿困难、慢性便秘和过强的劳动等都可以增加腹内压,是促进直疝发生的诱因。

**【诊断】**

(一) 临床表现

①多见于老年人,极少发生在女性和儿童;②直疝疝块呈半球形,位于耻骨结节上方,在患者直立时出现。平卧时,由于疝囊颈宽大,多能自行回入腹腔而消失;③不需手法进行复位,极少发生嵌顿;④肿块基底宽,罕见坠入阴囊;⑤回纳后指压内环和增加腹

压后肿块仍可出现;⑥直疝三角可触及明显的腹壁缺损;⑦若部分膀胱壁构成滑动性疝的一部分,可有膀胱刺激症状。

（二）鉴别诊断

主要是腹股沟直疝与斜疝的鉴别诊断(表23-1)。

**表23-1　腹股沟直疝与斜疝的鉴别诊断**

| | 斜疝 | 直疝 |
|---|---|---|
| 好发年龄 | 儿童及青壮年 | 老年 |
| 突出路径 | 经腹股沟管突出,由外上方斜向内下方,可进入阴囊 | 由Hesselbach三角直接自后向前突出,从不进入阴囊 |
| 疝块外形 | 疝块呈椭圆形或梨形,上部呈蒂柄 | 半球形,基底部宽 |
| 疝内容物回纳后压住疝环 | 疝块不再突出 | 疝块仍突出 |
| 精索与疝囊关系 | 精索在疝囊后方 | 精索在疝囊前外方 |
| 疝囊颈与腹壁下动脉关系 | 疝囊颈在其外侧 | 疝囊颈在其内侧 |
| 嵌顿发生率 | 较高 | 较低 |

【治疗】

治疗原则同腹股沟斜疝,详见本章腹股沟斜疝。

## 三、股　　疝

股疝是指脏器或组织经股环突入股管,再经股管突出卵圆窝的疝,即疝囊通过股环、经股管向卵圆窝突出的疝。股疝是腹股沟区疝中发病率最低的一种疝,约占腹外疝的3%~5%。

斜疝、直疝和股疝的发生具有相同的解剖学基础,都来自于耻骨肌孔,故股疝亦应归于腹股沟疝,国外很多文献早已把腹股沟疝和股疝相提并论。

【发病机制】

股管是一个狭长形潜在性间隙,股管下口卵圆窝为筛状板所覆盖,大隐静脉在此穿过筛状板而汇入股静脉,是阔筋膜的一个缺陷,可形成疝。股管内疝内容物似直线状下坠,出卵圆窝后折转向前形成一锐角。加以股环本身狭小、周围韧带坚韧,极易发生嵌顿和绞窄。股疝的嵌顿几率是腹外疝中最高的,达60%,其中半数是绞窄。

【诊断】

(一)临床表现

1. 股疝多见于中年以上的经产妇女,右侧多见。

2. 股疝疝块一般不大,呈半球形隆起,位于腹股沟韧带下方卵圆窝处。

3. 症状轻微,常不为病人注意,特别在肥胖者更易疏忽,仅在久站或咳嗽时,略有坠胀感。

4. 疝囊颈较狭窄,咳嗽冲击感不太明显。

5. 早期易回纳,由于疝块外有较多的脂肪组织,疝块并不完全消失。往后,疝囊易于与大网膜发生粘连而难以回纳,形成难复性疝。

6. 股疝极易发生嵌顿,且迅速发展为绞窄。

7. 疝块突发嵌顿,引起局部剧烈疼痛,出现明显的急性肠梗阻症状。腹痛可以十分剧烈,以致有些病例可掩盖局部症状,特别是对于没有股疝病史的,极易漏诊。因此,凡急性腹痛病人特别是妇女,一律需检查卵圆窝部。

(二)鉴别诊断

1. 腹股沟疝:腹股沟疝位于腹股沟韧带的上内方,呈梨形,而股疝则位于其外下方,多呈半球形。疝块回纳后,用手指紧压腹股沟管内环,嘱病人站立或咳嗽,在腹股沟斜疝时疝块不再出现,而股疝则复现。腹股沟直疝位于腹股沟韧带上方,手指检查腹股沟 Hesselbach 三角,腹壁有缺损。

2. 脂肪瘤:股疝疝囊外常有一增厚的脂肪组织层,在疝内容物回纳后,局部肿块不一定完全消失。这种脂肪组织有被误诊为脂肪瘤的可能。两者不同在于脂肪瘤的基底并不固定，活动度较大，股疝基底是固定而不能被推动的。

3. 大隐静脉曲张结节：在病人站立或咳嗽时可增大，平卧时消失，可误为可复性疝。鉴别要点在于用手指按压住股静脉近侧端，可使大隐静脉曲张结节膨胀增大，而股疝则否。静脉曲张者常伴有下肢其他部分的静脉曲张。

4. 淋巴结肿大：嵌顿性股疝应与急性淋巴结炎相鉴别，后者常呈椭圆形，虽有压痛，但没有剧烈腹痛等急性肠梗阻症状。

5. 髂腰部寒性脓肿：因有咳嗽冲击感，平卧时肿块也能部分缩小，可与股疝相混淆，但它多位于腹股沟外侧偏髂窝处，有较明显的波动。X线片可见腰椎或髂窝关节结核。

【治疗】

由于股疝具有相当高的嵌顿、绞窄和肠切除的发生率，延误治疗将增加死亡率，老年患者尤其明显，故早期手术治疗是股疝唯一有效的方法。常见的手术方法有：

（1）传统修补：经腹股沟的McVay修补法和经股部封闭股环的修补法。

（2）Plug网塞填充法。

（3）腹膜前间隙耻骨肌孔覆盖方法。

## 四、嵌顿和绞窄性疝

1. 嵌顿性疝：疝内容物突然不能回纳，发生疼痛等一系列症状者，称为嵌顿性疝。如嵌顿的内容物为小肠，则可产生急性肠梗阻症状。其主要病理特点是肠腔受压梗阻，但供应其的动静脉血运尚未受阻。如果嵌顿仅为肠壁的一部分，肠系膜并未进入疝囊，称为肠管壁疝，或叫Richter疝。如果嵌顿的部分是或有Meckel憩室，则称为Littre疝。嵌顿有时包含数个连续的肠襻，形如“W”形，称为逆行性嵌顿疝（Maydl疝）。

2. 绞窄性疝：嵌顿性疝如不及时解除，因肠系膜受压致使疝内容物发生血循环障碍甚至坏死者称之为绞窄性疝。

股疝嵌顿发生较腹股沟疝多一倍。疝发生嵌顿或绞窄后，其预后和患者年龄、发病与手术时距、病变程度(单纯嵌顿、绞窄或已发生肠坏死)、伴发疾病以及疝的种类有关。

【病因病理】

1. 弹力性嵌顿:腹腔压力突然升高,疝内容物被强行挤过狭小坚韧的疝门进入疝囊,而随之腹腔压力突然恢复正常,疝囊颈弹性收缩,疝内容物无法回纳。

2. 粪便性嵌顿:含有大量粪便的肠襻突然进入疝囊或大量粪块突然进入疝囊内的近端肠襻,膨胀充盈的近端肠襻在疝门处压迫阻塞远端肠襻。

【临床表现】

1. 疝块突然增大,不能回纳,并出现明显疼痛。

2. 疝块坚实变硬,触痛明显,咳嗽时疝块无冲击感。

3. 如嵌顿的是肠襻,则出现典型急性肠梗阻症状:剧烈的阵发性腹痛,伴有呕吐,排气排便停止,肠鸣音亢进,还可出现腹胀。

4. 闭襻性肠梗阻,有时甚至可以掩盖局部症状。Richter疝临床多见的是嵌顿仅及肠腔1/3以内,则一般不引起完全梗阻。嵌顿性疝多数并无明显诱因,也有因强度劳动或使腹内压力骤增的动作时发生。

5. 绞窄是嵌顿的进一步发展,是不能截然分开的两个连续性阶段。晚期,肠壁逐渐坏死穿孔,囊内溶液因感染呈脓性并混有粪便;可引起疝被盖各层的急性蜂窝织炎或脓肿;如自体表穿破,则形成粪瘘;感染延及腹腔则引起急性弥漫性腹膜炎。

【处理要点】

1. 对嵌顿疝实施手法复位前一定要确认无疝内容的绞窄坏死。

2. 腰麻安全并可有助于消除梗阻所致的肠痉挛及松解卡紧的疝环,老年人可用局麻。

3. 应在直视下剪断疝环,解除嵌顿,切勿误伤肠管。不能让肠管缩入腹腔内,并且还需将全部被嵌顿的肠襻连同其近远端正常的肠段各约20cm,自腹腔拖出显露在切口外,观察其活力。有少数嵌顿性疝,因麻药的作用,疝环松解,肠管缩回腹腔,则必须重新拖出肠管,辨认被嵌顿过的肠段是否有坏死和失去活力的情况。

4. 如肠管已有坏死，或已失去活力，或高度怀疑其无生机时，均需将其切除，进行端端吻合。

5. 病人情况不允许做肠切除吻合时，将坏死或生命力可疑的肠管外置于腹壁外，其近侧端插入肛管减压，解除梗阻。待1～2周后，病人一般情况好转，再施行肠切除吻合术。

6. 凡施行肠切除吻合的，手术区污染严重，在高位结扎疝囊后，一般不宜做补片修补术，以免感染，造成手术失败。

## 五、腹股沟滑动性疝

腹腔后位的脏器在疝的形成过程中，随后腹膜壁层被下牵，滑经疝门构成疝囊的一部分，称为滑动性疝。绝大多数见于男性，常为50岁以上者。

**【诊断】**

1. 临床表现：患者多肥胖。疝右侧多见，疝块巨大柔软，多坠入阴囊。内容物多为盲肠及其相连的回肠、阑尾、升结肠等。在左侧则为乙状结肠与降结肠。疝囊内活动的内容一般较多，如大段回肠，可以回纳；但其滑动的腹膜后内脏如盲肠始终不能回复，构成难复性疝。滑动性疝较少发生嵌顿，手术前难以确诊，多在术中发现。

2. 辅助检查：X线钡剂灌肠可见疝囊内有肠段显影。

**【治疗】**

手术重建完整疝囊，荷包缝合以关闭腹腔；然后施行Bassini或McVay术修补腹股沟管。

## 六、复发性腹股沟疝

复发性腹股沟疝是指由于手术不彻底或者手术后又被诱发的腹股沟疝。腹股沟疝术后复发率在4%～10%左右，最易复发的时间在术后6～12个月，直疝的复发率是斜疝的4倍，复发疝修补后的再次复发率会更高。

【病因】

根据复发疝的发生过程可将其分为两类。

1. 真性复发疝：初次手术的部位再次发生疝，复发疝的解剖部位和类型与初次手术相同。

2. 假性复发疝：①遗留疝：初次疝修补手术时，其他部位尚存在临床未能发现的伴发疝，未彻底探查而遗留。②新发疝：因病人自身原因，在初次手术成功并彻底探查排除伴发疝后重新再发生的新疝。

真性复发疝一般与下列因素相关：①患者年龄；②劳动强度：脑力劳动者疝复发率更高，与腹壁肌肉强度相关；③原发疝类型大小：腹股沟直疝比斜疝高，联合疝复发率更高，原发疝越大，术后复发几率也越高；④伴发疾病：慢性支气管炎、哮喘、前列腺肥大、习惯性便秘等增加复发几率；⑤手术方式：与手术方法、入路和手术技术的失误有关；⑥渗血、感染及神经损伤；⑦手术失败。

【治疗】

复发疝的手术治疗避开前次手术创伤所造成的解剖不清和手术难度增加是优先考虑的因素。如前次手术为常规开放手术，复发后再次手术采用后入或腹腔镜手术修补。另外，术者的经验是复发疝治疗选择需要考虑的又一因素。

## 七、腹部切口疝

腹部切口疝系指发生于腹部手术切口的疝，临床上相当多见，占腹外疝的第三位。

【发病机制】

1. 解剖基础：腹部纵切口除腹直肌外，切断了所有横行走向的腹壁各层肌肉、筋膜、腹膜、鞘膜组织纤维；在缝合后，又容易受到肌肉的横向牵引力而易发生裂开。即使是腹直肌，也因切断肋间神经而有损它的强度。为此，应尽量少用腹直肌旁切口，代之以横行切口、正中切口或旁正中切口。

2. 直接诱因

(1) 术中处理不当：例如术中缝合层次有误，对合不当，缝合不密，嵌入其他组织，或缝腹膜时留有缺口；麻醉效果不佳，强行拉拢创缘缝合引起组织撕裂。

(2) 术后处理不当：手术留置引流物过久合并切口发生感染。据统计，切口一期缝合，切口疝发生率少于 1%，一旦发生感染，发生率增至 10% 左右。

(3) 手术后腹内压力升高：如手术后肠麻痹引起的腹胀、频繁呕吐，以及原有的老年慢性支气管炎和术后并发肺炎所致的剧烈咳嗽，均可使缝线撕脱或组织撕裂。

【诊断】

1. 腹部切口疝一般多见于纵切口，多发生于手术后几个月内。

2. 疝囊多不完整，疝环较大，不易发生嵌顿，内容物多为大网膜和小肠，可与疝囊壁发生粘连，形成难复性疝。

3. 症状及体征

(1) 腹壁切口有肿块突出，在病人站立、行走、用力时更为明显，平卧时则消失。

(2) 小的切口疝无其他症状，大的和巨型切口疝可引起腹内不适和牵拉感，并有消化不良、腹胀、腹部隐痛和慢性便秘等。

(3) 切口瘢痕处可见肿块，柔软，大的直径可达 10 ~ 20cm，甚至更大。疝内容物回纳后，可清楚地摸到疝环边缘。有时疝内容物为小肠，可见蠕动波及听到肠鸣音。

【治疗】

治疗主要是手术治疗，仅在年老体弱不能忍受手术，或有顽固性剧咳不能控制者可使用弹性绷带包扎。手术治疗有两种：单纯修补和成形术，详见第三十六章。

## 八、脐　　疝

### 婴儿脐疝

婴儿脐疝属于先天性。脐部发育不全，脐环没有完全闭锁；或脐部有瘢痕组织薄弱，不够坚固。当腹压骤然增加时，内脏可以从脐部突出而形成脐疝。婴儿腹压增加的主要原因有经常啼哭、包茎、咳嗽或便秘等。

【诊断】

1. 脐疝大多位于脐的上方,因为脐静脉位于脐部上缘,该区更趋薄弱。

2. 一般直径约为 1 ~ 2cm,疝的内容物多是大网膜、小肠;被盖仅为瘢痕组织、皮下组织和皮肤。

3. 婴儿脐疝多属于易复性疝,嵌顿少见。

4. 当啼哭、站立或用劲时,疝块增大、紧张,无其他症状。往往在洗澡、换衣服或无意中发现。

【治疗】

1. 在 2 周岁之前,除非嵌顿,可以等待,或采取贴胶布疗法,因脐疝尚有迟至 1 ~ 2 岁时自行关闭的可能。

2. 已经满 2 周岁,脐疝环直径超过 1.5cm 者宜用手术治疗。

### 成人脐疝

【诊断】

1. 多发生于中年肥胖的经产妇女。

2. 常见的诱因是妊娠、大网膜脂肪过多、慢性咳嗽、肝硬化腹水等。

3. 主要症状有脐部看到半球形疝块,内容可回纳,也有咳嗽冲击感。常伴有消化不良、腹部不适和隐痛。巨大的脐疝可呈悬垂状。

4. 疝内容物初期多为大网膜,随后还有小肠、结肠等,常因与疝囊发生广泛粘连,形成多房性间隙。

5. 成人脐疝较易嵌顿和发生绞窄,因其脐环一般较小,周围瘢痕组织较坚韧。

【治疗】

手术治疗。嵌顿时,应紧急手术。

## 九、其　他　疝

### 白线疝

白线疝指发生在腹壁正中白线上的疝。

【病因】

白线是由左右侧的腹直肌的纤维相互交叉而成,发育不良时可出现较大间隙,形成一薄弱点,当腹压骤然升高而形成白线疝。

【临床表现】

1. 白线疝绝大多数在脐上,也称为腹上疝。

2. 早期白线疝的内容是腹膜外脂肪组织,无疝囊。随着白线疝的发展,内脏推动腹膜从间隙中突出,形成一完整的有疝囊的疝。

3. 白线疝一般较小,内容物多为大网膜,和疝囊易发生粘连,成为难复性疝,但很少嵌顿。

4. 白线疝早期一般无症状,也不易被发现。以后,因发生粘连,大网膜牵拉,可有上腹部疼痛、消化不良、恶心、呕吐等症状。

5. 疝块回纳后,可在白线区扪到空隙。

【治疗】

小的白线疝如无症状无需治疗。较大且症状明显的白线疝应手术治疗。早期只限于切除脂肪,但如有疝囊,必须接扎疝囊颈后,予以切除,缝合白线上的间隙,以封闭疝环。

## 腰疝

自腰三角间隙突出的疝统称为腰疝。

【临床表现】

1. 腰疝多发生于年老消瘦的妇女。

2. 腰部可见一易复性疝快,有咳嗽冲击感。

3. 大多数没有症状。巨大腰疝有牵拉不适和消化不良等症状。

4. 腰疝疝囊颈较宽,发生嵌顿较少(10%)。

【治疗】

没有症状的腰疝可用弹力绷带紧束,大而有症状的腰疝,需进行手术修补。手术方法是切除疝囊,利用肌肉带蒂或游离阔筋膜、腰筋膜、臀筋膜等,做重叠缝合填补疝孔。

## 闭孔疝

经闭孔管所突出的疝称为闭孔疝。

【临床特点】

1. 闭孔疝多见于消瘦的老年妇女,因妇女的骨盆较宽阔,闭孔也相应宽大。

2. 内容多为小肠,也有结肠、膀胱、卵巢等。

3. 主要症状:股部和膝关节内侧局部刺痛、麻木和异常感觉,为闭孔神经受压引起。咳嗽或用劲时,疼痛加剧,而当患侧下肢处于屈曲、内收和内旋位置时,疼痛减轻,有时可消失。

4. 直肠或阴道指诊时,在盆骨前壁处可扪及到有条索感的疝囊颈部。

5. 闭孔疝易致嵌顿和绞窄,这是因为闭孔管狭窄及周围组织坚韧所致。嵌顿时并发剧烈的腹痛,此时,大多数病人常以原因不明的急性肠梗阻症状而收入院,往往在剖腹探查时才明确。

【治疗】

手术经腹腔对合缝合闭孔内肌和闭孔筋膜,关闭内口。

## 半月线疝

半月线即指腹直肌外侧缘。

【临床表现】

1. 半月线疝常位于髂前上棘至脐部的连线和半月线的交叉处。这是由于腹直肌在半月线以下没有后鞘,只有腹横筋膜,形成一薄弱区所致。

2. 半月线疝一般位于腹外斜肌深层,不易诊断,常误诊为脂肪瘤,多因嵌顿手术时才发现。

【治疗】

手术遵循一般疝手术原则处理,腹横肌腱缺损以丝线对合缝合。

（李兴睿）

# 第二十四章　外科感染性疾病

## 一、皮肤、软组织感染

### 疖

疖又称疗，是单个毛囊及其所属皮脂腺的急性化脓性感染，常扩展到皮下组织。致病菌多为金黄色葡萄球菌和表皮葡萄球菌。疖可发生在任何有毛囊的皮肤区，以及头面颈背臀部多见。

【临床表现】

初起时局部皮肤有红、肿、痛的小硬结，数日后结节中央组织坏死、软化，中心处出现黄白色的脓栓；继而脓栓脱落，破溃流脓，炎症消失，一般无全身症状。

面疖特别是鼻、上唇及周围所谓“危险三角区”的疖症状常较重，因为有丰富的淋巴管和血管网，随意挤压或挑刺，病菌可经内眦静脉、眼静脉进入颅内海绵状静脉窦，引起化脓性海绵状静脉窦炎，出现颜面部进行性肿胀，可有寒战、高热、头痛、眼角压痛、呕吐、甚至出现昏迷，病情十分严重。

疖病是指多处疖或者在一段时间内反复发生在身体各部。好发于营养不良的小儿或糖尿病患者。

【治疗】

以局部治疗为主。

1. 早期促使炎症消退红肿阶段可选用热敷、超短波、红外线等理疗措施，也可敷贴加油调成糊状的中药金黄散、玉露散或鱼石脂软膏。

2. 局部化脓时及早排脓，疖顶见脓点或有波动感时用石炭酸点涂脓点或用针头将脓栓剔出，或作切开引流，禁忌挤压。

出脓后敷以呋喃西林、湿纱条或以化腐生肌的中药膏，直至病变消退。

3. 全身症状明显或并发急性淋巴结炎、淋巴管炎时，可选用青霉素或复方磺胺甲嘧唑（复方新诺明）等抗菌药物治疗，或用清热解毒中药方剂等。有糖尿病者应给予降糖药物或胰岛素等相应治疗措施。

（俞亚红）

## 痈

中医称“疽”。痈（carbuncle）指多个相邻毛囊及其周围组织的急性化脓性感染，也可由多个疖融合而成。

**【病因病理】**

致病菌以金黄葡萄球菌为主。多发生在身体比较衰弱的成年人或糖尿病人。病变好发于皮肤较厚的部位，如项部和背部（俗称“对口疔”和“搭背”）。感染常从毛囊底部开始，沿阻力较小的皮下组织蔓延，再沿深筋膜向外周扩展，侵及邻近的许多脂肪柱，然后向上穿入毛囊群而形成多个脓头的痈。

**【临床表现】**

初起为皮肤硬肿、呈一片紫红色浸润区，质韧，界限不清，中央部表面有数个凸出点或脓点，破溃后呈蜂窝状，像“火山口”，内含脓液和大量坏死组织，引流区域淋巴结肿大，局部疼痛加剧，多数病人有明显的全身症状；易发生淋巴管炎、淋巴结炎和静脉炎。唇痈容易引起颅内化脓性海绵状静脉窦炎，病情凶险。

**【治疗】**

局部处理：初期仅有红肿时，可用50%硫酸镁或75%酒精湿敷，鱼石脂软膏、金黄散等敷贴，也可以0.5%络合碘湿敷。同时静脉给予抗生素，争取病变范围缩小。已出现多个脓点、表面紫褐色或已破溃流脓时，需要及时切开改善引流。一般作“+”或“++”形切口切开引流，切口线应超出病变边缘皮肤，深达筋膜或筋膜下，清除所有坏死组织，然后填塞纱条或碘仿纱布，以后每日更换敷料。伤口内使用生肌散，促使肉芽组织生长，促进创面收缩愈合。较大的创面在肉芽组织长出后，可行植皮术以加快修复。如有糖尿病应控制血糖。

（俞亚红）

## 急性蜂窝织炎

急性蜂窝织炎（acute cellulitis）是指疏松结缔组织的急性感染，可发生在皮下、筋膜下、肌间隙或是深部蜂窝组织。其特点是病变不易局限，扩散迅速，与正常组织无明显界限。致病菌多为溶血性链球菌、金黄葡萄球菌以及大肠杆菌或厌氧性细菌等，亦可为混合感染。炎症可由皮肤或软组织损伤后感染引起，也可由局部化脓性感染灶直接扩散或由淋巴血液传播而发生。

【临床表现】

1. 表浅者，局部有明显红、肿、热、痛，并向四周扩散，病区皮肤与正常皮肤无明显分界，病区中央常因缺血而发生坏死。如果病变部位组织松弛如面部、腹壁等，则疼痛较轻。

2. 深在者，局部红肿不明显，常只有疼痛和局部深压痛，但全身症状重。

3. 均有发热，部分病人出现寒战、白细胞升高。

4. 形成脓肿后可触及波动感。口底、颌下和颈部的急性蜂窝织炎可发生喉头水肿，压迫气管，引起呼吸困难甚至窒息，有时可蔓延到纵膈。由厌氧性链球菌、拟杆菌和多种肠道杆菌引起的蜂窝织炎，又称捻发音性蜂窝织炎或产气性皮下蜂窝织炎。常发生在被肠道或泌尿道内容物污染的会阴部，腹部伤口，局部有捻发音，蜂窝组织和筋膜有坏死，且伴有进行性皮肤坏死，脓液恶臭，全身症状严重。

【治疗】

治疗抗菌药物一般先用新青霉素或头孢类抗生素，疑有厌氧菌感染时加用甲硝唑。根据临床治疗效果或细菌培养与药敏报告调整用药。

1. 患者休息,局部治疗,热敷或中药外敷,50% 硫酸镁湿敷,或敷贴金黄散、鱼石脂膏,也可用紫外线或超短波治疗。

2. 适当加强营养,必要时给予止痛退热药,使用抗生素。

3. 经正确处理仍不能控制其扩散者应做广泛多处切开引流。口底及颌下急性蜂窝织炎经短期抗炎治疗无效时应及早切开减压,以防喉头水肿、压迫气管窒息致死。对产气性皮下蜂窝织炎,伤口应 3% 过氧化氢液冲洗、湿敷处理,并采取隔离治疗措施。

(俞亚红)

## 丹毒

丹毒(erysipelas)是皮肤及其淋巴管网的急性炎症感染,为乙型溶血性链球菌侵袭所致。丹毒蔓延快,少有组织坏死或化脓,伴有全身反应,治愈后易复发。

【临床表现】

1. 好发部位是下肢与面部。

2. 局部表现为片状红疹,颜色鲜红,中间较淡,边缘清楚并隆起,手指轻压可退色,去除压力后红色恢复。

3. 红肿区有时发生水泡,局部有烧灼样疼痛。

4. 附近淋巴结肿大。

5. 常伴头痛、畏寒、发热等全身症状。

6. 足癣、溃疡或血丝虫感染可致下肢丹毒反复发作。

7. 下肢丹毒反复发作导致淋巴水肿,在含高蛋白淋巴液刺激下局部皮肤粗厚、肢体肿胀,甚至发展成“象皮肿”。

【治疗】

1. 卧床休息,抬高患肢。

2. 局部可以 50% 硫酸镁液湿热敷或 3% 碘酊涂擦。

3. 全身应用抗菌药物,如青霉素、头孢类抗生素等。局部及全身症状消失后,继续用药 3 ~ 5 天。

4. 治疗原发感染灶。如足癣等,以防复发。对复发性丹毒可用小剂量 X 线照射，0.5～1Gy/次，两周一次，共 3～4 次。

（俞亚红）

## 急性淋巴管炎和淋巴结炎

病菌从皮肤、黏膜破损处或其他感染病灶侵入，经组织间隙进入淋巴管内，导致淋巴管与淋巴结的急性炎症，称为急性淋巴管炎（acute lymphagitis）。急性淋巴结炎（acute lymphadenitis）好发部位多在颈部、腋窝和腹股沟，或是肘内侧或腘窝。致病菌有乙型溶血性链球菌、金黄葡萄球菌等。

【临床表现】

1. 急性淋巴管炎分为网状淋巴管炎（丹毒）与管状淋巴管炎。管状淋巴管炎多见于四肢，下肢更常见。管状淋巴管炎分为深浅两种。浅者皮面呈一条或多条“红线”状隆起，触之有压痛。深者不出现红线，但有条形触痛区。两种淋巴管炎都可以引起全身性反应，如发热、畏寒、头痛、食欲减退和全身不适等症状，病情取决于病菌的毒性和感染程度，常与原发感染有密切关系。

2. 急性淋巴结炎轻者局部仅有淋巴结肿大、触痛，重者伴全身症状，淋巴结脓肿形成时皮肤表面可触到软化处波动感。

【治疗】

1. 早期应用抗生素。
2. 局部湿敷，休息，抬高患肢。
3. 形成脓肿者应切开引流。

（俞亚红）

## 脓肿

急性感染后，组织或器官内病变组织坏死、液化后，形成局限性脓液积聚并有一完整脓壁者，称为脓肿。致病菌多为金黄色葡萄球菌。脓肿常继发于各种急性化脓性感染，如急性蜂窝织炎，急性淋巴结炎，疖等，也可发生在局部损伤的血肿或异物存留处。还可由远处原发感染灶经血流、淋巴管转移而来。

【临床表现】

浅部脓肿,局部隆起,有红、肿、热、痛的典型症状,与正常组织分界清楚,压之剧痛有波动感。深部脓肿,局部红肿不明显,一般无波动感,但局部有疼痛和压痛,穿刺可确诊。

结核杆菌引起的脓肿。病程长,发展慢,局部无红、痛、热等急性炎症表现,称为寒性脓肿。常继发于骨关节结核,脊柱结核。位于腘窝、腹股沟区的脓肿需与此处的动脉瘤相鉴别。后者呈膨胀性搏动、有时可闻及血管杂音,如阻断近侧动脉,肿块可缩小。搏动和杂音均消失。

【治疗】

1. 脓肿尚未形成时与疖病治疗相同。
2. 脓肿有波动或穿刺抽出脓液应做切开引流。
3. 切开大型脓肿,要慎防休克,必要时输血,应用抗生素。

(俞亚红)

# 二、手部急性化脓性感染

## 甲沟炎

指甲根部与皮肤连接紧密,皮肤沿指甲两侧伸延形成甲沟。甲沟炎(paronychia)是甲沟及其周围组织的感染,常因甲沟周围微小刺伤、逆剥(拔“倒刺”)、修甲过深或嵌甲引起。致病菌多为金黄葡萄球菌。

【诊断】

起初,炎症多限于指(趾)甲一侧软组织,甲沟近端皮肤出现红肿、疼痛。炎症经一侧甲沟蔓延到甲根部的皮下及对侧甲沟,形成半月脓肿。化脓后可在指甲侧面及甲床基底部出现黄白色脓液,成为指甲下脓肿,此时疼痛加剧。如不及时处理或处理不当,可成为慢性甲沟炎或慢性指骨骨髓炎。

【预防】

手指有小伤口时，及早用碘酒和酒精消毒，并用无菌敷料包扎。剪指甲勿过短，勿拔“倒刺”。

【治疗】

早期热敷、理疗、抬高患肢，局部可选用鱼石脂软膏、金黄散等敷贴或超短波、红外线等理疗，或用高锰酸钾溶液(1 : 5000)温热浸泡，每日 3 次，每次半小时左右，同时应用抗生素。一侧甲沟化脓时做纵行切开引流。感染累及指甲基底部皮下周围时，可在两侧甲沟做纵行切开，将甲根上皮翻起，切除指甲根部，置一小片凡士林纱条或乳胶片引流。若甲床下积脓，应拔除一部分指甲甚至全片指甲，手术时需注意避免甲床损伤，以利指甲再生。伤口一般 2 周左右愈合，否则应考虑引流不畅或其他感染。

（俞亚红）

## 脓性指头炎

脓性指头炎是指末节掌面皮下组织的化脓性感染，多因皮肤刺伤、破损带入污物或挤压伤引起。致病菌多为金黄色葡萄球菌。

【临床表现】

初起时，指尖针刺样疼痛，组织迅速肿胀，压迫指动脉变为跳痛，患肢下垂时跳痛加剧，常影响睡眠和饮食。指头红肿不明显，严重时皮肤呈黄白色，同时有轻度发热和食欲不佳。炎症发展到后期，软组织缺血坏死后，疼痛反而减轻，但常可引起指骨缺血坏死，形成化脓性腱鞘炎、骨髓炎，伤口经久不愈。

【治疗】

当指尖出现疼痛而肿胀不明显时，可抬高患肢，患指制动，用热盐水浸泡或鱼石脂软膏外敷，同时给予抗菌药物。若患指剧烈疼痛、肿胀明显、伴有全身症状，应当及时切开引流，以免感染侵入指骨。通常采用指神经阻滞麻醉，选用末节指侧面作纵切口，切口远侧不超过甲沟的 1/2，近侧不超过指节横纹，将皮下纤维索分离切断,剪去突出的脂肪使脓液引流通畅。脓腔较大则宜作对口引流,切口内放置橡皮片引流,有死骨片应当除去。也可在压痛最明显处做直切口,排尽脓液后涂一层氧化锌软膏包扎,不放引流。切口不应做成鱼口形,以免术后瘢痕形成影响手指感觉。

(俞亚红)

## 化脓性腱鞘炎

化脓性腱鞘炎是细菌浸入腱鞘内引起的一种化脓性感染。多因手指深部刺伤引起,亦可由近皮下组织感染蔓延而致。致病菌多为金黄色葡萄球菌。

【诊断】

起病急,进展快,多有发热、寒战、头痛、食欲缺乏、出汗等全身症状。患指疼痛剧烈,处于微屈位时,疼痛可稍缓解。任何轻微的主动或被动伸直时都可引起剧痛,常因剧痛而彻夜不眠。患指呈均匀性肿胀,皮肤紧张,沿腱鞘有明显压痛。严重者腱鞘内脓液积聚迅速形成高压,使肌腱缺血坏死,亦可浸入手掌间隙,或经滑液囊扩散到腕部和前臂。

【治疗】

早期治疗与脓性指头炎相同,若病情无好转,应早期切开减压,以免肌腱受压坏死。在手指侧面沿手指长轴切开皮肤,拇指在尺侧,其余各指在桡侧。尺侧滑液囊和桡侧滑液囊感染时,切口分别在小鱼际和大鱼际处,切口近端距腕横纹至少1.5cm。另一种方法是在腱鞘上和滑囊上作两个小切口,排出脓液,分别插入两根细塑料管进行冲洗。术后用一根细塑料管持续滴注抗生素溶液,另一根作为排除液体的通道。

(俞亚红)

## 掌深间隙感染

手掌深部间隙是指手掌筋膜间隙的化脓性感染。多由化脓性腱鞘炎感染蔓延而引起,也可因直接刺伤而引发。致病菌多为金黄葡萄球菌。

【诊断】

掌中间隙感染可见掌心隆起,正常凹陷消失,皮肤紧张、发白、压痛明显,手背部水肿严重,伴有全身症状,如高热、头痛、脉快、白细胞计数增加等。中指、无名指和小指处于半屈位,被动伸指可引起剧痛。

鱼际间隙感染时掌心凹陷仍在,大鱼际和拇指指蹼处肿胀并有压痛。示指半屈,拇指外展略屈,活动受限不能对掌,伴有全身症状。

【治疗】

早期治疗掌深间隙感染应全身应用大量抗生素。如短期内无好转,应早期切开引流。掌中间隙感染,应纵行切开中指与无名指间的指蹼掌面,切口不应超过手掌远侧横纹,以免损伤掌浅动脉弓。用止血钳撑开皮下组织,即可达掌中间隙;亦可在无名指相对位置的掌远侧横纹处作一小横切口,进入掌中间隙。

鱼际间隙感染的引流切口可直接作在大鱼际最肿胀和波动最明显处,皮肤切开后,使用钝头血管钳轻柔分离,避免损伤神经、血管、肌腱,亦可在拇指、示指间指蹼"虎口"处作切口,或在第二掌骨桡侧作纵切口。手掌部脓肿常表现为手背肿胀,切开引流应当在掌面进行,不可在手背部切开。

(俞亚红)

## 三、脓　毒　症

脓毒症(sepsis)是指因病原菌因素引起的全身性炎症反应,体温、循环、呼吸、神志有明显的改变者,用以区别一般非侵入性的局部感染。

菌血症(bacteremia)是脓毒症中的一种,即血培养检出病原菌者。目前多指临床有明显感染症状的菌血症。

病因导致全身性外科感染的原因是致病菌数量多、毒力强和(或)机体抗感染能力低下。通常发生在严重创伤后的感染及各种化脓性感染,如大面积烧伤、开放性骨折、痈、弥漫性腹膜炎、胆道感染或尿路感染等。感染灶未能局限化,使大量毒力强的病原菌不断或经常侵入血液循环,或是局部感染产生的炎症介质大量入血,激发全身性反应而引起脓毒症。

导致脓毒症的常见致病菌种类繁多,革兰阳性菌、革兰阴性菌、厌氧菌及真菌均可。

【诊断】

临床表现:包括原发感染病灶、全身炎症反应及器官灌注不足三方面。

脓毒症主要表现为:①骤起寒战,继以高热可达 40 ~ 41℃,或低温,起病急,病情重,发展迅速;②头痛、头晕、恶心、呕吐、腹胀,面色苍白或潮红、出冷汗。神志淡漠或烦躁、谵妄和昏迷;③心率加快、脉搏细速,呼吸急促或困难;④肝脾可肿大,严重者出现黄疸或皮下出血瘀斑等。另在老年病人中,呼吸加快伴轻度呼吸性碱中毒及神志改变,可以是脓毒症的唯一征象。

实验室检查:①白细胞计数明显增高,一般常可达 $20\times10^9$ - $30\times10^9$/L 以上,或降低、核左移、幼稚型增多,出现毒性颗粒;②可有不同程度的酸中毒、氮质血症、溶血、尿中出现蛋白、血细胞、酮体等,代谢失衡和肝、肾受损征象;③寒战发热时抽血进行细菌培养,较易发现细菌。

如病情发展、感染未能控制,可出现脓毒性休克及急剧发展为多器官功能不全乃至衰竭。

诊断根据在原发感染灶的基础上出现典型脓毒症的临床表现,一般不难作出初步诊断。可根据原发感染灶的性质及其脓液性状,结合一些特征性的临床表现和实验室检查结果综合分析,可大致区分致病菌为革兰染色阳性或阴性杆菌。但对原发感染病灶比较隐蔽或临床表现不典型的病人,有时诊断可发生困难。另外,对临床表现如寒战、发热、脉搏细速、低血压、腹胀、黏膜皮肤瘀斑或神志改变,不能用原发感染病来解释时,也应提高警惕。对这类病人应密切观察和进一步检查,以免误诊和漏诊表 24-1、表 24-2。

**表 24-1　革兰阳性菌与革兰阴性菌鉴别**

| | 革兰染色阳性菌脓毒症 | 革兰染色阴性菌脓毒症 |
|---|---|---|
| 主要致病菌 | 金黄色葡萄球菌 | 大肠杆菌、铜绿假单胞菌、变形杆菌 |
| 毒素 | 外毒素 | 内毒素 |
| 寒战 | 少见 | 多见 |
| 热型 | 稽留热或弛张热 | 间歇热,严重时体温低于正常 |
| 皮疹 | 多见 | 少见 |
| 谵妄、昏迷 | 多见 | 少见 |
| 四肢厥冷、发绀 | 少见 | 多见 |
| 少尿或无尿 | 不明显 | 明显 |
| 转移性脓肿 | 多见 | 少见 |
| 感染性休克 | 发生晚,持续时间短,血压下降慢 | 发生早,持续时间长 |
| 并发症 | 多见 | 少见 |
| 常见原发病 | 痈,急性蜂窝织炎,骨与关节化脓症 | 胆道、尿路、肠道感染、大面积烧伤感染 |

**表 24-2　菌血症、脓毒症、脓毒综合征的诊断依据**

| 疾病 | 诊断依据 |
|---|---|
| 菌血症 | 血培养阳性 |
| 脓毒症 | 临床有感染的证据 |
| | 全身炎症反应综合征的表现 |
| 脓毒综合征 | 血培养可阳性 |
| | 临床有脓毒症的依据 |
| | 合并器官灌注不足的任一表现 |

续表

| 疾病 | 诊断依据 |
| --- | --- |
| | 低氧血症 |
| | 血乳酸水平超过正常上限 |
| | 少尿，尿量<25ml/h |
| | 精神、神志状况改变等 |

【治疗】

治疗全身性感染应用综合性治疗，关键是处理原发感染灶。

1. 原发感染灶的处理：首要的是明确感染的原发灶，作及时、彻底的处理，包括清除坏死组织和异物、消灭死腔、脓肿引流等等，还要解除相关的病因，如血流障碍、梗阻等因素。急性腹膜炎、急性化脓性梗阻性胆管炎和绞窄性肠梗阻应及时手术，解除梗阻，去除病因，以及拔出留置体内的导管等。

2. 抗菌药物的应用：重症感染不能等待培养结果，可先根据原发感染灶的性质、部位与当地细菌微生态情况，选用覆盖面广的抗生素，再根据细菌培养及抗生素敏感试验结果，调整用抗菌药物。对真菌性脓毒症，应尽量停用广谱抗生素，或改用必须的窄谱抗生素，并全身应用抗真菌药物如酮康唑、两性霉素 B 等。

3. 支持疗法：补充血容量、输注新鲜血、纠正低蛋白血症等，必要时间断少量输注新鲜血或血浆。

4. 重症病人加强监护：注意生命体征、神志、尿量、动脉血气分析等。脓毒性休克的早期复苏目标使平均动脉压在 65mmHg 以上，每小时尿量达 0. 5ml/kg，混合静脉血氧饱和度超过 65% 。

5. 对症治疗：如控制高热、纠正电解质紊乱和维持酸碱平衡等。抑制炎症介质形成或阻断介质作用等免疫调理治疗有待临床验证。

（俞亚红）

# 四、特异性感染

## 破伤风

破伤风(tetanus)是由破伤风梭状杆菌经皮肤或黏膜伤口侵入人体,在缺氧环境下生长繁殖,产生毒素而引起阵发性肌肉痉挛的一种急性特异性感染。

**【病因病理】**

破伤风梭状杆菌是一种革兰染色阳性厌氧菌,平时存在于人畜的肠道,随粪便排出体外,以土壤中为常见。此菌对环境有很强的抵抗力,能耐煮沸。在缺氧的环境下生长繁殖迅速,产生痉挛毒素和溶血毒素,前者对神经有特殊的亲和力,能引起肌痉挛;后者能引起组织局部坏死和心肌损害。破伤风杆菌及其毒素不能侵入正常的皮肤和黏膜,它必须通过皮肤和黏膜的伤口才能侵入人体。伤口内有破伤风杆菌并不一定会发病。破伤风的发生除了和细菌毒力强、数量多或缺乏免疫力等情况有关,局部伤口的缺氧是一个有利于发病的因素。因此,当伤口窄、深、缺血,坏死组织多且引流不畅并混有其他需氧化脓性细菌感染而造成伤口局部缺氧时,便容易发生。泥土中含有的氯化钙能促使组织坏死,有利于厌氧菌繁殖,所以,带有泥土的锈钉或木刺的刺伤容易引起破伤风。

**【诊断】**

(一) 临床表现

1. 潜伏期:长短不一,通常是 7 ~8 天,个别病人可仅 24 小时或长达数月或数年。潜伏期越短,预后越差。还有在伤后数月或数年因清除病灶或异物而发病的。

2. 前驱期:全身乏力、头晕、头痛、出汗、咀嚼无力、局部肌肉发紧、牵拉痛、反射亢进等,一般持续 1 ~2 天。

3. 发作期:典型症状是在肌紧张性收缩(肌强直、发硬)的基础上,阵发性强烈痉挛,通常最先受影响的肌群是咀嚼肌,随后顺序为面部表情肌、颈、背、腹、四肢肌,最后为膈肌、肋间肌。

相应出现的征象为张口困难(牙关紧闭)、蹙眉、口角下缩、咧嘴"苦笑"、颈部强直、头后仰;当背、腹肌同时收缩,因背部肌群较为有力,躯干因而扭曲成弓、结合颈、四肢的屈膝、弯肘、半握拳等痉挛姿态,形成"角弓反张"或"侧弓反张";膈肌受影响后,发作时面唇青紫、通气困难,可出现呼吸暂停。上述发作可因轻微的刺激,如光、声、接触、饮水等而诱发。间隙期长短不一,发作频繁者,常示病情严重。发作时神志清楚,口吐白沫,表情痛苦,每次发作时间由数秒至数分钟不等。强烈的肌痉挛可使肌断裂,甚至发生骨折。膀胱括约肌痉挛可引起尿潴留。持续的呼吸肌和膈肌痉挛可造成呼吸骤停。病人死亡原因多为窒息、心力衰竭或肺部并发症。病程一般为 3 ~4 周,重症在 6 周以上,如积极治疗、不发生特殊并发症者,第二周起发作的程度可逐步减轻,缓解期平均约 1 周。

(二) 诊断和鉴别诊断

主要依据受伤史和临床表现以及无破伤风免疫注射史,破伤风一般可及时作出诊断。早期仅有某些前驱症状,诊断比较困难,临床上尚无直接测定破伤风毒素的方法。可用被动血凝分析测定血清中破伤风抗毒抗体水平,抗毒素滴度超过 0.01A/ml 者可排除破伤风。需要与下列疾病鉴别:①狂犬病:有被犬、猫咬伤史,以吞咽肌抽搐为主。喝水不能下咽,并流大量口涎,病人听见水声或看见水,咽肌立即发生痉挛、剧痛。②化脓性脑膜炎:虽有"角弓反张"状和颈项强直等症状,但无阵发性痉挛。有剧烈头痛、高热、喷射性呕吐、神志有时不清。脑脊液检查有压力增高、白细胞计数增多等。③士的宁中毒:症状与破伤风相似,但抽搐间歇期肌肉松弛。④其他:如颞下颌关节炎、子痫、癔症等。

(三) 并发症

破伤风除可发生骨折、尿潴留和呼吸停止外,尚可发生窒息、肺部感染、酸中毒、循环衰竭等。

【治疗】

1. 安静、避光环境。应住在隔离房间。

2. 开放污染伤口,清除异物及坏死组织、局部可用 3% 过氧化氢溶液冲洗。有的伤口看上去已愈合，应仔细检查其下有无窦道或死腔。

3. 中和游离毒素：尽早使用 TIG 或 TAT，可缩短病程，缓解病情。因为破伤风毒素一旦与神经组织结合，则抗毒血清已无中和作用。首选 TIG，剂量为 3000 ~ 10000U，只需一次肌内注射。如用 TAT 以 2 万 ~5 万 IU 加入 5% 葡萄糖 500 ~ 1000ml 中，缓慢静脉滴注，不需连续应用。新生儿以 TAT 2 万 IU 静滴，也可脐周注射。

4. 抗生素治疗：甲硝唑、青霉素对破伤风最有效。甲硝唑 0.5g，每 8 小时一次，口服，或 1g 静脉滴注，每 12 小时一次，疗程 5 ~7 天。青霉素钠是 120 万 IU，每 6 ~8 小时 1 次，肌内注射或静脉滴注。

5. 控制与解除痉挛：轻者，予地西泮 10mg 静脉注射，2 ~3 次/天，苯巴比妥钠肌内注射，每次 0.1 ~0.2g，也可用 10% 水合氯醛口服或灌肠。重者可用冬眠 1 号合剂（氯丙嗪、异丙嗪各 50mg，哌替啶 100mg 及 5% 葡萄糖 250ml 配成）静脉缓慢滴入，但低血容量时忌用。痉挛发作频繁不易控制者，可用 2.5% 硫喷妥钠缓慢静脉滴注，每次 0.1 ~0.25g，但要警惕喉头痉挛，维持呼吸通畅。

6. 保持呼吸道通畅：抽搐频繁且不易受药物控制者应及早做气管切开。

7. 注意防治并发症，注意营养（高热量、高蛋白、高维生素）补充和水与电解质平衡的调整。必要时可采用中心静脉肠外营养。

**【预防】**

预防破伤风是可以预防的疾患。由于破伤风梭状杆菌是厌氧菌，其生长繁殖必须有缺氧的环境。

1. 创伤后早期彻底清创，改善局部循环，是预防破伤风发生的关键。

2. 主动免疫：采用破伤风毒素需 3 次注射。首次皮下注射 0.5ml，间隔 4 ~6 周再注射 0.5ml，第 2 针后 6 ~12 个月再注射 0.5ml，此 3 次注射为基础注射。以后每隔 5 ~7 年皮下注射类毒素0.5ml以强化。目前尚难推广，临床常用被动免疫。

3. 被动免疫：对伤前未接受自动免疫的伤员，尽早皮下注射破伤风抗毒素（TAT）1500U。伤口污染重或超过12小时剂量可加倍。注射前先做皮内过敏试验。人体破伤风免疫球蛋白TIG免疫效能10倍于TAT，预防剂量为肌内注射250～500IU，一次注射可在人体存留4～5周。

（俞亚红）

## 气性坏疽

气性坏疽（gas gangrene）亦称梭状芽胞杆菌性肌坏死，是梭状芽胞杆菌引起的一种严重的急性特异性感染，主要发生在肌组织广泛损伤的病人，少数发生在腹部或会阴部手术后的伤口。

**【病因】**

梭状芽胞杆菌为革兰阳性杆菌，菌体在有氧环境下不能生存，但其芽孢的抵抗力甚强，广泛存在于泥土或粪便及肠道中。进入伤口不一定致病，但如果存在有局部血液循环障碍，组织肌肉损伤广泛。异物存在，或是因耗氧微生物作用使组织氧化还原电位下降，造就梭状杆菌繁殖的良好条件，细菌增殖并可分泌多种毒素与酶。气性坏疽多见于战伤，严重损伤及结直肠手术病人。

**【病理生理】**

病原菌停留在伤口内繁殖，产生α毒素、胶原酶、透明质酸酶、溶纤维酶等，引起溶血、肾组织坏死、循环衰竭、组织液化而致病变迅速扩散、恶化。可致糖类分解产生大量气体使组织膨胀，蛋白质分解和明胶的液化产生硫化氢使伤口发生恶臭。

**【诊断】**

（一）临床表现

1. 外伤或手术史，潜伏期1～4天。

2. 自觉伤肢沉重或疼痛，持续加重，出现“胀裂样”剧痛，一般止痛剂不能奏效。

3. 伤口周围皮肤水肿、苍白、随着病变进展，局部肿胀加剧,静脉淤滞是肤色很快变为暗红色,伤口内肌肉坏死,失去弹性,刀割不收缩、不出血;伤口周围扪及捻发音,挤压患部有气体逸出,并有稀薄、恶臭、浆液性、血性分泌物流出。

4. 全身症状:病人神志清醒,可有淡漠、不安甚至恐惧感,可有恶心、呕吐。体温可突然升高达40℃,但下降很快,心率、呼吸急促。常有进行性贫血,晚期可出现溶血性黄疸、外周循环衰竭、MODS。

（二）辅助检查

1. 伤口周围有捻发音。

2. 血中磷酸肌酐激酶(CPK)升高。

3. 血常规:血红蛋白迅速下降。

4. 伤口内分泌物涂片检查:革兰阳性杆菌。

5. X线、CT、MRI:伤口肌群间存在气体。

【治疗】

1. 隔离:器具专用,敷料用后焚毁。

2. 彻底清创:切除坏死组织,直至具有正常颜色、弹性和能流出新鲜血的肌肉为止,清除异物,碎骨片等,敞开伤口,反复用过氧化氢溶液冲洗或湿敷。清创后监测血CPK水平,若感染未控制、CPK增高,提示肌坏死仍有进展,应24小时内再次清创。

3. 抗生素治疗:大剂量青霉素静脉滴注,每日1000万~2000万U。青霉素过敏可用克林霉素,甲硝唑500mg,每日6~8小时一次,静脉滴注。

4. 高压氧舱治疗:2~3次/天,一次2小时,持续3天。

5. 支持治疗:输血、纠正水电解质失衡、营养支持及对症处理。

（俞亚红）

# 第二十五章　皮肤及软组织外科疾病

## 一、皮肤及软组织创伤

皮肤及软组织创伤是指机械性致伤因子所造成的损伤，如钝器打击、重力挤压、过度牵拉、锐器的切割或穿刺、子弹或弹片的射击等所致的损伤。

【分类】

1. 闭合性损伤：伤后皮肤或黏膜表面无破损。类型如下：

（1）挫伤：为钝性物体撞击所至的皮下软组织损伤；

（2）扭伤：为外力使关节过度伸屈，造成关节囊韧带、肌腱等发生撕裂；

（3）挤压伤：为重物挤压富有肌肉的肢体和躯干部位所致损伤。

2. 开放性损伤：伤后皮肤或黏膜表面有破损，多由锐器或火器损伤，少数由钝性暴力所致。

（1）擦伤：为外力沿着身体表面平行的方向擦过所致，仅伤及皮肤表层，可有小出血点和组织液渗出。

（2）刺伤：为细长而尖的针、钉、刺刀、木刺等所至造成的损伤，伤口小而深，向外出血较少，但可有深部组织损伤。易引起破伤风感染。

（3）切割伤：为刀刃、玻璃片等所致。伤缘整齐、出血多、深部切割伤可切断血管、神经、肌腱等组织。

（4）撕裂伤：为钝性外力的冲击、牵拉，使部分组织撕裂，伤口边缘不整。

（5）火器伤：为枪弹、弹片所造成。

【临床表现】

（一）局部表现

1. 疼痛：与损伤刺激、炎症反应有关。

2. 肿胀：为局部出血或炎性渗出所至。

3. 功能障碍：伤后疼痛限制运动，组织结构破坏或炎症均可以引起功能障碍。

4. 伤口或创面：为开放性损伤所共有的，但其形状、大小和深度不一，伤口内可有出血或血块，还可能有泥沙、竹刺、弹片等异物存留。

（二）全身表现

1. 发热。

2. 脉搏、血压和呼吸的改变：脉搏常加快，收缩压正常或稍升高，脉压缩小，呼吸加快。

3. 体重减轻。

4. 其他：如疲乏、嗜睡或失眠、食欲不振、便秘、女性月经紊乱等。

【治疗】

（一）全身治疗

1. 抗休克：一般应先抗休克，待休克病情平稳后再行清创术。严重者在抗休克的同时，进行手术。

2. 防治感染：伤后立即开始使用抗感染药物，预防感染。还应进行破伤风的预防注射，或其他相关的生物制品注射，如狂犬疫苗等。

3. 纠正水、电解质紊乱与酸碱平衡失调。

4. 加强营养、增强机体抵抗力，促进伤口愈合。

（二）局部治疗

应根据损伤类型，时间长短、有无污染、有无感染等具体情况，采用相应的治疗方法。

1. 闭合性损伤的治疗：首先应注意伤员是否合并骨骼、内脏损伤。若损伤局限于四肢皮肤、软组织，并未涉及骨与关节，如踝、腕部扭伤等，应用小夹板暂时制动伤肢。

肿胀明显时,可选用冷敷、弹力绷带包扎,以减轻组织充血。然后选用热敷、理疗、按摩或中草药外敷等以促进吸收。患肢肿胀可抬高患肢,以利静脉血的回流,改善局部的血液循环,使肿胀消退。如肿胀严重,静脉回流已发生障碍,应考虑局部切开减压,以改善局部血运,并使组织缺氧或坏死而产生的毒素引流至体外,减少机体对毒素的吸收。对某些部位的血肿(如头皮下、阴囊内),短期不能吸收者,可在无菌条件下,抽吸积血后加压包扎。

2. 开放性损伤的治疗:所有的伤口和创面,均应尽量去除污染物质,进行清洁和消毒。然后根据具体情况施行各种手术处理,如清创、缝合、植皮等。清创术是预防伤口感染等并发症和保障伤口愈合的关键性措施。清创术后应尽可能采取拉拢缝合、皮片移植、皮瓣移植等方法封闭创面,争取一期愈合。

(三) 并发症的治疗

对休克、急性呼吸窘迫综合征、急性肾功能衰竭(挤压综合征)等严重损伤的并发症,均须施行相应的治疗。

## 二、烧　　伤

烧伤是由于热力(火焰、热气、热液、灼热的固体)、电能、化学物质(酸、碱及化学制剂等)所引起的一种损伤;以热力烧伤最常见。烧伤不仅限于皮肤,还可深达肌肉,骨骼及内脏,严重者将导致休克、全身感染、MSOF,甚至危及生命。

**【病因】**

(一) 热力性质

1. 热气:多为热蒸气或工业热气;多为热气直接接触皮肤致伤;常见主要致伤部位为暴露部位的皮肤黏膜。

2. 热液:最常见,有热水、热饭等,即可直接引起暴露部位的皮肤黏膜损伤,也可通过渗透衣服并因湿热衣物紧贴皮肤而造成较长作用时间的损伤。

3. 灼热的固体:见于钢铁厂、焦炭厂等工矿,多为灼热的固体灼透衣物直接接触皮肤造成的,损伤多较深、较重。

（二）接触时间

不论哪种性质的损伤，热源与皮肤接触的时间与损伤的程度有正比关系。

**【病理】**

热力损伤后均有局部反应及全身反应。

（一）烧伤后的局部反应

轻度烧伤时局部毛细血管扩张、充血、小量血浆渗入细胞间隙，表现为红肿；烧伤稍重，毛细血管壁损伤、血浆渗出增多，表皮与真皮间形成水泡和组织水肿。烧伤严重时将发生组织蛋白凝固或炭化，最终形成焦痂。

（二）烧伤后的全身改变

烧伤后造成剧烈疼痛，创面血浆大量渗出、血容量降低，可发生休克；因血容量低，肾缺血，机体处于应激状态，抗利尿激素、醛固酮分泌增加而尿量减少，可致急性肾衰；皮肤黏膜屏障功能的破坏及组织坏死，可造成肺组织损伤；处于应激状态的机体，消化道出现黏膜充血、水肿、出血、糜烂和溃疡，甚至发生穿孔，还可出现 MSOF。

**【诊断】**

（一）临床过程及特点

临床上根据烧伤的病理特点及临床特点，又将其临床经过分为三期：

1. 休克期：大面积烧伤后 48 小时内，除早期因疼痛发生休克外，因大量血浆体液从血管渗出，形成低血容量性休克；体液从血管的渗出，以伤后 6 ~ 8 小时最快，36 ~ 48 小时达高峰。此期临床表现为烧伤的局部或全身出现水肿，创面上大量的体液渗出，早期血压脉压差小，以后血压降低，中心静脉压低，尿少、心率快、手足发凉、口渴、烦躁不安，可出现血红蛋白尿。

2. 感染期：烧伤后细菌容易在创面繁殖而引起严重感染，称创面脓毒症，当烧伤经过 48 小时后，体液渗出开始转为吸收，伤后 3 ~ 7 天水肿逐渐消退，尿量增多，此阶段细菌毒素和其他有害物质往往也被吸收，称回吸收脓毒症；随烧伤严重度的增加,所有的免疫功能都受影响,大多数功能减退,各组织器官的损伤都增加败血症的发生率及死亡率;临床表现为高热、烦躁不安、谵妄等中毒症状,甚至发生感染休克。

3. 修复期:伤后 5 ~8 天开始,直到痊愈。不同深度烧伤愈合时间不同:浅Ⅱ°烧伤如无感染,于 2 周左右愈合,不留瘢痕;深Ⅱ°约经 3 ~4 周,留有瘢痕;Ⅲ°烧伤:3 ~5 周后焦痂脱落,愈合时遗留瘢痕易成畸形和功能障碍。

(二) 烧伤伤情判断

1. 烧伤面积计算

(1) 中国九分法:将全身体表面积划分为若干 9% 的等分,见表 25-1。

**表 25-1 体表面积计算法**

| 部位 | 面积(%) | | |
|---|---|---|---|
| 头颈:发部 | 3 | | |
| 面部 | 3 | | |
| 颈部 | 3 | 共计 1 个 9 | (9) |
| 两上肢:双上臂 | 7 | | |
| 双前臂 | 6 | | |
| 双手 | 5 | 共计 2 个 9 | (18) |
| 躯干:腹侧 | 13 | | |
| 背侧 | 13 | | |
| 会阴 | 1 | 共计 3 个 9 | (27) |
| 双下肢:双臀 | 5 | | |
| 双大腿 | 21 | | |
| 双小腿 | 13 | | |
| 双足* | 7 | 共计 5 个 9+1 | (46) |

*以成年男性为标准,成年女性双足及双臀各为 6%。

(2) 手掌法:即病人自己的手掌,五指并拢为体表面积的

1%。适用于小面积烧伤,或大面积烧伤时,用于估计健康皮肤。

2. 烧伤深度估计(三度四分法):见表25-2。

**表25-2　各类烧伤深度特点**

| 深度分类 | 损伤分类 | 临床特点 | 愈合过程 |
|---|---|---|---|
| Ⅰ°(红斑型) | 表皮层 | 轻度红、肿、热、痛,感觉过敏,无水泡、干燥 | 2～3天症状消失,以后脱屑无瘢痕 |
| Ⅱ°(水泡型) | 浅Ⅱ°真皮浅层 | 剧痛,感觉过敏,水泡大、壁薄,基底潮红,水肿明显 | 无感染,2周愈合,不留瘢痕,色素沉着 |
| | 深Ⅱ°真皮深层 | 痛觉迟钝、水泡小、壁厚、基底潮湿,有小出血点,水肿明显 | 2～4周愈合,常有瘢痕 |
| Ⅲ°(焦痂型) | 全层皮肤,累及皮下组织或更深 | 痛觉消失,皮革样,蜡白或焦黄、炭化、干燥,痂下水肿,可出现树枝状静脉栓塞 | 2～4周焦痂脱落,除小面积外,一般均需植皮 |

3. 烧伤严重程度分类:见表25-3。

**表25-3　烧伤程度分类**

| 严重程度 | 总面积(%) | Ⅲ°总面积(%) |
|---|---|---|
| 轻 | <10 | <5 |
| 中 | 10～30 | 5～10 |
| 重 | 31～50 | 11～20 |
| 特重 | >50 | >20 |

注:摘自李彪,吴金术主编《实用外科手册》,湖南科学技术出版社,1995。

【现场急救】

（一）现场急救要点

1. 火焰烧伤：应立即脱离现场，并迅速脱掉着火衣服，用水浇或跳入附近河流、池塘，或用不易着火的覆盖物如大衣、毛毯、雨布、棉被等覆盖灭火。

2. 化学烧伤：应立即脱去被化学物质沾污的衣裤，继用大量清水冲洗身体，至少 30 分钟以上。

3. 电接触伤：应立即拉开电闸，或用木棒竹竿等绝缘物拨开电源，扑灭着火衣服。若患者心跳呼吸停止，即应进行体外心脏按压及口对口呼吸。

4. 对危及病人生命的大出血、窒息、开放性气胸及急性中毒等，应迅速急救处理，骨折及其他开放性伤口应包扎固定。

5. 镇痛：杜冷丁（哌替啶）50 ~ 100mg 或吗啡 8 ~ 10mg 肌内注射。

6. 创面以清洁敷料或被单等简单覆盖，不涂任何药物；面颈部烧伤可不予包扎。

7. 口服烧伤饮料（每 1000ml 水加食盐 3g、碳酸氢钠 1.5g、苯巴比妥钠 0.3g、白糖适量）。

（二）烧伤的早期处理

1. 初步估计烧伤面积和深度，了解受伤时间、原因和入院前的处理情况。

2. 测量血压、脉搏、呼吸和体温，注意有无合并伤、中毒和呼吸道梗阻；若有即应采取相应的急救措施。

3. 对已发生休克或有休克可能者，宜迅速建立输液通道，开始补液，并抽血鉴定血型、合血及有关生化检查、血液常规检查等。

4. 镇静、镇痛。

5. 输液者，可留置导尿管，记录每小时尿量，并注意观察尿的色泽变化。

6. 对呼吸困难的病人可给氧。

7. 注射破伤风抗毒素 1500 ~ 3000U，并同时注射广谱抗生素。

8. 制定早期补液计划。

9. 定期观测并记录病情、输入与排出液体量及治疗措施。

10. 休克控制后即进行创面处理，并重新估算面积及深度，酌情进行相应的治疗。

11. 加强护理，冬天保暖，夏天防暑。

【治疗】

应根据病人情况、病史、体征按烧伤面积和深度的估计、必要的体检、有无合并伤、复合伤、中毒或呼吸道梗阻等进行处理。

（一）轻度烧伤的处理

轻度烧伤即成人体表面积 15%，小儿 5% 以下的Ⅱ°、Ⅲ°烧伤，其伤情较轻，很少影响全身。

1. 一般处理：给予口服含盐饮料或饮食即可，如有胃肠反应呕吐、腹胀等，则应改用静脉补液。

2. 对于疼痛明显者可酌情使用镇静止痛药物，如地西泮（安定）、苯巴比妥（鲁米那）、哌替啶（杜冷丁）、吗啡等，尤其是在清创处理创面时可选用；对污染严重者、较深及面积较大者，应常规进行破伤风抗毒血清 3000IU（儿童 1500IU）预防注射，根据病情应选用抗生素防治感染。

3. 创面的初期处理：①入院后先剃净创面周围毛发，剪短指（趾）甲，洗净健康皮肤，用无菌盐水或消毒液如 1/1000 新洁尔灭、1/5000 洗必泰等冲洗创面，去除创面污垢或异物，已脱落的及深度创面上的水泡皮均予去除，吸干创面。②包扎疗法：主要适用于四肢部位，对头颈会阴等处烧伤包扎不方便。③暴露疗法：目的是使烧伤创面的渗液和坏死组织逐渐干燥形成痂壳，暂时保护创面免遭再损伤和污染。④浸泡疗法：浸浴后创面清洁，上皮生长迅速，肉芽新鲜，可使Ⅱ°创面提前愈合，对Ⅲ°创面植皮存活率提高。

（二）中重度烧伤的处理

此类病人病情重，波及全身各系统，发展变化急骤，应积极抢救。

1. 处理程序

（1）简明扼要地询问病史，迅速估计伤情。

(2) 确定有无呼吸道烧伤,是否需行气管切开。

(3) 确定有否其他复合伤。

(4) 镇静止痛。

(5) 建立可靠通畅的静脉输液通道,必要时行静脉切开,抽血检查必要的生化检验指标,并作好配血输血的准备。

(6) 留置导尿管严密观察并记录每小时的尿量、比重、酸碱度。

(7) 有休克时应立即抢救休克,待病情稳定后再行创面处理。

2. 休克的防治:及时而正确地补液是对低血容量性休克的治疗的关键措施。抗休克补液疗法如下:

(1) 我国常用的补液公式

补液总量=胶体液量+晶体液量+生理需要量。

胶体液量=1% 烧伤面积×体重/kg×0.5ml(或 0.75ml)

晶体液量=1% 烧伤面积×体重/kg×1.0ml(或 0.75ml)

水分=2000ml(生理需要量)估计量的一半于伤后 8 小时内输入,另一半于伤后 16 小时输入。能口服者,仍争取口服。伤后第 2 个 24 小时补液量为第一个 24 小时实际输入的胶、晶体量的一半,水分仍为 2000ml。伤后第 3 个 24 小时胶、晶量为第一个 24 小时的 1/4,水分仍为 2000ml。

(2) 帕克兰德公式(电解质溶液疗法):第 1 个 24 小时补液量=1% 烧伤面积×体重/kg×2 ~ 3ml(乳酸林格溶液)。其中半量于伤后 8 小时内输入,半量于伤后 16 小时内输入,尿量维持 40 ~ 50ml/小时。第 2 个 24 小时的补液量=1% 烧伤面积×体重/kg×0.3 ~ 0.5ml=血浆补充量,其余补充葡萄糖溶液,保持尿量 40 ~ 60ml/小时,不再补充电解质溶液。

(3) 高渗乳酸盐水溶液疗法:所用电解质由高渗氯化钠和林格乳酸钠组成。伤后 48 小时补液量=1% 烧伤面积×体重(kg)×3ml,其中 2/3 量于伤后第 1 个 24 小时内输入,另 1/3 量在第 2 个 24 小时内输入。输液过程监测血钠水平,保持血清钠在 166mmol/L 以下,超过这一限度需减慢补液速度,同时适当输入 5% 葡萄糖溶液。

(4) 补液时应注意胶体液应首选血浆,但Ⅲ°烧伤面积过大时需补全血,胶、晶液体及水分必须交替给予。大量快速输液时应留置导尿管观察尿量,并注意心肺功能情况,以使尿量维持在成人每小时30ml、儿童20ml、婴儿10ml左右,根据尿量可适当调整输液的速度、量及决定输入何种液体并注意避免心肺并发症的出现。

3. 感染的防治

(1) 消毒隔离:工作人员应穿隔离衣,换鞋、戴口罩、帽子、换药时带无菌手套,接触创面的敷料包括被单均应注意灭菌。

(2) 被动免疫:尽早使用免疫球蛋白、烧伤免疫血清、绿脓杆菌免疫人血浆等有一定疗效。

(3) 自动免疫:对中小面积烧伤,伤后可定期注射如金黄色葡萄球菌、多价绿脓杆菌疫苗等,有一定的效果。

(4) 抗生素的合理使用:烧伤后常规使用青霉素、庆大霉素。第三天起应针对感染的致病菌改用疗效较好的抗生素,尤其在体液渗出与回收阶段,溶痂阶段,有明显感染体征或合并其他感染疾患如肺炎、化脓性静脉炎时,在广泛切痂手术前后短期应用。

4. 创面的处理:与轻度烧伤创面处理相似,但因面积较大,早期并发症多,不适宜包扎的相对较多,故多采用暴露疗法。

(1) 早期创面处理:早期清创应待休克基本稳定纠正后进行,操作宜轻快,勿加重损伤,清创后伤面涂抗菌药液。

(2) 焦痂的处理:创面清创涂药后保持干燥,定时翻身防止受压,出现脱痂及早植皮覆盖创面。

(3) 脱痂:①焦痂自溶分离在伤后2~3周。此时有计划地自开始溶痂处逐步剪除分离的焦痂,此法为蚕食脱焦法;较为安全,损伤小,但植皮次数多,易感染。②用滚轴刀将深Ⅱ°烧伤的坏死组织削除,使成为健康新鲜的创面的方法为削痂法。主要适应深Ⅱ°烧伤创面,伤后应早期应用,创面愈合后形成瘢痕少,功能恢复好。③切痂法:在休克平稳后焦痂自溶前,将坏死组织连同皮下组织一并切除达深筋膜。一般首次在伤后3~5天,两次切痂时间间隔3天左右,每次切痂面积不超过

20%,切痂后及时用大张网状异体皮覆盖创面,网眼嵌植小块自体皮。此法适用于四肢躯干的Ⅲ°烧伤。

5. 支持治疗:发挥病人机体的抗病功能,调动其免疫功能和抗病能力。

(1) 加强营养:此类病人消耗甚大,每日应补充热量2500～5000kcal,蛋白质消耗100g以上,除经口摄入外,还需结合静脉输入。常用公式为40cal×烧伤面积+25cal×体重(kg)=日需热量。应给予高热量、高蛋白质、高维生素饮食,可小量多次输血、血浆、复方氨基酸、人体白蛋白、水解蛋白及能量合剂等。

(2) 维持水电平衡:要及时进行血气分析及其他化验,据电解质改变情况而随时调整。

## 【化学烧伤】

### (一) 化学烧伤的特点

1. 酸烧伤:强酸接触皮肤后夺取组织水分,引起蛋白质凝固,迅速成痂。硫酸损害后痂为深棕色,硝酸为黄棕色,盐酸为黄色。

2. 碱烧伤:强碱能溶解组织蛋白,皂化脂肪与蛋白结合后形成可溶性碱性蛋白,能穿透到深部组织使损伤加深。苛性钠烧伤呈黏滑或皂状焦痂,色潮红,有小水泡,氨烧伤浅度有水泡,深度者干燥后创面呈黑色皮革样焦痂,石灰烧伤创面较干燥呈褐色。

3. 化学性烧伤常伴有化学品的中毒如黄磷烧伤,多数化学毒剂经肝解毒,由肾排出,故临床上多见肝、肾损害。

### (二) 化学烧伤的处理原则

1. 现场急救:①迅速去除残余化学物质,解脱被污染的衣物。②大量清水冲洗稀释是最简单可行、最迅速有效的方法,时间不少于半小时。③注意在特定环境中有呼吸道吸入、消化道吞入造成的损伤,应密切观察。

2. 防治全身中毒:有全身中毒的可能时,应根据化学物质的毒理及早防治,并给予保肝护肾的全身支持治疗,如毒物不明或一时无法获解毒剂时,可先应用大剂量维生素C、高张葡萄糖静脉输入,无禁忌时给予利尿剂,还应争取时间果断地切、削焦痂,去除毒物来源。

3. 酸烧伤可用5%碳酸氢钠中和,碱烧伤可用0.5%~5%醋酸中和。

## 三、冻　　伤

冻伤是指由于低温寒冷侵袭所引起的损伤。冻伤可分为全身性冻伤,又称"冻僵",和局部性冻伤。局部性冻伤又可分为局部性冻伤、冻疮、"战壕足"、"水浸手、水浸足"等等。

**【病因与发病机制】**

寒冷的程度是造成冻伤的主要原因。潮湿和风都可加速身体的散热;任何使局部血液循环发生障碍、热量来源减少的因素,都可促使冻伤的发生。

冻伤根据病理改变可分为"非冻结性冷伤"和"冻结性冷伤"两大类。

非冻结性冷伤的发病机制目前一般认为,低温与潮湿共同作用,使血管长时间处于痉挛状态,从而导致微血管损伤,引起水肿和血栓形成,造成组织损伤、坏死。

冻结性冷伤的发病机制从受伤到复温后的改变大概可分为三个阶段:①生理调节阶段:当人体处于寒冷环境时,全身性的神经内分泌调节首先发挥作用,主要是增加产热,同时也减少散热。②组织冻结阶段:组织冻结的温度因组织而异,皮肤开始冻结时温度约为-5℃。组织冻结后,先形成冰核,迅速向四周扩展。③复温阶段:复温阶段的损伤与复温速度有一定关系。复温速度越快,冻伤组织的损害越小。

**【诊断】**

(1) 有冻伤史,多发生在低温寒冷季节。

(2) 局部冻伤,可见伤部皮肤苍白冰冷,肿胀麻木,复温后皮色紫红,灼痛瘙痒,甚而肌肤开裂或有水疱。重者麻木冷痛,感觉丧失。

(3) 全身冻伤,可见寒战肢冷,体温下降,肢端冷痛,感觉麻木,昏昏欲睡。继而唇甲青紫,意识模糊,知觉丧失,呼吸浅快,心律失常、休克、心跳骤停,直到死亡。

(4) 根据组织损伤程度,临床上分为四度。各度冻伤的症状、范围要在复温后数日才表现出来,现分述如下:

一度冻伤(红斑性):损伤在表皮层,自觉热痒或轻痛,外观受冻部呈红斑肿胀,数日后症状消失,愈合后表皮脱落,不留瘢痕。

二度冻伤(大疱性):损伤皮肤全层,自觉疼痛较剧,瘙痒,感觉迟钝,外观受冻部起水疱、肿胀明显、愈合后无瘢痕,功能可恢复正常。

三度冻伤(表面坏死性):损伤皮肤全层及皮下组织,自觉受冻部麻木无感觉,周围疼痛,外观受冻部皮肤苍白随之变蓝色,终变黑色,出现皮肤全层及皮下组织坏死,周围有血性大水疱及肿胀,愈合后留有瘢痕。

四度冻伤(深度坏死性):损伤皮肤、肌肉及骨骼,自我感觉完全消失,外观受冻部出现干性或湿性坏疽,周围可有水疱及肿胀,可致皮肤肌肉甚至骨骼坏死。常不能自行愈合而需截肢。

【治疗】

对于冻伤的治疗可分为急救和其他院内处理两部分。急救时,将患者尽快抬入温暖环境,脱出冰冻潮湿衣服和鞋袜,给喝热饮料。全身性冷伤病人,应根据病情给予抗休克或复苏治疗。迅速复温是急救的关键,用 40 ~ 42℃ 的恒温热水,浸泡病人伤肢或全身(冻僵者),15 ~ 30 分钟内要求体温升至正常水平,浸泡时间不宜过久,水温不宜过高。从静脉输入加温的葡萄糖液体(不超过 37℃)并加入能量合剂,可加快病人的复温。

复温后,为改善局部血运,减少组织坏死常采用以下方法:

1. 应用抗凝剂:常用肝素,按 1 ~ 2mg/kg 加入 10% 葡萄糖溶液,静脉滴注,每 6 小时一次,有出血倾向时停用。

2. 低分子右旋醣酐:每日 500 ~ 1000ml,连用 7 ~ 14 天。

3. 血管扩张剂:如烟酸、罂粟碱、妥拉苏林等。

4. 应用高压氧以增加局部组织内氧张力。

另外,全身应用维生素 C 和 E 等,局部外用呋喃坦啶霜剂等,可以起到改善局部血液循环、减少水肿、促进细胞修复的作用。复温后水泡的处理:复温后肢体一般采用暴露疗法(同烧伤),水泡形成时可经酒精消毒后,针吸或刺破排液后包扎。复温后坏死处理:复温后局部或肢体应抬高,皮肤发黑坏死时应消毒暴露,保持局部干燥,防止感染;如黑痂下积脓,应及时切开引流。坏死的消除或截肢一般要等分界清楚时进行,不宜过早。清创后创面要及早植皮。三度以上冻伤病人,常规注射破伤风抗毒血清;已感染和可能感染者给予抗菌药物;患肢要早期活动,以免关节强直。

## 四、软组织良、恶性肿瘤

软组织定义是指人体的非上皮性、骨外组织,不包括网状内皮系统、神经胶质以及各种实质性器官的支持组织。代表随意肌、脂肪与结缔组织,以及供应这些组织的血管,仿照惯例,也包括周围神经系统在内。本节只阐述躯干与四肢软组织的良、恶性肿瘤。

### 纤维组织细胞瘤

纤维组织细胞瘤可发生于真皮与浅表皮下组织,也可发生于软组织。

**【病理】**

1. 大体病理:肿瘤为局限性,黄或白色,可见灶性出血。

2. 显微镜下:皮肤纤维组织细胞瘤呈结节状细胞增生,成纤维细胞呈短的束状而交叉,形成疏松的“十”字形或不太明显的席纹状。

**【诊断】**

临床表现:皮肤纤维组织细胞瘤发生于少年与中年,多位于四肢,呈单发性生长缓慢的结节,可多发。体积约在 3cm 直径以内,隆起或有茎。而深部纤维组织细胞瘤多位于四肢,呈无痛性肿块,体积直径多在 5cm 左右。

【治疗】

此肿瘤系良性,保守性手术多可治愈,极少复发。

## 恶性纤维组织细胞瘤

恶性纤维组织细胞瘤是在60年代提出的新的肿瘤类型。在统计中,居各种软组织肉瘤之首位。

【病理】

1. 大体病理:肿瘤为单发性,分叶状肉性肿块,直径在5~10cm,约有1/3的病例,位于骨骼肌内,而少数是在皮下组织。

2. 在显微镜下:可区分为席纹状-多形性型、黏液样型、巨细胞型、炎症性型与血管瘤样型。

【诊断】

1. 临床表现:此病多发生于50~70岁,以下肢多发生,其次是上肢与后腹膜。位于四肢的肿瘤,常表现为无痛性持续性生长的肿块。

2. 检查:X线片可见软组织肿瘤影像,偶有相邻骨表现有骨膜反应或侵蚀,并可并发病理骨折。CT可以观察到肿瘤的范围与周围组织的关系。动脉造影可见肿瘤中血管增多,新生血管增多。

【鉴别诊断】

包括多种多形性肉瘤,如脂肪肉瘤、骨外骨肉瘤以及多形性横纹肌肉瘤等。

【治疗】

应行广泛性、根治性切除术,如肿瘤过于广泛,侵犯主要神经、血管以及骨与关节时,应考虑截肢术的可能。化疗和放疗可用于手术的辅助治疗。

## 脂肪瘤

脂肪瘤是由成熟脂肪组织构成的良性肿瘤,最为常见。

【病理】

1. 大体病理:肿瘤可有薄层纤维包膜,多为分叶状生长,质地较软,含纤维组织多时则较坚实。

2. 显微镜下:肿瘤主要由成熟的脂肪细胞组成,如肿瘤发生黏液变性时,则称为黏液脂肪瘤,肿瘤内含有纤维组织可称为纤维脂肪瘤。

【诊断】

1. 临床表现:脂肪瘤多见于皮下,发生部位以颈、肩背、臀部、大腿等处多见,其次为腹膜后。脂肪瘤常为单发,但也有多发者,尤以皮下为然。分叶状生长是脂肪瘤特征之一。肿瘤大小不一,直径可小于1cm,一般为数厘米。

2. 检查:B型超声波可显示肿瘤形态,在纤维间隔及包膜处可显示与肿瘤不同的回声区。X线摄片可见到深部脂肪瘤呈透亮区,边界清楚。动脉造影为充盈区,CT可显示出均匀低密度肿块。

【治疗】

应手术切除。手术需在包膜外完整切除肿瘤,几乎无复发。在某些解剖复杂部位,如臂丛脂肪瘤,整块切除有损伤大神经及血管的危险,可试行包膜内分块切除。

## 脂肪肉瘤

脂肪肉瘤在软组织肉瘤中比较常见,居第二位。

【病理】

1. 大体病理:大多数脂肪肉瘤的体积的最大直径是5～10cm,有时可达15cm直径以上。其边界清楚或在包囊内,呈明显的分叶状。

2. 显微镜下:脂肪肉瘤的组织学分类,反映了肿瘤的两种基本组织学表现的结合。

(1) 根据肿瘤细胞内含脂肪的含量与细胞外间隙中黏液样物质来判断脂母细胞的发育阶段。

(2) 富于细胞性与细胞的多形性程度。将脂肪肉瘤分为:分化良好脂肪肉瘤(脂肪瘤样)、硬化性、炎症性、去分化、黏液样、圆形细胞与多形性脂肪肉瘤。

【诊断】

1. 临床表现:脂肪肉瘤以40～60岁多见,生长缓慢,深在,边界不清的相当大的体积的肿块。在后期，可有疼痛、压痛，或功能障碍。

2. 检查

(1) 放射学表现：分化良好脂肪肉瘤和正常脂肪瘤相似，出现边界清楚的放射透光性。而黏液样，圆形细胞与多形性脂肪肉瘤呈放射不透光性，密度大而与正常组织不同。

(2) 血管造影：分化良好脂肪肉瘤血管少，是放射透光性，而黏液样，圆形细胞与多形性型，富于血管，呈放射不透光性。

(3) CT 有助于观察确切的部位、体积、解剖学关系与原发肿瘤的密度，做好有效的手术计划。

【鉴别诊断】

应与肌肉内黏液瘤、恶性纤维组织细胞瘤的黏液样型鉴别。

【治疗】

脂肪肉瘤的治疗是以手术为主要方法。对于分化良好的脂肪肉瘤可行局部广泛切除术，而多形性脂肪肉瘤等则以根治性切除术为宜。另外可加放射治疗，降低局部复发率。

【预后】

脂肪肉瘤可在手术后局部复发，复发率为 57%～70.4%。

## 平滑肌瘤

平滑肌瘤是发生于平滑肌的最常见良性肿瘤。

【病理】

1. 大体病理：平滑肌瘤为圆形或椭圆形，可有包膜、质地坚实。切面灰白色或灰红色，呈编织状或漩涡状。

2. 显微镜下：平滑肌瘤由分化好的平滑肌细胞构成，瘤细胞呈梭形，边界清楚，胞浆丰富。

【诊断】

临床表现：平滑肌瘤多见于 30 岁以上中年人，儿童少见，女性多于男性。最常发生于子宫，其次为胃肠道、软组织。症状为发作性疼痛和压痛，临床上需与神经源肿瘤相区别。

【治疗】

平滑肌瘤的治疗以手术为主，皮肤表浅的平滑肌瘤可局部切除,常无复发。肢体与软组织深部直径在5cm以上的肿瘤要行扩大范围手术。位于腹膜后,脏器的肿瘤须完整切除。

## 腹膜后平滑肌肉瘤

腹膜后平滑肌肉瘤在平滑肌肉瘤的发生部位中,最为多见。

【病理】

肿瘤体大,平均约为16cm直径。切面呈灰白色、漩涡状,可伴出血,坏死与囊腔形成。镜下见分化不同的平滑肌肉瘤的表现。

【治疗】

腹膜后平滑肌肉瘤系高度侵袭性肿瘤,常因发现时瘤体巨大,难以切除,而死于局部扩展与远处转移。其生存率是和体积、范围、恶性度、随访时间有关。

## 血管瘤

血管瘤多见于婴幼儿,成人少见。

【病理及临床】

血管瘤主要病理特征为血管腔的汇集与增多,腔内充满血液,有时与循环系统相通。可分为:

1. 毛细血管型:由毛细血管网扩张或增生引起,可高于皮面,色暗红或鲜红,称为“杨梅状血管瘤”。不高于皮面者多在脸部、颈部,形态不规则,称为“红斑痣”。多在出生后数月出现,手压之可稍退色,松手后恢复红色。

2. 海绵状血管瘤:由许多充满血液扩张腔隙或窦组成。不仅好发于皮肤,还常侵入皮下、肌肉、内脏。可见肿瘤局限隆起、囊性感,压之缩小。病变范围常较大。

3. 蔓状血管瘤:不能自行消退,由极度扩张、大小不等的迂曲血管群组成,小动脉和小静脉间互相沟通,局部有搏动,温度增高,受累部位体积增大,隆起变形。位于肢体可增粗、增长。

【治疗】

血管瘤大部分可自然消退,5岁以后不消者则常不能消退。手术切除,常用于伴发血小板减少综合征时,肿瘤不消退,有出血、损伤,影响功能者。冷冻、激光治疗,用于毛细血管瘤。应用$^{32}P$放射性核素治疗皮肤血管瘤,疗效理想。对囊状、海绵状血管瘤硬化剂注射有疗效。近年多采用平阳霉素注射,可避免手术,疗效较好。

## 血管肉瘤

血管肉瘤是少见的软组织恶性肿瘤,恶性程度高,常在早期即可经血道转移至肝、肺、骨质。也可经淋巴道转移至所属淋巴结。恶性血管肿瘤分为恶性血管内皮瘤,恶性血管外皮瘤,临床上无明确区分意义,往往统称为“血管肉瘤”。

【病理】

1. 大体病理:肉眼下肿瘤常为单发,也有多发。瘤体多为圆、椭圆或结节状。切面浅红、棕红、紫红色,呈明显鱼肉状,质软而脆,位于深部软组织的巨大肿瘤可发生出血及囊性变。

2. 显微镜下:恶性血管内皮瘤由间变程度不同的内皮细胞组成。呈实心巢状或弥漫状排列。恶性血管外皮瘤由丰富的血管网组成,血管之间为圆形、卵圆形及短梭形细胞构成。

【诊断】

1. 临床表现:软组织恶性血管内皮瘤好发头面部皮肤、乳房、大腿深部肌肉,其次为腹膜后,躯干及四肢皮肤。血管外皮肉瘤好发四肢或躯干的深层肌肉或深筋膜,甚至骨膜附近,发生于皮下者较少。恶性肿瘤平均直径约 6.5cm,最大达 18cm。肿瘤多无包膜生长,时有破溃或呈菜花状,邻近骨组织有程度不等的侵犯和破坏,生长迅速,易侵犯周围组织。

2. 检查:通过 X 线片、B 型超声波、血管造影、CT 常能确定肿瘤部位及性质。

【治疗】

血管肉瘤由于早期发生血道及淋巴转移,治疗及预后较差。治疗应采用综合治疗,手术为主,放疗及化疗为辅。对于年轻患者,手术前后均应给予化疗,以控制血行播散。

## 淋巴管瘤

淋巴管瘤是由淋巴管组成的良性肿瘤。90%的病例在2岁以内发现。肿瘤随年龄增长往往增大。好发于皮肤、深部的疏松结缔组织，多见头颈部，也可见躯干、纵隔、肠系膜、腹膜后、四肢等处。

【病理及临床】

淋巴管瘤的病理变化为淋巴管扩张，增生和结构紊乱，可向周围呈浸润性生长。病理及临床分为以下三型：

1. 单纯性淋巴管瘤：病变主要位于皮肤、皮下组织及黏膜层。以口腔多见，亦见于躯干、内脏及四肢。临床检查毛细淋巴管稍隆起于皮肤表面，或有蒂，或呈疣样突起，淡黄色，无痛及痒感，病变间皮肤正常。

2. 海绵状淋巴管瘤：淋巴管扩大成窦状，充满淋巴液，呈多房性囊腔。多发生体表及深部组织，内脏也可发生。局限生长者在皮下显示不规则软性肿块。边界清，无触痛。弥漫者常呈浸润性生长，有时可侵及整个肢体，形成淋巴管扩张性橡皮病。

3. 囊状淋巴管瘤：又称囊状水瘤，是由原始淋巴囊未与中心静脉系统相连通所致。好发于颈部，也可发生在腋窝、肠系膜、腹股沟等处淋巴管丰富的区域，大网膜和肠系膜囊肿也属于囊状淋巴管瘤。

【诊断】

浅表淋巴管瘤诊断多无困难，与血管瘤难以鉴别时可行穿刺，根据液体性质予以诊断。位于组织深部的淋巴管瘤通过B型超声波、CT、X线也常能确诊。

【治疗】

1. 非手术治疗：淋巴管瘤有自然消退的趋势，对于表浅不影响美观、呼吸、吞咽者可观察随访，可期望自愈，如增大再考虑进一步治疗。

2. 手术治疗：目前多主张掌握适应证治疗，对于眼睑部、纵隔、颈部、口底巨大淋巴瘤可考虑手术。肢体弥漫性淋巴管瘤也应手术。手术要点包括将瘤组织完全切除。手术时注意勿损伤重要血管及神经。对残存的囊壁可涂擦0.5%的碘酒破坏内皮细胞以防复发。近年试用抗肿瘤药物,博莱霉素(Bleomycin)做局部注射,疗效满意,完全消退及显著缩小者达70%。激光及照射,也可试用于表浅的肿瘤。

## 恶性腹膜间皮瘤

间皮组织肿瘤不多见,可发生于胸膜、腹膜、心包膜及睾丸鞘膜,下面仅讨论恶性腹膜间皮瘤。

【病理】

恶性腹膜间皮瘤可发生于任何年龄(12~81岁),高发年龄为35~50岁。病理表现其大体可分为以肿块为主的限局型,和以腹膜广泛增厚为特点的弥漫型。以后者居多,且往往伴有大量腹水。本瘤光镜下分类,即分为上皮细胞型(50%),梭形细胞型20%和混合细胞型(30%)。

【诊断】

1. 症状和体征:恶性腹膜间皮瘤无特异症状,故不易早期诊断。其主要症状依次为:①腹部胀痛,一般表现为无固定部位的钝痛,常于排便排尿时加重;②腹部肿块,查体时能否触及肿块与腹水含量有关;③部分患者有不全肠梗阻;④可出现便秘;⑤不同程度消瘦;⑥贫血、厌食;⑦因肿瘤生长过快患者常因肿瘤出血坏死而发热;⑧腹水征是最常见的体征。

2. 检查:恶性腹膜间皮瘤患者就诊时多数仅表现为恶性肿瘤,但缺乏特异检查所见而延误。化验室检查结果往往除贫血外无其他。X线检查偶可显示胃肠道外在性压迫而移位,或小肠兼有扩张和狭窄区段伴不同程度梗阻。B超检查在3/4患者示腹腔实性肿瘤,可见由于瘤内出血和坏死造成的液性暗区,不少患者可显示腹水征,抽取腹水检查,约半数为血性,若腹水中查到间皮瘤细胞当可确诊,可惜只有少数病人如此。

【治疗】

手术治疗只适用于早期限局型肿瘤,但多数恶性腹膜间皮瘤呈广泛浸润性生长，常累及周围多个脏器，难靠手术根除，需综合手术、放疗及化疗以期获得好效。

## 单发性神经纤维瘤

神经纤维瘤系由周围神经纤维成分，局限或弥漫性增生所形成的肿瘤。

【病理】

1. 大体病理：肉眼下皮肤的神经纤维瘤呈局限性无包膜肿块，常不能确认起源的神经纤维。皮下的肿瘤可有完整包膜，并可见神经纤维穿入肿瘤实质中。肿瘤质地较硬，如象皮状，富于弹性，切面灰白色，半透明状，有光泽，有时可见纤维条索状结构。

2. 显微镜下：肿瘤细胞为梭形，主要由纤维细胞，施细胞组成。瘤细胞排列成束状、漩涡状，偶见栅状排列。常见神经轴索在肿瘤内穿过，是肿瘤形成过程中包裹所致。

【诊断】

临床表现：此瘤发生于任何年龄，以20～30岁多见。发生部位见于皮肤、皮下、后纵隔、腹膜后、四肢等处，亦可发生于少见部位，如舌、胃与骶骨部位的神经纤维瘤。肿瘤生长多缓慢，常为无痛性，但亦可伴有局部疼痛，或向周围放射性痛及麻木感。肿瘤外观圆或椭圆，与皮肤可有粘连，位于皮下者肿瘤有一定活动度。

【治疗】

手术切除，术后预后良好。如突然肿瘤近期内增大、出血，应尽早手术切除明确病理诊断。由于病情稳定，甚至不复发。腹膜后神经纤维瘤，常不能完整切除，但术后预后良好。但也有反复多次手术，最终因肿瘤巨大死亡者。

## 恶性神经鞘瘤

恶性神经鞘瘤为周围神经系统少见肿瘤，起源于 Schwann 细胞，故又称恶性 Schwann 细胞瘤。此瘤多由神经纤维瘤病恶变而来，但神经鞘瘤恶变较少见。

【病理】

1. 大体病理:肉眼肿瘤大小不等,在 1 ~ 36cm 之间,大于 5cm 以上者占多数。肿瘤为结节状,分叶状或不规则。切面灰红、灰白、鱼肉或黏液胶冻样。肿块境界清楚,常有假包膜。

2. 显微镜下:肿瘤细胞以胖梭形为主,核扭曲呈波纹状,核仁少见。肿瘤细胞密集,可呈波浪状,栅栏状排列,有时呈漩涡状。根据组织学形态特点,陈氏等建议分为五个组织学亚型:①梭形细胞型;②上皮样型;③腺型;④黑色素型;⑤异质化生型等。

【诊断】

1. 临床表现:恶性神经鞘瘤好发年龄 20 ~ 50 岁。肿瘤发生部位见于四肢、躯干、头颈部,其中大腿、臀部、锁骨上区较好发。个别病例可发生于肝脏、心脏、肾、前列腺、脑、卵巢及阴道。神经干受累者,以坐骨神经多见。高度恶性的肉瘤可表现皮肤局部温度高,甚至红肿、破溃、出血。肿瘤发生于深在部位的大神经干,常固定性生长,活动度小。

2. 检查:X 线片可见部分肿瘤有钙化现象,有时可见继发性骨质破坏现象。超声与 CT 检查可观察肿瘤范围与周围组织的关系。

【治疗】

恶性神经鞘瘤的治疗与其他肉瘤略有不同,由于肿瘤常起源于神经干,并累及一般神经组织,难以确定肿瘤的切缘。所以手术时应在累及神经段的上、下切缘做冰冻切片检查。

低度恶性的表浅肿瘤行广泛切除可达到治愈。高度恶性的肿瘤如累及神经主干时需截肢。

在神经干瘤区置后装管,术后行内照射,近期疗效佳,单用外照射肿瘤常不敏感,常需加大放射剂量,引起放射副作用。化疗疗效仍不肯定,只有部分病例有效。

## 五、常见的体表肿瘤与肿块

体表肿瘤是指来源于皮肤、皮肤附件、皮下组织等浅表软组织的肿瘤。在临床上尚需与非真性肿瘤的肿瘤样肿块鉴别。

## 皮肤癌

皮肤癌是人类最常见的恶性肿瘤,基底细胞癌和鳞状细胞癌为最常见的组织类型。

【病因】

某些因素可能与皮肤癌的发生有关,如过度阳光曝晒,电离辐射,经常接触砷、柏油或沥青,严重烧伤瘢痕,各种癌前病变,如角化病,着色性干皮病,慢性炎症以及免疫抑制,种族均可有一定关系,其中大多数是由于太阳辐射线中的紫外线照射所致,尤其是中波紫外线与皮肤癌的发生密切相关。

【病理】

1. 基底细胞癌:基底细胞癌最常见的表现是脸上的溃疡性结节;其次,往往是由完整表皮所覆盖的皮下结节;另外是扁平的溃疡性病变、红斑性鳞屑性斑块和硬斑病样形态。

2. 鳞状细胞癌:鳞状细胞癌常表现为有中心溃疡的皮肤结节,但是也可呈完全扁平而有鳞屑的病变。

【诊断】

为了保证皮肤癌的正确诊断,必须获取准确的病理组织学证据,下列情况为高度可疑早期恶性病变,应及时获取组织学资料:

1. 经久不愈,或时好时犯,或有少量出血的皮肤溃疡。

2. 凡日光性角化病出现流血、溃烂或不对称结节突起等征象。

3. 往日射线照过的皮肤或旧伤疤,或窦道出现溃疡或结节突起时。

4. 久不消退的红色皮肤瘢痕,其上显示轻度糜烂时,当警惕原位癌可能。

【鉴别诊断】

1. 光化性角化病:光化性角化病通常病变不高出皮肤表面,不具基底细胞癌边缘卷曲、隆起的特征。

2. 角化棘皮瘤:其中心充以角质栓,而基底细胞癌无此表现。

3. 非色素痣:往往无溃疡。

【治疗】

用以治疗皮肤癌的方法很多,若原发肿瘤较小,且未侵犯骨组织,手术切除,冷冻外科,放射治疗和化学外科几乎都能达到同等满意的疗效;若病变已侵犯骨质,首选手术治疗,其次是化学外科;中等大小或较大的肿瘤可采用手术切除。放射治疗和化学外科治疗;冷冻治疗,局部化疗和免疫治疗适于经严格选择的病人应用。

## 黑痣

黑痣是一种半球形隆起、无毛的肿瘤,或数毫米大小的不高出皮肤的黑褐色素斑。

【病理】

黑痣为褐黑色圆形小斑点,略高起,不觉痛痒,可发于皮肤任何部位及口唇等处。按解剖上痣细胞发生的不同层次,将生长在真皮内的叫皮内痣;痣细胞从表皮与真皮交界处向下生长的为交界痣,两者的混合型为混合痣。

【诊断】

1. 皮肤表面先天性黑色斑点。
2. 表面平坦或高出体表,痣表面光滑或粗糙。
3. 生长极为缓慢。

【鉴别诊断】

1. 黑色素瘤:黑色素瘤是高度恶性肿瘤,是由能制造黑色素的细胞所组成的肿瘤。可由黑痣恶变而来,也可以自行发生。本病多发于头颈、上肢、眼、指甲下面和阴唇等处,向四周和深部呈浸润性生长。发展迅速,大小不等,常有痛感。

2. 雀斑:多发于面部,褐黄色小斑点,不高出皮肤,密集分布,日晒加重。

【治疗】

1. 手术治疗

(1) 适应证:黑痣恶变机会不多,不必作预防性切除,但对某些有恶变可能,已有恶变征象和已诊断为黑色素瘤者,都必须尽早手术切除。

(2) 手术方式:在黑痣周围正常皮肤处作一梭形切口至皮下,切除瘤体,对位缝合。

2. 其他治疗

(1) 液氮冷冻:液氮的温度达-196℃,利用冷冻使痣细胞坏死、脱落。

(2) 激光气化:利用二氧化碳激光治疗机在573℃以上的温度下将黑痣气化,这是目前最好的治疗方法。用冷冻和激光气化不能做病理切片,故高度怀疑恶变者,仍以手术治疗为主。

## 皮肤黑色素瘤

皮肤黑色素瘤(Cutaneous Mecanoma,简称恶黑)是一种产生黑色素的高度恶性肿瘤,仅少数为无色素恶性黑色素瘤。

**【病因】**

恶黑确切病因不明,紫外线辐射被认为是主要因素。慢性摩擦被认为是良性痣恶变的发病因素。

**【病理】**

根据病变的肉眼表现,皮肤恶性黑色素瘤可分为三型。第一型是表浅扩散型黑色素瘤,第二型是结节型黑色素瘤,第三型为雀斑型黑色素瘤。恶黑既可发生原发部位的放射状生长,也可呈垂直性浸润生长;可发生移行性转移,又可发生区域淋巴结转移,乃至全身广泛转移。

**【诊断】**

需与恶黑鉴别的疾病包括黑痣、蓝痣、色素基底细胞癌、皮脂溢出性角化病和甲下血肿或感染。恶黑可发生身体任何部位,女性下肢和男性躯干是最常见好发部位,典型的恶黑包括如下特征:

(1) 颜色多变。

(2) 表面隆起不规则。

(3) 周边呈不规则锯齿状。

(4) 表面上皮溃疡。

因此,凡皮肤病变有下述特征者应怀疑恶黑并做进一步病理检查。

(1) 棕色或黑色持续加深,或原有黑色病变出现退色或变红。

(2) 原病变增大,尤其快速增大者。

(3) 原有斑状病变表面轮廓隆起。

(4) 圆形病变出现锯齿状边缘。

(5) 持续瘙痒、结痂或出血。

(6) 出现卫星结节。

凡怀疑恶黑的病变,一定要及时做病变的切除或切取活检,以确定组织学诊断。对诊断明确的恶黑应进一步做全身检查,以了解全身转移的可能性。最近认为同位素标志单抗图像是获取恶黑转移的较好检查。早期恶黑最广泛分期法是采用Ⅲ期法,即Ⅰ期局限性病变;Ⅱ期,区域淋巴结转移;Ⅲ期,远处转移。此法简单、易记忆。

【治疗】

恶黑的治疗必须结合肿瘤的临床分期和了解影响预后的有关因素,作全面考虑,制订合理的治疗方案。

1. 局限于原发部位恶黑治疗(Ⅰ和Ⅱ期):局部病变经病理证实,而无淋巴结转移者,手术是唯一选择的治疗方法。但首先应解决对以下两问题的认识:①距原发肿瘤边缘多宽切除方安全;②首次治疗是否要行选择性淋巴结清扫术。早期恶黑,类似于原位癌,虽属非浸润癌,不会转移,但可局部复发,以切除周围0.5～1cm边缘为宜;浅、薄的恶黑(<0.76mm厚度)极少局部复发,多数外科医师认为切除周围正常皮肤1～2cm是适当的。中等厚度的恶黑(>1.0mm厚度),应强调切除3cm皮缘。是否行选择性区域淋巴结清扫术,至今仍有争议,在美国大多数外科医师所持态度是:①病变厚度≤1mm者,转移率甚低,预防性区域淋巴结清扫术不能指望能改变远期预后;②病变厚度>3.5～4mm者,隐匿性远处转移的可能性高,远期存活率也相对低即使做了预防性淋巴结清扫术也难望存活率会出现有意义的提高。尽管如此,主张只要尚无远处转移灶可查，便应做预防性淋巴结清扫术者大有人在；③厚度介于上述两类之间的病变，隐匿性淋巴结转移率相当高，是做预防性淋巴结清扫术可望提高生存率的最佳对象。

2. 临床Ⅲ期病人的治疗：对Ⅲ期患者多数提倡区域隔离性高温-多种化疗药物灌注疗法。发生于肢体的病灶，当数量不多时，可做简单的局部切除，也可瘤内注射某些非特异性免疫刺激剂，常可引起免疫应答，造成肿瘤的坏死。头颈部表皮粟粒性复发灶，采用高剂量分段放疗或隔离灌注化疗也有效。对于有区域淋巴结转移的病人，均应进行彻底区域淋巴结清扫术。

3. Ⅳ期全身转移性恶黑的姑息治疗：曾有不少报道称发生在脑、肺以及胃肠道等远位、孤立性恶黑转移灶，经手术切除后仍可获得长期无瘤生存。在无手术禁忌情况下，值得一试，但入选病例应符合下列要求。

(1) 病人及家属对于手术利弊要有充分理解。

(2) 距原发瘤治疗最后一次治疗时间至少 12 个月以上。

(3) 转移灶稳定，即至少经 2 个月观察无新病灶发生。

(4) 转移灶局限。

一个转移灶甚至多个转移灶均可考虑外科切除。其他，如姑息切除一些大的转移灶（>2cm），也可减轻痛苦。截肢手术较少见，但当其他治疗失败，病人剧痛难忍，或伴出血、感染、恶臭时应作考虑。高剂量的分段放疗，对难以清除的局部病灶有效。

4. 恶黑辅助治疗：本瘤恶性程度高，易转移。因此，对预后较差的患者，应采取有效的综合辅助治疗，以减少复发、转移的可能性。尽管目前仍未找到确有实效的治疗方法，但手术后采用化疗、免疫和放疗等综合治疗措施可能提高疗效。

## 皮脂腺囊肿

皮脂腺囊肿又称粉瘤，是皮脂腺排泄管阻塞而引起的滞留性囊肿。

**【病理】**

皮脂腺囊肿，囊腔内充满豆腐渣样皮脂腺分泌物，从瘤体中心粗大毛囊黑色小孔中,挤出有臭味的脂浆,是本病的特征。

【诊断】

1. 多发生于面部、耳后、背部或臀部等处,单发也可多发。

2. 皮下圆形或椭圆形肿物,边界清楚,中央部与皮肤粘连,若合并感染,则囊肿迅速增大,局部红、肿、热、痛。

3. 皮瘤中心可见一粗大黑色毛孔,用力挤压肿块可有皮脂从毛孔溢出。

【鉴别诊断】

1. 多发性毛囊炎:主要与脂瘤化脓时作鉴别。亦好发于颈后背部,初起时在硬结的肿块上有一粟粒状脓头,破溃后形成蜂巢,脓液中无粉渣样物质,发病前病变部位无肿块存在。

2. 脂肪瘤:为皮下大小不一的圆形肿块,触之较软,边缘清楚,以手紧压脂肪瘤基底部,覆盖在瘤体上的皮肤出现"橘皮状"变化。瘤体中心无黑色毛孔。

【治疗】

1. 对症治疗:对皮脂腺囊肿合并感染者可用:

(1) 青霉素 80 万 U,肌内注射,2 次/日。

(2) 红霉素软膏外涂患处,1 ~ 2 次/日。

2. 手术治疗

(1) 适应证:皮脂腺囊肿如合并感染者,宜待感染控制后。

(2) 手术方式:局麻后作一梭形切口,切除囊肿及其上部皮肤,应注意完整摘除包膜,若遗留部分包膜,则易复发。

3. 注射疗法:对于多发性皮脂腺囊肿可试将硬化剂注射于囊腔内,一般用 5% 鱼肝油酸钠 0. 1 ~ 0. 5ml 加 1 ~ 2% 普鲁卡因 1 ~ 2ml 注入,使囊肿破坏或闭合。

## 六、瘢　痕　瘤

瘢痕瘤是一种由瘢痕组织进行性生长形成的肿块,又称瘢痕疙瘩。

【病理】

瘢痕瘤常见于手术或外伤后,由于创面的结缔纤维组织异常增生，高出正常皮面，瘢痕质地较硬。呈暗红色，常伴发痒、疼痛等。

【诊断】

1. 好发于胸、背、肩及颜面、四肢等处。

2. 发病部位有外伤、手术、烧伤或局部感染史。

3. 瘢痕质硬、突出皮面，呈暗红或暗紫色，常有痒、痛感。

【治疗】

1. 手术治疗

(1) 适应证：瘢痕较局限，瘤体高突，不是瘢痕体质，用其他疗法无效者。

(2) 方法：用 0.5% 普鲁卡因局部麻醉，在瘤体周围作一梭形切口，切除瘤体，对位非常准确地缝合，术后可配合放射治疗。

2. 放射治疗：根据条件可选用深度 X 线或镭锭局部照射，1 次/日，15～20 分钟/次。

（刘谨文）

# 第二十六章　肝脏手术

## 一、肝脏部分切除术

【适应证】

1. 单发较小的肿瘤或位于多个肝段的多发肿瘤，不需要行肝叶或半肝切除术者。

2. 严重的肝硬化所导致的肝储备功能低下，不能耐受规则性肝切除者。

3. 无严重的心、肺、肾等重要器官功能障碍。

4. 患者一般情况好，无黄疸、腹水及远处转移。

【手术步骤】

1. 切口：依据肿瘤所在的位置，可以选择右侧经腹直肌切口或右肋缘下切口，逐层切开至腹膜，保护切口后上自动拉钩。

2. 显露：根据需要，离断肝圆韧带、镰状韧带、肝脏左、右冠状韧带，尽可能将肿块暴露于手术切口下方。

3. 标记切缘：充分了解病变范围后，距肿瘤边缘至少 1cm 处用电刀在肝脏表面上标记出肝脏预切除线。

4. 断肝：沿肝脏预切除线离断肝实质，血管钳分离、切断及结扎或缝扎肝内管道组织，直至将病灶完整切除。断肝方式可根据习惯采用钳夹法、指捏法及利用各种器械，如 CUSA、超声刀、双极电凝钳等。

5. 创面处理：仔细检查创面确保无出血及胆漏，肝创面较小时，可不必对拢缝合；创面较大时，建议予以对拢缝合。

6. 关腹：检查腹腔内无活动性出血，于肝创面下方放置一根多孔引流管，逐层缝合腹壁各层组织。

【注意事项】

1. 当肿瘤较小、术中未触及肿瘤者或者术中探查与术前

CT 检查不一致时,应使用术中 B 超,确认病变位置及数目。

2. 肝脏离断过程中应确保切缘与肿瘤的距离,尽可能防止肿瘤的局部复发及医源性种植转移,同时保证切缘平整,便于对拢缝合。

3. 创面对拢缝合前应冲洗肝创面,不但可以发现小的出血及胆漏,而且还可以清除创面处脱落的肿瘤细胞,防止局部复发。

4. 对拢缝合要严密,防止死腔的形成,必要时可以将止血纱布、明胶海绵或者大网膜组织填塞于创面处以利于消除死腔。

## 二、肝左外叶切除术

【适应证】

1. 适应证同肝脏部分切除,但肿瘤位于左外侧叶。

2. 因结石、囊肿、脓肿、包虫病等多种疾病引起肝脏左外叶功能丧失。

3. 肝脏左外叶的粉碎性外伤。

【手术步骤】

1. 切口:一般可选用上腹部正中切口或右肋缘下斜切口,必要时可采用上腹部“人”字形切口。

2. 显露:离断、结扎肝圆韧带,切断镰状韧带,分离肝脏左冠状韧带,结扎切断左三角韧带,继续切断肝胃韧带,将左外叶充分游离。

3. 标记切缘:距镰状韧带左侧约 1cm 处用电刀在肝脏表面标记出肝脏预切除线。

4. 断肝:沿预切除线离断肝实质,血管钳分离、切断及结扎或缝扎肝内管道组织,直至完整切除肝脏左外叶。必要时可间歇性阻断第一肝门。

5. 创面处理:仔细检查创面,确定无活动性出血及胆漏,必要时将肝创面对拢缝合。

6. 关腹:检查腹腔内无活动性出血,于肝创面下方放置一根多孔引流管，逐层缝合腹壁各层组织。

【注意事项】

1. 切断肝圆韧带时应稍远离肝脏，结扎后可做牵引之用；离断肝镰状韧带时亦稍远离肝脏，以保证有足够的残端以供肝创面加压缝合之用。

2. 肝脏左三角韧带离断后应缝扎或结扎，防止出血的发生。

3. 现一般在肝内切断、缝扎肝左静脉。同时，术前应注意患者是否存在比较粗大的肝左静脉后上缘支，术中应结扎或缝扎此静脉分支，以防止离断左外叶后即刻出现的大出血。

## 三、左半肝切除术

【适应证】

适应证同肝左外叶切除术，但病变局限于左半肝部分。

【手术步骤】

1. 切口：一般可选用右肋缘下斜切口，必要时可采用上腹部“人”字形切口。

2. 游离：离断、结扎肝圆韧带，切断镰状韧带至第二肝门前方，分离肝脏左冠状韧带，结扎、切断左三角韧带。继续离断肝胃韧带后将肝左叶向右上翻转，暴露静脉韧带、静脉导管，将其切断、结扎后可增加肝左叶活动度。

3. 处理肝门：在肝十二指肠韧带中，分别分离出肝左动脉、左肝管及门静脉左支，予以结扎后切断。

4. 标记切缘：在肝脏正中裂左侧约 1cm 处或按呈现出的左半肝缺血界限用电刀在肝脏表面标记出肝脏预切除线。

5. 断肝：沿标记的预切除线离断肝实质，血管钳分离、切断及结扎或缝扎肝内管道组织，直至肝后下腔静脉前壁，肝内缝扎切断肝左静脉，完整切除肝左叶。

6. 创面处理：冲洗创面，检查无活动性出血及胆漏后，肝创面可不予以缝合。

7. 关腹：检查腹腔内无活动性出血，于肝创面下方放置一根多孔引流管,逐层缝合腹壁各层组织。

【注意事项】

1. 在第一肝门操作时,既可以分别游离动脉、胆管及门静脉后予以结扎,亦可直接结扎左肝蒂。不管何种方式,都应注意一些相对比较常见的解剖变异,如右前叶肝管汇入左肝管;门脉左支分出右前叶支等其他变异。

2. 离断肝脏时应防止损伤肝中静脉,引起肝右前叶的静脉回流障碍。肝左静脉最好在肝实质内钳夹后切断。

3. 单独左半肝切除时,应保留门静脉左支发出供应尾状叶的血管。

## 四、右半肝切除术

【适应证】

适应证同肝左外叶切除术,但病变局限于右半肝部分。

【手术步骤】

1. 切口:一般采用右肋缘下斜切口,必要时可采取胸腹联合切口。

2. 游离:切断肝圆韧带和镰状韧带,轻轻向下牵拉肝脏,再切断右三角韧带和右冠状韧带。将肝脏翻向左侧,继续游离肝裸区直至肝后下腔静脉右缘,同时结扎肝短静脉及右肾上腺静脉。

3. 处理肝门:切断、结扎胆囊管和胆囊动脉后,分离、结扎、切断右肝管、肝右动脉及门静脉右支。游离、离断近第二肝门处下腔静脉右缘的腔静脉韧带,显露肝右静脉,分离、结扎后切断。

4. 标记切缘:沿肝脏正中裂或按呈现出的右半肝缺血界限,先用电刀切开肝膈面及脏面被膜,划出肝脏预切除线。

5. 断肝:沿着预切除线离断肝实质,血管钳分离、切断及结扎或缝扎肝内管道组织,直至完整切除肝右叶。

6. 创面处理:冲洗创面,排除活动性出血及胆漏后,将肝创面予以对拢缝合。

7. 关腹:检查腹腔内无活动性出血,于肝创面下方放置一根多孔引流管,逐层缝合腹壁各层组织。

【注意事项】

1. 分离右半肝时,操作要仔细,并注意防止撕裂汇入下腔静脉的肝短静脉和右肾上腺血管。

2. 分离肝右静脉困难时,不应勉强,可在离断肝实质至其根部时,自实质内分离、结扎肝右静脉。

3. 当肝右叶肿瘤与膈肌粘连紧密不容易分离右肝韧带时,可采用绕肝提拉法先离断肝实质,最后再处理右肝韧带。

## 五、肝中叶切除术

【适应证】

适应证同肝左外叶切除术,但病变局限于肝中叶。

【手术步骤】

1. 切口:一般采用右肋缘下斜切口,必要时可采取上腹部"人"字形切口。

2. 游离:切断肝圆韧带、镰状韧带及右侧肝周韧带,分离肝右叶,显露肝后下腔静脉。

3. 处理肝门:分离切断胆囊管和胆囊动脉,切除胆囊。分离出胆总管、肝固有动脉及门静脉分支,结扎、切断右前叶及左内叶的门静脉、肝动脉和胆管支。

4. 标记切缘:按呈现出的肝中叶缺血界限,用电刀在肝表面作肝脏预切除线,包括左、右侧共两条。

5. 断肝:分别沿左、右侧预切除线离断肝实质,血管钳分离、切断及结扎或缝扎肝内管道组织,直至两侧切断面近肝后下腔静脉处会合,分离并确认肝中静脉,于近下腔静脉入口约1cm处将肝中静脉结扎、切断,完整切除肝中叶。

6. 创面处理:应对创面仔细止血,检查无胆漏后,将肝创面对拢缝合。

7. 关腹:检查腹腔内无活动性出血,于肝创面下方放置一根多孔引流管,逐层缝合腹壁各层组织。

【注意事项】

1. 肝中叶切除时,既可以先处理入肝管道,亦可在离断肝实质的过程中将该区域的入肝管道分别予以结扎、切断,后者往往需要在间歇性阻断第一肝门的情况下进行。

2. 结扎、切断左内叶管道时应尽量靠近左肝蒂处,防止损伤左外叶的入肝血流;处理右前叶管道时,应尽量远离右肝蒂结扎,以防止损伤右后叶肝管。

3. 因创面难以对拢缝合,可将大网膜填入肝创面处,并适当予以缝合固定。

## 六、肝右后叶切除术

【适应证】

适应证同肝左外叶切除术,但病变局限于肝右后叶。

【手术步骤】

1. 切口:一般采用右肋缘下斜切口,必要时可采用胸腹部联合切口。

2. 游离:切断肝圆韧带和镰状韧带,轻轻向下牵拉肝脏,切断右三角韧带和右冠状韧带。将肝脏翻向左侧,继续游离肝裸区直至肝下下腔静脉右缘,同时结扎、切断肝短静脉及右肾上腺静脉。

3. 切除胆囊,显露其稍下方的 Rouviere 沟,肝右后叶的 Glission 鞘走于其内,可根据此标志,分离出右后叶的 Glisson 鞘,并将其内的管道一并结扎。

4. 标记切缘:按呈现出的肝右后叶缺血界限,用电刀在肝表面作肝脏预切除线。

5. 断肝:沿着预切除线离断肝实质,血管钳分离、切断、结扎或缝扎肝内管道组织直至肝后下腔静脉处,分离并确认肝右静脉,于距汇入下腔静脉入口约 1cm 处将肝右静脉结扎、切断,完整切除肝右后叶。

6. 创面处理:创面仔细止血,检查无胆漏后,将肝创面对拢缝合。

7. 关腹:检查腹腔内无活动性出血,于肝创面下方放置一根多孔引流管,逐层次缝合腹壁各层组织。

【注意事项】

1. 游离肝右叶时,应时刻想到可能出现的直接汇入下腔静脉粗大的肝右后下静脉,应将其小心结扎,近下腔静脉处可用 prolene 线予以缝扎。

2. 如分离右后叶的 Glisson 鞘有困难时,亦可在离断肝实质的过程中将该区域的入肝管道分别予以结扎、切断。

## 七、右三叶切除术

【适应证】

适应证同右半肝切除术,但病变局限于右三叶。因切除肝脏的体积约占肝脏总体积 85% ,故该术式应慎用,肝硬化者不宜施行右三叶切除。

【手术步骤】

1. 切口:因手术范围较大,一般多采用上腹部"人"字切口,必要时可采用胸腹联合切口。

2. 游离:切断肝圆韧带和镰状韧带,游离切断左、右三角韧带和左、右冠状韧带。将肝脏翻向左侧,继续游离肝裸区直至肝后下腔静脉右缘,同时结扎、切断肝短静脉及右肾上腺静脉。

3. 处理肝门:按右半肝切除方法切断结扎胆囊管、右肝管、右肝动脉及门静脉右支后,继续解剖分离出左侧肝蒂,保留其左侧管道结构,分离、结扎其右侧通向左内叶的胆管、肝动脉及门静脉分支。

4. 标记切缘:按呈现出的肝右三叶缺血界限,用电刀于肝膈面和脏面标出预切除线。

5. 断肝:沿着预切除线离断肝实质,血管钳分离、切断及结扎或缝扎肝内管道组织直至近肝后下腔静脉处,分离并确认肝右及肝中静脉,予以切断、缝扎后完整切除肝右三叶。

6. 创面处理:应对创面仔细止血,检查无胆漏后,将肝创面对拢缝合，如有困难也可不予缝合。

7. 关腹：检查腹腔内无活动性出血，于右膈下肝创面下方放置一根多孔引流管，逐层缝合腹壁各层。

【注意事项】

1. 在实施手术前，有必要分离出肝上及肝下下腔静脉，并预置一阻断带，以控制肝静脉的出血。

2. 在离断过程中应避免损伤出、入肝脏左外叶的血管及引流左外叶的胆管，防止术后肝功能衰竭。

3. 肝右及肝中静脉应在其汇入下腔静脉入口前约 1cm 处缝扎、切断，但是有约 60% 的肝中静脉先汇入肝左静脉，合干后流入下腔静脉，因此必须在汇入肝左静脉前结扎切断肝中静脉，而完好保留肝左静脉。

## 八、肝左三叶切除术

【适应证】

适应证同肝左外叶肝切除，但病变局限于肝脏左半肝及右前叶。因为切除后，仅剩肝右后叶，体积相对较小，因此对于合并肝硬化的患者，术前应根据患者的肝功能及 ICG-R15 的检查结果来决定是否行此手术。

【手术步骤】

1. 切口：一般可选用右肋缘下斜切口，必要时可采用上腹部“人”字切口。

2. 游离：离断、缝扎肝圆韧带，切断镰状韧带至第二肝门前方，分离切断肝脏左、右冠状韧带及左、右三角韧带。继续离断肝胃韧带、肝结肠韧带及肝肾韧带，充分游离肝脏。

3. 处理肝门：分离、切断胆囊管和胆囊动脉，切除胆囊。循胆囊管找到肝总管后继续向肝门部分离，在左肝蒂处分别将肝左动脉、左肝管及门静脉左支，予以结扎后切断；在右肝蒂处结扎、切断右前叶门静脉、肝动脉和胆管支。

4. 标记切缘：按呈现出的肝左三叶缺血界限，用电刀在肝脏表面标记出肝脏预切除线。

5. 断肝：沿着预切除线离断肝实质，血管钳分离、切断、结扎或缝扎肝内管道组织直至肝后下腔静脉处，确认肝左及肝中静脉后，在其汇入下腔静脉入口前约 1cm 处缝扎、切断，完整切除肝左三叶。

6. 创面处理：创面仔细止血，检查无胆漏后，将肝创面对拢缝合，如有困难也可不予缝合。

7. 关腹：检查腹腔内无活动性出血，于右膈下及肝创面各放置一根多孔引流管，逐层缝合腹壁各层组织。

**【注意事项】**

1. 整个操作过程中应避免损伤肝右后叶管道，避免术后肝功能衰竭。

2. 当肝左静脉与肝中静脉合干时，可在其汇入下腔静脉入口前约 1cm 处缝扎、切断合干，否则予以单独缝扎、切断。

## 九、肝第 8 段切除术

**【适应证】**

适应证同肝脏部分切除术，但病变局限于肝脏第 8 段。

**【手术步骤】**

1. 切口：一般采用右肋缘下斜切口。

2. 游离：切断肝圆韧带和镰状韧带，轻轻向下牵拉肝脏，切断右三角韧带、肝肾韧带及右冠状韧带。

3. 标记切缘：距病灶边缘至少 1cm 用电刀标记肝脏预切除线。

4. 断肝：沿着预切除线离断肝实质，血管钳分离、切断及结扎或缝扎肝内管道组织直至完整切除肝脏第 8 段。

5. 创面处理：创面仔细止血，检查无胆漏后，将肝创面对拢缝合，如有困难也可不予缝合。

6. 关腹：检查腹腔内无活动性出血，于右膈下放置一根多孔引流管，逐层缝合腹壁各层组织。

**【注意事项】**

肝第 8 段位于肝中静脉右侧，肝右静脉的左侧，术中以此作指引,同时注意勿伤及肝中及右静脉主干。

## 十、肝尾状叶切除术

【适应证】

适应证同左半肝切除术,但病变局限于尾状叶。

【手术步骤】

1. 切口:一般采用右肋缘下斜切口或者上腹部“人”字切口。

2. 游离:切断肝圆韧带、镰状韧带、右三角韧带及右冠状韧带,将右半肝及尾状叶向左翻起,仔细游离肝右叶,缝扎、切断肝右叶后方的肝短静脉,直至下腔静脉右缘。接着游离左冠状韧带、左三角韧带及肝胃韧带,把肝脏向右翻转,显露下腔静脉左缘,游离、切断并结扎静脉韧带和左腔静脉韧带。

3. 处理肝门:在第一肝门横沟下缘切开肝门板,游离、结扎、切断通向尾状叶的肝动脉、门静脉、胆管分支,使尾状叶与第一肝门完全分离。

4. 断肝:逐步离断尾状叶与肝左、右叶的连接处,将尾状叶完整切除。尾状叶的前面紧邻肝中静脉,在断肝过程中必须特别注意,严防肝中静脉的损伤。

5. 创面处理:冲洗创面,小的出血点予以电凝止血,较明显的出血及胆漏均予以缝扎。

6. 关腹:检查腹腔内无活动性出血,于肝创面下放置一根多孔引流管,逐层缝合腹壁各层组织。

【注意事项】

1. 肝尾状叶切除的手术入路可分为前入路和背侧入路,后者又可分为左侧入路及右侧入路,术者应根据病变的位置及大小决定手术入路。

2. 尾状叶位于肝静脉及下腔静脉之间,位置深在,操作中应保持良好术野,切忌盲目操作,损伤肝脏重要脉管。

## 十一、肝囊肿开窗术

【适应证】

先天性单发肝囊肿，体积较大引起压迫症状者，或者多发性的肝囊肿，已经影响患者正常的肝功能。

【手术步骤】

1. 切口：依据囊肿所在的位置，可以选择右侧经腹直肌切口或者右肋缘下切口。

2. 显露：离断、结扎肝圆韧带，切断镰状韧带，分离肝脏左、右冠状韧带，将囊肿尽可能暴露于手术切口下方。

3. 开窗：先用电刀切除小部分囊壁，吸除囊液后，切除大部分囊肿前壁。

4. 囊肿内壁处理：用电刀烧灼囊肿内壁，破坏具有分泌功能的内皮细胞，防止囊肿复发。

5. 关腹：检查腹腔内无活动性出血，可于囊肿腔内放置一根多孔引流管，逐层缝合腹壁各层组织。

【注意事项】

1. 注意囊肿内液体的颜色及性状，先天性囊肿的液体为淡黄色清亮的透明液体，若囊液为血性或胆汁样液体，应探查囊腔，排除小的血管或胆管与囊腔相通。

2. 应尽可能多的切除囊壁，防止术后因周围组织遮盖“窗口”，导致囊液引流不畅。

3. 电刀处理囊肿内壁时，应尽可能避开囊腔内的皱襞，防止造成意想不到的出血或胆漏。

4. 多发的囊肿局限于某一段或叶，并且该段或叶无正常的肝组织时，可手术切除该段或叶。

## 十二、经腹腔镜肝切除术

【适应证】

良性疾病包括有症状的海绵状血管瘤、有症状的局灶性结节增生、腺瘤、有症状的巨大的肝囊肿、肝内胆管结石等；恶性疾病：包括原发性肝癌、结直肠癌肝转移、其他恶性肿瘤等。为保证恶性肿瘤的切缘，目前仅建议适用于单发肿瘤，直径小于5cm，且主要动静脉及胆管无明显侵犯；用于肝脏移植的活体供肝切取，包括左外叶、左半肝、右半肝供肝；少数情况亦可用于肝脏组织活检。

【禁忌证】

任何开腹肝脏切除禁忌证；难以耐受气腹的病人；腹腔内致密粘连；病变紧贴或直接侵犯大血管；病变过大，影响第一、第二和第三肝门暴露和分离，无法安全进行腹腔镜下操作；肝门部被侵犯或病变本身需要大范围的肝门淋巴结清扫。

【手术操作】

（一）经腹腔镜肝左外叶切除术

1. 麻醉：气管插管全麻。

2. 体位及 Trocar 位置：一般采取仰卧位，头高足低位（约15°），或者采取平卧分腿位。术者立于患者左侧或两腿间。于脐下缘切开皮肤 10mm，穿刺置入气腹针，建立二氧化碳气腹，腹内压维持在 12～14mmHg（1mmHg=0.133kPa）。拔针后置入直径 10mm 的 Trocar；插入腹腔镜后，分别于左侧肋缘下腹直肌旁和右侧肋缘下腹直肌旁作主操作孔和辅助操作孔，均放置 12mm Trocar，于左侧肋缘下锁骨中线或腋前线附近作左辅助操作孔，放置 5mm Trocar。

3. 手术步骤

（1）用超声刀依次离断肝圆韧带、镰状韧带、左三角韧带和左冠状韧带，左三角韧带内有时有较大的血管，需先于近膈肌侧上钛夹后再离断。

（2）于肝圆韧带及镰状韧带左侧 1cm 处肝缘开始，用超声刀离断肝实质，由浅入深，由前向后进行。遇直径>3mm 的管状组织，钛夹夹闭远近端后再予超声刀离断。

（3）分离肝实质接近 2、3 段 Glisson 鞘时，只需将其前方及上下肝组织稍加分离后，直接采用血管切割闭合器夹闭即可。

（4）继续向肝实质深部分离，至接近肝左静脉时，沿肝脏膈面切开肝实质约 1 ~ 2cm，采用血管切割闭合器离断肝左静脉及肝实质。至此肝左外叶完全切除。

（5）将切下来的包括病变的肝组织用一次性取物袋装好从脐孔拉出，如标本太大可适当延长脐孔或经耻骨上小切口（5cm）取出标本。只有当肝脏病变为良性时，才可捣碎取物袋中的肝组织后取出。

（6）冲洗断面，确认无明显出血和胆漏后，可喷洒生物胶和覆盖止血纱布，于肝断面下放置橡胶引流管一根自原右侧肋缘下腹直肌旁辅助操作孔引出。

（二）经腹腔镜肝左半肝切除

1. 麻醉与体位：气管内插管全身麻醉。一般采取仰卧位、头高脚低位。或采用截石位，术者立于患者下方，持镜者和助手分别立于患者左右侧。$CO_2$ 气腹压力建议维持在 12 ~ 14mmHg（1mmHg = 0.133kPa），应避免较大幅度的气腹压变化。

2. Trocar 位置：建议采用四孔法或五孔法切肝。操作孔位置根据需要处理的肝脏病变位置而定，以利于手术操作、互不影响为原则。观察孔位于脐上或脐下，主操作孔取左锁骨中线肋缘下，副操作孔须与主操作孔及镜头保持一定距离，一般采用右锁骨中线肋缘下或右腋前线肋缘下附近。

3. 手术步骤

（1）首先离断肝圆韧带和镰状韧带，切断肝脏周围韧带，游离肝左叶。

（2）解剖第一肝门：解剖出肝动脉、门静脉左侧分支，可吸收夹或钛夹夹闭肝左动脉和门静脉左支并剪断，控制入肝血流，可见左半肝呈缺血改变。分离左肝管后夹闭。

（3）解剖第二肝门：分离出肝左静脉的主干后用可吸收夹夹闭或用 7 号丝线缝扎，控制出肝血流。如果左肝静脉游离困难，也可暂时不予处理，等待切肝至左肝静脉时再处理。

（4）沿左半肝缺血线左侧 1cm 标记肝切除线。沿肝脏膈面切开肝实质约 1cm，在预切线上用电刀、超声刀等多种断肝器械离断肝实质，当肝内管道直径大于 2mm 者，切断前需用钛夹夹闭，以防出血、胆漏。肝实质离断至第二肝门时采用血管切割闭合器离断肝左静脉。

(5) 肝断面处理:肝断面细小血管、胆管可用电凝封闭;经过反复电凝止血后出血仍未停止,应仔细观察创面,寻找出血点,用缝合、微波凝固、钛夹钳夹等方式止血;如直径>2mm的管道,需用钛夹妥善夹闭后处理。

(6) 标本取出:切下来肝组织标本用一次性取物袋装好从延长脐孔切口处取出,良性病灶可在取物袋中捣碎后取出。大的恶性肿瘤标本需自耻骨上开小切口取出。

(7) 断面处理完和冲洗后,再次确认无明显出血和胆漏后,可喷洒生物胶和覆盖止血纱布,放置引流管。

(三) 经腹腔镜右半肝切除术

1. 麻醉与体位:麻醉为气管插管全麻。体位主要采用以下两种:①病人取平卧位或向左倾斜15°,两腿分开,将右前臂上举,固定于头架之上,右侧腰部垫高以帮助暴露右半肝。②先取仰卧位,建立气腹置入Trocar后改为头高脚底30°和右高左低体位(15°~30°),以充分显露右上腹。

2. Trocar位置:观察孔多位于脐周,主操作孔一般位于剑突下,其余各孔位于剑突下,肋下左右锁骨中线上及腋前线上。一般取4~6孔即可。布孔的原则是:术野尽可能大,主操作孔在不干扰操作的情况下尽可能靠近病灶,辅助孔不干扰操作。肋缘下穿刺孔尽量连成直线,有助于在改开腹时,切口呈直线。

3. 手术步骤

(1) 游离肝脏:右半肝切除需要切断肝圆韧带、镰状韧带、右三角韧带、右冠状韧带、右肝肾韧带,使整个右肝完全游离,有时为方便旋转,还需要切断腔静脉左侧的部分左冠状韧带。离断肝肾韧带时注意勿损伤粘连的结肠和十二指肠,勿损伤右肾上腺。

(2) 解剖第一肝门:先解剖胆囊三角,夹闭、切断胆囊动脉及胆囊管,可将胆囊减压而不做剥离。从肝外切开Glisson鞘,解剖出右肝管夹闭后切断,显露右门静脉,如果较粗可用直线切割闭合器切断,最后处理后下方的右肝动脉,以可吸收夹双重夹闭后切断。另外,肝门阻断钳及可拆卸肝门阻断钳可用于肝门的阻断。

(3) 解剖第二肝门:多采用肝下途径分离下腔静脉和肝右静脉,完全游离右肝至下腔静脉右侧壁,打开下腔静脉韧带显露出肝后下腔静脉、右肝静脉右侧壁,必要时离断部分肝短静脉后显露下腔静脉前壁,在肝后下腔静脉的前方向左上方分离出右肝静脉。肝右静脉的切断:①肝外分离与切断:自腔静脉陷窝向右下方轻柔地分离,于腔静脉前方向左上方分离,两者结合可分离出右肝静脉主干,穿入牵引带后可用直线切割闭合器切断。右肝静脉的分离在难度上要明显大于左肝静脉,特别是对于肝实质肥厚的病人,暴露较差,稍有不慎会撕裂肝静脉引起出血和气体栓塞。②肝外分离预阻断肝内切断:在肝外稍加分离,而不要求分离出右肝静脉主干,然后用钛夹做临时阻断,最后在肝内用直线切割闭合器切断,这种方法相对比较安全。

(4) 离断肝实质:①切肝线的确定:在一般情况下,切肝线一般位于肝脏中线的右侧约 1cm,可以保留肝中静脉不被损伤(除手术需要一并切除肝中静脉)。肝脏中线的确定有三种方法,可根据实际情况灵活使用:根据肝脏表面的标志,以胆囊窝中部和腔静脉连线为中线(Cantline 线);根据门静脉支配的范围,即观察阻断或切断右肝蒂后肝脏表面的颜色改变来确定中线;术中应用腹腔镜超声探查确定肝中静脉的走行,沿肝中静脉右侧 1cm 切断肝脏。②器械的选择:肝实质离断采用超声刀、无血切肝刀(tissuelink)、超声刮吸刀(CUSA)、结扎速血管闭合系统(ligasure)、射频刀(RFA)、腹腔镜多功能解剖器(LPOMD)、氩气刀、双极电凝、外科夹及内镜切割闭合器完成,对于断肝器械的选择,不同的学者亦有各自的见解。整体来说,在肝实质表面 1cm 深度内,在没有直径超过 3mm 的肝内管道时,超声刀断肝效果很好,超声刀仍是最常用和快捷的器械;Ligasure 断肝时较超声刀更易产生凝固结痂现象,但对于较粗管道结构(直径>3mm)Ligasure 的封闭作用最强,甚至可以对主要的肝静脉和门静脉分支进行直接封闭;微波刀断肝操作较为困难,但其止血效果很好,可以对肝断面进行补救性止血处理。肝静脉主干以及不能完全游离的肝静脉主要分支的离断可采用内镜切割闭合器完成，其操作简便易行，安全性高，且无需对肝静脉进行肝外的解剖或过多游离。③为了减少肝脏断面的出血，可采用低中心静脉压技术（LCVP）。具体的措施有调整体位（头低脚高位）、限制补液、扩血管、利尿等，但应注意维持有效血容量和血压在 90mmHg（1mmHg = 0.133kPa）以上，保证重要脏器的灌注。

（5）创面止血和胆漏：创面的活动性出血和胆漏可以钳夹或缝合，渗血可用双极电凝或氩气刀喷凝止血。

（6）标本的取出：标本装入 1 次性取物袋中，可从肋缘下的 2 个穿刺孔连线作切口取出，切口长度一般不超过肝脏直径的 1/2。亦有从下腹部另作横切口取出，因切口隐藏在横行的腹纹中，具有较好的美容效果。

（陈孝平　张志伟　张贯启）

# 第二十七章　胆道手术

## 一、胆囊切除术

自 1882 年 Langenbuch 首先施行胆囊切除术以来，随着诊断技术改进及手术方法的不断完善，该手术已经成为腹部手术中最安全的手术之一，手术死亡率约为 0.5%，近期和远期效果均令人满意。

**【适应证】**

1. 急性化脓性、坏死性或梗阻性胆囊炎。
2. 慢性胆囊炎，反复发作，无论有无结石，凡胆囊壁明显增厚、胆囊功能障碍者。
3. 有症状的胆囊结石，无论胆囊多发性或单个结石。
4. 胆囊结石有并发症，如胆囊穿孔、胆囊管狭窄、胆囊积水、胆囊积脓、继发性胆总管结石等。
5. 胆囊的腺肌增生症。
6. 胆囊良性或恶性肿瘤。
7. 胆囊外伤性破裂。

**【禁忌证】**

1. 胆道 Oddi 括约肌运动功能障碍。
2. 未弄清胆道梗阻原因或黄疸病因之前不能轻易切除胆囊。
3. 年老体弱，并存严重内科疾病、不能耐受胆囊切除术者。
4. 不能耐受麻醉。
5. 其他。

**【手术操作要点】**

（一）体位

体位常取平卧位，右侧后背部加垫沙袋。

（二）切口

通常采用右上腹直肌切口。

（三）胆囊切除要领

1. 仔细显露胆囊三角区：认真仔细探查腹腔，分离胆囊与结肠肝曲及十二指肠与大网膜的粘连后，充分显露肝十二指肠韧带，在十二指肠上缘沿该韧带的右缘切开。钝性分离找到胆总管后，再找胆囊管，并辨清胆总管、肝总管与胆囊管三者间的关系。在胆囊、肝脏系膜内有胆囊动脉由此经过，有时还有副右胆管在此处，故分离时应格外注意。

2. 胆囊管和胆囊动脉的处理：胆囊管被充分显露后，用直角钳挑起胆囊管，用丝线绕过胆囊管约 0.3～0.5cm 处打 1 个结悬吊，暂不切断之。将胆囊管向外下方牵拉，在其后上方分离胆囊动脉。胆囊动脉变异较多，为预防损伤或误扎肝右动脉，胆囊动脉的结扎点应尽量靠近胆囊颈部，近端结扎 2 次。胆囊动脉处理后，确认胆囊管和胆总管、肝总管三者关系，再将悬吊丝线打 2 个外科结，并在其远端结扎，在 2 个结扎线之间切断胆囊管，为了预防结扎线脱落，可在靠近胆总管的断端用丝线贯穿缝扎 1 次。

3. 胆囊逆行切除法：在胆囊及周围炎症严重，胆囊颈部明显水肿、粘连严重、解剖关系不清、不易分离胆囊管和胆囊动脉者，可采用自胆囊底部开始的胆囊逆行切除术。如胆囊与周围组织严重粘连，用圆形钳钳夹胆囊底部牵引，距肝脏约 1cm 出切开胆囊浆膜，从胆囊底部向颈部锐钝性分离。如胆囊三角区解剖关系不清、严重粘连，视野模糊不清时，应紧靠胆囊壁分离，采用边钳夹边切断结扎的方法。

4. 特殊情况下的胆囊切除术

（1）胆囊大部分切除术：其主要适用于：①急性坏疽性胆囊炎。胆囊壁已大部分坏死，且周围炎症明显，肝脏充血水肿，加之患者一般情况衰弱，不能耐受时间长、出血多的手术。此种情况下，可先切开胆囊，取尽结石，抽吸胆囊内容。切除坏疽胆囊，仅残留与肝脏密切相接触的后壁部分组织。如出血不多，可试行黏膜切除，如出血时则可用苯酚（石炭酸）及酒精棉球擦拭，破坏其黏膜。通常应安放导管引流。②大部分胆囊切除术的另一适应证是部分萎缩性胆囊炎的胆囊结石。萎缩的胆囊常深陷入肝门处，难以分离胆囊床，且易损伤右肝管。在处理胆囊管时，因不易识别其界限而误伤胆总管或肝总管。如在游离胆囊床时过深损害肝脏，则会导致创面渗血，甚至引起胆漏，因此，对这些特殊病理改变的胆囊施行大部分胆囊切除是十分必要的。

（2）胆囊管颈部结石的胆囊切除术：胆囊管巨大结石嵌顿压迫胆总管，亦称 Mirrizzi 综合征；或胆囊结石的压迫，导致胆囊胆总管瘘，胆囊结石部分突入胆总管内，同时，伴有不同程度的阻塞性黄疸。对这种情况可以采用两种方式：①先找到结石，切开胆总管，经胆总管放一导管或金属导管，随后按逆行胆囊切除术游离胆囊，在结石嵌顿处切断胆囊管。②先在胆囊底部穿刺减压，将嵌顿在颈部的结石用手法轻轻推挤，再进行胆囊管和胆囊动脉的处理。若结石不能移动，可先切开胆囊取出结石，再分离胆囊颈和胆囊管。

（邹声泉）

## 二、胆总管切开探查与引流术

肝外胆管结石仍是胆道外科常见疾病之一，胆总管切开探查与引流术是治疗本病的有力措施。它亦是胆道外科的基本术式，既可单独手术操作，亦可与胆囊切除、胆肠吻合和胆道重建等手术合并施行。目前，我国肝胆管结石患者发病率仍很高，胆总管手术本身不会增加死亡率，对胆总管探查术持积极态度。

**【适应证】**

1. 胆总管内扪及结石、蛔虫或肿瘤。
2. 肝外胆管扩张，管径在 1.0～1.5cm 以上。
3. 胆总管急性化脓性病变或有坏死、穿孔。
4. 胆总管穿刺抽出脓性胆汁，或胆汁内有泥沙样胆色素颗粒,或血性胆汁。

5. 胆囊内有多数小结石,患者伴有胆绞痛,既往或现在有梗阻性黄疸病史者。

6. 胆总管扩张、胰腺头部肿大,或在胰腺管扪及结石或肿瘤。

7. 术前 PTC 或 ERCP 检查证实胆总管或 1 ~ 3 级肝管均扩张或狭窄,胆管内常有结石或蛔虫等负影,胆管受压或移位影等,均可胆总管切开探查之。

**【操作要点】**

(一) 体位

仰卧位,右侧后腰背部垫高。

(二) 切口

右上腹正中旁切口或经经腹直肌切口,若肥胖体型或再次胆道手术者可右肋缘下斜切口。

(三) 手术要点

1. 显露胆总管:将十二指肠向下牵拉后,沿胆囊管向下找到肝十二指肠韧带后方确认 Winslow 孔,其右前方是胆总管,左前方是肝动脉,后方中间是门静脉。

2. 穿刺辨认胆总管:在十二指肠韧带右缘前方,纵行切开浆膜,对胆总管前表面的小血管一一予以结扎,以防出血影响手术视野。

清除脂肪和结缔组织,即可呈现出暗绿色的胆总管,为了防止误伤肝动脉和门静脉,应在切开胆总管前,常规用 2ml 注射器试穿刺胆总管,如抽出胆汁说明此管为胆总管,胆汁送细菌培养。

3. 切开胆总管:用 000 号细丝线在胆囊管残端下方 0.5 ~ 1.0cm 处做胆总管前壁牵引线,针距 0.5cm 左右,用尖刀在两牵引线之间纵行切开胆总管前壁,约 0.5 ~ 1.0cm,再用组织剪沿切开向上下剪开,延长切口至 1.5 ~ 2.0cm。以便探查后取石。

4. 取出胆道内结石

(1) 手法取石:切开胆总管前已扪及胆总管内结石,可用手法将其推至十二指肠上部,用右手拇指和食指将结石捏住固定,正好在结石前上方切开胆总管前壁,即可将结石轻轻挤出,或用取石钳夹出。

(2)取石钳取石:用取石钳伸入胆总管上下端取石,用这些器械取石要注意钳和匙的弯曲度与胆总管的弯曲度一致,禁用锐缘的器械,以防损伤胆管壁造成出血。

(3)取石网取石:对较大结石嵌顿、有狭窄胆管阻塞,或在肝内胆管有结石难以用取石钳取石时,则可以借助纤维胆道镜探查肝胆管结石部位、大小等。在纤维胆道镜直视下,用气囊导管或取石网取石。

5. 仔细检查胆总管,安放"T"管引流:待结石取出后,仔细检查胆管内有无残留结石或异物,管腔有无穿孔、狭窄和扩张情况,可用金属探子或导尿管将胆总管上下两端冲洗通畅。勿用暴力使用金属探条,以防胆管被捅破。

笔者主张安放"T"管引流,因为:

(1) 胆总管剖开的患者有严重胆道感染,"T"管引流后可以减轻炎症或消退。

(2) 肝胆管内若近端残余结石,可经"T"管流出体外。

(3) "T"管安置可以预防胆汁漏。

(4) 手术探查乳头部常使之经常痉挛水肿,"T"管引流对这类患者亦可预防逆行感染。

(5) 术中若因凝血块可导致血管阻塞,如不引流,可引起胆管堵塞。

(6) "T"管放在体内,若有胆道残余结石,借用纤维胆道镜经"T"管瘘道取出残余结石。

缝合胆总管应用无损伤小圆针全层间断缝合胆总管的切口,距切口边缘约 1 ~ 2mm 进针,针距约 2 ~ 3mm,勿缝住"T"管壁,免得日后拔管时残留引流管碎片或撕裂胆总管的危险。通常在 Winslow 孔处安置一安全引流管,关腹。

(邹声泉)

## 三、胆管空肠 Roux-en-Y 吻合术

Roux-en-Y 吻合术原始用于胃肠道重建,是由 Wolfler 和 Socin 拟设计、Roux 实施,并于 1893 年报道,Roux-en-Y 胆肠吻合是在胆肠直接吻合术基础上演变出来的一种胆汁内引流术式。

**【适应证】**

主要为胆总管损伤。

1. 腹部创伤致肝外胆总管撕裂、伤断或胰十二指肠严重创伤引起胆总管断裂,经手术探查胆总管不能修补。

2. 医源性胆总管损伤:如严重壶腹部溃疡,切除溃疡瘢痕时未能紧靠十二指肠壁解剖,而伤断胆总管;或胆囊切除术中误将胆总管为胆囊管切断;或结肠肝曲肿瘤粘连于肝门和十二指肠韧带,术中可能误切断胆总管等,对无条件做胆总管端端吻合时要考虑 Roux-en-Y 胆肠吻合。

3. 先天性胆总管畸形:如胆总管下端先天性狭窄、闭锁或先天性胆总管囊性扩张患者,均可采用 Roux-en-Y 胆肠吻合。

4. 恶性肿瘤:如胆总管下端癌肿、Vater 壶腹周围癌及胰头癌已发生胆道梗阻,伴胆管扩张,切除肿瘤后可用胆管断端与空肠进行 Roux-en-Y 胆肠吻合术。

5. 原发性胆总管结石:胆总管明显扩张(直径>2. 0cm),取尽胆管内结石后,由于长期炎症,其下端有明显狭窄,该拟行 Roux-en-Y 胆肠吻合术。

**【手术操作要点】**

(一) 体位

患者取仰卧位,若术中胆管造影需要斜位,铺巾时应保护好手术视野,以适应术中胆道造影的要求。

(二) 手术操作要求

1. 胆总管断端的准备

(1) 胆总管不宜游离过长,一般约 1. 2 ~ 1. 5cm,以免影响

其血液循环。

(2) 胆总管旁及其后方的淋巴结肿大时应予以切除。

(3) 在胆总管断端前壁原探查切开的两侧边缘剪除以形成角,使胆总管断端形成斜面以扩大其周径,便于胆肠吻合。

(4) 若胆总管扩张在 2.5cm 以上. 即可与空肠做端端吻合或端侧吻合。

(5) 尽量不用胆总管的探查切口与空肠进行吻合的方法。

2. 空肠的准备:在 Treitz 韧带一下约 40cm 处,选择适当的空肠系膜血管弓予以切断,结扎并劈开系膜后横断空肠。将空肠远端穿过横结肠系膜无血管区,试提到肝门处。要求胆肠吻合无张力,也不压迫十二指肠。

3. 胆肠吻合方式

(1) 断端吻合:置空肠系膜于内侧位,防止空肠段发生扭转,先吻合后壁,用 0 号丝线间断缝合空肠浆肌层与胆总管后方的软组织,此处应注意勿刺伤门静脉和肝固有动脉。然后再缝合胆总管和空肠后壁全层,针距约 3mm,边距为 4mm,线结最好在管腔以外。同样,缝合前壁全层,线结放在腔外浆膜侧。最后用 0 号线间断缝合空肠浆肌层与胆管前的软组织。

(2) 端侧吻合:置空肠封闭的断端及空肠系膜于内侧位,距空肠封闭端 4 ~ 5cm,系膜对侧壁上做倒"V"字形切口,用这种方法进行吻合可保持最大的口径,术后瘢痕收缩而致吻合口缩小的可能性亦小。

(3) 空肠 Roux-en-Y 吻合:在距 Treitz 韧带 40cm 处空肠系膜对侧肠壁横行切开半周,与空肠近端做单层间断缝合。Roux-en-Y 吻合后,将"Y"字体短臂的浆肌层缝 3 ~ 4 针使之靠拢,食糜可直接排入端空肠,以减少或避免反流。缝合腹壁切口,安置引流管。

(邹声泉)

## 电视腹腔镜胆囊切除术

1987 年,法国医师 Mourct 首次完成腹腔镜胆囊切除术

(laparoscopic cholecystectomy,LC),从此开拓了腹腔镜外科的新纪元。我国首例LC是钟尚志医师于1991年在广州中山医科大学实施的,接着在云南省曲靖地区第二医院率先开展,而后北京、武汉、上海、天津等地也相继开展了此项新技术。

【器械及设备】

腹腔镜设备有全自动(或半自动)调控 $CO_2$ 气腹机、腹腔镜、摄像机、转换器、监视器、高频电刀、冲洗和吸引装置。此外,若有条件可装备超声、氩气止血电凝器和腹腔镜超声系统等。

基本器械有气腹针、套管针、转换套管、牵引用抓钳、剥离用直钳、弯钳、直角钳、"L"形或"J"形剥离钩、钩形剪刀、微型剪刀、钛夹及施夹器、探棒、冲洗-吸引管、胆道造影钳及导管、Roeder内套圈、取胆囊有齿抓钳等,同时还应备一套开腹胆囊切除手术器械,以备术中转手术之用。

【手术适应证】

1. 有症状的胆囊结石、慢性胆囊炎。
2. 有症状的良性胆囊息肉样病变或胆囊腺瘤。
3. 伴有糖尿病的无症状胆囊结石。
4. 陶瓷胆囊或胆囊结石大于2~3cm。
5. 伴有镰状红细胞病的胆囊结石。

【相对禁忌证】

1. 急性胆囊炎发作期视病情而定,严重者应慎重。
2. 胆囊结石伴有胆总管结石(有条件时可同时手术)。
3. 慢性萎缩性胆囊炎、胆囊管过短且有严重粘连。
4. 上腹部术后广泛粘连。
5. 病态性肥胖。
6. 有功能的无症状胆囊结石。

【绝对禁忌证】

1. 伴有严重并发症的急性胆囊炎、急性重症胆管炎,如胆囊已化脓、穿孔、坏疽及Mirrizzi综合征等。
2. 肝硬化、门静脉高压。
3. 高危妊娠。

4. 腹腔感染、败血症。

5. 胆囊癌或有可疑者。

6. 伴有重度出血性疾患。

7. 麻醉禁忌者。

8. 并存严重心、肝、肾功能不良者应慎用。

【术前检管查与准备】

1. 病史、体检:重点了解胆石症有关的病史和发生史,还应注意腹部的体检,询问有无黄疸史、胰腺炎史及上腹部手术史。

2. 血液系统生化及常规检查

(1) 血、尿常规:Hb、WBC+DC、BPC、BT、CT、尿液镜检常规。

(2) X线胸透或全胸片、心电图,必要时应做心功能测定。

(3) 血糖与电解质($K^+$、$Na^+$、$Cl^-$)测定。

(4) 肝、肾功能检查:ALT、AST、TTT、A/G、AKP、GGT/GOT、LDH、BH、BVN、Cr。

(5) 动脉血气分析(ABG):年龄较大的患者,或有肺部疾病如慢性心肺疾病者。

3. 影响学检查

(1) 腹部B超:重点了解Calot三角区范围内解剖,胆囊大小、壁的厚度,肝总管、胆总管和胆囊管的直径、长短、与周围组织脏器的关系、是否结石充满胆囊,估测胆囊手术的难度。检查胆总管有无结石、是否扩张,若大于1cm则可能有梗阻因素。肝脏、胰腺等脏器有无病变。对有上腹部手术史者,应对腹腔粘连部位及程度做出估测,有助于选择气腹针的穿刺部位。

(2) 静脉胆道造影术(IVC):IVC显影率高于OCG,笔者认为,此种检查可代替大部分术中造影,了解胆囊、胆管的功能与解剖。

(3) 逆行胰胆管造影术:ERCP只有在病史、肝功能及B超有阳性发现时才选择性地实施。如证实有胆管结石,则可酌情行ERCP或EST取石,但EPT或EST有并发症(8%~10%)和死亡率(0.5%~1%),所以不宜常规应用。

(4) BUS对胆管结石的诊断率高于腹部B超。

术前检查越充分,作出正确诊断及病情估计越肯定。术前掌握好 LC 的适应证,才能使 LC 的开腹中转率降至最低限度。

4. 术前准备

(1) 术前谈话:向患者及家属做好卫生宣传,介绍 LC 新技术的特点、适应证、禁忌证及优越性,并说明随时有可能转为开腹手术的可能(5%~10% 的中转率)并请家属签字。

(2) 留置胃管,吸出胃内容,以免影响腹腔镜视野。留置导尿管的目的是防止膀胱过度充盈而造成穿刺损伤。

(3) 麻醉前给药:30 分钟内肌内注射阿托品 0.5mg,异丙嗪 25mg 或哌替啶 50mg。对过度紧张者给予地西泮 5~10mg。

(4) 应用抗生素:有人主张术前预防性给予适当的抗生素。

(5) 灌肠:手术前晚用肥皂水普通灌肠,以充分排空肠腔积气与粪便,避免肠道尤其是横结肠积气、积粪影响腹腔镜视野。

**【手术操作要点】**

1. 麻醉:采用气管插管静脉复合麻醉,LC 是在二氧化碳气腹状态下进行的,可能导致高碳酸血症、酸中毒,降低氧饱和度,且手术操作对胆囊的牵拉刺激迷走神经反射,对心、肺功能影响较大,因此,术中对心肺功能检测显得更为重要。常规检测包括血流动力学指标,如血压、脉搏及肺功能指标、潮气量、动脉血气分析等。

2. 患者体位、医师与仪器设备的位置:仰卧或截石位,均使头部抬高(5°~10°),术者立于患者左侧或两腿之间,两个助手分别立于右侧和左侧,器械护士立于左下或右下部位。

3. 制作气腹:通常在脐下缘或脐上缘(多适于有下腹部手术者),用尖刀片做 10mm 的弧形切口。术者与助手用两把巾钳夹住腹壁上提。术者从切口穿刺,气腹针先穿过筋膜与腹膜,可感觉到两次突破。而后接上 10ml 玻璃注射器,抽吸阴性或做 PAIMER 实验,针筒内出现透明气体,或滴盐水于针尾可见注射器内盐水顺利下降,说明穿刺正确,没伤及腹腔脏器,可接二氧化碳通气管。如果空针筒内在屏气时出现血液,说明腹内有粘连,空针筒内有云雾状液体,表明可能刺入腹腔。如果注射生理盐水后进入缓慢或随呼吸波动,可先调整气腹针位置,来回活动几下,仍不能顺利进水,则应拔针重穿。灌气过程中,如发现腹部膨隆不对称,也应拔针重放。

腹内压一般要求在 1.6 ~ 1.87kPa(12 ~ 14mmHg),灌气量约 2.5 ~ 3.5L,腹部对称性膨胀,叩诊为鼓音即可拔针。

4. 放置套管针:脐下缘原来放置气腹针处(A),持锥或上螺钉的方式置直径 11mm,垂直于腹壁或朝向胆囊。注意穿刺时用左手握住套管针干,置于腹壁与右手之间,即可把持稳定套管针,又可防止它突然刺入腹腔损伤脏器。将连接二氧化碳气腹针,打开套管阀门,以便全自动调节气腹压力。从套管针插入 10mm 外径的腹腔镜并与监视器相连,探查腹部的导管与套管针的二氧化碳接头相连,并了解各脏器情况。

套管针 B(直径 11mm)放在上腹正中线上剑突下约 2cm 处,或剑突连线的中点。以 45°角斜向胆囊方向穿刺,避免伤及肝圆韧带。也有人从右旁正中线上,剑突下肝下缘穿刺。

套管针 C(直径 5.5mm)在左腋前线上脐水平部位或第 12 肋与髂嵴连线的中点处置入。

套管针 D(直径 5.5mm)置于右锁骨中线上,肋缘下 2 指或 2 ~ 3cm 处。

5. 解剖胆囊蒂:经 C 套管置入一分离钳,将胃、十二指肠或结肠向盆腔方向压下,以显露胆囊底的最佳牵引点,将胆囊底部绕过肝右叶前缘向前向头侧充分牵引,以暴露好 Calot 三角区。仔细分离胆囊管,在辨清胆囊管、胆总管、肝总管三者关系后,认真仔细分离胆囊管和胆囊血管,用肽夹处理胆囊管。经 D 套管置入吸引器头,一则可以协助手术者暴露手术野;二则可以吸引残液。如果胆囊与网膜等周围组织有粘连,则先予以钝性分离;如果肝圆韧带特别肥大,影响肝门区的暴露,经 B 套管置入器械以助显露。视病人具体情况或术者的技术熟练程度可选择"三孔法"或"单孔法"。

6. 剥离胆囊床:与胆囊管一样,胆囊动脉近端上 2 个肽夹,远端 1 个即可。然后,用剪刀折断胆囊管与胆囊动脉,即可顺利剥离胆囊床。一旦剥破胆囊,应充分冲洗,必要时可放置橡皮管引流。

7. 处理胆囊床创面:胆囊切除后,将其先搁置于肝脏右侧肋韧部。用胆囊钳夹住胆囊床边缘,以便充分显露胆囊床,术者用电剖或圆头电凝器将胆囊床逐一电凝处理,防止渗血和胆漏。

8. 放置引流管:充分冲洗胆囊床与肝门区,胆囊可放在右肋韧部与肝脏间隙中反复冲洗,直至冲洗生理盐水澄清为止。再次检查有无出血及胆汁漏出,检查胆囊管及胆囊动脉夹闭情况。如有胆囊剥离破溃、脓性胆汁溢出、胆囊床渗血、止血欠满意,则需放置引流管。

9. 从腹腔中取出胆囊:将放在脐部切口(A)的腹腔镜换到剑突下方的切口(B)处,从脐部切口(A)处置胆囊抓齿钳,在腹腔镜的引导下,胆囊抓齿钳将胆囊颈部夹紧从脐部切口取出。如果胆囊内容物多,结石太大(>3cm),胆囊不易取出,则先将胆囊颈部用钳子拉住,然后围一纱布保护切口。切开胆囊颈部,以取石钳或刮匙取石,吸去胆汁及碎石渣,将瘪陷的胆囊取出,则可助于取胆囊窥器。仍不奏效,则应扩大筋膜切口,直至取出胆囊。标本送病理检验。

10. 解除气腹,关闭切口:经套管解除气腹,拔出套管5mm的皮肤切口,可用皮夹或创可贴即可。如切口扩大了,则应采用“8”字缝合筋膜,避免发生脐疝,皮肤则用创可贴,必要时可吸收缝线做表皮下缝合或皮夹。

【术后处理】

1. 卧位和术后麻醉护理:患者麻醉未清醒时取枕平卧位,头偏向一侧,以利呼吸道的通畅,待患者完全清醒后改为半卧位,半卧位可减少腹部张力,便于伤口愈合。

2. 胃管、尿管:通常手术完毕后患者苏醒可考虑拔管。

3. LC痛苦轻,不用哌替啶或吗啡等强止痛剂,个别患者仅用布桂嗪(强痛定)、安腹痛即可。

4. 置腹部引流管者,多为淡红血性液体。术后24小时内引流液明显减少或无引流液24~48小时可以拔管。

5. 术后24小时可酌情进流食或半流食。

6. 术后应合理应用抗生素,注意支持疗法。

7. 注意人工气腹并发症的观察:若LC中气腹压力过高,或手术操作过程二氧化碳气体向皮下软组织扩散引起皮下气肿,少量气体可自行吸收消失,部分患者可发现肩部疼痛不适,或颈部胸部轻度皮下气肿,可能影响呼吸频率。术后应密切注意呼吸频率、心脏功能及胸痛情况。

【LC中转开腹手术的适应证】

1. LC中误伤胆管或邻近的脏器,如肝、胃、肠等。

2. 难以控制的胆囊动脉撕破出血。

3. LC探查后发现胆囊周围严重粘连。

4. 并发严重的化脓性胆囊炎或胆管坏死、穿孔等。

5. 肝门部解剖不清,胆管变异、畸形或胆囊管过长。

6. 并存胆总管结石,且难以用内镜取出结石者。

7. 术者缺乏使用LC的技术处理经验,均应转为开腹手术。必须指出,中转开腹手术不是LC失败,而是LC的安全保证措施。

【LC并发症】

1. 术中误伤胆总管或肝管:可能在分离胆囊三角区时,处理胆总管或电凝邻近组织时,误将胆总管横断、撕裂或部分夹闭胆管,造成胆道狭窄。

2. 血管破裂出血:在急性胆囊炎、萎缩性胆囊、胆囊多发结石,尤其是胆囊颈部结石嵌顿时,因Calot三角解剖不清或因胆囊动脉异常可能撕破胆囊动脉或肝右动脉,或夹漏胆囊动脉的前支、后支。若胆囊床有微小血管渗血可用电凝止血。

3. 腹部脏器损伤:若胆囊与横结肠、十二指肠等粘连时,有可能在分离时损伤这些脏器。急性胆囊炎或活功能胆囊、萎缩性胆囊的胆囊壁增厚,粘连严重,且解剖层次不清,LC时易分破胆囊。据报道,其发生率达10%~28%。

4. 腹腔镜套管针损伤:在制造二氧化碳气腹时,脐部套管针穿刺带有一定盲目性,可能损伤网膜、小肠、结肠系膜、肝脏及十二指肠,或在穿刺部位的腹壁血肿、皮下气肿等。

5. 高碳酸血症、酸中毒：在二氧化碳气腹高压情况下，促使胃肠道血管扩张，二氧化碳吸收快，对心、肺功能不良者易发生高碳酸血症、酸中毒。

6. LC 术中罕见并发症还有气体栓塞、食管裂孔疝、心律失常甚至猝死。

7. LC 与常规胆囊切除术相比，术后伤口感染、切口疝、伤口裂开等均有显著降低。若胆囊管或胆囊动脉钛夹松脱，可导致胆漏、出血、胆囊床积液、积血、连续感染等。为了防止这些并发症发生，应在 LC 结束前仔细检查手术野，对炎性水肿或过粗的胆囊管采用 Roeder 线结扎；用吸引器吸尽肝下的积液；若胆囊钛夹脱落，可因 ERCP 放置内支撑管，可开腹解决胆漏问题。

此外，肩顶部酸痛，多能自行缓解。还可有肋软骨炎、胆囊结石遗留腹腔导致腹腔小脓肿或局部感染等。

因 LC 对腹腔脏器干扰小、疼痛轻、肠功能恢复快，应能早期下床活动，减少肺不张、肺部感染和肠梗阻等并发症的发生。

（邹声泉）

## 腹腔镜胆囊造瘘术

【适应证】

1. 高度危重的结石性急性胆囊炎。
2. 高危患者的急性非结石性胆囊炎。

【禁忌证】

1. 胆囊三角区严重粘连无法见到胆囊。
2. 胆囊周围脓肿。
3. 胆囊穿孔伴广泛胆囊壁坏死。
4. 急性重症胰腺炎。
5. 胆囊癌或结肠肝区部肿瘤侵犯，又伴发急性胆囊炎。

【手术操作要点】

1. 建立二氧化碳气腹后，从脐部置入腹腔镜了解胆囊及邻近组织器官的全部情况，以确立做胆囊造瘘的适应证。

2. 胆囊穿刺，在腹腔镜指引下，用胆囊钳固定胆囊，在胆囊底部做一小切口，直接将内吸管放入胆囊腔内排空吸净胆汁。

3. 清除胆囊内容物，结石尽可能取出，对填满型的胆囊结石，不必过于追求取石率，以免穿破炎症严重的胆囊壁。

4. 冲洗胆囊腔，用冲洗吸引管头通过胆囊底部切口伸进胆囊内进行冲洗，但应注意防止细小结石冲入胆总管内。

5. 将引流管通过胆囊穿刺孔放入胆囊，并固定好，引流管从右腋前线或右锁骨中线戳孔引出导管并固定。

6. 腹腔内安置引流管，以防术后胆漏、腹腔积液和感染的发生。

## 腹腔镜胆管探查术

【适应证】

1. 术前 B 超、CT、MRCP 等影像学检查提示胆总管增宽（>1cm）、胆管结石。

2. 术前 ERCP 确诊为胆管结石但不宜行 EST。

3. 术中胆道造影或腹腔镜超声检查确诊有胆管结石。

【禁忌证】

1. 胆管下端狭窄或疑及壶腹周围癌。

2. 伴有肝内外胆管狭窄的肝内外胆管结石。

3. 需行肝切除、胆管成形、胆肠吻合的肝内外胆管结石。

4. 胆道术后或多次上腹部手术导致腹腔广泛粘连。

5. 合并急性胰腺炎或重症胆管炎、Mirrizzi 综合征Ⅲ-Ⅳ型、严重内瘘。

【手术操作要点】

腹腔镜胆管探查术中一般需要同时切除胆囊，所以其大部分操作与腹腔镜胆囊切除术类似。根据胆囊管是否增宽可分别采取经胆囊管探查与胆总管切开探查两种方式。前者适用于胆囊管短粗（直径>5mm）、胆管内结石较小且数目较少的胆管结石；否则宜选择后者。探查结束后，可选择放置 T 管引流或行胆管一期缝合术。

1. 建立气腹，放置四个 trocar，分别于脐上缘（12mm）、右腋前线平脐(5mm)、剑突下(12mm)和右锁骨中线肋缘下两指(5mm)。

2. 经胆囊管胆总管探查术

(1) 游离出胆囊管、处理胆囊动脉：首先按常规方法解剖Calot三角，游离出短粗的胆囊管与胆囊动脉，结扎或夹闭胆囊动脉近端以及胆囊管的远端。

(2) 切开胆囊管、置入导丝和扩张球囊导管：距胆总管5mm以远切开胆囊管前壁，置入导丝和球囊导管扩张胆囊管。

(3) 插入细纤维胆道镜或输尿管镜：拔除扩张球囊导管后顺导丝经胆囊管切口将细纤维胆道镜插入胆总管，释放取石网篮并逐一取出胆管内结石。

(4) 结扎或夹闭胆囊管残端：术中胆道镜或胆道造影证实胆管结石清除干净且胆管下端无狭窄后可结扎或夹闭胆囊管残端。

(5) 切除胆囊：见前文所述。

(6) 放置腹腔引流管：将多孔腹腔引流管置于温氏孔与肝肾间隙。

3. 胆总管切开探查取石、"T"管引流术

(1) 沿胆囊管解剖出胆总管上段：处理胆囊动脉后，游离出胆囊管并向胆总管和肝总管交界处方向解剖肝十二指肠韧带前叶，直至清晰地显露出蓝绿色胆管。

(2) 切开胆总管前壁：如显露的胆总管上段前壁可见血管，可用弯分离钳提离胆管前壁电凝处理。在温氏孔放置带硫酸钡线的小块纱布后用弯微型剪纵向或斜向剪开胆总管前壁1cm左右。

(3) 纤维胆道镜探查胆管取石：向上应探查至左右肝管，向下应探查至胆管下端。发现结石即用取石网套取。如胆管内结石较多，可先用腹腔镜专用的转关节抓钳直接取石，较为便捷实用，最后再用胆道镜探查取净结石。

(4) 放置"T"管并缝合胆管切口：根据胆总管直径选择相应粗细的"T"管，做成上臂5mm、下臂10mm的短小单臂"T"管。用4-0可吸收缝线先在"T"管上方缝合1针，"T"管下方间

断缝合 2～3 针。靠近“T”管的 1 针应缝合成“V”形，可有效地防止“T”管周围漏胆汁。如果术中证实胆管结石已取尽、无狭窄、胆管内镜>1.5cm，可行胆管一起缝合，为预防胆漏，术中防止鼻导管引流。

（5）切除胆囊：可根据情况先行切除胆囊。取胆囊标本时连同纱布一起装袋取出。

（6）冲洗手术野、放置腹腔引流管：充分冲洗手术野，仔细检查有无出血和胆漏。经右锁骨中线戳口拉出“T”管并加压注水检查“T”管周围有无胆汁渗漏。将腹腔引流管经右侧腋前线戳口送入腹腔置于“T”管周围及肝肾间隙。

（邹声泉）

# 第二十八章　胃、十二指肠手术

## 一、胃切开术

**【适应证】**

探查胃腔、寻找出血点、去除胃内异物、切除胃壁息肉等良性小病变。

**【术前准备】**

留置胃管。

**【麻醉】**

全身麻醉、硬膜外阻滞、局部浸润麻醉。

**【操作要点】**

1. 胃的切口应选择在前壁靠近病变处。横轴切口出血较少,纵轴切口延长不受限制。

2. 必要时可经肝胃韧带或胃结肠韧带戳孔进入小网膜腔,将胃壁从后向前顶起,以便于探查。

**【术后处理】**

禁食、胃管减压至肠蠕动恢复为止。

**【并发症】**

除一般腹部手术后并发症外,可以发生以下并发症:

1. 胃出血:胃切口处或胃内手术处出血。若量多,且保守治疗不停止,应再次手术止血。

2. 胃缝合处渗漏或破裂:引起弥漫性腹膜炎或局限性脓肿。

## 二、胃造口术

**【适应证】**

1. 食管、胃贲门梗阻需解决进食问题者。

2. 需较长时间的胃肠减压者。

【术前准备】

1. 纠正失水、电解质失衡和营养不良，以增加手术耐受力。
2. 插入胃管将食管及胃内容物吸净，以防误吸。

【麻醉】

全身麻醉、硬膜外阻滞、局部浸润麻醉。

【操作要点】

（一）Stam 胃造口术

Stam 胃造口术为暂时性胃造口术。瘘管内壁由浆膜层构成，瘘管内需置导管，拔管后瘘管可自行愈合。手术简便，可在局部麻醉下进行。导管以与胃壁垂直的方向插入胃腔，直接通至前腹壁。术后胃的形状和容量改变很少。适用于术后胃减压或短期喂食（日久瘘口周围易被渗漏的胃液腐蚀而糜烂）。

要点：在胃前壁尽量较高部位造口，以 2 个荷包缝线将导管固定。导管通出前腹壁处胃壁与腹壁固定 2 针。再将导管与皮肤固定 1 针（图 28-1）。

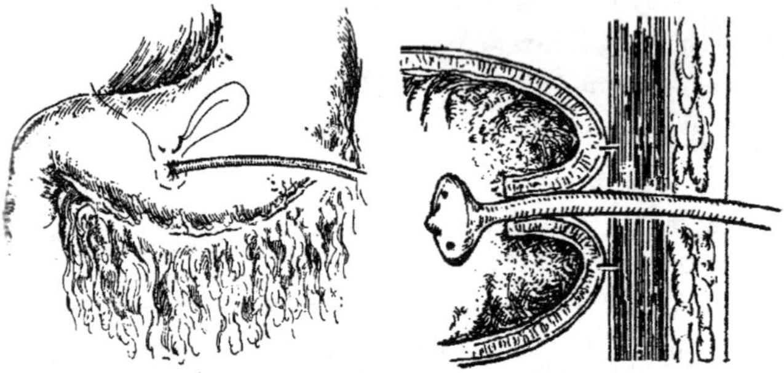

A　　B

图 28-1　Stam 胃造口

（二）经皮内镜胃造口术

经皮内镜胃造口术（percutaneous endoscopic gastrostomy，PEG）系在内镜引导下，借助一金属拉线的帮助来放置胃造口管。

1. PEG 套件

(1) 造口管:为长 40cm 的聚氨酯管,管壁内有 1 根不透 X 线的标示线,其一端为硅胶胃内固定片,从胃内固位片开始标有刻度直至 12cm;另一端为尖形,带有 Hydromer 涂层并与一金属线襻相连。

(2) 硅胶腹壁固位盘片。

(3) 1 根带襻的金属导丝。

(4) 手术刀、套管针、管端连接器、管道固定安全夹、快速释放夹等。PBG 管的直径有 CH10、CH14、CH18 三种,长度均为 40cm。

2. 手术操作

(1) 按胃镜检查常规将胃镜插入胃,并向胃内注气。

(2) 室内灯光变暗后。将胃镜头端指向前腹壁,选择透照最亮点为腹壁穿刺点。这点通常位于胃的左上 1/4 区(图 28-2A)。

(3) 消毒穿刺点周围皮肤,局部麻醉,在穿刺点处做 4 ~ 5mm 的皮肤切口。将套管针经此切口刺入胃内(图 28-2B)。

(4) 将金属导丝经套管针插入胃内。用胃镜活检钳夹住导丝的襻端后退出胃镜,并将导丝从口腔拉出(图 28-2C)。

(5) 将造口管的尖端在无菌水中浸泡 10 秒,使该尖端的润滑材料湿润后变得更光滑。再将该处的金属线襻与导丝的襻相扣接(图 28-2D)。

(6) 将留在腹壁外导丝的另一端向外拉,使造口管由口腔进入胃内,并经腹壁穿刺点处拉出,使造口管的胃内固定片紧贴胃壁(图 28-2E ~ F)。

(7) 用硅胶固定盘片将造口管固定于腹壁上。为确保盘片的固定位置,在盘片的远端再加 1 个夹子(图 28-2G)。等胃壁与壁层腹膜愈着(一般需 3 ~ 5 天)后,放松固定盘片。

(8) 按所需长度剪短造口管,并与喂养管接头相连接,最后装上快速释放夹。

3. 注意事项

(1) 经胃造口管开始喂养的时间应在置管后 6 ~ 8 小时。

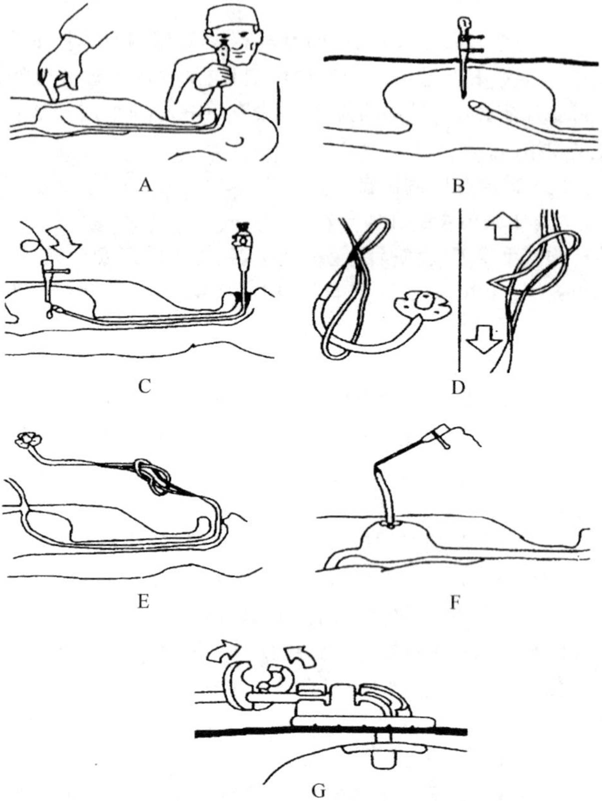


图 28-2　经皮内镜胃造口术(PEG)

(2) 常规检查造口处是否有充血、肿胀等。

(3) 对硅胶固位盘片部位及造口周围皮肤用温肥皂水进行常规清洁,等干燥后,将固定盘片放回原处,并将造口管固定于适当位置。

(4) 每次使用后用 5 ~ 10ml 的温水冲洗管道。

(5) 不应在置管后 10 天内将 PEG 管去除,应在胃-腹壁窦道形成后,才能将管去除。拔管时,在腹壁皮肤水平将造口管剪断,用胃镜将胃内剩余部分管子及固定片去除。

【术后处理】

用于胃肠减压的胃造口应每日冲洗导管 2 ~ 3 次。用于灌注营养液的胃造口,先开放导管引流 2 ~ 3 天。拔管前应夹管试进流质饮食,无问题才能拔管。一般拔管后 2 ~ 3 天瘘管即可愈合。

【并发症】

1. 胃内容外溢,腐蚀皮肤。

2. 伤口感染、裂开。

3. 导管脱出:若术后 2 天内脱出,宜及时手术再次插入导管。

## 三、胃、十二指肠溃疡穿孔修补术

【适应证】

急性穿孔 12 小时以上、腹腔污染严重、全身情况极差、不能耐受较大手术者。

【术前准备】

留置胃管,吸净胃内容物;给予抗生素;输液输血;适当给予止痛、镇静剂。

【麻醉】

一般采用全身麻醉。

【操作要点】

1. 穿孔部位的寻找:穿孔部位的组织充血、水肿特别明显,纤维蛋白渗出物沉着较多。注意有时穿孔处可被肝脏、胆囊黏着遮盖。前壁找不到穿孔时应进入小网膜腔探查胃后壁。

2. 穿孔的缝合

(1) 胃穿孔以深浆肌层间断缝合闭合,其外可加盖大网膜,并与穿孔周围胃壁固定。

(2) 十二指肠穿孔较大且瘢痕组织较多不能直接缝合时,可顺肠轴方向安置 2 ~ 3 针中粗丝线,间断地贯穿穿孔两边肠壁的全层,将大网膜提至穿孔处覆盖穿孔,然后结扎缝线,固定大网膜,从而闭合穿孔。

3. 腹腔有效清洗:建议于穿孔旁(多选择温氏孔旁)留置腹腔引流管。

4. 建议留置空肠营养管。

【术后处理】

1. 继续禁食、胃肠减压至肠道恢复功能为止。

2. 输液及营养支持。

3. 应用抗生素。

【并发症】

1. 腹腔残余脓肿:膈下、盆腔、肠曲之间等处均有可能积聚脓液形成脓肿,大的需手术引流。

2. 幽门梗阻:常因术后水肿引起。

3. 胃肠瘘:胃肠穿孔部位再次裂开,多考虑与穿孔部位组织水肿,缝线切割所致。必要时需再次手术引流。

4. 切口感染、裂开。

## 四、幽门成形术

【适应证】

1. 幽门良性狭窄。

2. 胃迷走神经切断术的辅助手术。

【术前准备】

术前准备同胃造口术。

【麻醉】

麻醉同胃造口术。

【操作要点】

1. Heinecke-Mikulicz(纵切横缝)法:在幽门前壁做一与幽门管垂直的纵长切口,横形缝合。

2. Finney(胃十二指肠吻合)法:在幽门处沿胃大弯到十二指肠"U"字形切开后行胃十二指肠吻合。

【术后处理】

禁食、胃管减压至肠蠕动恢复为止。

【并发症】

除一般腹部手术后并发症外,可以发生以下并发症。

1. 胃出血:缝合或吻合处出血。若量多且保守治疗不停止,应再次手术止血。

2. 胃十二指肠缝合或吻合处渗漏或破裂:引起弥漫性腹膜炎或局限性脓肿。

3. 切开长度不足,狭窄未能解除。

## 五、胃空肠吻合术

【适应证】

1. 胃远端(幽门或十二指肠壶腹部)的良性梗阻性病变的分期手术。

2. 癌肿所致的胃出口梗阻。

3. 胃迷走神经切断术的引流性手术。

4. 附属于其他需重建胃空肠间连续性的手术。

【术前准备】

1. 幽门梗阻病例术前应禁食3~7天,每晚洗胃一次,以减轻胃黏膜的炎症及水肿。

2. 积极纠正水、电解质失衡及营养不良和低蛋白血症。

3. 术前留置胃管,吸净胃内容物。

【麻醉】

一般采用全身麻醉或硬膜外阻滞麻醉。

【操作要点】

1. 根据病变性质及局部解剖情况,选择结肠前或结肠后吻合方式。

(1) 分期性手术宜选结肠前。

(2) 解除肿瘤性梗阻的手术以结肠前为简便。

(3) 横结肠系膜过短或无血管区过小、小网膜腔内粘连重时只能做结肠前吻合。

(4) 结肠后吻合可使输入襻较短，防止输入襻过长所带来的并发症；大网膜特别肥厚者，结肠后方式可避免输入襻被其压迫。

2. 吻合口最好做在胃的最低部位(胃体与幽门窦部交界处的大弯侧)，但不宜离癌肿边缘太近。

3. 输入襻应高于输出襻。

4. 手工缝合吻合口以 5 ~ 6cm 大小为合适。临床也可选用管型吻合器(33#)或切割闭合器(80#)行胃空肠吻合。

5. 结肠后方式应注意将横结肠系膜孔洞边缘缝合固定于吻合口胃侧上方 1 ~ 2cm 处的胃壁上，以防空肠襻滑入孔洞受压。

6. 若输入襻过长，可考虑在输入输出襻间加做一侧侧吻合(Braun 吻合)。

**【术后处理】**

1. 禁食、胃肠减压至肠道恢复功能为止。

2. 输液及营养支持。

3. 视情况需要应用抗生素。

**【并发症】**

胃空肠吻合术后可发生吻合口出血、吻合口漏、吻合口梗阻、空肠输入输出襻梗阻、内疝、吻合口溃疡、倾倒综合征等并发症，详见胃大部切除术。

## 六、胃大部切除术

胃大部切除术(gastrectomy)是指切除远侧胃的体积在 1/2 以上的胃部分切除术。

**【适应证】**

胃大部切除术用于治疗胃十二指肠溃疡病及其他需切除部分远侧胃的疾病。

**【手术类型】**

按胃远侧大部分切除后胃肠道再建的方式，胃大部切除术分为 Billroth Ⅰ式和 Billroth Ⅱ式两大类，Billroth Ⅱ式则包括有 8

种不同的重建方式。

1. Billroth Ⅰ式:残胃与十二指肠吻合。

2. BillrothⅡ式:残胃与空肠吻合。

(1) 结肠前-顺蠕动-半口。

(2) 结肠前-顺蠕动-全口(Monihan 法)。

(3) 结肠前-逆蠕动-半口(Eiseberg 法)。

(4) 结肠前-逆蠕动-全口。

(5) 结肠后-顺蠕动-半口。

(6) 结肠后-顺蠕动-全口。

(7) 结肠后-逆蠕动-半口(Hoffmeister 法)。

(8) 结肠后-逆蠕动-全口(Polya 法)。

说明:顺蠕动为空肠输入襻近端对胃残端大弯侧,即近大远小;逆蠕动为空肠输入襻近端对胃残端小弯侧,即近小远大。全口系指整个胃残端与空肠吻合;半口则为残胃大弯侧部分残端与空肠吻合。

**【术前准备】**

术前留置胃管,吸净胃内容物。其余参见胃空肠吻合术。

**【麻醉】**

一般采用全身麻醉或硬膜外阻滞麻醉。

**【操作要点】**

1. 远侧胃的游离:胃结肠韧带的切断有在胃网膜右动脉弓内或弓外进行两种方法,可视术者经验及胃结肠韧带脂肪沉积程度选择。胃结肠韧带脂肪沉积过多者宜在弓外切断。靠近幽门时应注意胃十二指肠与横结肠系膜和胰腺之间的粘连,以免误伤结肠中动脉。十二指肠后壁与胰腺之间应细心轻巧地分离胰十二指肠上前动脉的细小分支。胃右血管宜紧贴十二指肠壁于幽门下 1cm 处离断。分离胃网膜左动脉及胃短动脉时应注意腹壁牵开器的正确使用,避免造成脾下极的撕裂。胃左动脉的分离多在十二指肠切断之后进行。尽量不做胃小弯组织的大块结扎,宜将胃左动脉前、后支分别切断结扎。此处应裸露出胃壁 2cm,以便吻合或缝闭。

2. 胃切除量的界定:为治疗胃十二指肠溃疡病所做的胃

大部切除术,其胃切除量视溃疡部位及患者年龄、胃酸的多少等因素而有所不同。对年龄较大的(45 岁以上)胃溃疡患者可能半胃切除就已足够、而对年龄较轻的十二指肠溃疡病例则最少应切除胃的 2/3。胃切除量的估算:

(1) 半胃切除:自胃小弯中点(约角切迹之上 2 ~ 3cm 处)向大弯胃网膜右、左动脉分界处(所谓无血管区)。

(2) 2/3 ~ 3/4 胃切除:胃小弯切至胃左动脉食管升支发出之处,大弯切至第 2 ~ 3 支胃短动脉处。

(3) 4/5 胃切除(次全胃切除):小弯高切至贲门下,大弯侧的胃脾韧带最少应分离至脾下极以上。精确的切除量的计算似以大小弯长度的测量为佳。正常胃的小弯长度为 15cm,大弯为 40cm。大小弯各相应比例点连接则为各种不同切除量的切除线。

3. 十二指肠残端处理方法

(1) 完全切除溃疡组织后,残端尚有 1cm 游离缘者,分层连续缝合黏膜、浆肌层,再做浆肌层间断缝合。这样就能做到第二层浆肌层对合严密,基本上无黏膜组织夹杂其中,有利于残端的愈合。部分术者选择连续肠壁全层缝合,再做浆肌层间断缝合,这种缝合相对简单,闭合也较满意。目前临床上也可以使用残端闭合器(TA)或切割闭合器(GIA),行十二指肠残端的闭合切断,简单快速有效,但费用较高。

(2) 残端残留部分溃疡组织时,宜采用间断全层缝合法关闭残端,再加浆肌层间断缝合。全层缝合务求针距及作结恰到好处,既保证组织的严密对合,又不失之于过密和过紧。必要时还可用大网膜组织片覆盖残端。

(3) 溃疡瘢痕组织多,周围炎症水肿重而不能切除时,做溃疡旷置式(Bancroft)胃大部切除术。

(4) 十二指肠已切断,残端因瘢痕组织或严重的炎症水肿关闭困难时,不要勉强缝闭,应做十二指肠置管造瘘术。

4. Bancroft 溃疡旷置法:分离时注意保持幽门部的血供。距幽门环 3cm 处切开胃浆肌层,在黏膜下层剥离直至幽门。环形缝扎黏膜后切除胃窦黏膜。浆肌层组织瓣做 1 ~ 2 排肌层内对合缝合,注意缝线不要穿透浆膜。最后浆肌层瓣边缘连续缝合。

5. 胃十二指肠吻合:胃溃疡应首选此重建方式,十二指肠溃疡在保证足够的胃切除量且吻合能在无明显张力的条件下,也可选用。目前临床多选择管型吻合器行胃十二指肠吻合。

幽门再造式胃大部切除术:武汉同济医院外科胡元龙等设计的“再造幽门”包括4项内容:

(1) 相当于正常幽门口径的小吻合口。

(2) 胃黏膜瓣。

(3) 胃十二指肠一层套入式吻口。

(4) 用取自胃窦、胃体交界部的胃浆肌瓣包绕吻合口全周。

此方法能较满意地替代幽门功能的解剖学基础是带蒂胃浆肌瓣包绕吻合口所形成的胃十二指肠间狭紧段。这一狭紧段能有效地延缓残胃的食物重力性排空及防止十二指肠逆蠕动的通过。此外,浆肌瓣对吻合口有良好的保护作用。浆肌瓣一方面可承受较大的张力;另一方面它尚有较强的抗消化液腐蚀的能力。约80%的十二指肠溃疡能完成幽门再造式的胃十二指肠吻合。

6. 胃空肠吻合:胃空肠吻合:胃良性疾病的胃大部切除术的胃空肠吻合,武汉同济医院常规采用改良Moynihan法(结肠前-顺蠕动-半口吻合),吻合口宽约6cm,输入襻长约10cm。具体操作步骤为。

(1) 4-0丝线行空肠与残胃后壁浆肌层间断缝合。

(2) 距前缝合线0.8cm切开胃后壁浆肌层,4-0丝线做黏膜下血管缝扎,接着切开空肠及胃腔。

(3) 用3-0可吸收线自大弯侧开始,行残胃空肠吻合口后壁黏膜全层缝合至吻合口小弯侧终点,全层缝合残胃断端一针,继续向小弯侧连续缝合残胃小弯侧胃壁断端至其小弯侧终点,由小弯侧逆行连续缝合残胃断端浆肌层至吻合口小弯侧终点,连续缝合吻合口前壁黏膜层至吻合口胃大弯侧终点,后逆行连续缝合吻合口前壁浆肌层至吻合口小弯侧终点,套线后打结。

(4) 在前壁浆肌层连续缝线外再加一层4-0丝线的浆肌层间断缝合,特别注意吻合口小弯侧的“危险三角”的处理。

【术后处理】

1. 禁食、胃肠减压至肠道恢复功能为止。
2. 输液及营养支持。
3. 抗生素的应用视病情而定。

【并发症】

本节只述及术后近期并发症,远期并发症见胃十二指肠疾病章。

(一) 上消化道出血

胃大部切除术后上消化道出血的80%来自吻合口部,其他较少见的原因包括术中胃黏膜的忽略性损伤、缝线结的继发性脱落、遗漏性病灶以及术后应激性急性胃黏膜病变等。出血量的估计不能只看胃管引流量,因为大部分的失血可能下泄至肠道。还应注意,有的病例胃腔内全被凝血块充满,而胃管几乎引流不出血液。

胃大部切除术后的上消化道出血多数均可以经保守治疗而自行停止。保守疗法最重要的是保证胃管引流的通畅,以便于准确估测出血量及向胃腔内给药。为此,有必要用多达1000ml 10℃的生理盐水反复冲洗胃腔,直至抽出的液体不含凝血块为止,并将胃管调节至最佳引流位置。可供胃腔内局部给予止血药物的单一剂量为去甲肾上腺素8~10mg、凝血酶2000~5000U、云南白药3g。全身性用药除常规性止血药外,还可选用巴曲酶(立止血)、去氨加压素(弥凝)。$H_2$受体阻滞药应常规给予,必要时可应用奥曲肽(善宁0.1mg,皮下注射)以减少内脏血流量及胃腺的分泌。对于凶猛的大出血以及常规输血速度不能控制血压、脉搏使其稳定者,可考虑再次手术止血。急诊胃镜检查常因血凝块的堆积或活跃的出血而不能达到查明出血部位及原因的目的。同样的理由,欲经内镜做激光或电灼止血亦多不易成功。

（二）吻合口漏及十二指肠残端漏

多见于术后4～5天。缓慢发生的渗漏多以局部感染症状为主，如发热、局部压痛、引流液增多等。突然发生的急性破裂则以弥漫性腹膜炎为主要表现。术后恢复不顺利、体温爬升、肠麻痹、腹胀、腹部压痛、引流液性状及引流量的改变等均可能是吻合口漏的征象，应注意排除。必要时可经胃管注入或口服亚甲蓝液，观察能否自引流管流出或经腹腔穿刺发现蓝着色液体。

吻合口漏的处理原则视临床表现的不同而有所不同。已局限或有局限趋势的应保守治疗。

（1）禁食。

（2）胃肠减压。

（3）肠外营养治疗，其作用除补充热量和氨基酸外，尚可抑制消化液的分泌。有条件时可配合应用施他林、奥曲肽等生长抑素。

（4）保持引流通畅，最好先用持续负压吸引5～7天，一旦窦道形成即改为重力引流。

（5）维持水、电解质及酸碱平衡。

（6）加强护理，保护好瘘口周围皮肤，密切观察病情变化。

对术后短期内发生的急性破裂并严重的弥漫性腹膜炎及腹腔积液多者，应予再次剖腹。手术原则在于清除腹腔积液、建立确实有效的引流、营养性胃或空肠造口。不要企图在炎性水肿严重的胃肠组织上做修补或吻合性缝合，否则结果适得其反，瘘口或许越补越大。术后所有保守治疗的措施均应注重，特别是引流管的管理尤要加强。

（三）梗阻性并发症

1. 吻合口梗阻：吻合口梗阻在术后并发症中所占的比例较大，胃-肠吻合口梗阻较为多见，但除 Billroth Ⅰ式再建后发生者有小部分可能有器质性狭窄外，Billroth Ⅱ式再建后的吻合口排空障碍多是吻合口炎症、水肿、血肿等因素所致的功能性梗阻。

吻合口梗阻应针对病因处理，病因的鉴别过程也是保守治疗的过程。保守疗法主要是调整饮食的恢复程序,再次按禁食-流质-半流质饮食的进程边治疗边观察,并对食物的质与量及更改的速度加以控制,适当使用胃动力药。对症状持续3周以上,经钡餐或内镜检查确认为器质性狭窄者需做侵入性治疗。采用Bollon导管或自制的橡皮气(水)囊进行扩张是简便有效而又损伤最小的方法。经内镜做吻合口狭窄段切开适用于狭窄段较短的胃肠吻合口梗阻,但对切开深度的控制,技术上较难掌握,切开太浅无效,太深则有出血、穿通等并发症的可能。剖腹做吻合口成形或吻合口部切除再次重建仅在其他治疗无效或无条件时考虑。

2. 输入襻梗阻:为Billroth Ⅱ式再建的多见并发症之一。原因包括输入襻过长或过短、内疝、粘连、吻合部成角、输入襻扭转以及结肠前吻合时的横结肠压迫、结肠后吻合时的横结肠系膜孔压迫等。本症在临床上有急性及慢性两种类型,急性输入襻梗阻多系内疝所致,临床上少见。慢性输入襻梗阻又称输入襻综合征、症状多在术后1周饮食量近乎正常时开始出现,以间歇性呕吐大量含胆汁的液体为临床特征,吐出物基本不含食物。钡餐示钡剂不能或很少进输入襻。若症状持续3~4周仍不能消失或渐减轻应再次手术纠正发病原因。若有足够长的输入襻可供利用,以输入襻与输出襻间的侧吻合(Brown吻合)最为简便有效。

3. 输出襻梗阻:输出襻梗阻发生的原因大致与输入襻梗阻发生的原因类似。其中,最应注意避免的是因输入、输出襻位置的错误(不管是顺蠕动还是逆蠕动吻合,输出襻均应置于输入襻之前)而致的内疝。输出襻的内疝多见于术后2~3周,多呈急性发作,表现为高位空肠梗阻,且为闭襻型肠梗阻,腹痛为剧烈的绞痛伴阵发性加剧,呕吐频繁,吐出物多为胆汁性液体、吐后症状并不缓解,需与急性胰腺炎、腹膜炎、肠梗阻鉴别。短暂观察基本明确诊断后应立即剖腹探查,针对发病因素进行处理。发作较缓、症状较轻的不全性输出襻梗阻多因粘连等原因的牵拉、压迫所致,反复呕吐含有食物及胆汁的胃内容为其临床特征。保守治疗症状不能逐渐减轻者应手术治疗。

4. 残胃无张力症：俗称胃瘫。症状多在术后 5～8 天时出现，多与饮食的突然变换有关。表现为上腹部饱胀、恶心、呕吐，吐出物主要为食物，含有胆汁，并多有酸腐气味。吐后即觉舒适。口服稀钡造影见残胃的蠕动近乎消失。本症与机械性梗阻所致的胃排空障碍鉴别的一个重要症状是基本无疼痛发作。另外，呕吐也不甚频繁，放置胃管减压的引流量也不足证明有完全性的胃出口梗阻。残胃无张力症的保守观察是需要有耐心的，往往需反复做禁食-流质-半流饮食的饮食调整多次。有的病例可持续 5～6 周。胃张力一旦恢复，症状立即消失。保守治疗期间，肠外营养、胃动力药及精神安慰治疗均应注重。如果留置有鼻肠营养管或空肠营养管，因远侧小肠结肠大多数功能正常，则可以行有效肠内营养度过恢复期。

## 七、胃迷走神经切断术

**【适应证】**

1. 无并发症的十二指肠溃疡。

2. 十二指肠溃疡有穿孔、出血、梗阻等并发症，但可用较简单的方法（如穿孔修补、出血灶缝扎、幽门成形等）处理时，也可慎重考虑。

3. 胃溃疡多不倾向选此术式。

**【术前准备】**

术前准备同胃大部切除术。

**【麻醉】**

麻醉同胃大部切除术。

**【操作要点】**

1. 迷走神经干切断术：显露食管下端及贲门，切开食管裂孔处的后腹膜，游离出食管下段并以纱带牵引；细心寻找出迷走神经的左、右两主干，并将其切除一小段；特别要注意各细小分支的切断。本术式必须附加胃窦切除、半胃切除、胃十二指肠吻合、胃空肠吻合、幽门成形等引流性手术。

2. 选择性胃迷走神经切断术：将迷走神经左干在分出肝

支后、迷走神经右干在分出腹腔支后予以切断。本术式保留了肝、胆、胰、小肠等脏器的迷走神经支配,但胃的运动功能仍受损,需附加引流性手术。

3. 高选择性胃迷走神经切断术:保留支配胃窦部的迷走神经(即 Latarijet 前神经,俗称“鸦爪”神经),仅切断支配近端胃体、胃底部的迷走神经,从而保留了胃窦及幽门的正常生理功能,不需附加引流性手术。

【术后处理】

术后处理同胃大部切除术。

【并发症】

前两种术式的主要并发症为胃潴留、倾倒综合征、十二指肠内容物反流、腹泻等;高选择性胃迷走神经切断术的并发症则主要为溃疡复发。

## 八、胃癌根治手术

### 抗癌无瘤手术原则

1. 腹壁切口的保护:除常规的皮肤巾护皮外,应在开腹后探查之前腹膜巾固定至腹膜上,以保护整个切口,目前临床上也可选用适当长度的切口保护套。关腹后,还应视手术情况对切口进行冲洗。

2. 探查:探查应按先远后近的原则进行。对病灶的部位、大小、胃壁的浸润程度、胃周淋巴结转移程度、胃周及腹内其他脏器浸润情况等系统全面准确地探查及记录。

3. 阻断胃周的血行和淋巴(结)流:探查确认能切除病灶后,为了防止由于手术操作而引起的血行及淋巴道的癌扩散,先将胃左、右动、静脉及胃网膜左、右动、静脉结扎阻断。

4. 尽可能减少对癌灶机械性刺激。

5. 减少自消化管腔而来的扩散:部分术者会在手术开始前向胃内注入 5-FU 15 ~ 30mg/kg。术中打开消化管腔特别是胃腔时,除注意消毒灭菌外,尚应注意严密保护,不使管腔内容溢入腹腔。用于保护的敷料应及时丢弃。

6. 整块切除的原则：切除操作应恪守整块（en bloc）切除的原则，以保证与被切除器官及组织相连的脉管内的癌栓得以完全切除。胃周血管要在根部进行处理，这是胃周淋巴结清扫的一项关键技术。

7. 腹腔脱落癌细胞的处理：术毕用蒸馏水冲洗腹腔 1～2 次。吸尽后，用生理盐水再冲洗 1 次。也可用温热蒸馏水（45℃）冲洗腹腔 2 次。还可腹腔内置 5-FU 缓释颗粒。

## 胃癌手术切口

1. 上腹正中切口：切口上端要高达剑突上 2cm.，必要时将剑突切除。切口下端向左绕脐至脐下 2cm。此切口可满足大多数胃癌手术（包括全胃切除）的要求。

2. 上腹正中加胸骨劈开切口：此切口适用于经腹处理侵犯食管下段的贲门部癌肿。将上腹正中切口向上延长至胸骨角，正中锯开胸骨，牵开胸骨下段。从食管裂孔处向前剪开部分膈中心腱，在后纵隔内游离食管下段。小心勿损伤相邻的心包及双侧胸膜。一般可游离出食管下段 10～12cm。

3. 上腹正中加经第 7 肋间进胸切口：此切口亦适于经腹处理侵犯食管下段的贲门部癌肿。左侧垫高 30°，将上腹正中切口向第 7 肋间进胸腔。此切口适用于需较高位的食管切除及吻合手术。若高位食管显露仍不够满意，则可取全侧卧位，将切口延至椎旁肌。此类切口对远侧胃周的淋巴结清扫显露不够充分。

## 胃远侧部癌根治切除术

【适应证】

A、AM、MA 区癌。

【麻醉】

可选用硬脊膜外腔阻滞麻醉。但为保证良好的显露及较长手术时间的需要，应尽量选用全身麻醉。

【切口】

上自剑突上2~3cm,下至脐下2cm的上腹正中切口可满足手术要求。

【操作要点】

1. 按抗癌无瘤原则开腹探查确定可否行根治性手术,并做好切口保护、胃周血管阻断、胃受侵浆膜面保护等。

2. 将横结肠连同大网膜提出腹腔,展平于湿纱垫上。充分显露幽门下区域。

3. 根部处理胃网膜右血管,清除幽门下6组淋巴结:于十二指肠第二段的侧下缘与胰腺的移行部切开后腹膜,潜行钝性分离,显露胃网膜右血管。沿胃网膜右静脉向近心侧分离,直至确认胃结肠静脉干后,于两者交汇处穿线结扎胃网膜右静脉两道。切断该血管后,将淋巴组织推向远心端,再在其内上方觅得胃网膜右动脉,于其根部同法予以结扎切断。

4. 切除大网膜、横结肠系膜前叶及胰腺被膜:将大网膜从近结肠肝曲处开始自横结肠上分离,连同横结肠系膜前叶一起向上翻起。横结肠系膜前叶剥离的起始点以前述的幽门下血管处理处的后腹膜剥离面为最佳。从此处向左侧潜行钝性剥离较易找准前后叶之间的间隙。大网膜与横结肠之间的分离可使用电刀,向左尽量分离至靠近脾下极的脾结肠韧带。横结肠系膜前、后叶之间的分离以钝性分离为主,直至显露整个结肠中血管弓,并将其周围的淋巴(14组淋巴结)及脂肪组织推向切除侧。若不慎损伤血管弓,应注意该血管弓只允许阻断一处。继续剥离结肠系膜前叶与胰腺被膜移行部分,暴露胰腺表面,于胰腺下缘结肠中静脉进入肠系膜上静脉入口处,清除结肠中静脉附近肠系膜根部淋巴结(15组淋巴结)。结束此项操作后检查横结肠及其系膜有无损伤,清理术野,将横结肠送回腹腔。

5. 清除肝十二指肠韧带内淋巴结:将胃向下牵引暴露小网膜。近肝处离断小网膜。肝十二指肠韧带前叶亦靠近肝门处切开,钝性向下剥离,直至十二指肠上缘。沿肝固有动脉剪开血管被膜,细心分离其与胆总管之间的结缔组织,清除其内的淋巴结(12 组淋巴结)。在此过程中暴露胃右动脉根部并结扎切断,幽门上 5 组淋巴结随之被清除。

6. 清除肝总动脉干淋巴结:继续向肝动脉周围游离,注意在不损伤门静脉的情况下分离、结扎注入门静脉的胃右冠状静脉,沿肝固有动脉向剪开被膜继续暴露肝总动脉、胃十二指肠动脉起始部即所谓"T"字形部分,在剪开其被膜时,因较坚韧而厚实的纤维膜内常混有神经组织,剪开时较费力。在此前面常存在有肝总动脉干淋巴结(8 组淋巴结),剔除该组淋巴结时对其周围血管或胰腺组织要仔细分离。

7. 清除 13 组淋巴结:将肝十二指肠韧带浅叶的切口沿十二指肠上缘及外侧延长,剪开十二指肠侧后腹膜,将胰头、十二指肠向内侧充分松动暴露下腔静脉及腹主动脉。注意下腔静脉与腹主动脉间走行的数条粗淋巴管,如有损伤,需进行结扎。清除胰后淋巴结(13 组淋巴结)。十二指肠的充分松动,有助于低位十二指肠切除。

8. 切断十二指肠:根据癌肿距幽门的距离及浆膜受侵的程度,确定十二指肠的切除量。一般要求距离胰腺附着部 1cm 处切断。切断十二指肠后,视所采用的重建方式,闭锁或不闭锁十二指肠残端。

9. 腹腔动脉周围的解剖:将游离的远侧胃向左上方翻转提起而将胰腺向下推压,充分显露所谓的"胃胰皱襞"。分离显露冠状静脉,于胃左静脉根部穿线结扎、切断。继续从肝总动脉剪开的血管被膜向上切开直至达到腹腔动脉根部,细心分离其周围组织,直至向左可以看到脾动脉起始部,向前可以看到胃左动脉起始部。清除腹腔动脉周围淋巴结(9 组淋巴结),将胃左动脉周围 7 组淋巴结推向切除侧,于其根部穿线结扎两道后再予以钳间切断结扎。

10. 清除脾动脉干淋巴结:将胃进一步向上提起,暴露胰腺尾部,将沿胰腺上缘走行的脾动脉周围 11 组淋巴结及位于脾动脉中央部的胃后动脉根部淋巴结进行清除。如转移明显,可考虑行脾、胰体尾切除。

11. 脾门清扫:对胃体部癌,特别是靠大弯侧的癌应注意清扫脾门 10 组淋巴结。从脾外侧后腹膜切开,将脾、胰尾部提起,在不损伤脾门血管的情况下,清除血管周围的脂肪组织和淋巴组织,包括(4sa)组及 10 组淋巴结。若转移多或损伤了脾门血管,则应行脾合并切除。

12. 清除贲门右方的淋巴结:显露肝左三角韧带,视需要将其切断一部分,以利于贲门部的显露。术者用左手食指伸入贲门部小弯侧的小网膜前叶下方使之张紧。自贲门右侧开始紧贴胃壁向下逐次切断结扎从胃壁到小网膜之间血管,清除贲门右侧淋巴结(1 组淋巴结)。贲门以下小弯侧前后方组织及胃上部后壁与后腹膜及膈肌相连的部分组织,均应清除干净。清扫完后裸露的胃壁可做数针胃前、后壁的浆肌层缝线将其掩盖。探查贲门左侧有无肿大淋巴结,如有亦应一并切除,一般术者用左手由贲门右后方伸入到贲门左食管与胃底相接处上方将周围结缔组织与 2 组淋巴结顶起,右手用血管钳分离结扎清除。若无明显肿大淋巴结时一般可不做处理。如转移严重,应考虑改做全胃切除。

13. 胃小弯侧游离结束后,继续游离胃大弯侧的胃结肠韧带及脾胃韧带,清扫网膜左动静脉周围淋巴结(4sb)组。注意勿撕裂脾下极。

14. 胃切除:按癌肿根治的要求确定胃近侧切断线。在切断线上约 1cm 处用肠钳夹闭胃断端。若小弯侧切断点较高,可采用胃小弯边切边全层缝合的方法切向大弯侧,保留大弯侧 4 ~ 5cm 以备胃肠吻合。

15. 消化道重建:选择 Billroth I 式再建的条件是侵及浆膜的癌灶距幽门 5cm 以上,未侵及浆膜的癌灶亦应距幽门 3cm 以上;胃的切除量足够;十二指肠能充分游离,可无张力地与残胃断端吻合。胃远端部癌根治切除术的消化道再建若无特别原因(早期胃癌、小癌灶、溃疡恶变等),应多考虑结肠前 Billroth Ⅱ式胃空肠吻合术。

16. 再建完成后再次清理术野,确认术野无出血、渗液。处理腹腔脱落癌细胞。视情况放置引流管。按抗癌无瘤手术原则关闭腹腔及缝合切口各层。

## 胃近侧部癌根治切除术

**【适应证】**

C、CM、MC 区癌。

**【麻醉】**

首选全身麻醉。条件不足或患者为瘦长体形者可试选用硬脊膜外腔阻滞麻醉，但应做好必要时能改为全身麻醉的准备。

**【切口】**

上自剑突上 2～3cm，下至脐下 2cm 的上腹正中切口多可满足手术要求。术中视贲门及食管下段受侵的程度加做胸骨正中劈开或经第 7 肋剖胸切口。术前定位、定性明确者可按根治要求径直选用胸腹联合切口。

**【操作要点】**

1. 按抗癌无瘤原则开腹探查确定可否行根治性手术，特别是应注意幽门上、下淋巴结是否有转移征象，此术式能否达到淋巴结清扫的要求。然后做好切口保护、胃周血管阻断、胃受侵浆膜面保护等。

2. 分离操作可自游离切断食管开始，亦可自胃大弯的分离开始。前者食管切断后使全胃松弛下移，便于以后的手术操作，也有一定防止癌向上扩散的作用；但食管的先行切断，特别是较高部位的切断，以后的食管胃吻合多有不便之处。后者是较为常用的方式。以下按此术式的步骤叙述。

3. 游离胃大弯：按胃远端部癌根治术操作要点，将大网膜、横结肠系膜前叶及胰腺被膜剥离切除，清除相应的淋巴结组，但不切断胃网膜右血管。

4. 游离胃小弯：按胃远端部癌根治术操作要点，将小网膜、肝十二指肠韧带前叶剥离切除，清除相应的淋巴结组。

5. 离断远端胃：在预定切断线上方的大弯侧及小弯侧相对应地各上 1 把有齿的直止血钳，将胃上端封闭。在预定切断线上切开胃壁浆肌层 1 周，进行黏膜下止血，最后剪开黏膜层，使保留侧胃腔全开放。吸净胃内容，消毒胃腔。检查胃腔内的有无残留病变及并存其他病变。也可直接用电刀切断胃,不进行黏膜下止血。视拟采用的食管胃吻合方式,将保留侧胃残端全部或小弯侧大部自行相对缝合。

6. 胃近侧部的游离:充分显露胃胰皱襞。分离显露冠状静脉,于胃左静脉根部穿线结扎切断。细心分离腹腔动脉根部周围组织,清除腹腔动脉周围淋巴结(9 组淋巴结),将胃左动脉周围 7 组淋巴结推向切除侧,于其根部穿线结扎两道后再予以钳夹切断结扎。沿此剖面继续向肝总动脉解剖,清除肝总动脉干旁淋巴结(8 组淋巴结)。

7. 探查 10、11 组淋巴结:如不需做脾、胰体尾切除时,将脾胃韧带、胃胰韧带切断,继续沿胃底穹隆部结扎切断胃短动、静脉后直达左膈下。

8. 食管的游离切断:将肝左三角韧带剪断,牵开肝左外叶,充分显露贲门及食管裂孔部,提起后腹膜向食管裂孔方向剪开,显露出腹段食管,并探查食管旁、后纵隔有无肿大淋巴结。清除贲门后、贲门左及食管前淋巴结及周围组织,显露食管全周。游离切断左右迷走神经干后,食管可牵向腹腔 6cm。继续分离贲门右及胃后部与后腹壁之间的附着组织,直至近侧胃全部游离。视吻合操作的难易与术者的习惯,可先不切断食管,待食管胃吻合口后壁的操作完成后再切断食管。

9. 消化道重建:食管胃吻合的方法按残胃侧吻合位置的不同大致有三种,胃大弯侧断端、胃大弯前壁和胃大弯侧后壁。第三种仅在使用吻合器吻合时适用。

食管胃吻合的操作:先在拟切断平面做后壁的全层切开,一般后壁只做全层一层缝合,按两角、后壁中点、再次第追加的顺序先安置好缝线,然后将残胃推向食管断端,一一做结。牵引这排缝线,显露食管腔,将胃管拉入残胃腔内。剪断食管前壁。前壁的全层缝合先做两角的“U”形缝合,再前壁中点对合,然后依次加针。前壁全层缝合完毕后,将食管裂孔前的膈腹膜及其两侧的膈脚纤维与胃的浆肌层固定数针,以减少吻合口的张力及掩盖吻合口。

10. 再建完成后清理术野，确认术野无出血、渗液。处理腹腔脱落癌细胞。于食管胃吻合口右旁放置引流管。按抗癌无瘤手术原则关闭腹腔及缝合切口各层。

## 根治性全胃切除术

**【适应证】**

CMA、MCA、AMC 区癌，伴有 5、6 组淋巴结转移的 CM、MC 区癌、皮革样胃癌、多发性胃癌（尤其是病灶分别在胃的远、近端者）、残胃癌。

**【麻醉】**

首选全身麻醉。条件不足或患者为瘦长体形者可试选用硬脊膜外腔阻滞麻醉，但应做好必要时能改为全身麻醉的准备。

**【切口】**

上自剑突上 2～3cm，下至脐下 3cm 的上腹正中切口多可满足手术要求。术中视贲门及食管下段受侵的程度加做胸骨正中劈开或经第 7 肋间进胸切口。

**【操作要点】**

1. 按抗癌无瘤原则开腹探查确定可否行根治性手术，做好切口保护、胃周血管阻断、胃受侵浆膜面保护等。

2. 胃远侧部的游离及淋巴结的清扫同胃远端部癌根治切除术。

3. 幽门下 3cm 处切断十二指肠，缝合远侧断端。

4. 胃近侧部的游离及淋巴结的清扫同胃近端部癌根治切除术。

5. 将食管牵引向下，向后纵隔内继续分离下段食管，直至需切除平面。根据所选择的消化道重建方式决定是否在吻合前切断食管。

6. 按所选择的消化道重建方式完成各吻合口的操作。

7. 清理术野，确认术野无出血、渗液。处理腹腔脱落癌细胞。于食管胃吻合口右侧放置引流管。按抗癌无瘤手术原则关闭腹腔及缝合切口各层。

【全胃切除的消化道重建】

尽管存在多种全胃切除的消化道重建术式，根据术后效果及手术易用，目前空肠-食管 Roux-Y 式吻合法是主流方式。部分术者会选择代胃术，如 Hunt 代胃术、ρ 型空肠襻代胃术。

（一）食管十二指肠吻合

食管十二指肠吻合仅适于体形较为瘦长、内脏组织较为松弛的病例。经切开十二指肠降部旁侧的腹膜，将十二指肠降部充分游离后，有助于食管与十二指肠的直接吻合。目前临床已经较少采用。

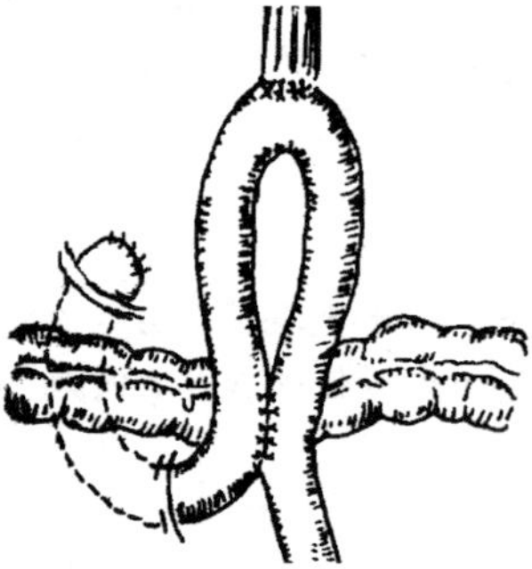

图 28-3　食管空肠 Lahey 式吻合

（二）食管空肠吻合

Lahey 食管空肠吻合法：空肠襻在结肠前与食管吻合，空肠输入、输出襻间加侧侧吻合（图 28-3）。该重建方法因术后反流明显，目前临床已经较少采用。

（三）Roux-Y 式吻合法

在距屈氏韧带下 10～15cm 处切断空肠，经远段空肠断端置入 25# EEA 管型吻合器，行食管-空肠端侧吻合，距吻合口约 2～3cm 以 Endo-GIA 关闭空肠断端。将原食管膈面移行腹膜缝合至吻合口以下空肠浆膜面覆盖吻合口前壁及侧壁。在吻合口下方 30～40cm 处将近端空肠与远端空肠行“Y”形端侧吻合。可以选择结肠前或结肠后，图 28-4 为结肠后。

（四）肠段代胃式再建

1. 空肠代胃术：切取一段 20～25cm 长的带蒂空肠襻，穿过横结肠系膜戳孔后，近端与食管吻合，远端与十二指肠吻合，然后在下将余存的两个空肠断端对端吻合。为了扩大代胃的容量以及代替胃的部分功能，也可将空肠按 Finney 幽门成形术的原理，将输入与输出空肠襻合成一个大的肠袋制成双腔代胃或空肠三腔代胃(图 28-5，图 28-6)。

2. 横结肠代胃术：游离横结肠约 20～25cm，保存其结肠中动脉的血液供给。将其近端与食管断端吻合，远端与十二指肠残端吻合，再将余存的结肠两断端对端吻合。

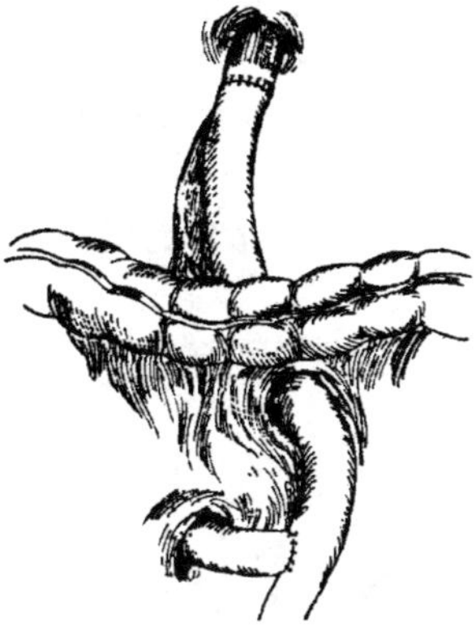

图 28-4 食管空肠结肠后 Roux-Y 式吻合

3. 末段回肠和升结肠代胃术：将末端回肠与食管切端吻合，而结肠切端与十二指肠吻合，下段肠道的重建则行末端回肠与横结肠端侧吻合。该代胃术式具有下列优点：

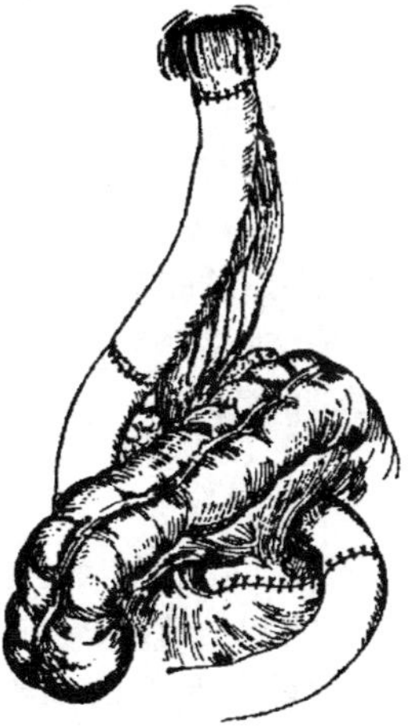

图 28-5 空肠单腔代胃

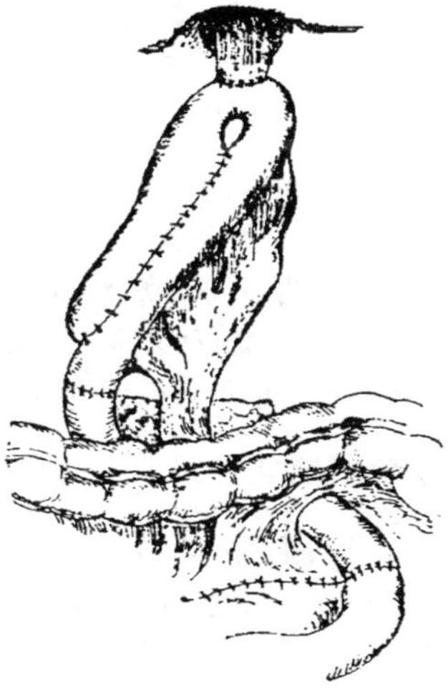

图 28-6 空肠双腔代胃

(1) 有足够的容积以代替胃的储蓄功能。

(2) 回肠与食管口径大小相近,吻合无困难。

(3) 回盲瓣有类似贲门作用,可防止食物及胰液、胆汁的反流。

(4) 右侧结肠有吸收水分的功能,且具有一定的蠕动力等。

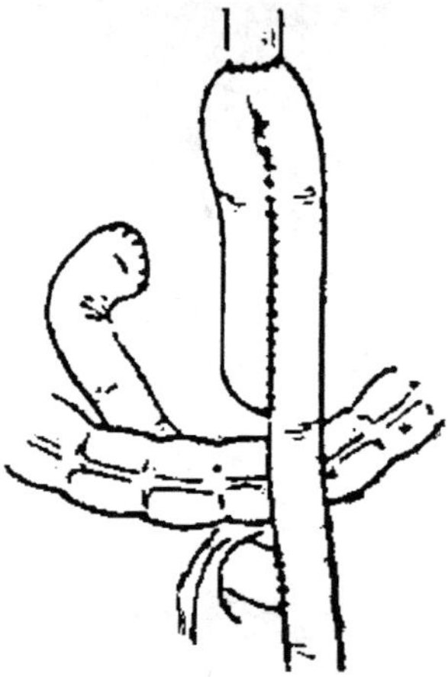

图 28-7 Hunt 代胃

但本手术规模较大,只宜应用于临床较早期的病例,当病人情况良好、病变能根治性切除时,才考虑使用。

4. Hunt 代胃术:封闭十二指肠残端,在距屈氏韧带下 15 ~ 20cm 处切断空肠,将远段空肠在关闭断端后对折,平行于肠纵轴切开肠腔互相吻合,使成一空肠袋,食管末端与空肠袋顶端吻合,再在吻合口下方 45cm 处将近端空肠与远端空肠行"Y"形端侧吻合(图 28-7)。

5. ρ 型空肠襻代胃术:距屈氏韧带下 10cm 处切断空肠,将其远段空肠端与距切断处下方 30cm 以下处的空肠做端侧吻合,构成近似于 ρ 型空肠襻,再将襻顶与食管行端侧吻合加近端空肠残端在距结肠系膜戳孔下 30cm 处的空肠行"Y"形端侧吻合,修补横结肠系膜戳孔。可以选择结肠前或结肠后,图示为结肠后(图 28-8)。

## 联合脏器切除术

胃癌切除术中常需合并其他脏器切除,以达根治的目的。除胃癌直接浸及其他脏器外,因清扫区域淋巴结的需要是联合脏器切除的重要原因。此外,某些孤立的远位转移灶(如卵巢的 Kruberger 瘤)亦在联合切除之列。

## 脾的联合切除

【适应证】

1. 胃体大弯侧或胃底大弯侧的进展期癌。

2. 脾门淋巴结明显肿大、变硬。

3. 癌肿直接侵及脾门或脾实质。

4. 术中脾或脾血管的意外损伤。

【操作要点】

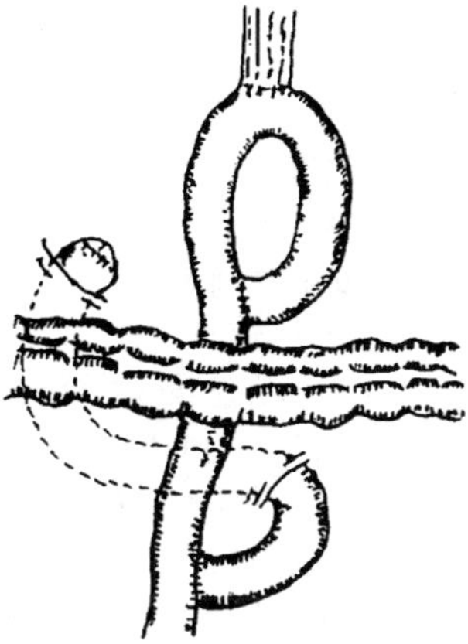

图 28-8　ρ 型空肠襻代胃

在术中胃大弯的分离到达脾下极或有脾门血管损伤性出血时，将脾脏由脾窝中挽出并向右翻转，暴露脾肾韧带的后叶，并将其切断。用手略加分离，就可以将胰尾及脾门血管一并控制，结扎切断脾动静脉后，整个脾脏就只连在胃脾韧带上，留待以后与胃一并整块切除。

## 胰腺的联合切除

胰体尾段及脾的联合切除。

【适应证】

1. 癌肿直接侵及胰体尾段。

2. 脾动脉干淋巴结明显肿大变硬。

【操作要点】

在远侧胃或近侧胃已完全游离松动后（胃左动脉已于起始部结扎切断），即行分离切断脾结肠韧带及脾膈韧带，将脾脏由脾窝中挽出并向右翻转，暴露并剪开脾肾韧带，用手钝性分离脾、胰体尾后方与后腹壁之间的疏松组织，将胃、脾、胰整块组织反转向内侧，在起始部结扎切断脾动脉，在和肠系膜下静脉汇合处结扎切断脾静脉，在预定切断的胰腺尾侧用肠钳固定，做楔形切断过程中将胰管分出结扎切断，楔状切断胰头侧做结节缝合。

## 胰头、十二指肠的联合切除

【适应证】

癌肿直接侵及胰头部，但未累及胰后、胰颈及肝十二指肠韧带内的重要血管。

【操作要点】

决定胰头能否被切除的探查分三个步骤：

1. 首先在清扫胰头后13组淋巴结时确认胰头与其后的腔静脉之间有无癌性粘连，若无，则将胰头连同十二指肠二、三段一同向左侧翻起。

2. 第二步则是如同胰颈段切除时的探查，确认门静脉能与胰腺分开。

3. 第三步接续肝十二指肠韧带内三大管道的解剖、自肝总动脉切断胃十二指肠动脉后，确认除总胆管外，胰头已充分游离。

只有而且必须完成这三个步骤后，才能依次进行十二指肠空肠曲的断离、总胆管的断离及胰颈部的切断。胰体尾段与消化道的连接以Roux-Y式端端套入吻合为佳。

## 横结肠的联合切除

胃窦后壁或大弯侧的癌肿极易侵犯横结肠系膜血管或肠管，基于解剖学上的原因，合并切除的手术也较简单。重要的是如何防止术后结肠瘘的发生。为此一定要将结肠手术准备列入胃癌术前准备常规，肠道准备的好坏直接关系到手术的成败。另外，术中注意无菌操作、结肠手术时另换一套器械敷料、结肠不宜钳夹过久、吻合前应尽量排空近侧结肠、吻合口应无张力、手术最好分胃和结肠两组进行等措施均需注重。

## 肝的联合切除

胃癌根治联合肝部分切除者，多为直接浸润到肝左叶而行肝左叶不规则切除。偶可遇及肝内孤立性转移灶，只要局部解剖条件允许，可以按肝段或肝叶切除的原则切除之。术中应探查清楚，肝内有癌灶并不意味着绝对无法根治。合并肝切除者并不明显增加并发症和死亡率，相反，可以提高5年生存率。

## 胃癌手术并发症

胃癌手术的并发症大致包括与胃切除相关的并发症和与淋巴结清扫相关的并发症两大类。前者请参见各相关章节。与淋巴结广泛清扫有关的主要并发症是淋巴液的渗漏甚至形成乳糜腹，以及联合脏器切除相应的并发症（胰瘘、胆瘘、结肠瘘等）。

1. 淋巴液渗漏及乳糜性腹水：胃癌根治术广范围的淋巴结清扫使大量的淋巴管开放。一般小的淋巴管可自选凝结封闭，但较大的淋巴管若未予结扎，或有凝血酶原的不足，则有发生淋巴液渗漏的可能。若有淋巴干甚至乳糜池、胸导管的损伤而未及时发现处理，则将导致乳糜腹的发生。术前的禁食状态及术中肠功能的中止，使手术进程中淋巴管内无典型的乳糜样淋巴液充积，因而淋巴管开放及淋巴液的渗漏并不像血管的开放与出血那样显明易辨。与胃癌手术有关的可致淋巴液渗漏的操作有：胰头后淋巴结清扫、联合脾切除、联合胰腺切除（特别是胰头、十二指肠切除）、腹腔动脉周围淋巴结清扫、食管周围淋巴结及后纵隔内淋巴结清扫等。在完成此类操作后，必须仔细清理术野，对每一个可疑之处进行结扎或缝扎。不放心之处还应放置引流物。

胃癌手术所致的淋巴液渗漏及乳糜腹，多发生在术后第2天至6周。诊断依赖于引流出或腹腔穿刺出典型的乳糜性淋巴液。发生于术后即期（2～5天内），应争取尽早再次手术寻找并结扎渗漏的淋巴管。术前6小时给苏丹黑B（Sudan black B）2.5g，加牛奶100ml顿服，可能有助于术中识别渗漏点。营养治疗是乳糜腹保守治疗的关键措施。低脂饮食、以中链三酸甘油酯替代脂肪饮食、全肠外营养等三套方案可视病情严重程度选择。

2. 胰瘘：胃癌切除术中胰腺的合并切除或损伤极易发生胰液渗漏及胰瘘形成。胰腺的忽略性损伤大多数系发生于单纯脾联合切除时的胰尾损伤，部分为姑息切除侵犯胰腺被膜及胰腺实质的癌灶时的胰体损伤。来自损伤创面或切断残端的单纯胰液渗漏，因未被胆汁、肠液所激活，对周围组织的刺激及腐蚀作用不大，只要引流通畅，一般不致引起严重后果。长久不愈(6 个月 ~1 年)的胰瘘说明胰管近端有梗阻，可考虑内引流手术。胰肠吻合口漏的处理则要困难得多，对此防重于治。胰肠吻合口要放在胃肠、胆肠吻合口之近侧，并要有 30cm 的距离以防反流，最好以单臂“Y”式吻合与胃、胆、肠液分流。

3. 胆瘘：胃癌术后的胆汁渗漏多来自肝切除的创面，忽略性胆管损伤也偶可遇及。与单纯性胰瘘相似，单纯的胆汁渗漏只要引流通畅，多不易导致致命性的结局。但来自大胆管的胆瘘有可能造成胆汁的完全或大部分外流，病程一长，势必危及胆盐的正常代谢。因而在保守治疗期间，要重视收集引流的胆汁予以回输。回输的最佳途径是经空肠造口管。

4. 结肠瘘：意外的横结肠切除因肠道未予准备而易发生结肠吻合口漏。感染局限的管状瘘有可能经保守治疗愈合，但多数结肠瘘需再次手术处理。预防的关键还是在于要将结肠手术准备列入胃癌术前准备的常规。

（龚建平　胡元龙）

## 九、腹腔镜辅助胃十二指肠手术

腹腔镜胃肠手术是近年来逐渐兴起、成熟的微创手术治疗。目前已经从腹腔镜胃肠穿孔修补、腹腔镜阑尾手术等小型腹腔镜胃肠手术，发展到以治疗肿瘤为主的大型腹腔镜手术。目前在国内，各大胃肠腹腔镜中心已经可以实施：腹腔镜辅助胃癌根治术(包括远端胃癌根治术 LADG，近端胃癌根治术 LAPG，全胃切除术 LATG)，腹腔镜辅助结肠癌根治术(腹腔镜辅助右半结肠切除术 LARHC，左半结肠切除术 LALHC，乙状结肠切除术 LASC)，腹腔镜直肠癌根治术(包括直肠癌前切除术

LAAR，直肠癌低位前切除术 LALAR，腹会阴联合切除术 LAAPR）。腹腔镜也涵盖部分良性疾病的手术治疗，如治疗排便功能腹腔镜辅助全结肠切除术 LATC，腹腔镜减肥手术，腹腔镜糖尿病治疗系列手术，腹腔镜抗食管反流手术，腹腔镜食管裂孔修补术等。目前腹腔镜胃肠手术在各级医院蓬勃发展，已成规模化发展趋势。

无瘤手术原则：腹腔镜手术只是手术治疗方式的改变，根治性原则同开腹手术一致。

腹腔镜技术特有的并发症：

1. 与气腹相关的并发症：如高碳酸血症，皮下气肿，气胸、气体栓塞等；皮下气肿较常见，可表现为皮肤“捻发音”。气胸可表现为呼吸或者血氧的异常。气体栓塞少见，但为严重的并发症，常表现为突发的呼吸循环严重异常或者衰竭。$CO_2$ 气体吸收一般不会造成明显并发症，但如果患者有心肺功能不全，可以造成呼吸性酸中毒。皮下气肿可自行吸收，一般不需要特殊处理。气胸或者气体栓塞应马上停止手术，输液、吸氧，必要时穿刺排气。气腹压力不要太高，充气速度不要太快，明确气腹针进腹后再充气等可以避免气腹相关的并发症，同时需注意术中监测。

2. 腹腔穿刺相关并发症：如腹内空腔或实质性脏器损伤，腹膜后大血管损伤，腹壁血管损伤等，经穿刺孔疝出的戳孔疝也应归于此类并发症；其中腹膜后大血管为严重的并发症。腹腔穿刺相关并发症多见于气腹针及第一 Trocar 的“盲穿”，同时也因患者腹膜后血管位置的变异、腹部手术史致腹腔粘连的影响。严格掌握手术适应证，提高技术，加强术中探查监测等，（如评估腹腔内粘连程度，选择专用可视化穿刺器，或采取开放进入放置 Trocar 的方法；使用戳孔缝合针关闭戳孔等方法），可以预防或避免腹腔穿刺相关并发症。

3. 腹腔镜专用手术器械相关并发症：电手术器械（电凝或者电切）、超声刀可以造成电损伤或者热损伤，如胃肠道、膀胱输尿管损伤等；部分热损伤会造成迟发的穿孔。熟悉腹腔镜专用手术器械，注意术中组织器官的保护，对损伤器官给予有效修补，可以减少和避免此相关并发症。

（一）腹腔镜辅助胃癌根治术

1. 腹腔镜辅助胃癌手术的患者体位，术者站位及戳孔选择

（1）患者体位：患者取“人”或“大”字位，头高足低约10°～15°；进行近侧胃及食管下段分离时可以略右倾位。

（2）术者站位：显示屏幕置于头侧，主刀位于患者左侧，助手位于患者右侧，扶镜手站于患者两腿之间。

（3）戳孔选择：脐下为观察孔 10mm；术者主操作孔 10mm 位于肋弓与腋前线交点下方，术者副操作孔 5mm 位于左锁骨中线与脐平面交点上方；助手的两个操作孔 5mm，分别位于右锁骨中线与肋弓交点下方及与脐平面交点的上方。以上戳孔的选择可以根据术者的经验进行调整。

（4）气腹压力：设置合适的气腹压力(10～12mmHg)，气腹机流量(16～20L/min)。

2. 麻醉：选用全身麻醉。

3. 腹腔镜辅助远端胃癌根治切除术：适用于 A、AM、MA 区癌。

（1）腹腔探查：麻醉满意后，经建立气腹，经脐下观察孔 Trocar 置入 30°腹腔镜镜头，按由远及近进行全腹腔探查，确定可否行根治性手术。若肿瘤可疑累及浆膜面，建议以生物胶覆盖肿瘤面，减少肿瘤播散可能。

（2）切除大网膜：助手于横结肠中段按“斗篷法”将大网膜提起，术者以超声刀沿横结肠边缘切断大网膜，注意避免损伤结肠。向左至近脾下极，向右至结肠肝曲。

（3）胃网膜左血管周围清扫(4 区)。助手以无创抓钳抓持胃体后壁向右上侧牵拉胃，另一个无创抓钳将胃脾韧带下缘上提，显露脾下极及胰腺尾部。术者经胰尾前包膜间隙分离出脾动脉末段及胃网膜左动脉根部，夹闭后切断胃网膜左动静脉，清扫第 4sb 组淋巴组织。必要时可切断下侧 1～2 支胃短血管。沿胃大弯边缘向右侧切断大网膜至胃大弯侧预切除线，并清扫第 4d 组淋巴组织。注意避免过度牵拉致脾包膜撕裂。

（4）幽门下区清扫(6 区)：助手将胃窦向上提起，将幽门

下区展平绷紧。术者分离切除横结肠系膜前叶,显露结肠中动脉,沿结肠中血管前向近心端分离至胰腺下缘;于结肠中动脉右侧可显露肠系膜上静脉 SMV,清扫第 14v 组淋巴结。于肠系膜上静脉上方显露胃结肠静脉干,并解剖分离出胃网膜右静脉根部;于根部切断胃网膜右静脉,并清扫第 6 组淋巴结。于静脉后方可分离出胃网膜右动脉,并沿网膜右动脉分离出胃十二指肠动脉;于根部切断胃网膜右动脉,至第 6 组淋巴结完整切除。充分游离出十二指肠球部下壁。

(5) 幽门上区清扫(5 区):助手将胃窦向右上方牵引,将胃窦后壁胰腺移行区展平张紧。沿胃十二指肠动脉前向近心端(幽门上区)分离。显露出肝总动脉-肝固有动脉-胃十二指肠动脉构成的三角区。沿肝总动脉向左侧近心端分离,沿肝固有动脉向肝门部分离,显露出胃右动脉起始部,至此,将第 5 组淋巴结向上分离掀起。待胃左动静脉切断后,将提起的胃窦放下,并向右下牵拉胃窦,暴露肝十二指肠韧带,解剖分离肝十二指肠韧带前叶,清扫第 12a 淋巴结,并充分显露胃右动脉,切断胃右动脉并切除第 5 组淋巴结。充分游离出十二指肠球部上壁。

(6) 腹腔干周围区清扫(7-8-9 区);助手夹持住胃左动脉远侧所在胃小弯,将胃小弯向上牵提,张紧胃胰襞。术者自胰腺下缘向上剥离胰腺包膜;于胰腺上缘分离出胃左静脉、肝总动脉及脾动脉。于根部切断胃左静脉,并沿肝总动脉前方分离清扫第 8a 组淋巴结;部分胃左静脉经肝总动脉上方注入门静脉,需切除第 8a 组淋巴结后,方可游离出胃左静脉切断。沿脾动脉向远心端分离切除第 11 组淋巴结。解剖分离出胃左动脉及腹腔干,于胃左动脉起始部双重夹闭后切断,并清扫第 7、9 组淋巴结。沿腹主动脉前方向头侧分离至胃贲门后壁。

(7) 胃小弯区清扫(1-3 区):助手将提起的胃放下,以其中一个抓钳将肝左外叶挑起,显露肝胃韧带及肝十二指肠韧带,清扫幽门上区后。沿肝下切断肝胃韧带(小网膜)至胃贲门右,注意部分患者有明显的副肝左动脉,需有效闭合切断。沿胃壁小弯侧移行向下切断小网膜，并清扫第1、3组淋巴结至胃小弯预切除线。

（8）远侧胃切除的消化道重建：游离十二指肠后，根据癌肿距幽门的距离及浆膜受侵的程度，确定十二指肠的切除量。一般要求距离幽门远侧2cm，距胰腺附着部1cm处切断十二指肠。按癌肿切除原则确定胃近侧切除线，一般要求距癌肿边缘5cm以上，若小弯侧切断点较高，可采用胃小弯边切边全层缝合的方法切向大弯侧，保留大弯侧4～5cm以备胃肠吻合。胃肠重建方式主要有以下两种：

1）Billroth Ⅰ重建胃肠吻合：选择Billroth Ⅰ式重建的条件是癌灶距幽门5cm以上；胃的切除量足够；十二指肠能充分游离，可无张力地与残胃断端吻合。上腹部小切口约5～8cm进腹，使用切口保护套，视情况行淋巴结补充清扫；将胃窦及十二指肠球部提起，于十二指肠预切除线以荷包钳行荷包缝合后切断，置入29#EEA钉跕头；将远侧胃提出腹腔，切开胃前壁（预切部分除非癌肿区），经此开口置入EEA行保留残胃大弯后壁与十二指肠吻合，于预切除线切断胃，移除远侧胃。若需留置鼻空肠营养管，则手法引导下将营养管头端放置至空肠上段为宜。

2）Billroth Ⅱ重建胃肠吻合：因进展期胃远侧部癌切除范围较大，大部分情况应多考虑结肠前Billroth Ⅱ式胃空肠吻合术。在腹腔镜下以Endo-GIA切断闭合十二指肠残端。腔镜下寻至空肠屈氏韧带远侧10cm空肠，以无创抓钳夹持固定，以便腹部小切口时可以快速将近端空肠提出腹腔。上腹部小切口约5～8cm进腹，使用切口保护套，视情况行淋巴结补充清扫；首先将近端空肠提出腹腔，确定空肠吻合位置，切口后置入32#EEA钉跕头；将远侧胃提出腹腔，切开胃前壁（预切部分除非癌肿区），经此开口置入EEA行保留残胃大弯后壁与空肠吻合（结肠前，输入襻对大弯侧），于预切除线切断胃，移除远侧胃。若需留置鼻空肠营养管，则手法引导下将营养管头端放置至输出襻吻合口以远30cm空肠上段为宜。部分术者选择使用GIA完成胃空肠吻合。

(9) 再次腹腔镜探查:关闭腹壁小切口。再次腹腔探查清理术野,确认术野无出血、渗液。处理腹腔脱落癌细胞。视情况放置引流管,清点手术器械等。

(10) 移除腹腔镜及 Trocar,关闭腹壁戳孔。

4. 腹腔镜辅助近侧胃癌根治切除术:适用于 C、CM、MC 区癌。

(1) 腹腔探查:同"腹腔镜辅助远侧胃癌根治术"。

(2) 切除大网膜:同"腹腔镜辅助远侧胃癌根治术"。切除大网膜至结肠肝曲,此时注意保护胃网膜右血管及胃大弯边缘血管弓。

(3) 胃网膜左血管周围清扫(4 区):同"腹腔镜辅助远侧胃癌根治术"。

(4) 脾门脾动脉区清扫(10-11 区):清扫完第 4sb 组淋巴结后,助手保持显露范围不变。术者继续解剖脾动脉及脾静脉末段,并沿脾动脉向远心端清扫脾门前群淋巴组织;清扫前群淋巴组织后,可将脾下极轻轻向上翻起,显露并清扫脾门后群淋巴组织。注意此处血管分支走行变异较多,应注意血管保护,避免出现难于控制的出血,不得不行脾切除。清扫第 10 组淋巴结后,可沿脾动脉静脉向近心端分离清扫第 11d 组淋巴结,与沿脾动脉起始部向远心端分离清扫的第 11p 组淋巴结汇合,将第 11 组淋巴结完全切除。部分术者在清扫完第 4sb 组淋巴结后,先进行腹腔干周围区清扫(7-8-9 区)的清扫,再进行脾门脾动脉区的清扫,尤其是在比较肥胖的患者,此种清扫顺序比较有利于脾门区的显露。

(5) 贲门左区清扫(2 区):清扫脾门淋巴结时,逐段切断胃短血管至脾上极,切除第 4sa 组淋巴结。膈下切断胃膈韧带,向后分离出左侧膈肌脚并分离出食管左侧后壁,清扫第 2 组淋巴组织(包括贲门左,贲门后,食管前等区域)。切断膈面食管移行部腹膜,游离食管腹段,切断左侧迷走神经。

(6) 腹腔干周围区清扫(7-8-9 区);同"腹腔镜辅助远侧胃癌根治术"。

(7) 贲门右区清扫(1 区):助手将提起的胃放下,以其中一个抓钳将肝左外叶挑起,显露肝胃韧带及肝十二指肠韧带。沿肝下切断肝胃韧带(小网膜)至胃贲门右,注意部分患者有明显的副肝左动脉,需有效闭合切断。沿胃小弯与后腹膜移行部切开,显露右侧膈肌脚,并进入胃贲门食管右侧后壁,与左侧后壁会合,清扫第 1 组淋巴结。切断右侧迷走神经,延长腹段食管。

(8) 近侧胃切除的消化道重建:根据肿瘤切除原则确定食管侧及胃侧切缘。保留残胃应可以在无张力下完成食管胃吻合,部分术者建议至少保留 1/2 胃体积,尽量减少术后反流。有些术者甚至建议胃食管结合部癌应以全胃切除为主要手术方式。

在上腹部小切口取出切除标本后经此切口辅助完成消化道重建。此时切口应紧靠剑突,并使用切口保护套,视情况行淋巴结补充清扫。

于食管预切除线上荷包钳行荷包缝合后,切断后置入 25# EEA 钉跕头,于胃侧预切除线切断,移除切除胃部分;经残胃胃窦前壁或小弯侧开口置入 EEA 吻合器,行残胃大弯前壁或后壁食管吻合,将食管裂孔前的膈腹膜及其两侧的膈脚纤维与胃的浆肌层固定数针,以减少吻合口的张力及掩盖吻合口。建议留置空肠营养管。

(9) 再次腹腔镜探查:关闭腹壁小切口。再次腹腔探查清理术野,确认术野无出血、渗液。处理腹腔脱落癌细胞。视情况放置引流管,清点手术器械等。

(10) 移除腹腔镜及 Trocar,关闭腹壁戳孔。

5. 腹腔镜辅助根治性全胃切除术:适用于 CMA、MCA、AMC 区癌,伴有 5、6 组淋巴结转移的 CM、MC 区癌,多发性胃癌(尤其是病灶分别在胃的远、近端者)。

(1) 腹腔探查:同“腹腔镜辅助远侧胃癌根治术”。

(2) 切除大网膜:同“腹腔镜辅助远侧胃癌根治术”。

(3) 胃网膜左血管周围清扫(4 区):同“腹腔镜辅助远侧胃癌根治术”。

(4) 脾门区清扫(10-11 区):同“腹腔镜辅助近侧胃癌根治术”。

(5) 贲门左区清扫(2 区):同“腹腔镜辅助近侧胃癌根治术”。

(6) 幽门下区清扫(6 区):同“腹腔镜辅助远侧胃癌根治术”。

(7) 腹腔干周围区清扫(7-8-9 区);同“腹腔镜辅助远侧胃癌根治术”。

(8) 幽门上区清扫(5 区):同“腹腔镜辅助远侧胃癌根治术”。

(9) 贲门右区清扫(1 区):同“腹腔镜辅助近侧胃癌根治术”。

(10) 全胃切除的消化道重建

目前多采用空肠代胃手术,主要有下述两种手术方式。在上腹部小切口取出切除标本后经此切口辅助完成。此时切口应紧靠剑突,并使用切口保护套,视情况行淋巴结补充清扫。

1) 食管空肠 Rouxen-Y 吻合术:术中在距屈氏韧带下 15～20cm 处切断空肠,经远段空肠断端置入 25#EEA 管型吻合器,行食管空肠端侧吻合,距吻合口约 2～3cm 以 Endo-GIA 关闭空肠断端。将原食管膈面移行腹膜缝合至吻合口以下空肠浆膜面覆盖吻合口前壁及侧壁。在吻合口下方 40cm 处将近端空肠与远端空肠行“Y”形端侧吻合。

2) ρ 型空肠襻代胃:距屈氏韧带下 10cm 处切断空肠,将其远段空肠端与距切断处下方 30cm 以下处的空肠做端侧吻合,构成近似于 ρ 型空肠襻,再将襻顶与食管行端侧吻合。在吻合口下方 40cm 处将近端空肠与远端空肠行“Y”形端侧吻合。

上述重建方式亦可以在全腹腔镜下腹腔内完成,但对手术操作经验及技巧要求较高,且手术器械费用会相应增加。

(11) 再次腹腔镜探查:关闭腹壁小切口。再次腹腔探查清理术野,确认术野无出血、渗液。处理腹腔脱落癌细胞。视情况放置引流管,清点手术器械等。

(12) 移除腹腔镜及 Trocar,有效关闭腹壁戳孔。

6. 联合脏器切除术：胃癌切除术中如需合并其他脏器切除，以达根治的目的。因此类病变多属于晚期，且操作烦琐困难，故此类手术目前并不提倡行腹腔镜下手术。但是一些较简单的联合切除在有经验的腹腔镜手术医师，仍然可以进行，如合并卵巢 Krukenberg 转移瘤切除、合并横结肠局限节段切除、肝缘孤立转移灶切除。手术需兼顾手术安全及手术效益。

7. 手术并发症：除腹腔镜手术特有并发症外，其他胃切除，胃肠吻合并发症同开腹手术。

（龚建平　吴剑宏）

（二）腹腔镜辅助胃十二指肠穿孔修补术

1894 年，Dean 首先成功地施行十二指肠溃疡穿孔修补术。随着腹腔镜外科的发展，腹腔镜下胃十二指肠穿孔修补术已被广大医师和患者接受，并取得了令人满意的结果。

**【适应证】**

适应证与常规开腹胃十二指肠穿孔修补术基本相同，但需除外腹腔镜手术共有并发症，包括严重的肺气肿、明显的肠扩张、休克等。

**【手术操作要点】**

（一）单纯缝合修补术

1. 戳孔位置

（1）A 穿孔点：脐部下缘，10mm 套管孔；置入腹腔镜。

（2）B 穿孔点：剑突下或偏左位置 10mm 穿刺孔，作为主操作孔。

（3）C 穿刺点：右侧下腹壁孔 5mm，作为辅助手术通道。

（4）D 穿刺点：右肋缘下 5mm 穿刺孔，用做牵引肝脏用。（必要时使用）

2. 操作要点：仰卧位，洗净脓液后，改为头高脚低位，可左倾 30°。

（1）用可吸收线穿过溃疡穿孔的两边，注意进针时方向与肠管长轴平行，纵行缝合，一般 3～4 针即可。

(2) 缝合后将大网膜覆盖与穿孔处,并打结固定。

(3) 若穿孔周围大网膜难以覆盖,可考虑取肝圆韧带覆盖。

(二) 网膜片修补法

本法主要适用于穿孔过大,单纯缝合修补后,打结张力过大,易切割组织,它基本与单纯缝合修补法一样,主要区别是在打结前将网膜片填入穿孔中,成结无需过紧,靠拢即可。

(三) 纤维蛋白胶填塞法

此法适于较小的溃疡穿孔,采用纤维蛋白胶来封闭穿孔,亦可以用大网膜粘在穿孔处以加强封闭效果。

手术过程中必要时行快速冰冻切片,若高度怀疑肿瘤应转开腹手术。

(龚建平　吴剑宏)

# 第二十九章　胰腺手术

## 一、胰腺假性囊肿内引流术

【适应证】

1. 胰腺假性囊肿诊断明确,经非手术治疗 6 周仍不能吸收者。

2. 囊肿较大,且有压迫十二指肠或胃造成梗阻者。

3. 囊壁成熟者。

【术前准备】

1. 改善营养状况,纠正水、电解质、血清蛋白质及凝血功能异常。

2. 术前一天流质饮食,口服泻剂和灌肠清洁肠道。

【麻醉与体位】

气管内插管全身麻醉;平卧位。

【操作要点】

1. 根据囊肿位置,可选择左上腹直肌切口或正中切口,必要时加横切口或“L”行切口。

2. 入腹后,手术野用纱布垫隔开,根据囊肿部位,选择不同术式。

3. 囊肿空肠 Roux-en-Y 吻合术

(1) 入腹后常规探查腹腔和囊肿情况。如囊肿巨大妨碍操作时可先穿刺抽吸囊液,探查囊肿最低位,于此处行囊肿空肠 Roux-en-Y 吻合术。

(2) 将横结肠及附着的大网膜向上翻起并推开小肠,暴露出假性囊肿。

(3) 在囊肿拟作吻合处先置线牵引后切开小口,吸尽囊液,再进一步扩大切口,长约 5cm,使切口呈梭形,探查囊腔、清除坏死组织、分离其内间隔，切除部分囊壁组织送病理检查。

(4) 于 Treitz 韧带以下约 15～20cm 切断空肠及系膜，注意保证空肠的血供。将空肠远端缝闭并提至囊肿切口处行侧侧吻合。先行空肠后壁浆肌层与囊肿壁间断缝合，再切开空肠后壁行空肠全层与囊肿切口的间断缝合。

(5) 距囊肿空肠吻合口下约 40～50cm 处将近端空肠与空肠远端行侧侧吻合。最后缝合近、远端空肠系膜，以免发生内疝。

(6) 在吻合口附近、腹腔内按需放置引流管引流，后逐层关腹。

4. 若囊肿在胰腺体尾部，与胃后壁粘连严重者，可做囊肿胃吻合术。

(1) 进腹后探查小网膜腔，证实囊肿与胃后壁粘连可行该手术。

(2) 先切开胃前壁，然后切开胃的后壁全层和囊壁全层，吸除囊内容物，清除坏死组织，囊壁取活检。

(3) 用 1 号丝线做囊壁全层和胃后壁的间断缝合，使囊腔与胃腔贯通，其吻合口大小约 4cm，然后两层缝合切开胃前壁。

5. 若胰头部囊肿，不适于上述术式者，可做囊肿十二指肠吻合术。

(1) 进腹后打开右侧半的胃结肠韧带，充分显露十二指肠和胰头部，沿十二指肠外侧切开后腹膜(Kocker 切口)。

(2) 在囊肿最隆起处，用电刀切开十二指肠外侧壁，牵开两侧切缘可以看到囊肿向十二指肠腔内最突出处，确认十二指肠乳头并插入一根导尿管，以免损伤。

(3) 纵行切开十二指肠内侧壁和囊肿壁，避免损伤十二指肠动脉的前后支，同时注意勿损伤胆总管。

(4) 吸尽囊液并做梭形切除部分十二指肠壁和囊壁，囊壁组织送病理检查，囊肿切口适当，以保证充分引流；清除坏死组织，分离其内间隔。

(5) 用小圆针 1 号丝线间断缝合十二指肠和囊壁切缘，拔出十二指肠乳头内导尿管后双层间断缝合十二指肠前壁。

【术后处理】

1. 术后心电监测,观察心率、血压、呼吸、氧饱和度等生命体征。

2. 禁食、水,胃肠减压,观察胃管内抽出液的性状和腹腔引流管的性质和引流量。

3. 补液,维持水、电解质平衡,补充营养。

4. 应用抗生素、抑酸、抑酶等处理。

【并发症及处理】

1. 囊肿感染:由于胃肠道内容物进入囊肿,易致感染。主要表现为腹痛、腹泻、发热。发生后先行非手术治疗,应用抗生素、体位引流等;非手术治疗无效者,可改行感染发生率较低的内引流术;形成脓肿者,应手术引流。

2. 消化道出血:可由应激性溃疡、吻合口出血及囊肿壁糜烂、腐蚀出血引起,多可行保守治疗止血。出血量大且有休克表现者,应急诊介入/手术止血。

3. 囊肿复发:一般要注意于囊肿最低位引流,且吻合口呈鱼口状,大小约 4cm。

(秦仁义)

## 二、胰管空肠吻合术

【适应证】

1. 慢性胰腺炎反复发作、外分泌低下、胰管呈串珠样扩张。

2. 胰管内多发结石伴胰管扩张明显者。

3. 胰头部胰管梗阻,胰腺体尾部胰管明显扩张,管径在 5mm 以上者。

4. 顽固性疼痛难以用药物缓解者。

【术前准备】

1. 针对患者上腹疼痛、糖尿病、脂肪泻、营养不良等行对症支持治疗。

2. 行消化道钡餐及 B 超检查了解消化道及胆道情况。

3. 术前查血钙、血磷水平。

【麻醉及体位】

气管内插管全身麻醉,仰卧位,腰背部稍垫高。

【操作要点】

1. 切口:取上腹部正中切口或左上腹经腹直肌直切口。

2. 入腹后探查胃、十二指肠、胆囊及胆总管有无病变,以做相应处理。

3. 切开并结扎切断胃结肠韧带,暴露出胰头至胰尾的全长胰腺。

4. 对弥漫肿大的胰腺做全面触摸,排除胰腺硬块、癌症情况,借助术中B超及穿刺确定胰管位置,沿穿刺针走向切开胰腺,敞开胰管(切开胰管全长方式:沿胰管方向纵行切开全长胰管,头侧剖到距十二指肠降部内侧缘1cm处为止,以避免损伤胰十二指肠血管弓,并有利于缝合操作)。

5. 为使胰管全面敞开,可纵行切除5mm宽的胰腺边缘,清除胰管内的结石、沉淀物,切除和敞开胰管内小囊肿和一些钙化组织,电灼、缝扎、结扎胰管边缘的出血。

6. 在Treitz韧带以下约20cm处切断空肠,远端缝闭后上提至胰管待吻合处。

7. 于空肠系膜对侧切开空肠,其长度等于胰管长度,用小圆针1号线将空肠后壁全层和胰实质间断缝合,同法缝合前壁。

8. 上述吻合完毕后,即可将近端空肠与上述吻合口远端40~50cm空肠行Roux-en-Y吻合。于胰管空肠吻合口处置1根橡皮管引流。

【术后处理】

1. 常规禁食、水,持续胃肠减压至肠蠕动恢复。

2. 给予胃肠外营养及抑制胰腺外分泌药物。

3. 应用抗生素控制和预防感染。

4. 注意观察引流液质和量,术后2~3天无增加并经超声提示无积液时可拔出。

【并发症及处理】

术后可出现胰肠吻合口瘘,多由于缝合技术欠缺所致,处理关键是保存腹腔引流管通畅,及时纠正水、电解质平衡紊乱,可给予生长抑素以抑制胰液外分泌，腹壁瘘口周围涂以氧化锌油膏，保持干燥。

（秦仁义）

## 三、胰体尾切除术

【适应证】

1. 胰腺体、尾部恶性肿瘤。
2. 胰腺体、尾部良性肿瘤如囊腺瘤、神经内分泌肿瘤。
3. 胰腺体尾部严重损伤累及胰管而不能修复者。
4. 胃癌根治术时附加胰腺体尾部及脾脏切除。

【术前准备】

1. 纠正水、电解质、酸碱平衡紊乱。
2. 术前留置胃管，行胃肠道准备。
3. 相应对症支持治疗。

【麻醉与体位】

麻醉：多采用气管内插管全身麻醉，亦可用连续硬膜外麻醉。体位：仰卧位。

【操作要点】

1. 切口：上腹部正中切口或左上腹经腹直肌直切口。

2. 进腹后探查从远处开始，先探查盆腔、腹膜、大网膜，提起观察横结肠系膜和小肠系膜根部有否被浸润，再探查肝脏、肝十二指肠韧带有否转移。

3. 切开胃结肠韧带，可呈现并观察整个胰腺情况，触及肿瘤并注意其移动度、淋巴结转移情况及其与周围关系，尤其是腹腔动脉情况，评估其可切除性。

4. 胰体尾切除+脾切除：胰体、尾部恶性肿瘤需将脾脏一并切除，其他病变若脾动静脉分离困难者，也应将脾一并切除。

（1）在肠系膜上动脉的左侧沿较为正常的胰腺下缘剪开后腹膜，略加分离，进入脾静脉后方的腹膜后间隙，分离后进入胰腺上缘，切开胰腺上缘的后腹膜，再托起肿瘤向左分离至脾门。

（2）结扎切断脾结肠韧带，切开脾肾韧带，结扎切开脾胃韧带及其胃短血管，游离脾脏并将其向右前翻起。

(3) 再进一步将脾脏及其血管连同胰体尾托出并向右翻转，在起始部结扎，切断脾动、静脉。于胰头侧紧靠预切线的上、下缘，用1号丝线贯穿缝合胰腺实质各一针。切断胰腺，完整切除并去除胰体尾部，胰腺残端间断贯穿缝合。

5. 如需保留脾脏，可先横断胰体后，于脾静脉前方向脾门方向游离胰腺，仔细结扎、切断胰腺汇入脾静脉细小血管分支。

6. 于胰腺周围放置引流管。

【术后处理】

1. 术后24小时心电监护，观察心率、血压、呼吸、血氧饱和度等生命体征。

2. 禁食、持续胃肠减压至肠蠕动恢复。

3. 应用抗生素预防感染。

4. 给予胃肠外营养，并补充水、电解质等。

5. 监测血糖、尿糖，了解胰腺功能。

6. 观察引流液性状和量，一般3～5天量不增多，查腹部超声无积液后可拔出引流管。

【并发症及处理】

1. 胰瘘：见于胰十二指肠切除术。

2. 膈下感染：一旦发生应及时引流。为预防膈下积液，术中应彻底止血，术后保持引流管通畅。

3. 术后出血。

4. 胰腺假性囊肿。

5. 术后高血糖。

（秦仁义）

## 四、胰十二指肠切除术

【适应证】

1. 壶腹周围癌。

2. 胆总管中下段癌。

3. 胰头癌。

4. 十二指肠降部恶性肿瘤。

5. 严重胰十二指肠损伤。

【禁忌证】

1. 伴有肝转移的上述癌。

2. 腹腔广泛转移。

3. 门静脉、肠系膜上血管严重受侵。

4. 全身衰竭。

5. 其他脏器转移。

【术前准备】

1. 静脉输注葡萄糖、护肝药、维生素 $K_1$ 等改善肝功能及纠正凝血异常。

2. 纠正低蛋白血症。

3. 改善黄疸。

4. 全身应用抗生素控制或预防感染。

5. 肠道准备,灌肠、服用泻药,术前一天流质饮食。

【麻醉与体位】

气管插管全身麻醉,仰卧位。

【操作要点】

1. 右上腹经腹直肌切口,自肋弓至脐下约 3cm,逐层切开腹壁各层进腹。入腹后首先探查有无腹腔内脏器转移。

2. 沿右侧侧腹膜切开,游离结肠肝曲及升结肠系膜,向内翻起,显露十二指肠降部,游离十二指肠降部、胰头部及肿块,显露下腔静脉,了解粘连及肿瘤侵犯程度。

3. 游离胃小弯,切除小网膜,打开胃结肠韧带,游离胃大弯至脾门处,切除大网膜。

4. 解剖胆总管,游离并切除胆囊,于胆囊管上方结扎切断肝总管,近端以丝线结扎。清扫肝十二指肠韧带内淋巴结,并行肝十二指肠韧带骨骼化,以 6 号导尿管分别穿过肝固有动脉及门静脉后方并吊起。

5. 沿胃预切线切断闭合。游离胰头部及肿块,沿肠系膜上静脉左侧 1cm 处切断胰腺,切断过程中仔细分离胰腺钩突及肠系膜上静脉右侧壁及后壁，此处有多根小静脉分支，需逐一结扎、切断。游离十二指肠水平部及空肠曲，距 Treitz 韧带下约 5cm 处切断空肠。

6. 清扫相应区域淋巴结。

7. 消化道重建

(1) 胰腺空肠吻合：放置 6 号导尿管于胰管中并固定，胰腺全层与步骤 5 中空肠后壁行“U”形吻合，胰腺前层与上述空肠前壁行间断缝合。距胰腺空肠吻合口下方 8～10cm 行残胃空肠侧侧吻合。距胃空肠吻合口下方约 40～50cm 处切断空肠，远端缝闭，与肝总管行端侧吻合。距胆肠吻合口下方约 40～50cm 处行近端空肠远端空肠侧侧吻合。间断缝合关闭空肠系膜裂口。

(2) 胰腺残胃吻合：放置 6 号导尿管于胰管中并固定，胰腺断端“U”形缝合，残胃后方依胰腺断端大小切开胃壁，浆膜层及黏膜层分别荷包缝合，将胰腺断端套入胃内，双层捆绑固定。残胃与步骤 5 中空肠行端侧吻合。胆肠吻合、肠肠吻合同(1)。依据不同吻合方式放置 2～3 根腹腔引流管。

**【术后处理】**

1. 禁食、水，持续胃肠减压至术后 7 天左右。

2. 保持各引流管通畅，观察各引流管液体量和性质，观察胃管量和性质，如无胆、胰瘘，经超声证实无腹水后可予拔管。

3. 加强营养支持。

4. 使用抗生素。

5. 注意复查血常规、血生化指标，注意水、电解质、维生素的补充。

6. 注意监测血糖水平，并给以相应处理。

**【并发症及处理】**

1. 胰瘘：发生率约 12%～38%。原因为胰腺断端游离过长、胰腺缺血、空肠血运不佳、主胰管处理不当等。胰瘘发生后应保持腹腔引流通畅，可每日自引流管注入抗生素冲洗 1～2 次，补充水、电解质。应用抑酸药及生长抑素等抑制胰液分泌。必要时禁食，行 TPN。胰瘘半年以上未愈者，可考虑行瘘管切除术。

2. 胆瘘:较胰瘘发生率低,一旦发生,处理同胰瘘。如胆汁漏出量小,可暂时观察;如漏出量大或有腹膜刺激征,则应急诊手术。

3. 胃肠吻合口瘘:发生率低。如果发生,除行腹腔引流外,还需同时做空肠造瘘或行 TPN,以促进愈合。

4. 术后出血:可保守治疗,介入治疗或者手术止血。

(秦仁义)

## 五、全胰切除术

【适应证】

1. 胰腺导管癌,全胰受累或全胰有多发性病灶,。

2. 胰腺癌仍限于胰腺内,未有广泛转移或者肠系膜血管侵犯。

【术前准备】

同胰十二指肠切除术。

【麻醉与体位】

全麻,仰卧位。

【操作要点】

1. 取右上腹经腹直肌切口,逐层切开腹壁进腹,入腹后首先探查有无腹腔内脏器转移。

2. 切断胃结肠韧带并继续向左上方结扎,切断脾胃韧带及其血管。

3. 全胰十二指肠切除时多连带做脾切除术,故需结扎、切断脾结肠韧带,再游离脾肾韧带,将脾脏连同胰腺体尾部游离后向右侧翻起,结扎、切断脾胃韧带最高胃底部分的血管。随后沿胰腺上下缘逐步向胰头部游离,注意结扎、切断沿途小血管、淋巴管,彻底止血。

4. 在腹腔动脉起始处,双重结扎、切断脾动脉,在肠系膜下静脉的远侧或在汇入肠系膜上静脉处双重结扎、切断脾静脉。

5. 再进一步分离胰腺与肠系膜上静脉和门静脉之间的间隙，结扎、切断胰腺直接汇入门静脉的数支小静脉，此处注意仔细操作，以免损伤门静脉或肠系膜上静脉导致致命性大出血，此时门静脉已从胰腺上完全剥离。

6. 沿胰腺上缘肝十二指肠韧带下方分离肝固有动脉、门静脉、胆总管，清扫相应淋巴结，行肝十二指肠韧带骨骼化。

7. 自底部游离胆囊至胆囊管进入胆总管处，于其上方切断肝总管，近端结扎，以备吻合。

8. 按胰十二指肠切除术方式切除十二指肠、近端空肠，完整取出远端胃、胆囊、胆总管、十二指肠、近端空肠及全胰腺。

9. 按胰十二指肠切除术方式行胃-空肠、胆-肠吻合，放置2～3根引流管，逐层关腹。

【术后处理】

1. 术后监测血糖水平，根据结果调整胰岛素用量。

2. 其他同胰十二指肠切除术。

【并发症及处理】

1. 继发性糖尿病：全胰切除术后，胰岛素分泌完全消失，可出现继发性糖尿病，需长期应用胰岛素控制血糖水平。

2. 胆瘘、胃肠吻合口瘘、术后出血：同胰十二指肠切除术。

（秦仁义）

## 六、胰腺坏死组织清除、胰床引流术

【适应证】

1. 急性胰腺炎经积极的非手术治疗症状不缓解，病情加重出现弥漫性腹膜炎者。

2. 坏死性胰腺炎并发胰腺脓肿或胰周脓肿者。

3. 患者全身情况许可，能耐受麻醉和手术者。

【术前准备】

1. 积极抗休克治疗：应早期、快速输入低分子右旋糖酐、血浆及补充电解质，及时纠正酸碱平衡紊乱，必要时应用血管活性药物。

2. 加强抗感染治疗。

3. 禁食、水，胃肠减压，应用生长抑素，以减少胰液分泌。

4. 对中毒症状明显者，或并发急性呼吸功能衰竭者，可短期内大量应用激素。

5. 镇痛解痉治疗，可联合应用阿托品和罂粟碱，早期可静脉注射，直到疼痛消失。

【麻醉与体位】

气管内插管全身麻醉；仰卧位，背部垫高。

【操作要点】

1. 取左上腹经腹直肌切口或上腹部肋缘下弧形切口。

2. 探查：入腹后吸尽腹腔渗液，首先明确诊断，典型病例可见大量血性腹水，在大网膜、肠系膜、后腹膜可见淡黄色或黄绿色蜡点状脂肪坏死斑，胰腺呈弥漫性肿大，有点状或片状出血，并有灰色或黑色坏死。切开胃结肠韧带，吸尽小网膜内积液后探查可见胰腺病变，必要时同时探查胆道系统。

3. 切开胃结肠韧带后，将胃后壁与胰腺分离，同时将胃后壁向左上方牵引，充分显露胰腺、腹膜后间隙、胰头后间隙，切开剥离胰腺包膜，充分显露坏死组织。

4. 对坏死性病灶，可用刮匙、刀柄、手指仔细做钝性清除，注意在清除过程中若有出血，切勿钳夹止血，应用小圆针行“8”字缝合止血。清除坏死组织无需十分彻底，尤其是在靠近肠系膜根部的坏死组织，切记锐性分离、彻底清除，可待其自行脱落，以免伤及肠系膜血管，引起致命性出血。

5. 分别于小网膜囊、胰腺前方、胰腺下缘、胰头十二指肠后、胰床放置软橡胶管，以便术后灌洗。

【术后处理】

1. 禁食、水，胃肠减压。

2. 经静脉补充液体和电解质，必要时行 TPN。

3. 根据药敏试验选择有效抗生素。

4. 继续胰腺炎常规治疗。

5. 用生理盐水和抗生素及抑肽酶持续胰床灌洗引流，24

小时灌洗总量可达10000ml左右。

【并发症及处理】

1. 急性呼吸窘迫综合征:为术后最常见、最严重的并发症,病死率很高。表现为呼吸急促,以吸气性呼吸困难为主。早期可用山莨菪碱静脉滴注,以解除肺血管痉挛。大剂量应用肾上腺皮质激素,可预防肺泡内皮细胞损伤和变形。

2. 出血:多为术后消化道应激性溃疡出血、腹内肉芽创面出血。应行抑酸、止血、抗休克治疗,大出血时应紧急手术处理。

3. 胰瘘:为急性胰腺炎术后必然出现的并发症,70%左右可自愈。若术后3~4个月或更长时间仍自腹腔引流管内引流出较多胰液,说明有较大胰管破裂,可待到6个月后行瘘管空肠吻合术。

4. 感染:术后腹腔内可并发感染,如胰腺脓肿、膈下脓肿、败血症等。治疗上应积极抗感染,加强全身支持治疗,选用广谱抗生素。一旦有脓肿形成,应尽早手术引流。

5. 肠瘘:分为小肠瘘和结肠瘘。

6. 胰腺假性囊肿。

7. 胰腺脓肿。

(秦仁义)

# 第三十章 脾脏手术

## 一、脾切除术

【适应证】

1. 脾破裂

(1) 粉碎性脾破裂。

(2) 位于脾门处外伤或伤及脾门主要血管。

(3) 合并其他重要组织、脏器损伤。

(4) 其他方式不能有效止血。

2. 原发性脾功能亢进

(1) 先天性全血性贫血。

(2) 原发性血小板减少性紫癜。

(3) 原发性中性粒细胞减少症。

(4) 原发性全血细胞减少症等。

这类疾病应经内科积极综合治疗,慎重掌握脾切除的选择与时机,5 岁以下儿童应避免行脾切除术。

3. 充血性脾大:充血性脾大是门静脉高压重要的临床表现之一,常有继发性脾功能亢进。日本血吸虫病致脾大,经锑剂治疗后可切脾;肝炎后或门脉性肝硬化所致的门静脉高压,若伴有较严重的脾功能亢进,在肝功能较稳定时可行脾切除术;对伴有明显的食管下段或胃底静脉曲张,或有上消化道出血史者,应考虑同时行断流或分流术;班替(Banti)综合征又称慢性充血性脾大症,常引起肝外型门静脉高压,如仅有脾大和脾功能亢进症状时,而晚期肝硬化的现象尚不明显,且肝功能状况良好,可行脾切除。

4. 感染性疾病:如败血症、伤寒、传染性单核细胞增多症等,可伴有循环中红细胞的破坏,可引起脾大和脾功能亢进,但当急性感染控制后，继发性脾功能亢进可获解除，除非因发生自发性脾破裂、脾脓肿等，无需行脾切除术。慢性感染如反复发生，如疟疾、黑热病、脾结核等有明显的脾功能亢进现象，可施行脾切除。

5. 脾肿瘤：较为少见，有良性、恶性两种，也包括脾囊肿。小的非寄生虫性脾囊肿无症状，不需治疗；大的脾囊肿可根据情况施行囊肿摘除术或脾切除术。由于脾脏良、恶性肿瘤鉴别较为困难，所以，一经发现，即行脾切除。脾良性肿瘤预后良好，脾恶性肿瘤，行脾切除后，尚需辅以化疗、放疗。对于脾转移性恶性肿瘤，不论是恶性肿瘤直接侵犯或血性转移至脾脏，均说明已属晚期，不适宜外科治疗。

6. 邻近脏器恶性肿瘤根治切除：作为脾邻近器官肿瘤根治手术的一部分而施行脾切除，常见的胃癌、食管下段癌、胰体尾癌及结肠脾曲癌等。

7. 游走脾：由于脾脏的韧带松弛，使脾脏活动度增大，脾脏可异位又复位，呈游走状态，称为游走脾。约20%游走脾可并发脾扭转，出现剧烈腹痛，需行脾切除术。

**【术前准备】**

1. 一般准备：脾切除无论作为急诊手术或选择性手术，都需要有充分的术前准备，以保证手术安全和利于患者术后的恢复。择期性脾切除，术前准备应检查红细胞、白细胞及血小板计数，检测血红蛋白和出、凝血时间，了解肝、肾、心、肺功能，而且脾切除术中有时会遇到意外，需备至少2单位(400ml)的血，急诊脾切除应在积极扩容等抗休克治疗，处理一些其他危及患者生命的合并伤，如张力性气胸、四肢骨折等的同时，急诊剖腹探查。

2. 肝功能不良患者的术前准备：肝功能不良者，术前应进行保肝治疗，使肝功能基本恢复，Child分级应在B级以上，或转氨酶正常，血浆总蛋白50g/L以上，白蛋白30g/L以上，凝血酶原时间不超过正常50%，血胆红素不超过17μmol/L。术中应避免低温和酸中毒。

3. 血液病患者的术前准备：血液系统疾病，脾切除术前可针对不同的原因，分别给予维生素K或输入必要的血细胞，对长期应用皮质激素治疗的患者,术前 1 天和手术当日应加倍用药,同时,还可增加血管的应激性以减少出血。对溶血性贫血患者有溶血危象时,一般先经内科治疗纠正后,再予以手术。

4. 免疫功能低下患者的术前准备:由于脾切除术后免疫功能低下,容易发生感染性并发症。一般患者均应在手术前 1 天预防性应用抗生素,对免疫功能低下的患者可在手术前 3 天开始应用,对于有感染的患者,术前应做抗生素敏感试验,如时间允许,应待感染控制后再行手术。全身情况很差的患者是脾切除术的禁忌证,常需适当地延长手术准备时间,对于心、肺、肾功能不全的患者,也应较好控制后才进行手术。

【麻醉】

对于肝功能正常手术较简单的患者,一般情况下选用连续硬膜外麻醉。对于巨脾、门静脉高压和急诊脾破裂患者,手术宜在全麻下进行。全麻时,对肝功能较差的患者,应选用对肝脏影响较小的麻药。

【手术操作】

1. 体位和切口:体位依切口而定,一般多采用平卧位,于左腰部垫一沙袋,当选用左侧胸腹联合切口时,则取 45°的左侧斜位;当采用横切口时,可采用向后过伸位,以利显露。切口的选择主要依脾脏的大小和病情而定,最常用左上腹直肌切口。对粘连较多的巨脾,尤其后外侧的粘连,有时尚需在直切口的中部加做一向左开的横切口,也可采用左肋缘下斜切口、左上腹弧形切口等(图 30-1)。

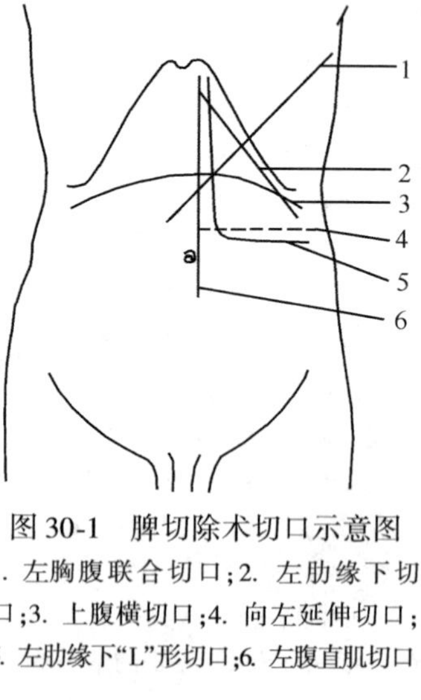


图 30-1 脾切除术切口示意图

1. 左胸腹联合切口;2. 左肋缘下切口;3. 上腹横切口;4. 向左延伸切口;5. 左肋缘下“L”形切口;6. 左腹直肌切口

2. 探查:进入腹腔后,应仔细探查腹内脏器。若为脾破裂大出血,进腹后即应准确、迅速地控制出血,一边吸尽腹腔积血,一边向血块最多处探查,取出血块,右手扪查脾脏,分开脾脏后方的腹膜,将脾脏向内侧翻转,然后以右手捏住或以脾蒂钳夹住脾蒂及胰尾部,暂时阻断脾动静脉血流,了解脾脏损伤程度,确定手术方案。如脾蒂虽被控制,但腹腔内仍有出血,则可能合并有其他脏器和血管损伤,应对腹腔行全面探查和处理。

对择期脾切除的患者,探查是验证诊断、了解病变和决定手术的重要一环,包括了解充血性脾大的原因,脾脏与周围组织的关系以及脾脏病变所引起的局部解剖上的改变等,如脾有无粘连、侧支循环的多少,脾动、静脉情况以及有无副脾等。对肝硬化的患者,应注意肝的大小、硬化的程度、有无新生物等,并应检查门静脉系统有无栓塞形成,测定门静脉的压力。对先天性溶血性贫血的患者,应检查胆囊及胆管有无结石。

3. 结扎脾动脉:当探查决定行脾切除后,最好先设法结扎脾动脉,使脾脏变小、变软,减少手术困难。对于急诊脾切除术的病例,该操作不应作为常规。将胃牵向内侧,切开胃脾韧带、左侧胃结肠韧带直接进入网膜囊,充分显露脾门、胰腺体尾部,沿胰腺上缘可扪及弯曲的脾动脉,小心地切开覆盖其上的腹膜,用直角钳在动脉鞘内分离脾动脉,从其下缘绕过背面引过2根7号丝线,在相距1cm处分别轻柔地结扎脾动脉。在分离解剖脾动脉时,应注意脾静脉就在动脉的背面,不要损伤脾静脉,引起麻烦的出血。若因解剖关系分离困难,不宜强行分离脾动脉而造成出血危险。

4. 游离脾脏:结扎脾动脉后,即应结扎、切断胃脾韧带、脾结肠韧带。必须十分小心地操作,以免在放置血管钳时损伤胃壁,尤其在结扎胃短动脉时。胃脾韧带中最上方的静脉,如未能妥善结扎会造成严重出血,为了避免由于胃扩张而发生术后出血,沿胃大弯的血管必须贯穿缝扎,包括一些胃壁组织。脾下极游离以后,再以右手由脾的外下方将脾翻向内前侧,充分显露脾肾韧带,如粘连不多,可用手指做钝性分离,即可托出脾脏;如粘连紧、侧支循环多时,可沿脾的后外缘自下而上地剪开后腹膜,在腹膜外进行分离,结扎止血,然后分离、结扎、切断脾膈韧带及上极的脾胃韧带,使脾得以充分游离。脾床用热盐水纱布填塞控制渗血,活动性出血必须缝扎止血。

5. 处理脾蒂:脾游离以后,将其翻向内侧,用纱布钝性自上而下地在脾蒂后方轻轻推开胰尾。注意不要损伤胰尾后血管,再将脾脏翻向左侧,用萨氏钳钳夹脾蒂,大弯血管钳紧靠脾门钳夹,在贴近脾门的血管钳的内侧切断、移除脾脏。脾蒂残端先用粗丝线结扎,再以粗丝线贯穿缝扎,最后将血管各分支的断端再分别结扎。最后取出脾床的纱布垫,冲洗手术野,彻底止血,用“8”字缝合法缝扎脾床创面。应特别注意胰尾、胃大弯、脾床粗糙面有无出血。较大的脾切除术后,应在左膈下放置引流管。

**【注意事项】**

1. 对急诊脾切除术应选用经腹直肌切口,便于腹腔探查时延长切口。一旦确定行脾切除术,术者应尽量地用手将脾脏托出腹腔外,在直视下用脾蒂钳或血管钳夹往脾蒂,按常法切除脾脏,不必先分离韧带和结扎脾动脉,以免耗时过多,过多失血。

2. 分离脾动脉时,应切开动脉的外鞘,将直角钳从动脉下缘伸入血管的背面进行分离,不要从上缘向下绕过,否则,容易损伤伴行的脾静脉及其分支。

3. 脾蒂撕裂引起大出血:一般于操作粗暴、牵拉过度,或在急诊手术中急于求成,强行托出脾脏时发生,常常造成脾静脉撕破出血。如不慎将脾静脉撕破,切勿慌张,可先用手将破口处捏住,再用肠钳夹住脾蒂暂时止血,然后分离破裂的静脉,用缝扎的方法止血。

4. 胃壁和胰腺的损伤常发生在手术野显露不理想,盲目分离,尤其是在粘连严重,分离时未能逐一结扎或结扎线脱落,此时术野出血较多更不清楚,加之术者在显露不良的情况下操作亦缺乏信心,匆忙地处理胃脾韧带上端或脾蒂部位,因而术中常损伤胃壁和胰尾。因此,在处理上述两部位时,首先要术野显露良好,决不能盲目操作,务必要辨认清楚后下钳,以免损伤邻近组织。

**【并发症】**

1. 出血、休克:可发生于手术中或手术后。常由于脾脏血管及侧支循环血管的损伤、血管的结扎线不紧或滑脱或创面渗血等所引起。脾脏切除后对手术区的反复检查及彻底止血,是防止手术后出血的重要措施。必要时给予医用止血胶覆盖后腹膜缝扎的出血点。

2. 感染:常见的是左膈下感染,有时可以形成膈下脓肿,多与积血或手术中损伤胰腺有关。手术后膈下放置引流,可减少膈下发生感染的机会,但并不能根本防止其发生。最重要的预防方法仍是手术时的彻底止血,严格无菌操作及避免胰腺损伤。

3. 肺部感染:除一般常见的肺部感染外,较多见的是左胸膜腔积液。可能与手术部位影响膈肌的运动、手术时对膈肌的刺激及手术后膈下感染有关。少量胸膜腔积液除发热外,患者多无其他不适,积液常可自行吸收;大量积液,尤其是急骤发生者,常需多次胸穿抽液及抗生素治疗。

4. 脾静脉及门静脉血栓形成:脾静脉血栓形成是脾切除术后常见的并发症,表现为长时间的中度发热。严重者可延伸至门静脉,发生门静脉血栓,临床表现为腹痛、发热、黄疸等。目前常用低分子肝素早期预防性抗凝治疗。

## 二、脾破裂黏合凝固止血术

使用化学黏合止血剂与出血区的血管破裂口接触一段时间,在暂时用手加压下,使脾破裂创面相互粘贴,即能在出血处迅速形成凝块,紧密粘住,使血管破裂口堵塞而止血。常用的粘合剂有:纤维蛋白组织粘合剂、微细纤维胶原胶、氧化纤维素、明胶海绵、快速医用 ZT 胶等。这种粘合方法仅适用于轻度表浅裂伤、范围较小的撕脱伤。

另外,尚有激光、红外线、高热空气、透热法等,效果尚难肯定。

## 三、脾破裂缝合修补术

脾破裂缝合修补术仅适用于脾脏小而浅的裂伤,伤口深度不超过1.5cm。术前准备及麻醉方法同脾切除术。进入腹腔,探查完毕后,充分显露脾脏,切忌盲目地用手指钝性粗暴地游离脾脏,导致脾脏新的损伤。术者用右手将脾脏向前向下向内搬起,同时用脾垫予以垫起。在直视下切去失活组织,但不做清创术。用较粗的非吸收性丝线及肝针缝合脾裂口,多用间断缝合或褥式缝合,缝线一起打结。打结时需要松紧适度,这是手术成功的关键。打结前可塞入明胶海绵及大网膜,以获满意止血效果。手术完毕时,应认真检查腹腔,彻底止血,并在脾周放置一较软的引流管。如修补失败,则立即转为部分脾切除或全脾切除。术后应严密观察病情,注意观察引流液的颜色及量,如色淡量少,可在术后48~72小时拔管。

## 四、脾部分切除术

脾部分切除术包括规则性和非规则性部分脾切除术两种。前者是依照脾内血管分布规律所施行的脾段切除、脾叶切除和半脾切除术。但是在实际工作中,将脾门血管分布规律搞清楚,然后以其判断无血管平面所在位置有时是不现实的,也是不必要的。根据损伤的实际情况进行选择更为实际。

**【适应证】**

1. 脾上部和(或)脾下部损伤严重,无法修补者。
2. 局限在脾脏某一部分的良性脾囊肿。
3. 局限性脾内血肿。
4. 脾门处某一叶、段血管损伤无法修补,脾脏已出现界线明显的部分脾脏供血障碍,需切除这部分脾脏。

**【术前准备及麻醉】**

应建立良好的静脉通道,快速补充液体,防止休克发生。同时,置胃肠减压管、尿管,并给予止血药物治疗,减少术中、术后出血。麻醉以选用全身麻醉为宜，如情况紧急或有禁忌证时，也可选用局麻。

【手术要点】

1. 体位、切口、探查及脾脏的显露同脾修补缝合术。

2. 脾脏部分切除：可根据情况行小部分脾切除术、半脾切除术、大部分脾切除术。一般认为脾脏部分切除不宜超过2/3，因为只有保留1/3的脾脏方能维持脾脏功能。

(1) 处理相应的脾脏血管：脾胃韧带切开后，如脾蒂组织不多，能分明辨清血管走向及分布范围，可循此处理相应血管；否则，可紧紧靠近脾门处理相应区域血管。

(2) 拟切线的判断：相应血管处理后，脾脏即显示血运障碍及血运良好的分界线，此处即相对的无血管平面。

(3) 脾脏的离断：自相对的无血管平面，向血运良好的健侧退缩0.5cm，切开脾被膜，用超声刀或刀柄切入脾实质。所遇血管钳夹离断，用细丝线靠近健侧结扎，直至切除部分脾脏，切除的脾脏放入4℃肝素盐水中。

(4) 残脾断面的处理：脾断面可有少许渗血，以肝针交锁"U"形缝合方法处理断面(图30-2)。

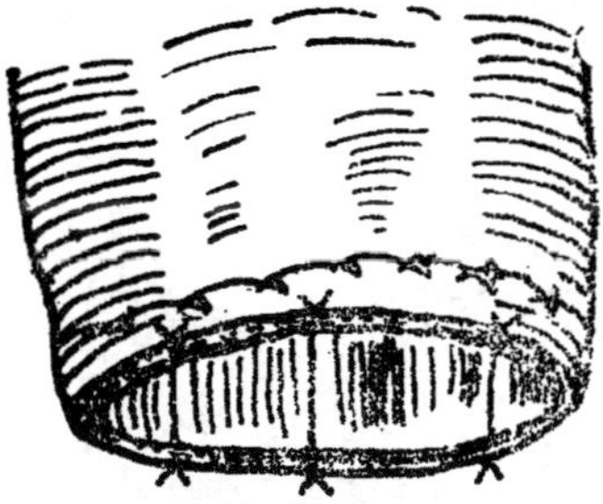

图30-2　断面交锁"U"形缝合

(5) 断面的腹膜化：游离带血管蒂的大网膜覆盖断面，周边圆针细线缝合固定数针，即可达到断面腹膜化的目的。也可用脾被膜移植法，即将切下来的脾放入4℃肝素盐水中，脾被膜剥离下来，恰如脾断面大小将其覆盖在脾断面，周边用丝线固定。

(6) 检查腹腔无出血及其他损伤后，用盐水认真清洗腹腔，脾周放置两根软质胶管引流，关闭腹腔。如术中发现空腔脏器损伤，或患者一般情况欠佳，血压较低，应放弃部分脾切除术，行全脾切除。分离的脾床要缝合，保留脾脏周边的韧带组织要与胃或后腹膜固定数针，防止脾扭转的发生。对保留的脾块活力如有怀疑，可在术中经莫菲管滴注 0.5 ~ 1mg 稀释的肾上腺素溶液。几分钟后，如见脾块收缩，表面呈现皱褶，说明血供充分。此法可引起一过性血压升高，心率增快，心血管状况不稳定者，不可使用。

## 五、自体脾组织大网膜内移植术

大量实验及临床实践证明，脾切除术后，将自体脾组织片移植在网膜囊、皮下、肌肉等处，是全脾切除后弥补脾脏功能的有效方法，也是一种可靠、有效、安全的补偿措施。此法适用于大部分外伤性脾破裂而不能施行保脾手术的患者。此方法仅适用于儿童、青少年脾破裂者，且术后移植于大网膜内的脾组织易压迫肠管而产生肠梗阻并发症。

此手术术前应准备平衡液 1000ml、内加 12 500U 肝素、庆大霉素 12 万 U、青霉素 160 万 U 放置冰箱内，保持在 4℃ 备用。切除脾脏、处理脾窝、冲洗腹腔满意后，制作脾组织片。在冲洗腹腔时，手术人员可有 1 ~ 2 人进行脾被膜剥除。将脾门区裸面朝下，放尽脾内血液，以准备的冷平衡液冲洗脾脏，用解剖剪刀锐性加钝性分离的方法，剥去约 1/3 脾脏的脾被膜。将此 1/3 脾切成约 2cm×2cm×0.4cm 的脾组织片 10 余块在盐水中漂洗，然后将大网膜展平，将脾组织片铺平放入血运丰富位置（图 30-3）。各脾片均以圆针细线固定 1 ~ 2 针，清理腹腔无误后关腹。

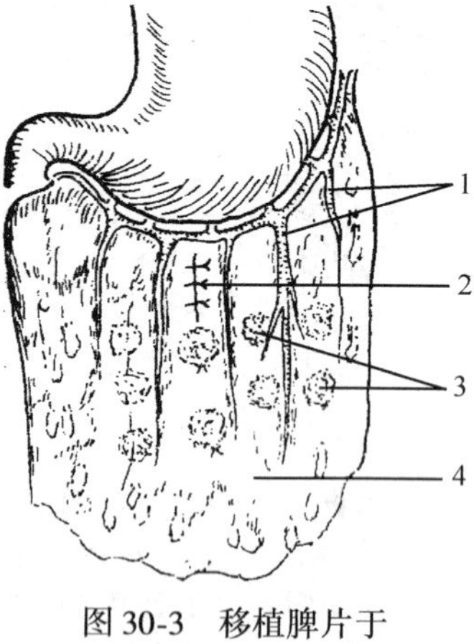


图 30-3　移植脾片于网膜囊中（原图）

脾片大网膜移植术中应注意以下几点：

1. 脾组织片移植的量：多数学者认为，移植脾脏的1/3即足以代偿脾脏的功能，移植太多，易导致成团、腹腔粘连；移植太少，脾脏功能难以保障。

2. 脾块大小要适宜：移植的脾块不宜太大，更不宜太厚，因为脾组织移植是非吻合血管的组织移植，当移植物太大时，可造成变性、坏死，甚至腹腔脓肿。

3. 移植部位：以大网膜两层间为首选。大网膜两层间，不但范围大，血运丰富，易于早期建立血运和移植物成活，而且移植物的静脉血可回流到门静脉，利于脾功能的维持。至于其他部位，如皮下、肌间等，虽然有实验报道成功，但对于人类有很多实际问题，如移植床容量、移植物的损伤。

4. 去掉脾被膜：多数学者认为，去掉脾被膜利于移植物与移植床间的血运建立。尤其是近期研究表明，脾脏尚有内分泌功能，去掉脾被膜，利于激素物质进入血液循环。

## 六、腹腔镜脾切除术

近年来，腹腔镜脾切除术（LS）已逐渐开展。早期曾认为门静脉高压症伴脾脏肿大患者为其禁忌证，近期随着手术技术及设备的进步，已不再成为禁忌。

【适应证】

1. LS适应证：①需行脾切除治疗的血液病患者。如遗传性球形红细胞增多症、原发性血小板减少性紫癜（ITP）、血栓性血小板减少性紫癜（TTP）等。②脾脏良性占位病变。③脾外伤病人在条件允许情况下可急症行LS。④门静脉高压症伴脾脏中度肿大患者。

2. LS的禁忌证包括：①重要器官功能不全，难以耐受麻醉。②有难以纠正的凝血功能障碍。③肥胖病人。④有左上腹手术史。⑤脾脓肿等脾感染性疾病。⑥中、后期妊娠。⑦脾脏恶性肿瘤。⑧脾动脉瘤。⑨淋巴瘤伴脾门淋巴结肿大。⑩门脉高压症患者脾周围静脉曲张，侧支循环丰富，术中易发生镜下难以控制的出血者。

【手术要点】

1. 病人右侧卧位,腰部垫高。腹腔镜套管位于脐下缘。右肋缘下置入 5mm 套管,用于插入钝性拨棒或扇形牵开器。另一个 5mm 套管(插入无创伤抓钳)和 12mm 套管(插入电剥离钩、超声刀、吻合器等)的位置根据病人的脾脏大小和形状来决定。

2. 探查腹腔,检查有无副脾,一经发现应予以切除。

3. 由脾下极开始操作,先用无创伤钳或肠钳将脾区结肠向下牵开,显露出脾结肠韧带,用超声刀分离,粗大的血管上钛夹,切断。然后将脾下极向上挑起,剥离脾肾韧带。显露脾胃韧带,逐一以钛夹夹闭胃网膜左血管分支及胃短血管后切断,显露脾门。

4. 由后方将胰尾与脾门处腹膜后组织分离开,注意勿损伤胃壁和胰尾。充分游离脾蒂后以血管闭合器切断。将脾向下牵拉,切断脾膈韧带,使脾完全游离。

5. 把脾装入袋内,剪碎取出或由耻骨联合上方作横切口取出。

(刘飞龙　梅　斌)

# 第三十一章　门静脉高压手术

## 一、传统的脾肾静脉分流术

**【手术指征】**

1. 门静脉高压综合征合并严重食管-胃底静脉曲张和(或)脾大、脾功能亢进。

2. 门静脉高压合并食管-胃底静脉破裂大出血、初次大出血后、反复发作出血间歇期。

3. 肝病非活动期,患者肝功能分级属Ⅰ级或Ⅱ级(或 Child 分级 A 或 B 级),凝血酶原时间不超过正常值 50%。

4. 患者门静脉系统无海绵样病变和血栓存在。门静脉显示向肝血流以及门静脉系统血管适合做分流术,否则行断流术。

5. 静脉肾盂造影显示双肾分泌功能良好。

6. 左肾静脉无异常。

**【术前准备】**

1. 注意改善肝功能和全身情况,包括给高糖、高蛋白和多种维生素饮食。

2. 贫血和低蛋白血症患者,酌情输新鲜血和人体白蛋白。

3. 加强护肝治疗,注射维生素 $K_1$ 和应用利尿剂等。

4. 术前晚用生理盐水灌肠 1 次。

5. 手术日晨放置鼻胃管。

6. 有条件者做彩色多普勒门静脉系统或门静脉造影。

7. 术前需做静脉肾盂造影。

**【麻醉】**

气管内插管全身麻醉。

**【体位】**

仰卧位,左腰部垫高 30°。

【手术步骤】

1. 取左上腹部“L”形切口。进腹后施行脾切除时,用萨氏钳夹住胰尾部的脾支动、静脉,紧靠脾门切除脾脏。

2. 仔细分离、结扎及切断来自胰腺进入脾静脉的细小静脉。将脾静脉从胰尾游离3～4cm,必要时切除部分胰尾,间断缝合其断端。

3. 于左肾门处稍下方切开腹膜,分离脂肪组织,扪及搏动的肾动脉,在其下方分离出肾静脉周径的2/3,长约3～4cm。必要时结扎、切断左侧精索静脉,用萨氏钳夹住肾静脉1/2,将脾静脉移近左肾静脉。

4. 在肾静脉前壁做一相当于脾静脉口径的纵行切口,吻合时将肾静脉边缘多外翻一些,则不必将切口剪成卵圆形,可使切口敞开。在脾肾静脉前壁各缝一牵引线,便于吻合。

5. 先从肾静脉切口左侧自外向管腔内进针,然后在对应的脾静脉后壁将针头从管腔内进针,又由外进入管腔内。再将针自肾静脉管腔内进针,又从外返回管腔内的方法,连续外翻缝合脾肾静脉吻合口的后壁。

6. 脾肾静脉切口的前壁,也用同样连续外翻缝合方法,其针距均为2mm。

7. 缝到最后1～2针时,先放松脾静脉萨氏钳,让凝血块冲出,再用含肝素液冲洗脾肾静脉吻合口。重新夹住脾静脉,继续缝合完吻合口。

8. 放松脾、肾静脉钳夹,检查吻合口有无出血。如有小裂孔出血,应补缝1～2针。若为渗血,可用热生理盐水纱布压迫1～2分钟即可止血。还要检查吻合口有无环状狭窄和牵拉现象以及脾静脉有无扭曲或成角现象,左膈下放置双腔引流管1根。

【术后处理】

1. 术后严密观察生命体征和病情变化。

2. 根据情况持续给氧1～2天。

3. 术后2天可拔除膈下引流管,术后3天拔除鼻胃管。

4. 酌情及时输新鲜血和人体白蛋白。

5. 给输注能量合剂、支链氨基酸和护肝药。
6. 全身继续应用抗生素。
7. 可用止血药,如维生素 $K_1$ 和酚磺乙胺等数日。

## 二、限制性门腔静脉侧侧分流术

【手术指征】

1. 适用于治疗肝内型门静脉高压,特别严重食管-胃底静脉曲张及由此引起呕血、便血伴脾大、脾功能亢进的患者。

2. 曾行脾切除或其他手术而门静脉通畅、无血栓形成者亦可施行本术。如为急诊大出血,经内科短时间综合治疗无效时,应争取在出血后 24 小时内急诊手术。

3. 患者的肝功能分级属Ⅰ或Ⅱ级(1983 年武汉研讨会),血胆红素<34μmol/L,血清白蛋白>26g/L,凝血酶原时间延长<4~6 秒,ALT<40~80U(赖氏法);同时,无腹水及肝性脑病或虽有少量腹水但腹水易控制。

【术前准备】

1. 全面检查估价肝、肾功能;年迈者注意心、肺功能情况。

2. 术前注意饮食调节,积极保肝治疗,改善肝功能,提高体质。

3. 严重贫血、低白蛋白者,术前应适当输血、血浆或白蛋白。

【麻醉】

气管内插管全身麻醉。

【体位】

仰卧位,右侧略垫高。

【手术步骤】

1. 行两侧第 11 肋顶点连线的上腹部横切口,两端达腋前线。已行脾切除者,可采用右上腹经腹直肌切口。

2. 进腹后经胃网膜右静脉较粗大分支插入塑料管,连接测压管装置,测定自由门静脉压。然后,探查有无腹水、肝脾大小及其硬化程度以及腹内粘连情况。手指伸入小网膜孔,轻柔地触摸肝十二指肠韧带内的门静脉,判定其壁的厚薄、弹性及有无血栓,以估计行分流术的可行性。切忌粗暴,以免引起丰富的侧支循环出血,使手术陷于被动。

3. 按常规行脾切除后再测门静脉压,必要时可将手术台左倾 30°~40°。继续分离粘连,充分显露肝十二指肠韧带和小网膜孔。

4. 确认胆总管位置并将其用拉钩向左侧加以保护。于其后方剪开肝十二指肠韧带的腹膜。

5. 用钝头大弯钳由此分离寻找门静脉外侧壁,其间往往有 2~3 根直径 1mm 或更粗、泛白的淋巴管,应一一分离切断后用 1 号丝线将两端穿过结扎。遇有肿大的淋巴结应小心分离后切除。

6. 一般游离门静脉 2/3 周径,约 3~4cm 长即可。以血管剪或剥离子尽可能将外膜表面的纤维素条分离干净,使外膜光滑突起,但应注意勿伤及其内侧的细小分支。

7. 切开小网膜孔后的后腹膜,钝性分离扩大切口,直至显露下腔静脉前壁。游离 1/2 周径、5~6cm 长下腔静脉,注意勿伤及肝下缘后方的细小肝短静脉小支。

8. 于已分离好的门、腔静脉壁上分别安置两针细线作为牵引线,针距 12mm 左右,以确定吻合口位置,使其方向与门静脉走行方向一致。

9. 然后置放无损伤三翼血管钳。将门、腔静脉壁部分拉合钳闭,注意置管牢靠、稳妥,钳叶间勿夹住周围组织,以防吻合过程中血管壁滑脱。用月形剪分别在牵引线间于门、腔静脉壁上各剪一椭圆形小孔,其直径为 9mm。

10. 用 3-0 带针尼龙线由下腔静脉口下角处管腔外向腔内进针,拔出后再由门静脉下角经管腔向腔外出针,将针由缝线下绕回后再由外向内穿入门静脉。将尼龙线尾与门静脉口下角的牵引线打结。

11. 抽紧缝线后,再于腔静脉后壁由内向外进针,由外向内穿出后再转向门静脉后壁。如此反复直至吻合口上角处针由门静脉内向外牵出后拉紧缝线,使后壁完全靠拢,将缝线与上角腔静脉侧牵引线打结。完成后壁缝合,一般针距 1.5mm,缝合5~6针即可。

12. 前壁以1号细线间断外翻缝合5~6针。如估计吻合口有些张力,可于上下角处将门、腔静脉壁各加固1针。将以上缝线理顺,暂不剪除。

13. 吻合完毕后,先开放腔静脉侧三翼钳叶,再开放门静脉侧钳叶。如无漏血,即可轻提前壁缝合线,同时轻轻退出三翼钳。如针距间有明显漏血,于漏血处可修补一针。至于针眼处少量渗血,可用热生理盐水纱布压迫止血。然后,将已准备好的套有长32mm锁骨下静脉穿刺导管(或化疗泵导管)的7号丝线绕过吻合口后方。

14. 使导管正好位于吻合口处将丝线打结。导管即成为一直径10mm的圆环套于吻合口上,以防术后吻合口扩大。

15. 常规取肝组织活检,再仔细检查肝下和脾窝处有无渗血后,脾窝置烟卷引流管,再测门静脉压,关腹。

【术后处理】

1. 术后卧床、禁食、胃肠持续减压。

2. 注意肝、肾功能,加强保肝、抗感染措施。

3. 为防止术后发生门静脉炎及吻合口血栓形成。作者主张不用止血剂,而常规静脉滴注低分子右旋糖酐5天,每天500ml。

4. 切脾后发热常规用清热活血中药治疗,效果良好。

## 三、肠腔静脉侧侧分流术

【手术指征】

1. 手术指征同传统的脾肾静脉分流术。

2. 脾切除及断流手术后再出血者。

【术前准备】

术前准备同传统的脾肾静脉分流术。

【麻醉】

气管内插管全身麻醉。

【体位】

仰卧位。

【手术步骤】

1. 取右侧腹直肌切口，以脐为中点，长约 14～16cm。

2. 在肠系膜上动脉右侧垂直切开后腹膜，分离肠系膜上静脉的右半周，长 4～6cm，并充分游离十二指肠水平部下缘及后壁。

3. 将十二指肠水平部尽量向上向前牵引，充分游离下腔静脉的外侧、后侧及前壁，其上端至十二指肠水平部的后方，下至右髂总静脉，长约 8～10cm。

4. 将肠系膜上静脉左后方的动脉鞘与下腔静脉内前方的结缔组织间断缝合数针，可使上述两静脉之间的系膜挤向左侧。如吻合时有张力，可再缝 1 层。

5. 先用钳夹住肠系膜上静脉前壁，后将下腔静脉外缘提起夹住前壁。若精索静脉妨碍下腔静脉向前提起，可结扎切断。切开肠系膜上静脉（1.2～1.3cm 口径），与下腔静脉等口径的卵圆形口后壁行连续缝合，最后在两端打结。

6. 吻合口前壁吻合则从两端开始连续缝合，在中点汇合处打结。观察吻合口无渗血，关闭后腹膜。

7. 如果施行本术有困难，则可选用肠腔静脉架桥分流术，即取直径 0.8～1.0cm、长 4～5cm 的人造血管与下腔静脉前内侧行端侧吻合，然后将人造血管的另一端与系膜上静脉后右侧行端侧吻合，然后将人造血管的另一端与肠系膜上静脉的后右侧行端侧吻合，均用连续缝合方法。

8. 如有肠系膜上静脉“外科干”解剖的变异，还可采用肠腔“C”形分流术，即取内径为 1.8cm 的 Dacron 人造血管，一端吻合于下腔静脉，另一端吻合在胰腺下缘的肠系膜上静脉前壁，移植物呈反“C”形。

9. 或施行肠腔静脉端侧分流术，即游离肠系膜上静脉“外科干”约 4cm，在结肠中静脉以下水平切断“外科干”。近肝侧缝扎，远侧断端剪成 20°～30°斜面，与下腔静脉左侧前壁行端侧吻合术。

10. 还有目前较少采用的肠腔端侧分流术，即将游离的下腔静脉在其分叉处切断，缝扎其远侧端，将近侧端与肠系膜上静脉右前侧壁吻合。

【术后护理】

术后护理同传统的脾肾静脉分流术。

## 四、选择性远端脾肾静脉分流术

【手术指征】

1. 手术指征同传统的脾肾静脉分流术。
2. 脾脏肿大属Ⅱ级及中度脾功能亢进。
3. 无明显腹水。

【术前准备】

术前准备同传统的脾肾静脉分流术。

【麻醉】

麻醉同传统的脾肾静脉分流术。

【体位】

体位同传统的脾肾静脉分流术。

【手术步骤】

1. 取左上腹直肌切口。

2. 经胃网膜左、右静脉插管测压。剪开胃结肠、胃脾韧带，结扎胃网膜左、右静脉。剪开肝胃韧带，结扎胃左、右静脉，必要时结扎胃左动脉。

3. 沿胰体尾下缘切开后腹膜，将胰腺向上翻起。仔细将脾静脉从胰腺后游离出来，一一结扎、切断汇入脾静脉的细小分支，有时需结扎、切断肠系膜下静脉。为减少游离脾静脉出血，可暂时阻断脾动脉。

4. 于左肾门处分离后腹膜及脂肪组织，并结扎。结扎、切断肾上腺静脉，游离肾静脉周径的2/3及4cm长。

5. 在距门静脉5cm处切断脾静脉，近肝端缝扎，远肝端剪成斜口状，使吻合后与肾静脉成角45°左右。先后壁、后前壁连续缝合脾肾静脉吻合口。吻合口必须无张力或扭曲。

6. 对脾静脉游离困难者，可选用改良式DSRS。如结扎脾静脉近侧端，在其远侧段与肾静脉之间行“H”形桥式分流术。

7. 若脾静脉与肾静脉很接近,先结扎脾静脉近侧端,脾静脉远侧段直接与肾静脉行侧侧吻合术。或行左肾静脉脾静脉分流术,于左肾门处切断左肾静脉,结扎其近肾侧端,远肾侧端与脾静脉行端侧吻合,同时在吻合近侧端结扎脾静脉。

8. 也可切断脾静脉,缝扎近肝端;切断肾静脉,缝扎其近肾侧端,然后将脾静脉远肝端与肾静脉远肾端行端端吻合术。

9. 约有 1/5 ~2/5 患者的胃冠状静脉汇入脾静脉。此时,可施行保留胃冠状静脉的"H"形 DSRS。

10. 亦可以切断肾静脉,缝扎远侧端,行保留胃冠状静脉的左肾静脉脾静脉端侧分流术。

【术后处理】

术后处理同传统的脾肾静脉分流术。

## 五、贲门周围血管离断术

【手术指征】

1. 手术指征同传统的脾肾静脉分流术。

2. 患者年龄在 60 岁以下、肝功能分级属Ⅰ、Ⅱ及Ⅲ级(或 Child C 级)的患者出血内科无法控制,并无肝昏迷前兆者可考虑急诊手术。

3. 分流术后再出血。

【术前准备】

1. 急诊手术术前准备同经腹胃底浆肌层环切血管缝扎术。

2. 择期手术术前准备同传统的脾肾静脉分流术。

【麻醉】

气管内插管全身麻醉。

【体位】

仰卧位,左侧腰背部垫高 30°。

【手术步骤】

1. 取左上腹经腹直肌切口或左上腹肋缘下斜行切口,多次手术者选用胸腹联合切口。开腹先行脾切除,后分离、切断及结扎胃底大弯侧腹膜后 1 ~3 条曲张静脉。将胃后壁显露,分离、结扎及切断胃后动静脉。

2. 用纱布条套入贲门上，将食管向左下方牵拉，充分显露食管下段，切断肝左侧三角韧带，缝扎及切断左、右膈下静脉。

3. 游离食管下段5～8cm，先缝扎、切断食管前壁及左侧的曲张静脉，然后用右手食指从食管右后侧分离出高位食管支和(或)异位高位食管支。

4. 有时需结扎、切断胃左动脉及胃左静脉曲张呈团状和增厚的小网膜结缔组织。完全离断胃胰壁，并结扎、离断其中反流到贲门及食管右侧的曲张静脉丛。

5. 将胃大小弯侧已去浆膜的胃壁，用丝线间断缝合而浆膜化，以防止线结脱落出血及胃壁缺血坏死穿孔。

6. 仔细检查食管下段和上半胃有无损伤及出血。若有出血，应缝扎止血。手术完毕后，食管下段和上半胃呈游离状态。左膈下放置双腔引流管1根，取肝活检。

【术后处理】

1. 急诊手术术后处理同经腹胃底浆肌层环切血管缝扎术。

2. 择期手术术后处理同传统的脾肾静脉分流术。

## 六、新的贲门周围血管缝扎术

【适应证】

1. 适应证同传统的脾肾静脉分流术1～4。

2. 患者年龄无限制，肝功能分级属Ⅰ、Ⅱ及Ⅲ级(无肝昏迷先兆及严重黄疸者)，患者出血内科无法控制，可行急诊手术。

3. 分流术后再出血。

4. 脾切除术后出血。

5. 患者凝血功能轻、中度障碍，如血小板$<40\times10^9/L$，凝血酶原时间>5～8秒。

【术前准备】

术前准备同贲门周围血管离断术。

【麻醉】

气管内插管全身麻醉。

【体位】

仰卧位，左侧腰背部垫高 30°。

【手术步骤】

1. 取左上腹经腹直肌切口或肋缘下斜行切口。

2. 第 1 次手术者常规先切除脾脏，仔细缝扎修复后腹膜出血创面，术中采用胜康医用胶覆盖创面止血。

3. 直接双重缝扎胃底曲张静脉及胃后动静脉。

4. 从胃角处向上、电刀或锐性分离肝胃韧带至贲门右侧水平。于胃胰壁起始部分离胃左动、静脉主干，双重粗丝线结扎其根部。沿胃小弯边缘粗丝线贯穿缝扎胃胰壁内行走的胃左静脉的各属支，如胃底、贲门支、食管支、高位食管支或异位高位食管支曲张静脉及伴行的动脉。再沿上半胃小弯侧缝扎进入胃前壁的动、静脉分支。

5. 自胃角处沿胃小弯缝扎胃左静脉的胃支主干及其进入胃前、后壁的曲张静脉分支，以及伴行的动脉分支。

6. 沿贲门上下缝扎曲张的静脉丛。

7. 取肝组织病检，左膈下放置橡皮引流管 1 根。

## 七、食管周围离断的食管横断术

【手术指征】

手术指征同贲门周围血管离断术。

【术前准备】

术前准备同贲门周围血管离断术。

【体位】

体位同贲门周围血管离断术。

【麻醉】

气管内插管全身麻醉。

【手术步骤】

1. 取左上腹经腹直肌切口或左侧胸腹联合切口。

2. 分离、结扎及切断左下肺韧带，切断中下段食管 12 ~

18cm 的周围曲张静脉 30～50 分支。勿损伤迷走神经干。于膈肌水平横断食管下段,又自行用 5-0 Ti-Cron 线(或 0 号经线)缝合黏膜层,4-0 Ti Cron 线(或 0 号经线)缝合肌层,左肋膈角处放置胸腔引流管。

3. 进行腹部手术,在切除脾脏后,结扎及切断腹部食管及贲门区约 7cm 长范围的血管包括胃左动静脉的分支(但保留与奇静脉相同的主要侧支)、胃后动静脉和左右膈下静脉。在幽门处行幽门成形术。左膈下放置腹腔引流管一根。分别缝合胸腹腔,此手术亦可分期进行。

## 八、吻合器门奇断流术

【手术指征】

手术指征同食管周围离断的食管横断术。

【术前准备】

术前准备同食管周围离断的食管横断术。

【体位】

体位同食管周围离断的食管横断术。

【麻醉】

气管内插管全身麻醉。

【手术步骤】

1. 取左侧肋缘下斜形切口或左上腹“L”形切口。若多次手术取左侧胸腹联合切口。

2. 脾切除后,显露食管下段和上半胃。分离、切断及结扎胃左动静脉主干、胃后动静脉、腹部食管周围的曲张静脉丛,避免损伤前迷走神经干。用电刀纵行切开胃底前壁约 3cm 长切口,仔细止血。切口两侧各缝 1 根牵引线。

3. 先吸尽胃内血凝块及胃液,再将吻合器的头部经胃切口插入食管下段,用粗丝线于贲门上 2cm,牢牢地把食管捆扎于吻合杆上。关闭吻合器裂口,扣扳机切断和吻合食管下段。仔细检查吻合口上是否光滑和完整。

4. 将鼻胃管从食管内送入十二指肠,用 1 号丝线全层内翻间断缝合胃切口及间断缝合胃浆膜层。左膈下放置双腔引流管,分层缝合腹壁切口。

【术后处理】

术后处理同食管下段胃底浆肌层环切血管缝扎术。

## 九、贲门周围血管缝扎的食管横断术

【手术指征】

1. 手术指征同经腹胃底浆肌层环切血管缝扎术。
2. 断流术或分流术后再出血者。

【术前准备】

术前准备同经腹胃底浆肌层环切血管缝扎术。

【麻醉】

气管内插管全身麻醉。

【体位】

仰卧位,左腰部垫高30°。

【手术步骤】

1. 取左上腹经腹直肌切口。
2. 先行脾切除。然后分离肝胃韧带至贲门右侧处,显露胃胰壁,在胃左动静脉根双重缝扎,沿胃小弯侧捆绑式缝扎胃左动静脉及属支(胃支及食管支),游离食管下段5~6cm,结扎、离断高位或异位食管支,将胃向上翻转,缝扎胃后动静脉及胃小弯侧动静脉小分支。在胃底体交界处前壁纵形切约3cm小孔,将吻合器插入胃内至食管下段,行食管横断术。修补胃小孔。于食管吻合口处及左膈下备置橡皮引流管一根。

## 十、食管下段胃底切除术

【手术指征】

1. 手术指征同经腹胃底浆肌层环切血管缝扎术。

2. 患者年龄在 55 岁以下。

3. 患者肝功能分级属Ⅰ和Ⅱ级(或 Child 分级 A 和 B 级)、无腹水和黄疸者。

【术前准备】

1. 急诊手术术前准备同经腹胃底浆肌层环切血管缝扎术。

2. 择期手术术前准备同传统的脾肾静脉分流术。

【麻醉】

气管内插管全身麻醉。

【体位】

仰卧位,左则垫高 30°~45°。

【手术步骤】

1. 取上腹正中或旁正中切口。若合并开胸,经左侧第 7 或第 8 肋间,前端需切开肋弓,后端达腋中线。

2. 先行脾切除,切断迷走神经干,结扎、切断胃左静脉主干及其分支(胃支、食管支、高位食管支和异位高位食管支),以及其伴行的胃左动脉及其分支,胃后动、静脉和左、右膈下静脉,使食管下段 6~8cm 及上半胃呈游离状态。以贲门为中心,切除食管下段和胃底约 8cm,两层缝合残胃断端。

3. 已多次手术,贲门上下黏膜粘连紧密者,需开胸剪开左下肺韧带及纵隔胸膜。用左手食指钝性分离食管后壁及纱带悬吊食管中下段,仔细缝扎、切断食管周围的血管和两侧的迷走神经干。然后,分离、结扎及切除胃底周围的侧支血管和瘢痕组织。切除贲门下胃底 5cm,两层缝合残胃断端及切除食管下端约 3cm。

4. 将食管断端修整呈弧形,用 0 号丝线斜向间断缝合食管肌层与黏膜层 8~10 针,可防止吻合狭窄和瘘的发生率。用电刀切除胃体前壁直径,同食管相等的胃壁做胃切口,缝扎边缘出血及曲张血管。

5. 先从食管胃后壁吻合、缝合两角及中点 3 针作牵引线,便于内翻全层均匀间断地缝合吻合口后壁。从两角向中央间断内翻全层,缝合食管胃吻合口前壁。然后,间断缝合食管肌层和胃浆肌层,将残留的膈食管腹膜缝合于胃残端,覆盖吻合口。亦可荷包线缝合食管下段,放入吻合器钉座,吻合器插入胃内将食管与胃后壁距贲门约 8cm 处进行吻合。然后于吻合口上方 3cm 处用切割缝合器离断胃壁。左胸腔及膈下各放引流管 1 根。

【术后处理】

1. 急诊手术术后处理同经腹胃底浆肌层环切血管缝扎术。
2. 择期手术术后处理同传统的脾肾静脉分流术。
3. 术后 48 ~ 72 小时拔除胸腔引流管。
4. 术后 5 ~ 7 天开始进流质饮食。

（刘飞龙）

# 第三十二章　小肠、结肠手术

## 一、小肠造口术

【适应证】

1. 高位空肠造口用来改善患者营养状况。如重症胰腺炎，严重的十二指肠损伤，胃手术并发十二指肠残端漏、吻合口漏，或食管、胃癌晚期行空肠结肠造口给予营养以延长其生命。

2. 回肠造口用以暂时解除危急患者的完全性肠梗阻，或在全结肠切除同时做末端回肠永久性造口。

【术前准备】

1. 多需纠正水、电解质失衡。

2. 必要时输全血、人体白蛋白。有休克者，应积极治疗，还应供给大量维生素。

3. 术前置胃管做胃肠减压。

【麻醉】

局部浸润和神经阻滞或全身麻醉均可。

【操作步骤】

回肠单腔造口常用做大肠全切除后的人工肛门，或溃疡性结肠炎做此手术，以使结肠休息而获得恢复。此术式在全结肠切除术中描述。以下简述空肠营养性造口，以橡皮导管小肠造口术为例。

1. 切口应选在拟做造口处的附近，左侧上腹为宜。

2. 将小肠从腹腔内移出切口外，并确定其近、远两端。然后，尽可能在近端留取 15cm 的小肠于腹壁切口外以备做置橡皮导管造口术。于此段小肠近端、远端置夹两把肠钳。用小圆针、细丝线在近端肠系膜对侧肠壁上缝一荷包缝线，继用尖刀在缝线中央切开肠壁，同时用吸引器吸尽肠腔内容物。将造口的橡皮管由此孔插入肠腔内,其尖端应有 2～3 个侧孔,并深入肠腔内 10cm 左右。先把荷包缝线收紧结扎,剪去尾线。于第 1 个荷包缝线结扎,外再做第 2 个荷包缝线,同样收线结扎将周围小肠壁向内推进,使第 2 个荷包缝线掩盖第 1 个荷包缝线。取去小肠两端肠钳,将橡皮管倒置于肠壁上。用 2-0 肠线在导管两侧附近的肠壁上做浆肌层间断缝合,使之成为 6～8cm 长的槽形,以包围导管,最后缝线穿过管壁,然后结扎。可能时,将大网膜覆盖此处,以减少漏液和与腹壁粘连的可能性。大网膜应用肠线缝合 2～3 针固定于肠壁槽形之上。

3. 将小肠放回腹膜腔内,逐层缝合腹壁切口,橡皮导管由原腹壁切口引出。或另做一腹壁小切口,将导管牵出,且导管应用丝线固定于腹壁及皮肤上,以防拔出。

【术后处理】

1. 因肠梗阻而做小肠造口时,引流管应连接引流瓶或引流袋,同时置胃管做胃肠减压。

2. 继续输液,给予维生素,维持水、电解质平衡和加强支持治疗。

3. 小肠造口供给营养,手术后 24 小时开始滴注生理盐水或糖盐水,每小时 50ml;第 2 天可增至每小时 100ml;第 3 天起可滴注安素液或能全力液,或牛奶、汤水等,每小时 200～250ml。一般导管于 10～14 天后取出;或视病情需要留置更长时间。拔管后,腹壁切口常可自愈。

【术后并发症】

1. 营养不良者可并发切口裂开。预防方法为注意患者营养;手术时造口于腹壁另一切口,而避免造口在原切口。

2. 造口周围皮肤炎为常见的并发症。主要是小肠具有碱性的小肠液对皮肤刺激所引起。可用凡士林纱布围绕回肠造口的基部,并用氧化锌软膏保护皮肤。

3. 造口周围可能形成脓肿和瘘管,此为污染和肠液漏出的结果,术中除注意无菌操作外,回肠壁上不用缝线为宜;若用缝线,缝线不宜过粗,缝针不应通过肠腔。

4. 造口端小肠回缩或狭窄,多需重行手术,再做造口。

# 二、结肠造口术

【适应证】

1. 结肠、直肠、肛管和肛门先天性畸形、炎性狭窄和肿瘤所形成的急性梗阻,结肠极度扩张,存积大量粪便和气体,急诊切除有困难和危险,而行暂时性结肠造口术以解除梗阻,缓解症状,为再次手术而做好准备。

2. 结肠、直肠和肛门部广泛损伤,致括约肌严重撕裂,修补损伤或切除损伤肠管后肠吻合,暂时行结肠造口术,可防止伤口感染,有利于吻合口及伤口的愈合。

3. 肛门、肛管、直肠中下段恶性肿瘤行腹会阴联合切除术,以及结肠息肉病、某些溃疡性结肠炎行全结肠切除术者,需做永久性结肠或回肠单腔造口术。不能切除的恶性肿瘤者应行双腔造口术,粪便不通过病变肠段,减少对局部的刺激,可明显减少病灶出血及里急后重等症状。

4. 结肠、直肠远段广泛溃疡,放射性直肠炎,坏死性直肠周围炎,会阴部蜂窝织炎等,亦应行暂时性结肠造口术,转流粪便,有利于炎症减轻和消散,也利于病灶修复,或再次手术治疗。

5. 直肠阴道瘘,直肠膀胱、尿道瘘修补术后,行暂时性结肠造口术,以防止手术失败。

【造口位置】

可根据腹部外形、肋缘、皮褶、手术切口、腰带线等因素决定造口位置。要求置放造口袋操作处理方便。术前应在患者取仰卧位、立位和屈身位时画出造口的位置。

【术前准备】

1. 结肠急性梗阻的病例,应及时纠正失水和电解质的紊乱。

2. 置胃管行胃肠减压。

3. 如有贫血,可输血纠正贫血,或输白蛋白纠正低蛋白血症。

4. 如情况允许，可口服抗生素或甲硝唑以减少肠道内细菌，有利于预防感染。同时，应肌注维生素 $K_3$ 4mg，每日 2 次。

5. 拟做永久性人工肛门者，应对其讲明人工肛门的必要性和术后人工肛门可维持正常健康的生活。

【麻醉】

局部浸润和神经阻滞麻醉或全身麻醉。

【操作步骤】

结肠造口有双腔造口和单腔造口两种。

1. 双腔结肠造口：此造口可作暂时性粪便分流，亦可作为永久性人工肛门。造口的远、近两端可保留部分通路，亦可切断结肠使之完全不相通。临床上最常见是横结肠或乙状结肠双腔造口。现以横结肠为例简述如下。

(1) 手术切口根据病变部位可取右上腹直肌切口、剑突与脐连线中央横行切口，或左上腹直肌切口。

(2) 切开腹膜后将横结肠提出切口，并用等渗温盐水纱布覆盖。如肠管胀气明显可先行切开，吸尽肠内的液体、气体或粪便，然后用丝线做荷包形缝闭此切口。

(3) 确定拟外置的结肠部分，并将其大网膜充分分离。继而切开横结肠系膜少许，并向两侧稍加分离，用一玻璃棒穿过，其两端用乳胶管跨过横结肠而连接之。

(4) 将横结肠壁上脂肪组织与腹壁切口的腹膜用丝线间断缝合固定数针。注意缝针勿穿透肠壁至肠腔，以免发生漏液和腹膜炎。

(5) 原腹壁切口腹膜间断缝合数针，但应注意缝合后保证拖出造口结肠襻不致发生绞窄，影响其血液循环而发生坏死。切口筋膜亦用丝线间断缝合，关腹。

(6) 造口肠襻周围围盖碘仿纱布条和凡士林纱布，外加覆盖干纱布敷料。

(7) 造口术后视病情用抗生素 5 ~ 7 天，适量补液，继续纠正水、电解质失衡。

(8) 术后 2 ~ 3 天切开造口结肠，随之患者开始进食。流质饮食 1 天，继之半流质饮食 2 ~ 3 天，以后转为高热、高蛋白、低渣、富于维生素的饮食。

2. 单腔结肠造口术：此手术首先于拟定造口处切断结肠，将造口端结肠移出腹腔外，以做永久性人工肛门，其远侧端则常与直肠一并切除。如系良性疾病，其远端缝闭置入腹腔。为了以后造口还纳，重建肠道连续性，在缝闭断端处缝一丝线保留稍长（长约4cm），以使二次手术便于寻找及游离远侧断端。某些恶性肿瘤急诊手术切除不宜吻合，亦可采用此法，以后再次手术行造口还纳术。

（1）手术时选择乙状结肠一段，移出腹壁切口，在肠系膜上靠近肠壁某两血管间切开其腹膜。穿过一长钳，引纱布带以提吊起结肠作为牵引。继续切断肠系膜至其根部，结扎所在出血点。两把肠钳钳夹结肠，在两钳间切断结肠。其远端常与直肠一并切除。近端则用丝线缝闭，然后从腹壁切口（左下腹直肌切口）上端移出，或左下腹壁另行切口处移出（见直肠癌的手术治疗）。将近端造口结肠腹腔内段的肠系膜与侧腹壁腹膜缝合，以防小肠穿入此间隙形成内疝。

（2）突出腹壁外的结肠长度2～4cm。切口腹膜与造口结肠壁浆肌层间断缝合1周固定。

【术后处理】

术后处理同结肠双腔造口。

## 三、小肠部分切除术

【适应证】

1. 绞窄性疝、肠扭转、肠粘连等引起的肠坏死。

2. 小肠较大的损伤。

3. 出血性坏死性肠炎，某些小肠局限性炎症、狭窄引起的肠梗阻。

4. 小肠肿瘤。

【术前准备】

急诊者应纠正水和电解质紊乱；有梗阻者应立即置胃管行胃肠减压；有休克征象者应给予综合治疗。必要时术前开始使用抗生素。无梗阻者术前 1 天给流质饮食，术前 2 天每晚洗肠 1 次，手术晨置胃管，术前亦应给予适当的维生素。

【麻醉】

一般选用硬脊膜外或气管内插管全身麻醉。

【操作步骤】

1. 体位：仰卧位。

2. 切口：根据病情决定。一般位于病变附近。小肠梗阻者，则可做右侧或左侧腹直肌中段切口。患者若曾有手术史，则肠梗阻部位多在原切口附近，可沿原切口切除瘢痕进腹。

3. 探查：切开腹膜后，腹膜腔内如有气体溢出或粪臭味，则表明肠已穿孔；如有血色液体，则反映内脏损伤、肠系膜血管栓塞或有恶性肿瘤；如有脓液则证明腹膜腔内已有感染；有粪便渣或蛔虫出现，则一定来自穿孔的肠管。以上腹壁内不正常物应及时予以清除。肠梗阻时，膨胀的小肠逸出切口之外，应以温热的等渗盐水纱布包裹保护。同时尽快查出梗阻原因及部位，并予以解除。小肠如有绞窄现象，应判定其活力是否存在，以决定是否切除。

绞窄肠管切除的指征是：

(1) 肠管呈青紫色，表面失去了光泽。

(2) 发出腐臭味。

(3) 肠壁无蠕动。

(4) 与其有关的动脉无搏动。

有时在小肠解除梗阻后，应用 1% 利多卡因液封闭梗阻段肠管系膜血管，并同时用温盐水纱布垫热敷 5～10 分钟。此举不仅有利于观察绞窄肠管的存活状况，而且还有利绞窄肠管恢复生机，减少切除肠管的长度。小肠肿瘤应检查肠系膜淋巴结和腹腔内其他脏器、腹膜有无转移灶。小肠损伤应由末端回肠逐段向空肠曲部检查，或由空肠曲部逐段向回盲部检查。切忌遗漏损伤病灶。

4. 切除病变小肠：不论何种病因，小肠部分切除术其切除范围应大于病变范围。切断处应达正常的健康肠壁。拟将切除的小肠移出腹壁切口外。其他小肠纳入腹内。置等渗盐水纱布垫于移出小肠之下方,以保护腹壁切口和腹腔。然后,分离、切断与病变小肠相应的肠系膜以及病变的肠段。肠系膜的切面呈“V”字形或扇形。分离、切断的系膜血管必须妥善结扎。若为恶性肿瘤时,肠系膜应切至其根部,否则不需切除过多。小肠切除后保留的小肠两断端系膜侧应除去 1.0cm 范围的脂肪组织,以利吻合。

5. 小肠吻合术:肠系膜切断后,用两把肠钳分别斜向置于小肠的拟定切断线上,使之略成角度。肠系膜对侧的肠壁切除略多,以保证该处的血循环良好,同时还可增加吻合口的宽度。两断端肠管行开放式端端吻合,吻合口一般采用细丝线内翻两层间断缝合,也有采用丝线全层一层间断缝合法,效果令人满意,并无吻合口漏的发生。吻合之后,用手指试检吻合口的大小。两侧肠系膜切断面予以修复缝合,以防其他肠管经此处而形成内疝。将大网膜还置原处,腹壁切口逐层缝合,一般腹腔内不置引流物。

**【操作要点】**

1. 预防创口污染,手术时应用等渗盐水纱布保护术野,切除病变肠管两端应用 5% 活力碘消毒。

2. 不论何种缝合方法,但要确保吻合口不漏气、漏水。

3. 吻合系膜侧切忌剥除过多系膜,或将系膜血管缝扎,以免导致吻合口处肠壁缺血坏死。

4. 术中操作应轻柔,尽量避免肠襻和腹膜的不必要损伤与显露,可预防或减少术后肠粘连的发生。

**【术后处理】**

1. 术后胃肠减压 2 ~ 3 天,肛门排气后可进食。开始流质饮食,以后根据患者恢复情况进食半流质或普食。

2. 静脉补液维持水、电解质平衡。同时,给予维生素 $B_1$ 和维生素 C,必要时输血或补充人体白蛋白以利吻合口愈合。

3. 如污染可能性大或腹腔感染,应给抗生素治疗。

4. 手术后应争取早日活动,有益于康复。

**【术后并发症】**

1. 腹壁切口和腹腔内感染:术中必须注意无菌操作技术。

吻合口缝合必须仔细，以免漏气、漏液而引起感染，以致发生肠瘘。

2. 肠梗阻：可因手术创伤、炎症所致肠麻痹，或术后粘连引起肠梗阻。术中除注意组织血供情况和避免感染外，操作必须轻巧；术野中的肠管、腹膜等组织应用温热等渗盐水纱布垫保护，避免不必要的显露；橡皮手套上的滑石粉，应注意洗去。吻合口狭窄引起近期或远期肠梗，往往需要手术矫正，故缝合时必须注意肠腔大小。

## 四、右半结肠切除术

【适应证】

1. 盲肠、升结肠、结肠肝曲肿瘤。
2. 盲肠结核、Crohn 病内科治疗效果不佳，可采用手术切除。
3. 绞窄性盲肠扭转、不可复位的盲肠套叠。
4. 回盲部、升结肠严重损伤。
5. 回盲部、升结肠血管性疾病引起大出血。

【术前准备】

1. 有贫血者，术前应适量输血使其血象、血清蛋白趋于正常。

2. 术前 3 ~ 4 天低渣营养食物，术前 2 天全流质饮食，必要时给以适量补液。

3. 口服抗生素，如卡那霉素 1.0g，每日 3 次，服 3 天；甲硝唑 0.4g，每日 3 次，3 ~ 5 天；或服磺胺类药，如复方磺胺甲噁唑 2 片，每日 2 次，3 ~ 5 天。同时给予维生素 $K_1$ 4mg，肌内注射，每日 2 次。

4. 术前 1 天下午先服 50% 硫酸镁溶液 30ml、番泻叶 10g 泡饮；然后，服灌洗液 2000ml，于 2 小时之内饮完，以清洁肠道。也可用 5% ~ 10% 的甘露醇液 200ml，每日 3 ~ 4 次，清洁肠道的效果亦满意。但肠道损伤、血管性疾病引起的大出血者除外。肠道如有梗阻，需于术前 24 小时即开始胃肠减压。

5. 术前应置胃管和导尿管。

【麻醉】

硬脊膜外麻醉或气管内插管全身麻醉。

【操作步骤】

1. 仰卧位。

2. 经右腹直肌或右旁正中切口。

3. 探查：检查右半结肠病变，决定能否切除；如为肿瘤应检查局部淋巴结、盆腔和肝脏有无转移灶。如病变不能切除并已产生完全梗阻，或患者情况不佳，不宜耐受较大手术，可做回肠与结肠对侧吻合术。亦可切断回肠末端，并将切断的回肠近端与横结肠做端侧吻合，而将回肠远端外置。数周后病变周围炎症消退，可再行第二期切除手术。

4. 游离右半结肠：用等渗盐水纱布垫覆盖小肠，并将其推向中线，以显露结肠右动、静脉，回肠动、静脉和结肠中动、静脉的右侧分支。如是肿瘤，则在肿瘤的远端和近侧，距肿瘤至少10cm处，用纱布带予以结扎，并向该段肠腔内注入5-FU500mg，以预防减少癌细胞种植扩散。切开升结肠外侧腹膜，向下游离回盲部，向上游离结肠肝曲。分离结扎肝结肠韧带与胃结肠韧带。游离结肠肝曲时，可将结肠后方的腹膜后脂肪、淋巴结及结肠系膜淋巴结一起整块清除。在此创面区可见右肾、十二指肠以及右输尿管和伴随的精索血管或卵巢血管。术中应小心防范损伤这些器官。

5. 切除病变肠段：于距回盲部10～15cm处，分离切断与回肠末端相连的肠系膜，使之成扇形。用两把肠钳斜置于回肠末端，在两钳间切断回肠。在横结肠右中1/3处，同样置两把肠钳，并与肠轴稍成斜角，使保留结肠断端血循环良好，而后切断。此时，则可将切除的病变结肠段及被切的末端回肠取出。

6. 结肠回肠吻合：回肠与结肠吻合方式可分为端侧吻合、端端吻合或侧侧的吻合。一般常采用回结肠端对端开放吻合术。吻合口缝合采用两层间断缝法，即先用1号丝线行两断端肠壁全层内翻间断缝合。然后，又用0号细丝线在吻合口处行浆肌层间断缝合1周。吻合完毕，将回肠与横结肠的系膜间隙缝闭,防止小肠由此疝出。于吻合口外侧置橡皮引流管1根。

腹壁切口逐层缝合。

【术后处理】

1. 麻醉醒后扩肛10分钟,以利结肠排气减压。

2. 术后胃肠减压2~3天;或直至患者排气、排便后止。

3. 适量补液及电解质,以及必须的能量。

4. 给予抗生素3~5天。

5. 排气后开始进食,术后1周半流质饮食,2周后进食普食。

6. 术后1周禁忌灌肠。

7. 腹腔引流管5~7天后无吻合口漏的迹象,可以拔除。

8. 如系恶性肿瘤,术后应行化疗。

【术后并发症】

1. 肠麻痹:较常见的严重并发症。同小肠部分切除,可为肠管手术操作、腹膜炎而产生。除注意预防外,如已出现,应及早积极治疗。

2. 吻合口漏:常发现在术后第5天前后。患者常有突然腹痛、持续发高热、腹部压痛的腹膜炎征象。同时,腹腔引流出肠内容物,多系吻合技术操作之故,如吻合的两断端肠管口径大小差异很大,对合不齐;或肠系膜血管结扎过多所致吻合口血供不良,亦有术后肠管胀气所致。多数吻合口漏经腹腔有效引流,积极的全身支持治疗,以及应用抗生素后是可以治愈的。如腹腔引流不满意,或患者腹膜炎体征明显、中毒症状较重时,则应及时剖腹探查,修补吻合口,并重新调整引流。

## 五、左半结肠切除术

【适应证】

1. 左半结肠肿瘤。

2. 乙状结肠扭转绞窄、某些溃疡性结肠炎、乙状结肠冗长等。

【术前准备】

1. 左半结肠常可引起梗阻,为挽救患者生命,一般常需先做横结肠或盲肠造口。

2. 如肠梗阻不完全,可准备肠道3天,包括口服抗生素或磺胺类药物及甲硝唑;肌内注射维生素K和进食低渣高蛋白食物;应用缓泻剂。

3. 根据病情给患者纠正贫血及水、电解质失衡。

4. 术前1天,口服灌洗液或5%~10%甘露醇液清洁肠道。

【麻醉】

硬脊膜外麻醉或气管内插管全身麻醉。

【操作步骤】

1. 仰卧位。

2. 经左中下腹旁中切口。

3. 此步同右半结肠切除术,应探查肝脏、盆腔有无癌转移灶,以及病变局部侵犯的范围,以决定手术的方式。降结肠、乙状结肠肿瘤合理的切除范围,应切除自脾曲至直肠的左半结肠,包括其系膜和所属淋巴组织。肠系膜下动脉应在其系膜起源于腹主动脉处结扎,同时应结扎相伴随的静脉。

4. 游离左半结肠:用等渗盐水纱布垫覆盖小肠,并将其向中线和右上方推移。于Treitz韧带附近切开后腹膜,并分离结扎和切断肠系膜下动、静脉。然后于距肿瘤10cm的远侧和近侧用纱布条结扎肠管,向肠腔内注入5-FU液500mg。切开乙状结肠系膜外侧叶,向上沿至脾下极,向下至直肠系膜。用剪刀锐性分离或用手钝性分离降结肠,并将其向右侧推移至脊柱。脾结肠韧带、胃结肠韧带的右侧部均逐一分离结扎。此处应注意勿撕裂脾下极包膜,亦应注意防止损伤肾及胰尾、脾门的大血管而致术中大出血。继之,从肠系膜下动脉起始处开始沿腹主动脉左侧向下游离降结肠、乙状结肠。在横结肠近脾曲处和乙状结肠与直肠交界处分别钳夹两把肠钳,并在两把肠钳间切断结肠和直肠。切取出病变肠段及其系膜。

5. 横结肠直肠吻合:横结肠、直肠两断端用5%活力碘消毒。然后,用细丝线对两断端肠管壁行间断全层缝合和浆肌层间断内翻缝合。吻合口不应有张力,保证血循环良好并无扭曲。如吻合口肠壁存有张力,或术前是完全性肠梗阻,肠道准备不良,可在吻合口近侧造口。待吻合口愈合2周后再行造口还纳术。也可先行近侧横结肠造口,远侧直肠断端缝闭,4~6周后可再行二期吻合术。

【术后处理及并发症】

术后处理及并发症同右半结肠切除术。

## 六、大肠全切除术

【适应证】

1. 家族性结肠息肉病。
2. 某些溃疡性结肠炎经综合治疗无效或癌变。
3. 多发性结肠癌和广泛性结肠憩室者。

【术前准备】

术前准备同右半、左半结肠切除术。特别应注意的是,溃疡性结肠炎患者往往并发有营养不良、贫血和电解质紊乱,术前需予以纠正。

【麻醉】

硬脊膜外麻醉、全身吸入麻醉均可。

【操作步骤】

1. 仰卧位。
2. 常用正中或左侧旁正中切口。上至脐上3~5cm,下达耻骨。
3. 首先,于腹左侧切开乙状结肠及降结肠外侧后腹膜,并切断脾结肠韧带,结扎其中血管,以游离脾曲。然后,将结肠推向中线,如左半结肠切除术法,游离乙状结肠和降结肠。此时应注意:

(1) 防止左侧输尿管损伤。

(2) 如系良性疾病,应靠近肠壁切断左半结肠系膜,并结扎其中血管。如直肠或左侧结肠有恶性病变,则肠系膜下动脉需靠近腹主动脉切断结扎,并切除左结肠系膜的全部。相继游离横结肠,并同时分离结扎胃结肠韧带和横结肠系膜。同样,按右半结肠切除术法,游离升结肠和盲肠、末端回肠,并于距盲肠5~10cm处切断回肠。其手术步骤同直肠癌根治术。具体手术方式有大肠全切及肛管切除、末端回肠腹壁永久性造口术,或大肠全切除回肠肛管吻合术。

4. 回肠造口术:于右下腹脐与髂前上棘连线中内1/3处切除一圆形的腹壁皮肤,径约为回肠周径的2/3。由此孔切开腹直肌鞘,分离腹直肌,切开腹膜。将回肠近侧端由此孔拖出腹壁外3~6cm。用细丝线将造口处腹膜与回肠管壁浆肌层间断缝合1周,固定造口回肠,防止术后脱出或回缩。将腹壁外的造口回肠断端黏膜外翻,以覆盖近腹壁肠段管壁上,并用丝线将黏膜与皮肤间断缝合。腹内的造口回肠段与邻近的侧腹壁腹膜亦用丝线间断缝闭其间隙,以防小肠内疝的发生。术毕,凡士林纱布围绕造口回肠基部。

5. 回肠"J"形贮袋肛管吻合术:若决定做大肠全切、回肠"J"形贮袋肛管吻合术,则应将直肠完全切除。具体操作如下:

(1) 回肠"J"形贮袋成形术:充分游离回肠末段。将其断端回肠折叠长约15cm,并行侧侧吻合,其断端缝闭。

(2) 直肠完全游离后于肛管上段的管壁前、后及两侧各缝一丝线,作为引线。于肛管与直肠移行部切断肛管后,此线作为牵引线从肛管引出肛外。由于引线的牵拉,肛管残留部断端亦随之内翻于肛管内。

(3) 肛管回肠"J"形贮袋吻合:取出病变大肠后将已做好的"J"形回肠贮袋由肛管拖出。此时回肠贮袋盲端露出肛门,贮袋肠管壁浆肌层与肛管浆肌层紧紧贴近。于其顶端切开一小切口,然后用1号丝线行肛管与回肠贮袋壁全层间断缝合。

(4) 吻合完毕,吻合口回纳入肛内,经肛门置放1根乳胶管通过吻合口达其上方10cm处,以引流肠内容物和排气减压。

6. 盆腔壁后腹膜切开处用细丝线间断缝合修复,腹膜外吻合口旁置乳胶管1根引流。

**【术后处理】**

术后处理同左、右半结肠切除术。

# 七、阑尾切除术

【适应证】

1. 急性单纯性阑尾炎、化脓性阑尾炎或坏疽性阑尾炎。

2. 急性阑尾炎穿孔并局限性或弥漫性腹膜炎。

3. 小儿、老年人急性阑尾炎，妊娠期阑尾炎。

4. 阑尾蛔虫病。

5. 慢性阑尾炎急性发作。

6. 阑尾周围脓肿经切开引流术或经非手术治疗后 3 个月仍有症状者，可行阑尾切除术。

【禁忌证】

1. 急性阑尾炎发病已超过 72 小时，或已有包块形成，阑尾的局限炎症性水肿明显，此时期不适合手术治疗。

2. 对阑尾周围脓肿经过保守治疗而无症状者，不必强行做阑尾切除术。

【术前准备】

1. 急性阑尾炎合并腹膜炎者需予抗生素（庆大霉素）+甲硝唑治疗。

2. 妊娠期阑尾炎应肌内注射黄体酮 30mg，以减少子宫收缩，以防发生流产、早产。

【麻醉】

一般用硬膜外腔阻滞或腰麻。

【手术步骤】

1. 切口选择

（1）一般用麦氏切口（脐与髂前上棘连线的中外 1/3 交界点上，做一与此线垂直的切口），切口高低根据压痛点选择。

（2）右下腹旁正中切口或经右腹直肌切口，适用于偏中、偏左或盆腔位阑尾以及诊断不明确或估计手术复杂者。

2. 切开皮肤、皮下组织。沿腱膜纤维方向剪开腹外斜肌腱膜，沿肌纤维方向钝性分离腹外斜肌、腹内斜肌、腹横肌，直达腹膜并剪开之。

3. 保护切口各层，预防切口感染。

4. 寻找阑尾：用纱布垫将小肠大网膜推向内侧，在右髂窝部寻找到盲肠，然后沿结肠带向盲肠盲端寻找到阑尾。如能将其提出切口外，则在切口外切除。

5. 处理系膜：阑尾动脉一般在阑尾系膜游离缘，应在阑尾根部切断结扎阑尾动脉，如系膜较阔又很肥厚时，则需逐段分别切断结扎。

6. 处理阑尾根部：在距盲肠 0.5cm 处的阑尾基部轻轻钳夹后用丝线结扎，在结扎线远端 0.3cm 处切断阑尾，残端用碘伏、酒精涂擦后，用荷包缝合将其埋入盲肠壁内。

7. 检查阑尾系膜有无出血，髂窝有无积液后，间断缝合腹膜、腹外斜肌腱膜及皮下组织、皮肤。

**【手术要点】**

1. 如何寻找阑尾：一般先在髂窝找到盲肠后，沿结肠带向下寻找阑尾根部，另一方法是沿末端回肠追踪盲肠，找到阑尾根部。如在髂窝部找不到盲肠，可顺升结肠旁沟寻找，应想到活动盲肠的可能，于腹中部寻找。

2. 阑尾粘连较多、阑尾系膜过短或盲肠后位阑尾时，可行逆行切除阑尾，即先在基部切断阑尾。处理残端后，再分段切除系膜，直至取出整个阑尾。

3. 化脓、坏疽性阑尾炎的处理：由于阑尾肿胀、腔内积脓，钳夹、牵拉即有破溃的危险。因此，不能用血管钳钳夹，应轻提起阑尾系膜或根部，先处理系膜，再切除阑尾。

4. 阑尾根部的处理：做荷包缝合包埋阑尾残端时，荷包缝合离结扎距离很重要，一般为 0.5cm。距离过远，可并发残端脓肿；距离太近，难以包埋。当阑尾根部较粗时，可以阑尾根部直径的长度作为荷包缝合线离结扎线的距离。荷包缝合有困难时，也可做间断浆肌层缝合包埋。盲肠壁高度充血水肿时，也可不做包埋，以免缝合撕裂，招致更危险的并发症。

5. 引流放置原则

(1) 阑尾根部处理不可靠。

(2) 腹腔炎症反应重，估计术后仍将有较多渗出者。

(3) 阑尾周围脓肿引流手术。

(4) 术中有其他损伤者。

【并发症】

1. 切口感染:此乃急性阑尾炎切除术后最常见并发症,特别是在急性坏疽性阑尾炎、阑尾穿孔、局限性腹膜炎等情况下施行手术时,尤为多见。注意保护切口,腹腔引流另戳口处理及常规使用甲硝唑可有效预防之。如有脓肿形成应及时拆除部分或全部缝线并予充分引流。

2. 腹腔残余脓肿:腹腔内残余脓肿在老年人和儿童常可发展成为致命并发症。其好发于膀胱直肠陷凹(Douglas窝)、髂窝部或结肠旁沟、膈下、肠襻间隙。主要表现为术后持续高热或体温下降后又上升,白细胞升高,脓肿所在处局部触痛。此外,还可引起相应刺激症状,如大便有里急后重感,呼吸时右侧胸痛等。直肠指检、B超等有助于早期确诊。治疗上应加大抗感染的力度,并视脓肿部位做穿刺置管或手术引流。

3. 盲肠瘘合并脓肿:常见于急性坏疽性阑尾炎,盲肠受炎症波及,阑尾残端或盲肠壁发炎、坏死、穿孔所致或由于盲肠壁水肿严重,因缝合撕破盲肠壁,造成缝合处瘘。也可因患盲肠结核、溃疡性结肠炎、克罗恩病而误诊为急性阑尾炎行手术切除阑尾后所致。阑尾切除术后切口感染,如局部脓肿形成,应想到阑尾残端瘘的可能。在瘘早期,局部形成脓肿,宜行手术放置引流于脓腔底部。若脓肿引流2~3个月,窦道久不愈合,可施行窦道切除、盲肠瘘孔切除,肠壁切口做全层内翻缝合外加浆肌层间断缝合。如因患回盲部结核、溃疡性结肠炎、克罗恩病而误切阑尾引起肠瘘,应在着重病因治疗基础上行上述外科治疗。

4. 盲肠壁脓肿(阑尾残端脓肿):这是由于荷包缝合过大,残端结扎与荷包缝合之间形成一死腔感染后积脓所致。脓腔增大时应行手术引流。

5. 切口窦道形成:表现为切口经久不愈,由外口流出分泌物或少量脓液。脓液流出后,伤口可自行愈合,过一段时间后,切口又红肿，局部隆起、破溃流脓。可行X线窦道造影了解窦道走行及范围，行窦道切除术，切除窦道及周围瘢痕组织，用可吸收缝线缝合腹壁各层并使用敏感抗生素。

6. 粘连性肠梗阻：多发生于阑尾穿孔并发腹膜炎。一般表现为不完全性肠梗阻，经积极抗感染治疗及全身支持治疗后梗阻多可缓解。如不好转发展为完全性肠梗阻，需再次手术治疗。

7. 术后出血：可发生皮下出血、肌层内血肿、阑尾系膜血管出血、阑尾残端出血。主要由于止血不彻底，结扎时系膜血管回缩及结扎线松脱所致。腹腔外出血不大可予加压包扎，抗生素预防感染待血肿自行吸收，如血肿变大应手术止血。阑尾系膜血管出血宜手术止血。阑尾残端出血，量不大可先行保守治疗，出血量大则应手术处理。

## 八、腹腔镜辅助结肠癌根治术（腹腔镜辅助右半结肠切除术为例）

1. 腹腔镜辅助结肠癌手术的患者体位，术者站位及戳孔选择

（1）患者体位：患者取“人”或“大”字位，左倾10°～15°。

（2）术者站位：显示屏幕置于头侧，助手位于患者右侧，主刀的站位可以根据术者习惯决定，可站于患者左侧，扶镜手站于患者两腿之间，或主刀站于患者两腿之间，扶镜手站于患者左侧。

（3）戳孔选择：观察孔10mm，位于肚脐下方3cm；术者主操作孔10mm、副操作孔5mm分别位于左锁骨中线与脐平面交点上、下各5cm左右；助手的两个操作孔5mm，分别位于右锁骨中线脐平面交点上、下各5cm左右。戳孔的选择可以根据术者的经验进行调整。

（4）气腹压力：设置合适的气腹压力（10～12mmHg），气腹机流量（16～20L/min）。

2. 麻醉:选用全身麻醉。

(1) 腹腔探查:经脐下观察孔置入30°腹腔镜镜头,调整手术床左倾,将小肠推向左侧,大网膜和横结肠推向头侧,按由远及近进行全腹腔探查,确定肿瘤部位,确定可否行根治性手术。若肿瘤可疑累及浆膜面,建议以生物胶覆盖肿瘤面,减少肿瘤播散可能。

(2) 离断回结肠血管:将后腹膜展平,助手向右下牵拉回盲部,协助辨认回结肠血管及肠系膜上静脉;助手左手持钳将回结肠血管向上提起,右手将横结肠系膜向上展平。术者沿回结肠血管打开后腹膜,于血管后方进入Toldt间隙,沿此间隙分离升结肠系膜。沿肠系膜上静脉左侧缘分离升结肠系膜,分离回结肠血管,于血管根部分别钳夹离断,清扫根部淋巴结。

(3) 离断右结肠血管:继续沿Toldt间隙、肠系膜上静脉左侧缘向上分离,分离升结肠系膜上至十二指肠球部、外至升结肠壁,升结肠系膜游离后于十二指肠球部前方放置纱条作为系膜标记。分离右结肠血管于根部钳夹离断。分离结肠中血管右支于根部钳夹离断。清扫血管根部淋巴结。

(4) 离断胃结肠韧带,切除大网膜:自横结肠中部胃网膜血管弓外向右侧离断胃结肠韧带,沿横结肠边缘分离切除右半大网膜。

(5) 游离右半结肠:沿右结肠旁沟切开,游离右半结肠及末段回肠,距回盲部10~15cm作回肠预切除线,结肠中血管右侧作横结肠预切除线。

(6) 小切口开腹,切除右半结肠,肠管吻合:于脐上小切口5~10cm进腹,保护切口,将右半结肠提出切口外,离断肠管,回肠-横结肠端端吻合或端侧吻合。肠系膜裂孔可以不关闭。

(7) 再次建立气腹,检查腹腔:缝合脐上切口后重建气腹,检查吻合口,清理腹腔,吸尽积液,理顺肠管,右结肠旁沟可放置引流管1根。

(8) 关闭腹壁戳孔。

3. 手术并发症:除腹腔镜手术特有并发症外,其他肠切除肠吻合并发症同开腹手术。

## 九、腹腔镜阑尾切除术

1982年,德国著名妇科腹腔镜医师Semm做了首例腹腔镜阑尾切除术。1987年,Pier SnGolz等外科医师亦进行了腹腔镜阑尾切除术。在678例中,腹腔镜阑尾切除共625例,中转为开腹手术共14例(2%)。实践证明,腹腔镜下阑尾切除安全可行,并发症少,具有重要临床价值。

【适应证】

1. 单纯阑尾炎或亚急性阑尾炎。
2. 单纯阑尾炎发作不超过12小时,B超检查未发现肿块。
3. 慢性阑尾炎。
4. 长期以来右下腹疼痛,并有附件炎病史。难以鉴别者,若腹腔镜探查时右侧卵巢及输卵管正常可施行阑尾切除术。

【手术操作要点】

1. 体位:采取头低足高、左斜卧位,尽量使肠管和网膜左移,便于显露阑尾。
2. 腹壁Trocar入路

(1) A穿刺点:脐部下缘或上缘切口,10mmTrocar建立二氧化碳气腹,放置腹腔镜,监视屏上可显示腹腔内情况。

(2) B穿刺点:左侧或右侧麦氏点,置入10mmTrocar为主操作孔。

(3) C穿刺点:耻骨联合与脐连线中点,置入5mmTrocar为辅助操作孔。

3. 腹腔探查、寻找显露阑尾:通过B、C套管放入无损伤抓钳,于升结肠寻找回盲部,以充分显露阑尾。
4. 处理阑尾系膜血管:将阑尾尖端提起后,用超声刀或双极电凝处理阑尾系膜及阑尾动脉。
5. 处理阑尾:距盲肠8~10cm处,若阑尾直径小于0.5cm可用钛夹或可吸收夹处理,若阑尾直径大于0.5cm则可用圈套器套扎或缝扎。阑尾残端黏膜用电凝或超声刀烧灼处理。坏疽性阑尾炎残端可吸收线“8”字缝合包埋。

6. 用纱条或吸引器清除阑尾周围炎性渗出物。必要时应冲洗腹腔,或置引流管。

7. 逆行阑尾切除术:对阑尾位于盲肠后位,或阑尾尖端粘连难以分离,可行逆行阑尾切除术。分离时要注意紧靠阑尾进行钝性分离,这样既可以防止出血,也不致损伤肠管。

**【手术并发症】**

除腹腔镜手术特有并发症外,其他肠切除肠吻合并发症同开腹手术。

(胡俊波　吴剑宏　邹　游　胡元龙　冯永东)

# 第三十三章　肛管、直肠手术

## 一、肛裂手术治疗

【适应证】

1. 慢性肛裂，长期反复发作，肛管皮肤角化不完全的肛裂。

2. 肛裂合并有外痔、肛窦炎、乳突肥大、内痔和肛门狭窄。

【术前准备】

可服缓泻剂，以便排尽大便。

【麻醉】

局部浸润麻醉。如系多发肛裂，或伴其他病灶者，则可考虑骶管麻醉或鞍区麻醉。

【体位】

截石位。

【操作步骤】

1. 用5%活力碘溶液消毒会阴部皮肤，铺盖无菌洞巾。

2. 在肛门与尾骨尖的连线中点注入1%利多卡因溶液，并向肛门后两侧注射，最后注入肛裂下直到齿线上方，使肛门区麻醉，括约肌松弛。

3. 扩张肛门后，用止血钳牵起肛裂下端皮肤，并在止血钳下方用剪切开皮肤。如有结缔组织外痔，应包括在切口内。将肛裂由其下方组织分离，直至其上端达齿状线黏膜。切除掉肛裂的边缘皮肤和全部瘢痕组织，但应注意避免损伤括约肌，并应尽量保留肛管的正常皮肤。如其上端有炎症性乳头肥大，也应同时切除。

4. 用钩形探针探查肛裂下方组织内有无瘘管，如有瘘管，必须切开或切除，以免影响愈合和引起复发。

5. 最后在肛裂底切开硬变的内括约肌，并向外延长切口，以利引流。

6. 创面纱布压迫止血,肛管内置放一凡士林纱布条,外盖敷料。

【术后处理】

1. 术后可用镇痛栓塞于肛内止痛。

2. 24 小时后取出凡士林纱布条,温盐水或高锰酸钾液坐浴,每日 2~3 次(包括便后)。

3. 服缓泻剂,如果导片或便乃通等,持续数日。5~7 天后,应做指扩肛,以防伤口粘连,妨碍愈合。

## 二、肛管直肠周围脓肿手术

肛提肌上方的左、右骨盆直肠间隙(图 33-1),两个位于肛提肌下方的左、右坐骨直肠窝和一个位于直肠后方的直肠后间隙。这些间隙内,组织疏松,感染极易扩散,甚至可延及两侧。骨盆直肠间隙,后方有直肠和侧韧带,男性前方有膀胱和前列腺;女性有子宫和阔韧带。此间隙脓肿,如不及时引流,可以穿入直肠、膀胱或阴道,也可以穿破肛提肌,进入坐骨直肠窝。坐骨直肠窝间隙呈锥体状,每侧的容积约为 60~90ml,其中有肛门动脉和神经,手术时应予注意。而且坐骨直肠窝的脓肿可通过肛管前方或后方两侧相通,形成“马蹄铁”状脓肿。直肠后间

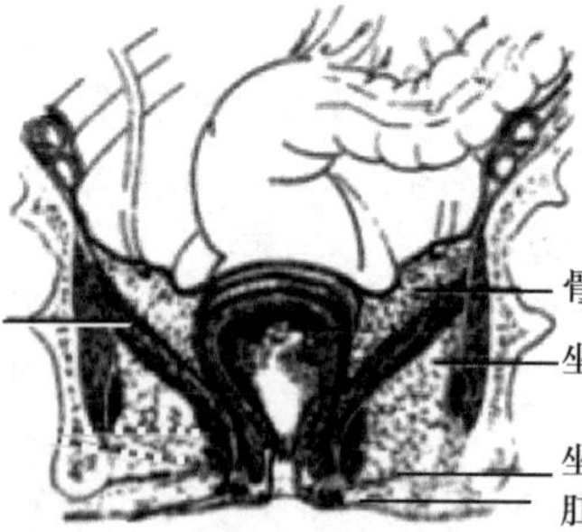


图 33-1　肛管直肠周围解剖间隙

隙的上界为腹膜，下界为肛提肌，与骨盆直肠间隙之间有直肠侧韧带相隔，此脓肿可向上穿入腹腔，或向下穿入坐骨直肠窝。此间隙内有骶骨神经丛、交感神经支以及直肠下动脉和骶中动脉，术时不可损伤。

**【适应证】**

肛管直肠周围脓肿不易自行吸收，即使向外穿破，引流不畅，长久不愈，形成瘘管，多需手术治疗，故凡诊断明确者，均应手术切开引流。

**【术前准备】**

术前不需灌肠。如脓肿表浅，疼痛严重，手术野剃毛可在麻醉后进行，以减少患者的痛苦。

**【麻醉】**

麻醉依脓肿部位而定。局部浸润麻醉、腰麻、鞍区麻醉，小儿或不合作者全身麻醉。

**【体位】**

截石位或侧卧位。

**【操作步骤和注意事项】**

1. 肛周脓肿引流术

(1) 做放射切口，切口长度与脓腔等大。

(2) 切开皮肤后，用血管钳分离，戳破脓肿，放出脓液，并用手指探查脓腔，分离其中的间隔。但不能切断外括约肌的深部肌纤维。

(3) 寻找感染源，即齿线处内口。如发现内口，可将其与切口间皮肤切开，以免日后形成瘘管。应注意的是，内口在内括约肌或深部外括约肌的上方，以分期手术为宜。即用丝线穿过内口，待 2 ~ 3 周后瘘管形成时，再予切开。切口边缘的皮肤可切除一部分，以利引流。清除脓腔内坏死组织，脓腔内放置凡士林纱布或碘仿纱条填充。

2. 直肠黏膜下脓肿引流术

(1) 如脓肿位于直肠上部，可不用麻醉，脓肿近于齿线者，则需用局部浸润麻醉。

(2) 用扩肛器插入直肠，显露脓肿部位。

(3) 尖刀片切开脓肿,用血管钳做钝性分离以扩大切口,放出脓液。为保证引流通,可将切口黏膜部分剪除。清除脓腔内坏死组织。如脓腔面无明显出血渗血,一般不放置引流物。

3. 坐骨直肠窝脓肿引流术

(1) 选择波动最明显处做切口,切口呈前后方向,尽可能靠近肛门,但应在外括约肌的外侧,距肛门至少2.5cm。切口长度需与脓腔直径相等。

(2) 脓腔引流脓液如超过90ml,应考虑脓腔可能与对侧坐骨直肠窝或上方的骨盆直肠间隙相通。仔细探查,确诊后需分别引流。

(3) 手术时勿损伤阴部内动脉和肛门动脉。

(4) 脓腔内填塞碘仿纱条或凡士林纱布。

4. 骨盆直肠间隙脓肿引流术

(1) 外引流:操作步骤大致与坐骨直肠窝脓肿相同,惟其切口偏向肛门后侧,用止血钳穿破肛提肌(图33-2)。当血管钳触及肛提肌时,可感到一定的阻力。另用左手指伸入直肠,作为引导,穿破肌层直达脓腔。待有脓液涌出时,再用血管钳扩张或手指扩张,以增大肛提肌的孔洞。排尽脓液后,腔内置放橡皮管或烟卷引流。

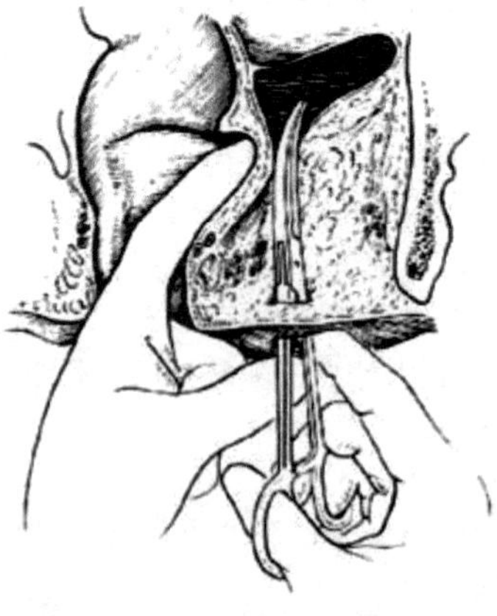

图33-2 止血钳穿破肛提肌示意图

(2) 内引流:适用于脓肿已突向直肠壁。其操作方法与黏膜下脓肿引流术相仿。但脓腔内可置引流物,并由直肠导向肛门处。

5. 直肠后脓肿引流术:操作方法与骨盆直肠间隙脓肿引流术同。其切口更偏向后侧,术者左手食指伸入直肠内,取血管钳向后内侧做钝性分离。

【术后处理】

1. 术后卧床休息 2 ~7 天。

2. 应用抗生素或磺胺类药物 5 ~7 天。

3. 创口引流物于 2 ~3 天后逐步取出。如脓腔较大而深者,引流物放置时间可适当延长。待脓腔引流内容明显减少,健康肉芽组织填平脓腔后,可将引流物去除。

4. 去除引流物后,高锰酸钾温水坐浴,每日 2 ~3 次(含大便后 1 次)。

5. 术后少渣饮食,保持大便通畅。

【术后并发症】

术后并发症不多见。偶有感染扩散而致败血症,可用抗生素控制。内口位于外括约肌深部上方者,如急于切开内口,有可能导致肛门失禁。未找到内口者,术后常形成肛管直肠周瘘管。

## 三、肛 瘘 手 术

肛瘘均需手术治疗。进行肛瘘手术时,首先必须要明确瘘管与括约肌两者间的关系。术中损伤括约肌的皮下部,不会引起肛门失禁;如果损伤括约肌深部或切断直肠环,则可导致肛门失禁的严重并发症。

### 肛瘘切除术

【适应证】

凡经坐浴和换药等治疗 3 个月而仍未愈合的慢性肛瘘,均可考虑瘘管的切开或切除。结核性感染,如无全身活动性结核灶(肺结核、肠结核),亦可切除。

肛瘘伴有急性感染或积脓时,需先控制感染。

**【术前准备】**

1. 直肠镜、肛镜检查及瘘管造影,以明确瘘管内口部位、数量、瘘管行经方向,是单纯瘘还是复杂瘘。

2. 做肛瘘组织病理检查,明确病变性质,排除恶性肿瘤。

3. 术前应做常规肠道准备。

**【体位】**

截石位。

**【麻醉】**

鞍区麻醉或腰麻,小儿做吸入麻醉。

**【操作步骤】**

(一) 单纯肛瘘切除术

取一干纱布塞入直肠内,用刮匙清除瘘管内肉芽组织。自瘘管外口注入亚甲蓝溶液 3 ~ 5ml,或亚甲蓝溶液加入等量的过氧化氢溶液,染色效果更佳。染料流经瘘管内口并染色于纱布。根据纱布的染色位置,可以大致估计内口的位置。而且在手术时,也可根据组织染色的情况,鉴别管壁,追踪瘘管及其分支。

1. 寻找到瘘管内口者

(1) 根据术前瘘管造影或术中亚甲蓝染色提供的资料,取一根可塑的银丝探针,自外口插入,再由内口穿出。当时可将食指插入肛管齿线附近作为引导标志。切忌粗暴用力,以免造成假道。寻找内口是手术治疗成败的主要关键。如术中未能觅见内口,而是仅切除外口和部分瘘管,术后瘘管不易愈合,复发率较高。

(2) 银丝探针的尖端弯曲成钩状,或用血管钳夹住,将其固定。仔细观察内口和肛括约肌两者位置的关系。判断需要切断的括约肌部分,以决定手术内容。

(3) 如内口在肛管直肠环下方者,则可做瘘管切除术。可以插在瘘管内的探针为引导,沿探针的方向切开内、外口之间的皮肤。先沿外口周围进行解剖,用剪刀剥离瘘管壁,逐步向内口分离。最后,将瘘管及其内、外口一并切除。若有分支和染色的管壁组织,也应全部清除。

(4) 如果瘘管由外括约肌的浅组或皮下组纤维的上方通过,可按与肌纤维呈垂直的方向切断括约肌。出血点随时予以结扎,以免血管回缩,而不易辨认,术后再度出血。将切口边缘的皮肤切除一部分,务使创面敞开,以利引流,有助于愈合。

(5) 创面填塞凡士林纱布。肛管内置放包裹凡士林纱布的乳胶管,排气、引流肠内物。

(6) 如瘘管浅短,也无侧支,彻底清除全部瘘管组织后,可考虑做一期缝合。缝合必须从创面底层开始,缝线要穿过底层的健康组织,并依次缝合皮下层和皮肤,使不残留空隙腔。采用创面一期缝合者,术前必须经过充分的肠道准备。否则一旦创面感染,瘘管易于复发。

(7) 术中外括约肌皮下组或浅组纤维的切断必须与其肌纤维方向垂直,不得斜行切断肌纤维,或同时切断两处,否则仍有肛门失禁的危险。

2. 如内口未能找到者:寻找肛瘘内口时,可参照 Goodsall 定律:位于肛门前方的瘘管多呈直线,而位于后方的瘘管多弯曲。估计瘘管内口的位置,转动探针的方向,自瘘管外口尽量插入深处。沿探针尽量切开所探及的全长皮肤。按前法解剖瘘管壁。有时在解剖瘘管壁时可发现瘘管的转弯或成角处,此乃是寻找内口的失败原因。如仍未能发现内口,则应尽量切除已剥离的瘘管,并扩大创面引流。绝不能在肛管上盲目制造瘘口。术后创面上充塞凡士林纱布,直肠内置放肛管。观察创口愈合情况,并要向患者说明有再需手术的可能性。

(二) 复杂肛瘘切除术

1. 多个外口

(1) 按同法注射亚甲蓝加过氧化氢溶液,确定内口的位置。鉴别主要瘘管和侧支瘘管的外口。亦可根据病史选择先出现的外口,插入探针,因该口多系瘘管主干或较大分支的瘘口。

(2) 按单纯瘘管切除术,切除此瘘管及其内、外口。

(3) 继续探查其他外口,如各外口可相互沟通,且其瘘管均处于外括约肌下方者,可将全部瘘管,包括其内、外口一并切除。如要避免切除较多软组织,则可仅将瘘管壁切开,并敞开创面,填塞凡士林纱布即可。

(4) 如瘘管处于外括约肌的上方,则应仅切除或切开括约肌下方的瘘管壁。待主干瘘管切断的外括约肌已与周围组织粘连后,再处理其他未切尽的瘘管。

(5) 外口如有各自的相应内口,则可按多个瘘管内口处理。

2. 多个内口:必须采用分期手术。按前述方法切除一条主要或较大的瘘管,包括其内、外口。待括约肌断端已有结缔组织形成,其创面已大部愈合时,再依次切除其他瘘管和内口。

3. 位于肛门后方的马蹄铁形瘘管:先插入肛镜或直肠镜,寻找内口,后者多在肛管后方正中线上,或偏向一侧。然后,将探针自一侧外口插入,由内口穿出。切开通入肛管的瘘管壁,将所有的侧支和瘢痕组织一并切除。另自对侧外口插入探针达内口,同法切开瘘管壁及切除瘘管周围的瘢痕组织。如左、右两瘘管均由外括约肌的上方通过而至同一的内口(图 33-3),则应行分期手术。第一期手术先切除处于外括约肌下方(浅部括约肌)的左、右瘘管壁。待创面愈合而仅留两瘘口时,再行二期手术,切除剩余瘘管,包括其内口,且仅在一处(尽可能在后正中线上)切断外括约肌。术中应避免损伤直肠尾骨肌,以防肛管向前移位。

4. 位于肛门前方两马蹄铁形瘘管:其位置较浅,内口也多远离正中线。如瘘管均由外括约肌的上方通过者,应分期手术,并以采用瘘管切开术为宜。因此处肌肉较为薄弱,不宜切除过多组织。

5. 内口在肛管直肠环上方:宜选用肛瘘切开术。不得任意切断肛管直肠环。如必须切断,则应分期手术。第一期手术切开外括约肌下方的皮肤、皮下组织及括约肌浅部。切除此处瘘管部分及其周围瘢痕组织。取一丝线,穿过剩留的瘘管,由内

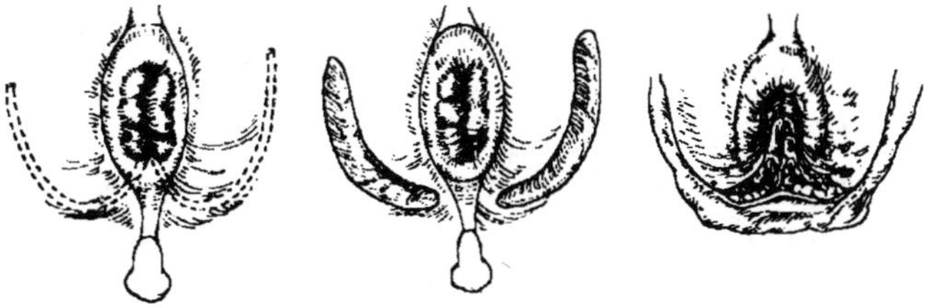


图 33-3　“马蹄铁”形肛瘘切除术

A. 左、右瘘管均在外括约肌上方是同一内口；B. 左、右瘘管壁；C. 切断外括约肌

口穿出，缚在肛门直肠环上。待创口大部分愈合时，再进行二期手术，切除缚线部分的瘘管。因此时外括约肌的断端已经愈合，肛管直肠环周围也有纤维增生，与周围形成粘连。即使切断肛管直肠环，也不会导致肛门失禁。

**【术后处理】**

1. 保持便秘，服 5% 阿片酊合剂 15～20ml，每日 3 次，2～3 天。

2. 止痛。可酌情给予镇痛剂、镇痛栓等。

3. 术后流质饮食 2～3 天，以后随患者食欲而变更饮食。

4. 术后第 2 天可拔除肛管。此后，用高锰酸钾液或温热盐水坐浴，每日 3 次，含排便后的 1 次。

5. 每日观察创面。应避免创面边缘组织粘连，引起引流不畅。创面的肉芽组织应由底层向上生长。保证创面引流通畅。

**【并发症】**

1. 尿潴留：常发生在术后 1～2 天内，多由神经反射作用所致，术后可持续导尿 1～2 天。

2. 肛门失禁：较少发生，是一种较严重的并发症，多因损伤括约肌（同时切断括约肌两处），或切断肛管直肠环所致。术中确保肛管直肠环的完整，常可避免发生此并发症。

(三) 肛瘘挂线疗法

肛瘘挂线疗法是肛瘘切开术的一种特别方法,方法简单、安全,疗效可靠。

【适应证】

肛瘘挂线疗法适用于经括约肌肛瘘,或高位单纯性肛瘘。

【体位】

截石位。

【麻醉】

鞍区麻醉或腰麻,小儿做吸入麻醉。

【操作步骤】

1. 先确定内口的位置和瘘管行走的途径。将有孔银丝探针由外口插入瘘管,按瘘管方向经瘘管达其内口。另一只手的食指伸入直肠之内,并使探针弯曲牵出肛外。

2. 将橡皮筋的丝线穿入探针尖端的针孔。再将探针回拉,使系橡皮筋的丝线与橡皮筋一道经内口、瘘管至外口而牵出。

3. 提拉橡皮筋的两端,并用一定的力量牵拉、紧缩,然后用粗丝线于贴近皮肤处绕两橡皮筋结扎。挂丝完毕,外盖敷料。

【术后处理】

1. 每隔 1 ~ 2 天紧缩橡皮筋 1 次,直到挂线脱落,瘘管开放。

2. 按一般方法处理伤口。

## 四、外痔血栓切除术

【适应证】

栓塞性外痔发生未满 48 小时者,可切开表皮,取出血栓。

【术前准备】

无需特殊准备。

【麻醉】

1% 利多卡因局部浸润麻醉。

【体位】

左侧卧位。

【操作步骤】

患者取左侧卧位。用 1∶1000 硫柳汞溶液或 5% 活力碘溶液消毒后，沿痔核四周的皮肤和皮下层顺次注入 1% 利多卡因，做局部浸润麻醉。在血栓所在部位，做放射切口。切开皮肤后，见紫红色血块，在其四周稍加压力挤出。如血栓与周围已有粘连，用剪刀做锐性分离，完整地将其剔除，或用刮匙分块清除。创面用纱布压迫止血后，不予缝合，填塞凡士林纱布，覆盖纱布。

【术后处理】

高锰酸钾温水或温盐水坐浴，每日 2 ~ 3 次，含便后的 1 次，以减轻局部水肿。如诉疼痛，可予镇痛栓塞肛。

## 五、痔　手　术

### （一）外痔切除术

【适应证】

外痔，如皮赘、纤维性外痔、栓塞性外痔伴剧痛而组织水肿或感染不严重者。皮肤垂则需与邻近病灶，如肛裂等一并切除。

【术前准备】

1. 术前 4 ~ 6 小时灌肠一次，但栓塞性外痔患者可免除此项准备。

2. 有便秘者，手术前晚，酌情服缓泻剂。拟做切口一期缝合者，术前准备与内痔切除术同。

【麻醉】

局部浸润麻醉。切除混合痔或需同时切除其他病灶时肛门周围阻滞麻醉。小儿可考虑全身麻醉。

【体位】

俯卧位或截石位。

【操作步骤】

在肛门两旁粘贴胶布以牵开臀部皮肤。麻醉后，用组织钳提起外痔组织，环绕其周围做一梭形切口。切口一端指向肛门呈放射状。用剪刀分离皮下层，将皮肤连同皮下外痔组织（栓塞性痔）一并切除。纱布压迫止血后，创面敞开，填塞纱布，覆盖纱布。如外痔组织水肿不严重，可考虑一期缝合创面。

【术后处理】

术后处理同外痔血栓切除术。

（二）内痔注射疗法

将硬化剂注射入曲张静脉丛所在的黏膜下层，使注射区域纤维化，以闭塞曲张的静脉，达到内痔萎缩的目的。方法简便，仅适用于内痔，但复发率较高。

【适应证】

1. 适用于一期内痔，痔核数目不超过3个，直径在1～1.5cm。

2. 无并发症的各类内痔的急性出血者。

3. 内痔患者因年老、体弱，或伴有心脏病、活动性肺结核、糖尿病等而不能或不宜耐受手术者，注射疗法可暂时止血和减轻症状。

【禁忌证】

1. 外痔和混合痔。

2. 内痔纤维性变。

3. 内痔伴有感染、坏死、溃烂、栓塞或绞窄等并发症；或伴有肛裂、肛旁脓肿、肛瘘、隐窝炎或直肠炎者。

【注射药物和器械】

1. 注射药物：5% 奎宁盐酸脲溶液，5% 鱼肝油酸钠溶液和5% 苯酚甘油溶液等。

2. 器械

（1）肛镜。

（2）聚光的灯泡作照明光源。

（3）5ml 注射器和8～10cm 长18号注射针各1个。

【注射方法】

1. 术前无特殊准备、不需麻醉。

2. 嘱患者排空大便,置胸膝位。

3. 先做直肠指检并扩肛。

4. 术前插入肛镜于肛管内,显露痔核局部分布状况及病理改变。确定注射部位后,由助手固定肛镜。术前用 5% 活力碘棉球消毒注射部位。将准备好的盛有硬化剂的注射器针头,由痔核上方正常黏膜刺入黏膜下层。深约 0. 2 ~ 0. 3cm。切勿刺入静脉或深及肌层。每处注射硬化剂 0. 3 ~ 1. 0ml,至注射部位呈现饱满状态为度。注射剂量亦忌过多,以免发生黏膜坏死。拔出注射针,转动肛镜,依次注射每个内痔,每次用药总量不超 3. 0ml,注射完毕后,取出肛镜,括约肌收缩可使出血自止。

5. 每次注射后,详细记录注射日期、位置及用药剂量。

6. 每隔 5 ~ 7 天可重复注射一次。通常以 4 ~ 6 次为一疗程。

【注意事项】

1. 注射以前,必须明确诊断。凡初次注射病例,应详细记录直肠指检、镜检的检查结果。以除外肛门狭窄或直肠肿瘤的存在。

2. 再次注射时,亦应重复直肠指检和镜检。如原注射处硬结尚未消退,或已有溃烂等,应暂缓注射。

3. 硬化剂注射在曲张静脉周围,而不是直接注入静脉内。

【术后处理】

注射完毕后,患者可回家,当日避免剧烈运动。术后可服缓泻剂,保持大便通畅。忌食刺激性食物。

【术后并发症】

1. 疼痛:注射时,疼痛的出现表示注射针刺入过深而进达肌层,或刺入部位靠近齿线,应及时予以纠正刺入点。术后持久疼痛,可做温盐水坐浴,每日 2 ~ 3 次。

2. 黏膜坏死:药量注射过多,浓度太高,或注射部位偏近齿线,可致黏膜溃烂、坏死、组织脱落,也可导致剧痛、脓肿及瘘管形成以及直肠狭窄等并发症。严重可继发大出血。注射时,严密观察黏膜的色泽变化，如呈现苍白，应即停止注射。局部热敷，高锰酸钾温水或温盐水坐浴，肛管内用药，均有助于减少上述并发症。

3. 栓塞性门静脉炎：较罕见，但很严重。常系注射区或感染扩散所致。内痔伴有感染时，应禁忌注射。术后突发高热和腹痛，应考虑此并发症的可能。加强应用抗生素控制感染。严密观察肝脓肿的发生。

4. 某些溶液等硬化剂偶可引起过敏反应，如皮肤红斑、眩晕、耳鸣和耳聋等。声音嘶哑、视力暂时丧失和尿潴留等并发症也偶有发生，应引起注意。

（三）内痔切除术

**【适应证】**

1. 第Ⅰ期内痔、不适用注射治疗或其疗效不显著者。
2. 第Ⅱ、Ⅲ期内痔。
3. 混合痔。
4. 内痔伴有息肉、乳头肥大以及肛瘘等病变者。

**【禁忌证】**

1. 内痔伴急性感染、溃疡、坏死或栓塞等并发症时，手术暂缓进行。
2. 继发性内痔，如门静脉高压、心力衰竭、肿块压迫下腹部静脉所致者，应处理原发病因，不宜做此手术。
3. 妊娠期不宜做此手术。

**【术前准备】**

1. 做直肠指检和直肠镜，以排除直肠肛管恶性肿瘤。
2. 术前 2 天进食少渣饮食，术前 1 天改进流质。
3. 术前晚清洁灌肠或口服灌洗液 2000ml，清洁肠道。如有便秘者，术前 2 ~ 3 天起，每晚需服缓泻剂。

**【麻醉】**

肛门周围浸润麻醉或鞍区麻醉。

**【体位】**

截石位。

**【操作步骤】**

1. 一般操作

(1) 用 5% 活力碘或 1∶1000 硫柳汞溶液消毒会阴区皮肤及肛管和直肠内部。

(2) 手指扩肛 3～5 分钟，使括约肌松弛。

(3) 显露痔核，插入直肠镜，将纱布条塞入直肠。取出直肠镜，再缓慢拉出纱布，直肠黏膜即可外翻，内痔也同时显露。或用组织钳夹住肛缘四周皮肤，向外牵拉即可显见痔核。

2. 切除内痔

(1) 钳夹切除法：①用痔钳或组织钳提起痔核。取中号全齿血管钳，与直肠纵轴平行的方向夹住痔核的基部。②用刀或剪切除露在止血钳上的痔核组织。③先用 0 号或 2-0 铬制肠线，或 2-0 可吸收的进口线在血管钳尖端，即痔核基部上端贯穿黏膜下层缝扎 1 针。然后，由此自内向外绕血管钳连续缝合黏膜和黏膜下层，直至齿状线。④缝合完毕，抽除血管钳，收紧缝线，以闭合痔核基部的创面。按同法切除其他痔核。⑤置凡士林纱布包绕的乳胶管于肛管直肠内，可压迫创面止血，亦利于排气、引流。

(2) 切除缝合法：①用组织钳夹住肛缘上、下、左、右的皮肤，向外牵拉以显露全部内痔。用痔钳夹住痔核，向外提出。②术者左手食指按扪痔核上端，扪及到搏动的动脉后，用中圆针、0 号或 2-0 铬制肠线，抑或 2-0 可吸收线缝扎此动脉。为避免缝线滑脱，可再做连锁缝扎 1 次。此线暂不剪断，留待以后继续缝合之用。③沿痔核四周黏膜做与直肠纵轴平行的梭形切口，以免发生直肠狭窄。④用组织剪分离黏膜下层，剥离痔核的曲张静脉。将痔组织与相连的黏膜一并切除。如有出血，加以缝扎。⑤分离痔核至齿线时，在肛缘皮肤上做一三角形切口，其底部向外，三角尖端指向肛门。用留置的缝扎线连续缝合黏膜切口，直至肛缘皮肤切口处。但皮肤切口不予缝合，以利引流。⑥缝扎痔核上端动脉，缝针勿穿入过深，以免损伤肛门括约肌。缝合黏膜时，亦应注意缝针勿穿入过深避免括约肌受到损伤。⑦直肠黏膜勿切除过多，切除痔核数目一次不超过

3个,以防术后直肠肛管狭窄的危险。

【术后处理】

1. 术后全流质饮食1天,以后可随患者食欲而更改为少渣的软食或普食。

2. 保持便秘2天,服用5%阿片酊合剂15ml,每日3次,持续2~3天。

3. 术后2天拔除肛管,1∶4000高锰酸钾液或3%温盐水坐浴,每日2~3次(包括便后1次),以利水肿消退。

4. 服甲硝唑0.4g,每日2次,持续5~7天。

5. 必要时持续导尿3~5天,并1∶5000呋喃西林溶液500ml冲洗膀胱,每日1次。

6. 出院前应做直肠指检,以明确有无肛门失禁或狭窄。

## 六、直肠息肉手术

直肠息肉分为绒毛乳头状瘤和腺瘤两种,前者恶变发生率较高,但两者均需手术切除。而手术的方式、切除的范围应依息肉有无恶变而定。常用的手术有电切除法、经肛门直肠息肉切除和经腹直肠切除术等几种。多发性息肉或家族性息肉病的手术原则在另节介绍。

### 息肉电灼切除术

【适应证】

低位乙状结肠、直肠内的良性息肉。

【术前准备】

1. 术前需做钡剂灌肠或乙状结肠、纤维结肠镜检,以明确息肉位置、数目、是否为家族性息肉病等,并应取组织活检,确定息肉的性质。

2. 术前1天下午,服50%硫酸镁溶液30ml,番泻叶10g泡水饮,然后服灌洗液2000ml,以清洗肠道。

【麻醉】

一般不需麻醉,但在儿童、幼儿可给予硫喷妥钠或吸入麻醉。

【体位】

胸膝位或截石位。

【操作步骤】

1. 用直肠镜或乙状结肠镜观察息肉的位置,是否有蒂。

2. 对于带蒂息肉,采用息肉圈套器,套住息肉,然后用电灼器灼其蒂部。电灼既能切除息肉,又能凝固出血点。

3. 息肉基底广阔者,不宜做电切术。电切将基底组织烧灼破坏,不能取得肿瘤组织做病理检查。

4. 对于有蒂息肉,病检发现其蒂基部有癌变,则蒂的基部应再次予以电灼除。

【注意事项】

圈套器外表需用绝缘物质保护,以免烧灼肠壁。使用电灼时,切勿烧灼过深,以免组织坏死或继发出血,甚至穿破肠壁。如有烟雾,应待其消失后再做烧灼,不得盲目进行。

【术后处理】

1. 术后患者静卧2~3小时,使出血点凝结牢固。如立即起立行走,凝血点可能因静脉压升高而脱落,造成再出血。

2. 术后少渣饮食,2~3天。

3. 4~6周后,复查直肠镜或乙状结肠镜检查,观察电灼是否彻底或有无复发。

【术后并发症】

1. 便血是电切除术的主要并发症。术后立即发生者,多系血凝块脱落所致。术后1周左右发生的是由于电灼过深,致使组织坏死,继而出血。应立即做直肠镜或乙状结肠镜再次电灼止血。

2. 肠穿孔:多发生在术后5天左右,主要系电灼过深,组织坏死而致。肠穿孔后有典型的腹膜炎症状,应需立即手术修补穿孔处后,视病情行乙状结肠造口术。如腹腔污染不严重、穿孔径较小,亦可在修补穿孔后,经肛管置乳胶管于直肠腔内并通过修补处,以减压和引流肠内容物。

## 经肛门息肉切除术

【适应证】

经肛门息肉切除术适于位于直肠下端的带蒂息肉,尤其是能自行脱出肛门外者。

【术前准备】

术前准备同息肉电切除术。

【麻醉】

麻醉同息肉电切除术。

【体位】

体位同息肉电切除术。

【操作步骤】

1. 先用海绵钳夹住息肉,向外牵拉出肛门外。在其蒂的基部用丝线做两次贯穿缝扎,在缝扎线的远侧,切断蒂部,取出息肉,需送病理检查。

2. 如息肉较大,基底广阔,则需将息肉连同基底黏膜一并切除,切除黏膜边缘距蒂基约0.5cm。为了便于缝合,可先在息肉基底的一侧切开,解剖黏膜下层,分离腺瘤组织。然后用2-0肠线间断缝合黏膜缺损部(纵行缝合),依次边切边缝,直达蒂基的另一侧。

3. 在直肠内放置包裹有凡士林纱布的乳胶管,以利排气、引流肠内容物,并有利于观察术后有无出血。

【术后处理和并发症】

术后处理和并发症同息肉电灼切除术。

## 经骶尾部直肠息肉切除术

【适应证】

息肉较大、基底较阔,位于腹膜反折下,但其位仍较高者。既不能将其拉出肛门切除,又不便经腹做切除术,只能切开直肠予以切除。如息肉活组织病检恶变者,则不能采用此手术方式,以免影响根治效果。

【术前准备】

1. 术前口服肠道抗菌药物，如甲硝唑 0.4g，每日 3 次，持续 5 天；或磺胺噻唑 5～7 天。

2. 其余术前准备同息肉电切除术。

【麻醉】

腰麻或鞍区麻醉，儿童患者则需用吸入麻醉。

【体位】

取俯卧位，垫高臀部。

【操作步骤】

1. 在臀部正中线上，自骶骨下端至肛门上方 2cm 处做纵切口。切开皮下层和筋膜。

2. 显露骶骨下端和尾骨。

3. 用组织钳咬住尾骨，并向上提起。剪除附着其上的肌肉和软组织，但切勿损伤附近的骶中动脉。必要时可切除尾骨，以扩大手术野。在尾骨附近结扎并切断骶中动脉，可控制剥离面的渗血。

4. 正中切开肛提肌筋膜。在正中线上可见一纤维索状的肛门尾骨缝。在其中点横行切断，沿肌纤维方向劈开肛提肌，并分别向尾骨和肛门侧牵开，显露直肠后壁（图 33-4）。如息肉位于直肠前壁，并有癌变而需切除肠壁全层时，则继续游离直肠四周，以能使直肠前壁转到切口处为度。在切口近肛侧，显露外括约肌纤维，并予牵开。除非必要，不予切断。

5. 沿肠管纵轴切开直肠后壁约 5～6cm 长。显露息肉。用刀沿基底四周距其边缘 0.5cm 切开黏膜。分离黏膜下层。将息肉连同其基底一并切除。黏膜缺损处做横行缝合。

6. 直肠后壁切口用丝线内翻两层间断缝合。内层缝线需穿过肠壁全层；外层缝线，仅需穿过浆肌层。如已切断肛括约肌，应予修复。

7. 于直肠两侧各置橡皮引流 1 根，从切口引出。缝合肛提肌和肛尾骨缝。最后缝合皮下组织和皮肤。

【术后处理】

1. 术后给予抗生素 5～7 天。

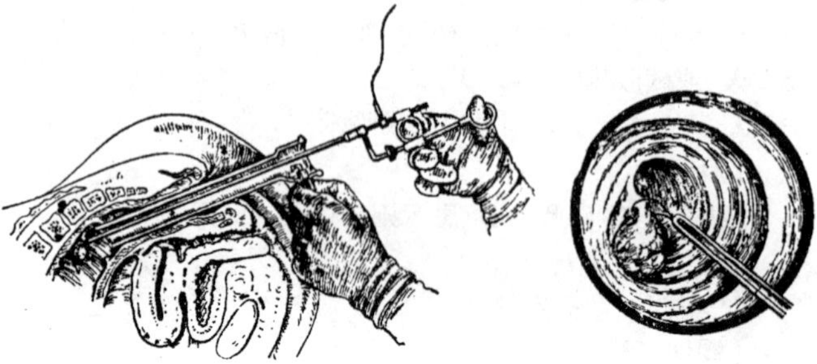

A　　　　B

图 33-4　直肠息肉电灼切除术

A. 观察息肉位置及是否有蒂；B. 用圈套器套住息肉蒂部

2. 术后 4～5 天，拔除引流条。

3. 术后给流质饮食 2 天，以后逐渐更改饮食，以少渣饮食为原则。

4. 给阿片酊合剂 20ml，每日 3 次，持续 2 天。术后 1 周内，禁做灌肠。

【术后并发症】

术后并发症为术后发生切口感染，或由此而导致肠瘘。多数经引流换药而愈。术前正确的肠道准备，术中充分游离病变肠段，可有助于减少此并发症。

## 经腹直肠切开息肉切除术

经腹直肠切开息肉切除术仅适用于位在腹膜反折平面附近的广阔基底直肠息肉。经左侧中下腹旁中切口或正中切口，进腹后切开反折部腹膜，游离直肠，并向上提出。切开直肠前壁，显示息肉并切除。

【术后处理】

1. 腹盆腔直肠切开处放置橡皮管引流，术后 5～7 天拔除。

2. 其余术后处理同经骶尾部直肠息肉切除术。

### 肠镜下直肠息肉切除术

肠镜技术日益提高，经肠镜切除直肠息肉手段更加丰富和安全。息肉电切，如 EMR、ESD 等手术方式提供给临床医生更微创、安全的选择。

### 直肠息肉电切术

【适应证】

1. 有蒂息肉。
2. 直径<2cm 的无蒂息肉。
3. 数目较少的多发息肉。

【禁忌证】

1. 直径>2cm 的无蒂息肉。
2. 多发息肉，数目较多以及家族性结肠息肉病。
3. 怀疑恶变者。
4. 出血倾向者。

术前准备同息肉电切术，体位多为左侧卧位，麻醉根据情况可选择不麻醉、静脉麻醉、全麻等。

【操作步骤】

手术无特殊步骤。但应注意切缘及切除深度，尽量保证 0.5 ~ 1cm 切缘，对疑恶变者勿行此术。

### 直肠切除术

息肉蒂部恶变且浸润范围较广，或具有广基和较大体积的息肉发生癌变时，均需考虑直肠切除术。手术操作应按直肠癌根治术处理。

## 七、直肠脱垂手术

临床上对直肠脱垂的手术方式颇多，大致可分为七型：①提高或封闭直肠膀胱或直肠子宫陷凹术（Moschouwitz、Graham 术等）。②直肠悬吊和固定术（Ripstein、Pemberton、Orr

术等)。③骨盆底成形术(Mayo 术等)。④肛门环缩术(Thiersch 术等)。⑤肠管或肠系膜缩短术(Lynch、Mikulicz 、Bloeh 术等)。⑥脱垂黏膜切除或反折术(Delorme、Whilehead 术等)。⑦脱垂肠管切除术(Miles、Gabriel、Mikulicz 术等)。每一种手术各有优、缺点。采用时,应根据各个病例具体情况,针对其病理改变和解剖缺陷,单用一种或几种方法配合使用。

## 直肠脱垂硬化剂注射疗法

【适应证】

1. 儿童有直肠黏膜脱垂,经对症治疗失败者。

2. 成年患者,因体弱、年老或其他并发症不能耐受手术时,可采用此法。

【禁忌证】

黏膜脱垂伴有急性感染、溃烂或坏死时,不应采用注射疗法。

【术前准备】

术前准备同内痔注射法。

【注射药物】

5% 苯酚甘油溶液,70% ~75% 乙醇溶液、3% 奎宁和盐酸脲溶液,或 5% 鱼肝油酸钠溶液等。

【注射法】

1. 轻度黏膜脱垂:患者取左侧卧位。不需麻醉。先插入直肠镜,在直肠的前、后、左、右壁上的黏膜下层,注入硬化剂。每处注射 0. 5 ~1. 0ml。儿童用量减半。每隔 7 ~10 天重复注射一次. 注射点应高,由上向下,止于齿线上方。通常注射 3 ~4 次获愈。儿童老人效果良好。成人脱垂有的治愈,但容易复发。

2. 重度黏膜脱垂者:嘱患者屏气,使直肠黏膜脱出肛门外。先自脱垂黏膜的最高处,环绕直肠壁周径,由上而下地注射约 10 余处。每处注射 0. 1 ~0. 2ml 于黏膜下层。注射点距离 1. 0cm,将脱出部分的全部注入药液。按脱垂的程度、脱出的黏膜范围大小,注射点多少不同,常注射数十处。注射完毕,用液状石蜡润滑黏膜。术者用右手食指裹以凡士林纱布，轻轻加压，推回脱垂黏膜。回纳后，纱布与黏膜粘着，而手指易于取出，黏膜不致随之脱出。凡士林纱布留置直肠内。肛门外垫衬多层纱布，并用胶布固定。

**【注意事项和术后并发症】**

注意事项和术后并发症同内痔注射疗法。

**【术后处理】**

注射后卧床休息 2 ~ 3 天。术后 2 天取出放置在直肠内的凡士林纱布。直肠脱垂黏膜环切术直肠黏膜脱垂而肛门括约肌功能良好者，可采用黏膜环切除术。如括约肌已呈松弛，环切后的复发率很高，不宜采用。

## 肛门环缩术

**【适应证】**

此手术仅适用于肛门收缩无力或肛门已呈松弛的直肠脱垂，并常与其他手术相辅应用，如乙状结肠或直肠切除术、直肠悬吊术或固定术等，则疗效更好。

**【术前准备】**

无特殊术前准备。

**【麻醉】**

鞍区或骶管麻醉。老年体弱者，可用 1% 利多卡因溶液在肛缘周围皮肤和皮下层做局部浸润麻醉。

**【操作步骤】**

1. 患者于截石位。

2. 用尖刀在肛门前、后距肛缘 0.3cm 处，各做一正中切口，切开皮肤 0.4 ~ 0.5cm。

3. 取一特制 Doyen 持柄弯针，或用长穿刺针弯曲成半圆形。自后正中切口插入，通过肛门右半侧的皮下层，从前正中切口穿出。用 20 号银丝线穿过持针的针孔，或穿刺针的针芯，退出持柄弯针或穿刺针，引出银丝线，使其留置于皮下层。按同样的方法将此银丝线自前正中切口插入而从后正中切口取出，并留银丝线于左半侧的皮下层内。留置肛门皮下的银丝线,缩小肛门,以紧贴食指为度。剪去多余的银丝线,将银丝线头向尾骨处扭转,埋入皮下层。用丝线缝合前后的正中切口。

【术后处理】

术后可早期离床活动。如有粪块堵塞或排便不畅,可用手指扩张肛门,或服缓泻剂。

【术后并发症】

皮下感染,不多见。如有发生,取出银丝线,但脱垂即将复发。若感染控制后,亦可再行放置。

## 直肠固定术(Pemboton 法)

【适应证】

本手术主要内容是游离直肠,提高并固定其周围组织,适用完全性直肠脱垂。

【麻醉】

硬脊膜外麻醉或吸入麻醉。

【体位】

头低臀高仰卧位。

【操作步骤】

1. 做自耻骨联合至脐正中切口或左旁正中线切口。

2. 进腹后用温盐水纱布垫将小肠向上推开。显露乙状结肠,在其系膜两侧切开后腹膜。沿后腹膜切口向膀胱处延伸,并在其后方会合(女性在子宫颈后方会合)。游离乙状结肠、直肠。注意保护两侧输卵管、肠系膜下血管,以免损伤。

3. 游离直肠时,分离其与盆骶的后间隙,直至尾骨。提出脱垂的直肠,使其能固定于较高的平面。

4. 拉紧直肠,缝合后腹膜切口。取细丝线做间断缝合,直肠、乙状结肠固定于侧腹壁、盆壁及邻近的盆腔器官上。缝合时应达到下列目的:

(1) 后腹膜和肠壁上的剥离面必须盖有腹膜(再膜化)。

(2) 乙状结肠应予牢固固定。常予以折叠肠襻的方法使之相互缝合，然后固定在骨盆壁、骶骨前结缔组织和邻近器官上。最后，再将乙状结肠固定在侧腹壁上。

5. 依次缝合腹壁切口，不置引流。

【注意事项】

1. 固定时，必须拉直直肠，使原脱垂的肠管固定在最高的位置。

2. 固定缝合，仅缝合肠壁的浆肌层，并尽量利用脂肪垂，缝针不得穿入肠腔，以免肠内容物外漏，造成腹腔污染而致腹膜炎的发生。

3. 固定在邻近器官或组织间，不得存有间隙，以防发生内疝。

【术后处理】

术后防止肠内胀气，常规置肛管排气。给阿片酊合剂 3 ~ 4 天，控制排便。并进食少渣饮食。5 天后服缓泻剂，以利通便。卧床 2 周。避免重体力劳动 3 ~ 6 个月。

## 张氏腹内手术

国内张庆荣（1957）设计经腹固定术，其操作步骤基本与 Pemboton 法相似。主要不同点是：

（1）固定直肠后壁于骶前筋膜或骨膜。缝线为左、右两行，每行 2 ~ 3 针，最上缝线应在骶岬下方，缝完后再牵拉直直肠，结扎缝线。

（2）膀胱或子宫陷凹的腹膜边缘，在其正中稍做垂直切开，使腹膜松弛，并将其缝于直肠前壁，消除陷凹。

（3）在直肠、乙状结肠前壁和侧壁横行折叠缝合 2 ~ 3 行。每行 5 ~ 6 针，使肠壁缩短 2 ~ 3cm。使肠管缩短。

术中注意事项及术后处理同直肠固定术。

## Ripstein 法

1965 年，Ripstein 采用 Teflon 网围绕直肠前方，固定于骶骨。切开直肠两侧后腹膜，将直肠由骶骨前方分离，向上牵拉拉紧直肠。用宽 5cm Teflon 网带围绕直肠，两端缝于骶岬下方

5cm 处中线两侧的骶前筋膜和骨膜,并将网带边缘缝于直肠前壁和侧壁,不修补盆腔底。最后缝合直肠两侧的腹膜切口,缝闭腹壁切口。

常见的并发症是粪块嵌塞,需灌肠或服缓泻剂。

## 直肠脱垂经会阴切除术(Mikulicz 手术)

**【适应证】**

脱出的直肠水肿、粘连不能回纳者,或已有坏死的病例。

**【术前准备】**

给抗生素以控制感染。

**【麻醉】**

腰麻或硬膜外麻醉。

**【体位】**

截石位。垫高臀部,以利嵌入直肠前腹壁陷凹的小肠回复至游离腹腔,可避免切除时损伤。

**【操作步骤】**

1. 用海绵钳夹住脱出的肠管,尽量将脱垂直肠牵出。

2. 先切除前方一半的脱垂直肠。在距肛缘 1 ~ 2cm 处,环形切开外层肠壁,直至腹膜层。依次结扎出血点。切开腹膜,显露直肠前腹膜陷凹。用细丝线间断缝合内外两层肠管壁的浆肌层,封闭游离腹腔。为了避免污染腹腔,可先切开外层肠壁一小部分,随即闭合腹腔。以后按边切边缝的方法,逐步切断前方一半的肠管。随后,用 2-0 号肠线间断缝合内外肠管全层。应注意的是,全层缝合应在浆肌层缝线的下方。按同样方法,切除后方一半的脱垂肠管,并缝合之。

3. 手术完毕后,肛门内置裹有凡士林纱布的橡皮管 1 根,以便排气、引流肠内容物。

**【注意事项】**

外脱的肠管有内、外两层,其间存有腹膜与游离腹腔相通。小肠常随之脱出而嵌入其中。切除前可做直肠指检以明确有无此种情况,便于防止手术损伤小肠。

【术后处理】

1. 术后卧床休息 2 周,不得起立行走。

2. 服阿片酊合剂 2 ~ 3 天控制大便,术后 4 ~ 5 天开始进食流质,7 天后食少渣饮食。

3. 术后 6 ~ 7 天拔除肛管,并用高锰酸钾液或温盐水坐浴,每日 2 ~ 3 次(含便后 1 次)。

经腹切除术,即高位前切除,同 Dixon 术。游离直肠到肛管直肠环,看到直肠与肛提肌接连处,应保留 7cm 长的一段直肠。切除拉长的乙状结肠和上部直肠,行结肠直肠对端吻合。然后将子宫或膀胱后壁的腹膜稍加分离,并缝于骶骨和结肠的前面,以消除直肠子宫或膀胱陷凹。并(或)将直肠固定于骶前筋膜。本手术除可治疗完全脱垂,同时可改进便秘。但有发生漏的危险。术后处理同 Mikulicz 术。

## 八、直肠癌手术

### 直肠肛管经腹会阴联合切除术(APR 术)

【手术指征】

1. 一般恶性肿瘤其下缘距齿状线<5cm。

2. 高恶性的癌其下缘至少距肛门口<7cm。

【手术范围】

切除全部直肠和其固有筋膜内的淋巴组织,大部分乙状结肠及其系膜和淋巴结,主动脉前、肠系膜下血管周围的淋巴组织,盆底部分腹膜,腹膜外的直肠侧韧带、肛提肌,肛管及肛门周围的皮肤,肛管周围的全部括约肌和坐骨直肠窝的脂肪、淋巴组织。

【术前准备】

1. 心理准备:凡肛管、直肠癌,无论术前是进行保肛术还是行永久性腹壁人工肛门手术,术前必须向患者和家属交代术后粪便改道的可能性和改道的道理,如术后处理得当,仍能适应正常的生活。否则,患者缺乏心理准备,术后面对这一难以改变的事实而心情痛苦，或引起不必要的医疗纠纷。

2. 手术创伤大，术前应纠正贫血，术前准备 400 ~ 1200ml 血。

3. 术前 2 天为无渣全流质饮食。

4. 术前 1 天下午口服灌洗液 2000 ~ 3000ml。如服灌洗液后肠道准备仍不满意，则应做清洁灌肠。如已有梗阻症状口服灌洗液应慎重。

5. 女性患者术前 2 天 10% 活力碘阴道擦洗，每日 2 次。

6. 静脉液体及电解质的补充。

7. 手术当日早晨给患者置放鼻胃管、导尿管，并妥善固定。

【麻醉】

一般采用气管插管静脉复合麻醉，对肥胖和颈短的病例也可采用连续硬脊膜外麻醉。

【手术体位】

常规截石位。大腿尽量外展，并远离腹部伸展成约 120° ~ 135°。骶尾部垫上 6 ~ 7cm 厚的软塑料枕或橡皮枕，使肛门抬高悬空，距枕垫游离缘 4 ~ 5cm。腰部填以充气枕或海绵枕，减少术后腰痛。消毒、铺巾要求腹会阴部手术野同时显露。此体位患者术中不需改变，有可能提高肿瘤的切除率，缩短手术时间。

【操作步骤和注意事项】

1. 切口：一般取下腹左旁中或正中切口，起自耻骨联合，向上达脐上 3 ~ 5cm 处。旁中切口腹直肌自白线分离，向外侧拉开，下端锥状肌应分离直达耻骨的起始部。切口应以干棉垫保护，并用腹膜钳将其与腹膜钳夹，或用丝线缝合固定。

2. 腹内探查：目的是了解病灶切除的可能性。方法是由远及近，先正常器官，后病灶部位，以防将肿瘤细胞带到其他部位种植转移。其要点是：

(1) 探查肝脏，触及硬结时应在直视下观察，必要时取活组织病理检查，以决定处理方法。

(2) 检查横结肠、大网膜、全结肠时，除仔细观察表面有无转移灶外，警惕防止结肠内同时有第 2 个癌瘤或其他病变的漏诊。

（3）全面了解腹主动脉前方和肠系膜下血管、乙状结肠系膜根部和双侧髂内血管区的淋巴结有无转移，但应知道淋巴结的广泛转移不应为直肠癌姑息性切除的禁忌证。最后探查直肠肿瘤的局部情况，切勿用力挤压。确定肿瘤与腹膜反折的关系，盆腔腹膜有无转移，肿瘤是否穿透肠壁全层侵犯邻近器官，如输尿管、子宫颈、阴道、尿道以及盆底。根据肿瘤对周围组织、器官侵犯的范围及与之固定的程度，决定手术是否行根治性切除术、抑或姑息性切除术。但应注意的是最终手术方式的选择是在松解直肠侧韧带、直肠分离至肛提肌平面后方能决定。如果能做保肛的根治性切除术，则应放弃 Miles 术，可提高患者术后的生活质量。探查完毕，可将手术台平面调为臀高头低截石位，大约与水平面成 10° ~20°。小肠襻由盆腔回纳入腹腔，并用等渗盐水棉垫隔离。切口置腹壁三瓣自动牵开器，充分显露手术野，以便游离切除直肠。

3. 分离乙状结肠及其系膜

（1）切开乙状结肠系膜左叶，沿其根部向下至直肠膀胱陷凹或直肠子宫陷凹的前面膀胱后上方约 2cm。向上至结肠旁沟，必要时可沿至脾曲。同时应显露左侧输尿管，将其从乙状结肠系膜根部向外侧分离，以防结扎肠系膜下血管而使其受累。

（2）在拟定的乙状结肠造口处，向其根部切开乙状结肠系膜右叶，沿乙状结肠系膜根部向下延长切口直达直肠右侧的直肠膀胱陷凹，与左侧切口会合。显露肠系膜下血管，在左结肠动脉分出第 1 支的下方结扎、切断直肠上动脉及其伴行的静脉。然后，沿系膜根部将乙状结肠整块与其根部的腹后壁腹膜分离至骶骨岬。

4. 分离直肠：提起乙状结肠，沿系膜入盆腔的入口向下分离其与腹主动脉分叉处，使其与后壁的腹主动脉分叉、骶前神经、第 5 腰椎和骶骨岬分离，显示出直肠固有筋膜与盆壁筋膜间隙。术者左手握起乙状结肠，右手指缓缓伸入此间隙，做向前、后、左、右的轻柔分离，可直达尾骨尖部，直肠后壁与盆壁基本分开。在此间隙中尚存在细小纤维束相连或有直肠后壁肿瘤浸润，与盆壁粘连，退出右手，再将乙状结肠向前牵拉，充分显露此间隙,直视下用剪刀或高频电刀锐性切断、剥离上述组织。切记防止骶前静脉的损伤,导致难以收场的大出血。将乙状结肠拉向腹后壁,深部拉钩拉起膀胱或子宫,显露直肠膀胱或子宫陷凹反折腹膜切口。沿膀胱、输精管、精囊后壁、前列腺,在直肠生殖膈平面或子宫颈、阴道后壁(Denonvillier 筋膜)前面钝性、锐性分离直肠前壁,男性可达前列腺尖端平面。继此,游离直肠两侧。术者左手将直肠向左侧牵拉,右手食指、中指分别插入直肠右侧前后壁的间隙内,分离周围的疏松组织,右侧侧韧带清楚可辨。用长弯血管钳靠近盆壁侧钳夹、切断、结扎。同样方法处理左侧侧韧带。操作中随时注意两侧输尿管下端进入膀胱的位置,勿损伤。至此,直肠盆腔部分已完全游离。一般认为,盆腔内显露比会阴部好,因此,盆腔内分离直肠应尽可能向其下端分离至肛提肌平面。腹部术者能将直肠侧韧带完全分离,此举则为会阴部手术操作带来许多方便。

5. 切断乙状结肠:在乙状结肠近侧选择造口处,使保留的肠段远端有良好的血供,且游离的肠管有足够的长度,以便行腹壁人工肛门而没有张力。切断的两断端用5% 活力碘消毒后均用丝线缝闭,且用橡皮套罩上,远端将同直肠肛管一起切除,近端则待行腹壁造口。

6. 结肠腹壁造口:会阴部组取出标本后,盆腔术野用生理盐水冲洗,将行腹壁造口。移除腹壁自动牵开器,用组织钳分别将腹壁切口左侧腹壁各层钳夹对齐拉向右侧。左下腹预定造口处,用组织钳钳夹皮肤提起,用手术刀或剪刀与腹壁皮肤平行切除直径约 3 ~4cm 圆形皮肤和皮下组织。其下方腹外斜肌筋膜“十”字状切开或同样剪除一圆形筋膜。腹内斜肌、腹横肌依其纤维用直角拉钩牵拉分开,然后切开腹膜。腹壁造口的切口大小以可足以拉出造口的肠管为度。腹膜边缘用 4 把小血管钳夹住,以便以后缝合固定于结肠壁。助手在患者左侧用拉钩牵拉腹部切口左侧腹壁,显露左侧结肠旁沟。术者移至患者右侧,用肠线将乙状结肠与结肠造口处的腹膜切口外侧缘的结肠旁沟做一荷包缝合封闭,以防术后小肠内疝的形成,同时也固定了结肠,防止了术后结肠造口的回缩或脱出。随后,由造口的腹壁切口将造口的结肠断端拉出腹壁外，用小圆针、细线缝合结肠浆肌层或脂肪垂与造口处腹膜，间断缝合6~8针，予以固定造口结肠。露于腹壁外的造口肠管距皮肤约3~4cm，要有良好的血供。造口的肠管与其周围腹壁的皮下组织间隙，用碘仿纱条填充，2天后拔出。同时，术后第2天，造口肠管开放。也可行腹壁造口肠管黏膜与皮肤一期缝合。术后直接接造口袋。近年来，结肠腹壁造口有改为经腹膜外隧道式(Goligher)的结肠造口。其主要特点是造口结肠沿经其外侧的侧腹膜分离出的一隧道而达到腹壁造口的切口。其优点是腹腔内的乙状结肠与侧腹膜无需缝合封闭，且术后不会发生小肠内疝和结肠脱出。

7. 盆腔底部腹膜的缝合和修补：在会阴部助手取出切除的直肠标本后，应仔细地对创面止血，还需用大量的温盐水冲洗创面。盆底创面两侧后腹膜应用细丝线间断缝合修复。需要时，子宫及其附件也可用来关闭盆底。在男性则可游离部分膀胱后壁的腹膜、盆底创面两侧后壁腹膜，均可有助于关闭、修复盆底，以防止术后小肠脱入会阴的创口中。腹部后壁肠系膜下血管处的创面，亦应用细丝线缝合修复，可防止术后肠粘连的发生。盆底腹膜外间隙置橡皮管引流，引流管可从会阴部切口旁另做切口引出，也可由左下腹壁引出。腹部手术完毕，关缝腹部切口时，应注意将大网膜轻轻拉下，覆盖在小肠表面，不让小肠与腹壁切口直接接触，以减少小肠粘连的形成。切口下端膀胱顶部处，应将腹膜、腹横筋膜与腹直肌前鞘做一单纯固定缝合，以吊起膀胱顶部，防止腹膜退缩和减轻术后膀胱向骶前凹后倾的程度。此后，按常规缝合切口各层组织。

8. 会阴部手术：当腹腔组游离直肠后，决定不宜行保肛手术时，会阴部手术即可开始。重新用10%活力碘消毒会阴部皮肤，用5%活力碘消毒肛管、直肠；女性患者还应消毒阴道。用大三角针粗丝线缝合封闭肛门。取以肛门为中心的椭圆形切口，前方达会阴中心腱，后方至尾骨尖，两侧到坐骨结节内侧。切开皮肤、皮下组织，用两把组织钳钳夹住肛门切口的肛门侧皮缘,向前上方提拉肛门,显露出后方切口。用剪刀或高频电刀沿坐骨结节内侧缘切除左侧直肠坐骨窝的脂肪组织。向后切断尾骨直肠韧带。继续将肛门向左牵拉,同样方法切除右侧直肠坐骨窝的脂肪、淋巴组织。此时,术者可将左手食指沿骶尾部向上直达深部的肛提肌,分离肛提肌进入直肠后间隙,达肛提肌的深面。在右手食指的钩拉指引下,由后向前,靠近骨盆壁逐一钳夹、切断左侧肛提肌。向前上方牵拉肛管,横行剪开骶前筋膜。同样用左手食指钩拉指引下逐一切断右侧的肛提肌。最后,将卵圆钳由骶前间隙进入盆腔,在腹腔组医生的协助下拉出远端直肠,并向下牵拉以利分离前壁。男性在直肠前列腺外侧靠近会阴横肌处以长弯血管钳逐一分离、切断、结扎左侧耻骨尾骨肌。同样方法分离、切断右侧耻骨尾骨肌。在肛管前方,以剪刀或电刀沿会阴浅横肌后缘逐步向深处分离。切断肛管深部外括约肌向前的交叉纤维后,分离切断肛管深横肌。此处可由导尿管作标志,操作中防止损伤尿道。直肠、肛管会阴部完全游离,取出直肠标本。会阴部创面应仔细止血,最好采取电凝或细丝线缝扎止血。尤其是前列腺两侧附近,务必使渗血完全停止。与腹腔组联合冲洗创面,然后用肠线或0号Dexon缝线间断缝合深层组织,丝线缝合皮肤。如肿瘤需要切除的范围较大,创口一期缝闭困难,可采取开放纱布填塞,术后换药。

## 直肠癌经腹切除(低位前切除术,LAR术)

【手术指征】

1. 一般恶性程度的直肠癌其下缘距齿状线>7cm。

2. 直肠癌姑息性切除,肿瘤下缘距肛门应>8cm。如全身状况好,但已有肝脏等处转移而局部又能切除者。

3. 巨大而广基的良性肿瘤,如绒毛乳头状瘤;或炎性狭窄,切除病灶后肛提肌上保留直肠的长度>3cm。

【手术切除范围】

本手术腹部切除范围与联合切除术基本相同,其不同的是保留了肛管和肛提肌,也保留了直肠下段的感觉及其排便反射。而且操作仅限于腹盆腔之内。

**【术前准备】**

术前准备与直肠肛管经腹会阴联合切除术相同。但伴有梗阻的病例,肠道清洁不满意时,可考虑先做横结肠造口术,或先施 Hartman 术,3 个月后吻合。

**【麻醉】**

麻醉与联合切除术相同。

**【手术体位】**

手术体位与直肠肛管经腹会阴联合切除术相同,以便术中扩张肛管并经肛管冲洗已隔离的直肠保留段,清除肠腔内容物和游离的癌细胞,防止开放吻合时手术野的污染,必要时因腹部吻合困难,可改为经肛吻合器吻合、拉出肛外吻合,或改变手术方式行 APR。

**【操作步骤和注意事项】**

1. 腹壁切口、腹腔探查、乙状结肠、直肠的游离基本与直肠肛管经腹会阴联合切除术相同。但肠系膜下血管应在高位结扎其根部。

2. 乙状结肠切断和准备:根据乙状结肠和其系膜的长度决定左结肠游离的范围。如有必要应游离结肠脾曲或分离部分胃结肠韧带。以便达到切除肿瘤后,近端结肠与远端直肠吻合而不产生张力。乙状结肠的切断处距肿瘤上缘至少应在 10cm 以上。切断的乙状结肠远侧断端用 5% 活力碘消毒后用丝线荷包缝合,并用橡皮袋套罩,待与直肠一起切除。近侧断端用肠钳于断端 4 ~5cm 处钳夹,5% 的活力碘消毒后用生理盐水纱布包裹,以备吻合。

3. 直肠切断和直肠保留段的准备:在肛提肌平面以上的直肠,应充分游离。选择直肠切断处应距肿瘤下缘>2cm 直肠断端处的后壁肠系膜应稍加分离,约 2cm 长。继此,在拟定近远端切断处用荷包钳钳夹后切断,于两钳间切断直肠,移去标本,断端用 5% 活力碘消毒。酌情选用 28 ~33#吻合器吻合。吻合完毕。盆骶前间隙置橡皮引流。如果吻合口有张力存在,可适当松解近侧结肠系膜或其相邻的韧带。若吻合口血供不良,或肠道清洁欠佳，必要时可行横结肠造口或回肠造口，待吻合口完全愈合后再考虑关闭造口。

## 直肠经腹腔肛管拉出切除术（改良 Parkes 术）

【手术指征】

1. 一般恶性程度肿瘤位于直肠的中下段，其下缘距肛门 8～10cm。

2. 早期癌肿，局限于肠壁内，或为块状突入肠腔内生长，其下缘距肛门不少于 6cm。

【切除范围】

本手术切除了全部直肠，但保留了部分肛提肌和外括约肌、肛管。

【术前准备】

术前准备同直肠肛管经腹会阴联合切除术。

【麻醉】

麻醉同直肠肛管经腹会阴联合切除术。

【体位】

体位与直肠肛管经腹会阴联合切除术同，常规采用头低截石位。

【操作步骤与注意事项】

1. 腹壁切口、腹腔探查、肠腔内抗癌药注射以及双侧髂内动脉注射抗癌药的盆腔局部化疗，乙状结肠、直肠的游离基本与联合切除术相同。但应注意，切断的乙状结肠近端拉出肛门应无张力。为此，左结肠及其系膜必须有足够的长度。故左结肠做适当的游离，必要时还需分离胃结肠韧带，游离左半横结肠及分离切断横结肠部分系膜。分离脾结肠韧带应注意勿损伤脾下极，以免大出血。乙状结肠拉至肛外的长度估计，可利用下列标志，即从骶骨岬至会阴部的距离约为从骶骨岬至趾骨联合的距离的 1.5 倍。乙状结肠切断断端处理同 Dixon 术，但两断端用丝线缝闭。

2. 直肠完全游离到肛提肌平面，根据肿瘤的恶性程度、局部浸润范围，于肿瘤下缘 3～4cm 处用粗丝线双重结扎直肠，以防近侧肠内容物流入远侧保留肛管段内。此时,助手在会阴部用5%活力碘冲洗保留的肛管,并充分扩肛。随后术者用粗丝线在直肠结扎线下方的肛管壁上前、后、左、右各缝1针,结扎后保留做牵引。在直肠结扎线与牵引线之间,切断直肠,移出标本,保留肛管断端消毒,仔细止血、开放以备吻合。

3. 结肠肛管吻合:术者移位于会阴部。助手将保留肛管断端壁上的4根牵引线经肛管传送给术者。随后,又将乙状结肠断端(已缝闭)由肛管递送到肛外。术者牵拉保留在肛管壁上的4根牵引线,使肛管断端壁向肛管内翻,并可拖出至肛门口。此时,拉出肛外的乙状结肠壁浆肌层与肛管断端壁浆肌层紧紧相贴、重叠。首先,术者在4根牵引线方位上用圆针、丝线行结肠肛管全层缝合,各缝1针。然后切除乙状结肠的原缝闭端,继用细丝线行结肠肛管全层间断缝合,逐一缝合前、后壁。吻合完毕,吻合口回缩肛内。如吻合口有张力,按Dixon术处理。经肛门置乳胶管至吻合口上方,并固定好。可使结肠肛管排气、减压,引流肠内容物,以利吻合口愈合。同经腹切除术一样,盆骶前间隙置橡皮管引流。

## 九、腹腔镜辅助直肠癌根治术

1. 腹腔镜辅助直肠癌手术的患者体位、术者站位及戳孔选择。

(1) 患者体位:取改良截石位,将普通截石位的患者右下肢放置低平,避免影响术者右手操作,头低足高约30°。

(2) 术者站位:显示屏幕置于足侧,主刀站于患者右侧,助手站于患者左侧,扶镜手站于助手后方,国内部分医院扶镜手站于主刀后方。

(3) 戳孔选择:脐上为观察孔10mm;术者主操作孔10mm位于右髂前上棘内上各两横指交点,术者副操作孔5mm位于右锁骨中线与脐平面交点下方;助手的两个操作孔5mm,分别位于左麦氏点附近,及左锁骨中线与脐平面交点的下方。以上戳孔的选择可以根据术者的经验进行调整。

(4) 气腹压力:设置合适的气腹压力(10～12mmHg),气腹机流量(16～20L/min)。

2. 麻醉:选用全身麻醉。

3. 腹腔镜辅助经腹部直肠切除吻合术(LA AR 或 LA LAR):适用于直肠中上段癌。

(1) 戳孔进腹后,常规由远及近腹腔探查。

(2) 头低位,将大网膜及小肠置于上腹部,显露乙状结肠及直肠;以骶骨角与肠系膜下动脉根部两点连线,确定乙状结肠系膜的右侧切除线;助手将切除线中点上方结肠系膜向左上方提起,主刀沿切除线切开肠系膜浆膜,分离出疏松的 Toldt 间隙,但并沿 Toldt 间隙上下分离,分离过程中应注意保护肾前筋膜的完整,可以保护位于肾前筋膜后方的输尿管和神经;解剖暴露肠系膜下动脉和静脉,清扫血管根部淋巴结,切断肠系膜下动脉及其伴行静脉。输尿管十分靠近肠系膜下动脉根部,切断肠系膜下动静脉时应小心辨别。有时应注意在完成淋巴结清扫后保留结肠左动脉,以避免吻合口血供不足产生吻合口瘘,尤其是患有糖尿病或血管硬化的病人。

(3) 继续沿着直肠固有筋膜与盆壁筋膜的间隙行锐性分离,低位直肠肿瘤的骶前分离应至尾骨尖部。建议先背侧后两侧分离,保持直肠固有筋膜的完整,两侧分离以可见输尿管为止。

(4) 助手将乙状结肠向右侧牵拉,此时应可见乙状结肠系膜左侧移行区腹膜已十分菲薄(背侧已分离抬起),向下沿移行部切开,注意保护后方的左侧输尿管。

(5) 切开直肠前腹膜返折,于 Denonvillier 筋膜之间的间隙将直肠前壁与精囊分离(女性在直肠生殖膈平面进行分离)。切断两侧的侧韧带并注意保护盆腔的自主神经。最后将直肠游离至肿瘤下方至少 3～5cm。沿直肠预切除线环形切断直肠系膜,游离直肠肠壁约 1～2cm(俗称“直肠瘦身”)。

(6) 在肿瘤下方 3cm 处用腹腔镜用切割闭合器切断直肠。在下腹作相应大小的小切口(多选择左侧麦氏切口,或耻骨联合上横切口),使用切口保护套,将带肿瘤的近端直肠乙状结肠拉出腹腔外,根据肿瘤原则确定结肠近侧切缘,切除肠段。将圆形吻合器砧座放入近端结肠，重新建立气腹，使用吻合器在腹腔镜直视下作乙状结肠-直肠端端吻合。吻合口必须没有张力。注意吻合方向，避免扭转吻合。根据情况，可选择留置肛门直肠引流管。

(7) 冲洗盆腔后，吻合口旁放置引流管。

4. 腹腔镜辅助腹会阴直肠癌切除术(LAAPR)：适用于直肠下段及肛管癌和某些无条件作保留肛门的直肠中段癌患者。患者体位和 Trocar 放置与直肠前切除术相同。

(1) 肠系膜下血管的离断，淋巴结清扫，及直肠周围分离同上述腹腔镜辅助经腹部直肠切除吻合术。切断两侧侧韧带，靠近盆壁向下游离直肠，清除两盆壁脂肪淋巴组织。直肠向下分离应达到肛提肌平面，直肠前方应达到前列腺尖端平面；条件允许暴露良好时也可以腹腔镜下环形切断肛提肌。注意环形切缘应无肿瘤残留。

(2) 根据肿瘤原则确定结肠近侧切缘，游离结肠肠段长度应满足无张力下行结肠造口。在局部可以达到 R0 切除时，建议行腹膜外造口，可以减少造口旁疝发生的几率。腹腔镜下行左侧腹膜外隧道的分离，与经腹壁开口分离的隧道会合，将结肠近侧断端经腹膜外隧道提出腹腔，常规造口，一期成型开放。注意肠段拖出时，应避免扭转。

(3) 会阴手术组：操作同开腹 APR 术。

(4) 待会阴手术组缝合会阴皮肤组织后，建议重建气腹腹腔镜下缝合关闭盆底腹膜，避免肠管粘连于盆底。

5. 手术并发症：除腹腔镜手术特有并发症外，其他并发症同开腹手术。

(曹志新　吴剑宏　杨传永　罗学来　黄　丹)

# 第三十四章　甲状腺、甲状旁腺手术

## 一、甲状腺腺瘤切除术

单纯切除腺瘤或肿块的甲状腺手术现已逐渐被淘汰。

【适应证】

甲状腺腺瘤或囊性变。

【术前准备】

一般甲状腺腺瘤或囊肿无需特殊准备,肿瘤体积较大者术前1周可服复方碘溶液。

【麻醉】

一般甲状腺腺瘤或囊肿采用颈丛或局部浸润麻醉,肿瘤体积较大压迫气管者采用气管内插管全麻。

【体位】

仰卧位,床头抬高15°,肩部垫枕,使头部后仰充分显露颈部。

【手术要点】

1. 取胸骨切迹上方1.5cm沿皮纹行弧形切口,切口长度以能获得充分显露腺瘤为原则。切开皮肤、皮下组织和颈阔肌,仔细止血,纵行切开颈白线。

2. 腺瘤或囊肿体积较小且位于颈正中线附近,直接钝性分离牵开颈前肌暴露腺体,位置表浅者直接剥除瘤体。

3. 一般可不断颈前肌群,切开颈白线后,以圆头钩将肌肉拉向一侧,显露瘤体。如瘤体体积较大,可采用槽针或血管钳将颈前肌群横行穿过,用电刀或超声刀逐层离断肌层,遇血管则结扎,充分暴露瘤体和患侧甲状腺;位置偏上极的较大肿瘤需结扎甲状腺上动脉;于瘤体周围上直血管钳,锐性分离瘤体,边分离边止血,达基底部后用弯血管钳夹住蒂部结扎,将瘤体连同周围部分甲状腺一同完整切除,创面端端间断缝合止血。

4. 创面置负压引流管,如创面较小可采用橡皮引流条经切口引出。

【术后处理】

1. 术后24~48小时若引流物不多则拔除引流条。

2. 术后一般不需应用抗生素。如需预防性应用,可在术前及术后24小时内各应用一次。

## 二、甲状腺大部切除术

【适应证】

1. 甲状腺功能亢进:继发性甲状腺功能亢进,或高功能腺瘤;中度以上的原发性甲状腺功能亢进;腺体较大,伴有压迫症状,或胸骨后甲状腺肿等类型甲状腺功能亢进;抗甲状腺药物或$^{131}$I治疗后复发性甲状腺功能亢进;妊娠早、中期甲状腺功能亢进。

2. 结节性甲状腺肿:单纯性甲状腺肿压迫气管、食管、血管或神经引起临床症状;巨大单纯性甲状腺肿影响生活和劳动;结节性甲状腺肿继发甲状腺功能亢进。

3. 对于性质不明的甲状腺结节,可作为先行手术方式,切除病变组织术中行冰冻切片检查,如为恶性肿瘤,再进一步扩大手术范围。

【术前检查】

1. 颈胸部透视或摄片,并做气管软化试验。

2. 详细检查心脏有无扩大、杂音或心律不齐等,并做心电图、心脏彩超检查。

3. 喉镜检查,确定声带功能。

4. 测定基础代谢率。

5. 甲状腺彩超,必要时检查甲状腺增强CT及甲状腺ECT扫描。

【术前准备】

单纯性甲状腺肿病例无需特殊准备,对甲状腺功能亢进患者必须进行药物准备。

1. 开始即服用碘剂：常用的碘剂是复方碘溶液（卢戈氏碘），每日 3 次；第一天每次 3 滴，第 2 天每次 4 滴，以后逐日增加 1 滴，至每次 16 滴为止，然后维持此剂量。甲状腺功能亢进症状得到基本控制（患者情绪稳定，睡眠好转，体重增加，脉率稳定在每分钟 100 次以下，基础代谢率-20% ~ +20% 之间）便可进行手术。仅在少数患者，服用碘剂 2 周后，症状减轻不明显，可在继续服用碘剂的同时，加用硫氧嘧啶类药物，直到症状基本控制后，再停用硫氧嘧啶类药物，但仍继续单独服用碘剂 1 ~ 2 周，再进行手术。

2. 先用硫氧嘧啶类药物，待甲状腺功能亢进症状得到基本控制后，即予停服，并改服 1 ~ 2 周的碘剂，再进行手术。由于硫氧嘧啶类药物可导致甲状腺肿大和动脉性充血，手术时极易发生出血，服用硫氧嘧啶类药物后必须加用碘剂。心率过快者，可加普萘洛尔 10mg，每日 3 次。已发生心力衰竭者，应予以洋地黄制剂。

3. 对于常规应用碘剂或合并应用硫氧嘧啶类药物不能耐受或不起作用的病例，主张与碘剂合用或单用普萘洛尔做术前准备。剂量为每 6 小时给药一次，口服每次 20 ~ 40mg，一般在 4 ~ 7 天后脉率即降至正常水平，可以施行手术。要注意的是：最末 1 次口服普萘洛尔要在术前 1 ~ 2 小时，术后继续口服普萘洛尔 4 ~ 7 天。术前不用阿托品，以免心动过速。

4. 普萘洛尔的应用，应严格掌握用药指征，对重症、心功能不全、年老的甲状腺功能亢进患者，不宜用普萘洛尔做术前准备。对于高功能腺瘤患者，可单用普萘洛尔做术前准备。

**【麻醉】**

气管内插管静脉复合全身麻醉。

**【体位】**

仰卧位，床头抬高 15°，肩部垫枕，使头部后仰充分显露颈部。

**【手术要点】**

1. 取胸骨切迹上方 1.5cm，按皮纹做领状切口，两端至胸锁乳突肌内缘或依肿块大小而定切口大小，锐性切开皮下组织和颈阔肌，分离颈阔肌皮瓣上至甲状软骨，下至胸骨上切迹。

2. 沿游离皮瓣范围全长从中线切开，分离带状肌，显露甲状腺腺体。在拟行手术的一侧，钝性将胸骨舌骨肌自深面的胸骨甲状肌分离，直至显露颈内静脉和颈襻神经。很少需要切断带状肌来显露腺体。如瘤体较大可采用槽针或血管钳横行穿过胸骨舌骨肌、胸骨甲状腺肌，用电刀或超声刀逐层离断肌层，应在其上端进行，以保留来自颈襻神经的分支支配。遇血管则结扎，充分显露双侧甲状腺。

3. 用甲状腺拉钩牵拉切口上缘，小圆钩向外牵拉胸锁乳突肌，暴露一侧甲状腺上极，以血管钳钳夹甲状腺腺体作为牵引，用剥离子纱球分离甲状腺上动、静脉，紧靠腺体处结扎离断，近心端双重结扎。

4. 显露甲状腺外侧缘，紧靠腺体结扎甲状腺中静脉。

5. 同样方法处理另侧甲状腺。

6. 以小弯血管钳钝性分离甲状腺峡部后方，注意勿伤气管，结扎甲状腺峡部后切断。

7. 于腺体外缘上置血管钳作为切除标记，按甲状腺功能情况，切除腺体 70% ~90% 。必须保留腺体的背面部分，每侧残留部分大约如拇指末节，残面间断缝闭。

8. 两侧创面各置负压引流管，另戳孔引出体外。

【术后处理】

1. 心电监护 24 小时，床边备气管切口包。

2. 术后继续服用复方碘溶液，从术前滴数开始，每日 3 次，每次减少 1 滴，至每次 3 滴结束。

3. 24 ~48 小时拔出引流管。

【甲状腺大部切除术并发症及处理】

（一）术后再出血

甲状腺上动脉或较粗静脉的结扎线结脱落，腺体切面的严重渗血（多由于未结扎甲状腺下动脉），均是造成术后再出血的常见原因。

1. 临床表现：一般在术后 24 ~48 小时内，患者颈部迅速肿大，紧张，呼吸困难，甚至发生窒息。

2. 处理：拆除缝线，敞开切口，去除血肿，结扎出血的血管。

（二）喉上神经损伤

如果将甲状腺上动脉和其伴行的静脉离甲状腺上极较远处不细加分离地连着其周围组织一起结扎，会将喉上神经的外支结扎；分离向上伸延很高的甲状腺上极时，有时可能损伤喉上神经的内支。

1. 临床表现：喉上神经外支损伤，可致患者的声带松弛、声调降低；喉上神经的内支损伤由于喉黏膜的感觉丧失，失去喉部的反射性咳嗽，进食和饮水时可引起误咽。

2. 处理：理疗后多可自行恢复。

（三）喉返神经损伤

喉返神经损伤多由于术中直接的损伤：切断、扎住、挫夹、牵拉，少数由于术后血肿压迫或附近瘢痕组织的牵引。

1. 临床表现：一侧喉返神经的损伤可引起声音嘶哑；两侧喉返神经的损伤可造成失音，严重的呼吸困难，甚至窒息。

2. 治疗

（1）由于术中挫夹、牵拉所引起的喉返神经麻痹，术后 3 ~ 6 个月内可恢复功能。

（2）一侧喉返神经损伤所致声嘶多可代偿，两侧损伤发生严重呼吸困难多需行气管切开。

（四）甲状旁腺损伤

手术时甲状旁腺误被切除、挫伤或其血供受累。

1. 临床表现

（1）症状多在术后 1 ~ 2 天出现，轻者仅有面部或手足的强直感或麻木感，常伴有心前重压感，重者发生面肌及手足的抽搐，一种带疼痛的持续性痉挛，每日发作数次，每次 10 ~ 20 分钟，甚至数小时。

（2）严重病例还伴有喉和膈肌痉挛，可引起窒息而致死亡；晚期常继发双眼白内障。

（3）在不出现抽搐的间歇期间，神经肌肉的应激性显著增高：耳前叩击面神经，颜面肌肉即发生短促的痉挛（Chvostek 征）；如果用力压迫患者的上臂神经，即引起手的抽搐（Trousseau 征）。

2. 辅助检查：血清钙<2.0mmol/L，血清磷则升高。

3. 治疗

（1）给予镇静剂苯巴比妥（鲁米那）等。

（2）口服乳酸钙或葡萄糖酸钙，同时给予维生素 $D_3$。或静脉推注 10% 葡萄糖酸钙溶液。

（3）严重的病例服用二氢速固醇（AT10），开始剂量较高，每日 5～7ml，连服 3～4 天后，即测定血中钙含量，钙含量正常时即减至每周 3～6ml，定期测定血钙含量。

（4）同种异体甲状旁腺移植。

（五）甲状腺危象

甲状腺危象是由于甲状腺功能亢进时肾上腺皮质激素的合成、分泌和分解代谢加速，久之肾上腺皮质功能减退，手术创伤即诱发危象。

1. 临床表现

（1）发生手术后 12～36 小时内。

（2）高热、脉率快速而弱、大汗、不安、谵妄以至昏迷，常伴有呕吐、腹泻，如不积极治疗，患者往往迅速死亡。

2. 治疗

（1）给予镇静剂。

（2）静脉输入大量葡萄糖溶液，吸氧。

（3）口服丙硫氧嘧啶，首剂 600mg。或口服复方碘溶液 3～5ml，紧急时给予 1～2g 碘化钠静脉注射。

（4）氢化可的松 200～400mg/d 分次静脉滴注。

（5）做好术前准备，待基础代谢率接近正常、循环系统情况改善后施行手术，以及术后继续服用碘剂，是预防甲状腺危象的重要措施。

## 三、甲状腺腺叶切除、甲状腺近全/全切除术

甲状腺多发结节，及已知或怀疑甲状腺恶性肿瘤的术式包括：

（1）甲状腺腺叶切除加或不加峡部切除术。

(2) 甲状腺近全切除术,指一侧仅保留 Berry 韧带靠近喉返神经处的 1 克以下的腺体组织。

(3) 甲状腺全切术,指切除所有肉眼可见腺体组织。

肿块切除术或保留 1 克以上腺体组织的甲状腺次全切除术被认为不是合适的甲状腺恶性病变的手术方式。

【适应证】

1. 分化型甲状腺癌,包括乳头状腺癌,滤泡状腺癌。

2. 甲状腺髓样癌。

3. 甲状腺多发结节,或单发结节直径较大者。

4. 甲状腺微小癌,直径<1cm。

【禁忌证】

甲状腺未分化癌。

【麻醉】

气管插管静脉复合全身麻醉。

【体位】

体位同甲状腺大部切除术。

【手术要点】

基本同甲状腺大部切除术。

【术后处理】

基本同甲状腺大部切除术。

## 四、甲状腺癌区域淋巴结清扫术

现在对甲状腺癌多主张采用颈部中央区及颈部外侧区淋巴结清扫术。

【适应证】

1. 甲状腺乳头状腺癌有颈部淋巴结肿大。

2. 甲状腺髓样癌。

3. 对于术前没有临床证据提示颈部淋巴结肿大的甲状腺癌或甲状腺微小癌,是否行预防性颈中央区淋巴结清扫仍存在争议。

【禁忌证】

甲状腺未分化癌。

【麻醉】

气管插管静脉复合全身麻醉。

【体位】

体位同甲状腺大部切除术。

【手术要点】

1. 切口与暴露同甲状腺大部切除术。

2. 沿颈阔肌下分离皮瓣，广泛显露一侧颈部和对侧颈部前方的组织结构，游离甲状腺上极，沿甲状腺外缘游离侧叶和下极，显露喉返神经。

3. 在胸锁乳突肌前、后缘切开肌膜，显露颈内静脉后找到副神经，向下分离到入肌处。

4. 处理右淋巴导管或左胸导管后不结扎切断颈内静脉，将颈后三角组织从后继续向前侧翻转，显露迷走神经全长后，切开颈内静脉深部颈动脉鞘，将颈内静脉后侧的淋巴结、脂肪组织随同颈后三角内容分离出来，然后贴近颈内静脉前缘结扎切断进入此静脉的属支，使颈内静脉全长游离。

5. 按一侧叶甲状腺切除术切断甲状腺峡部，清除患侧的颈部淋巴结，包括气管前、甲状腺峡部以上的淋巴结，甲状腺后气管旁、喉返神经周围以及气管食管沟的淋巴结，颈外侧部颈总动脉和颈内静脉深面的淋巴结。

6. 创面置负压引流管。

【术后处理】

1. 术后 48 小时后引流量<10ml/d 方可拔管。

2. 术后 2～3 天可发生乳糜漏，首先通畅引流，量小可自然闭合。如果量逐渐增多>500ml/d，经保守治疗 3 天以上，引流量无减少；或有皮瓣坏死、大血管破裂等并发症，则需探查缝闭。

## 五、甲状旁腺切除术

【适应证】

1. 原发性和继发性甲状旁腺功能亢进伴有骨病或肾功能损害。

2. 影像学检查甲状旁腺直径超过 1 ~ 2cm。

【术前准备】

1. 术前常规检查同甲状腺部分切除术。

2. 查甲状旁腺激素(PTH),血钙、血磷。

3. 甲状旁腺核素扫描。

4. 骨密度测定。

【麻醉】

气管插管静脉复合全身麻醉。

【体位】

仰卧位,床头抬高 15°,肩部垫枕,使头部后仰充分显露颈部。

【手术要点】

1. 手术切口及暴露甲状腺同甲状腺部分切除术。

2. 游离一侧甲状腺,结扎切断甲状腺中静脉。

3. 弯血管钳钳夹甲状腺腺叶,向内牵引甲状腺。首先探查甲状旁腺腺瘤的好发部位:一侧甲状腺下动脉和喉返神经交叉点,发现腺瘤后仔细分离瘤体周围组织,钳夹腺瘤蒂部切除瘤体。对于甲旁亢患者,瘤体切除 10 分钟后静脉采血,送检查 PTH。

4. 继续探查一侧叶背面近上极处和甲状腺上动脉周围。

5. 异位甲状旁腺可存在气管食管沟、上纵隔、甲状腺和胸腺组织中,应注意探查。术中应探查到 4 个甲状旁腺。

6. 创面置负压引流管。

【术后处理】

1. 术后检测 PTH、血钙、血磷和尿钙、尿磷。

2. 出现低钙血症,短期内多能恢复,有症状者可静脉注射 10% 氯化钙或葡萄糖酸钙溶液 10ml,每日 3 次。

(易继林　李兴睿)

# 第三十五章 乳腺手术

## 一、乳腺癌改良根治术

乳腺癌改良根治术是浸润性乳腺癌最常用的外科治疗手段。与乳腺癌经典根治术不同的是，保留了胸大、小肌。

【适应证】

Ⅰ、Ⅱ期乳腺癌患者，Ⅲ期、Ⅳ期乳腺癌经新辅助化疗后患者，无严重心、肺功能异常者。

【禁忌证】

1. 全身情况较差，心肺功能异常，不能耐受手术。

2. 局部晚期及有远处转移患者。

【术前准备】

1. 术前明确肿瘤性质。

2. 全面体检，评估有无重要脏器的转移。

3. 心血管疾病、糖尿病等，应术前控制。

4. 皮肤准备。

5. 备血。

【麻醉和体位】

气管内插管全身复合麻醉。

【手术步骤】

1. 多选用横梭形切口，切缘应距肿瘤边缘约 3～5cm。

2. 皮瓣分离：在皮肤与浅筋膜间做皮瓣分离，上界为锁骨下缘，下界达肋弓处。内侧界至胸骨旁，外侧界为背阔肌前缘。将乳腺与胸大肌筋膜一并切除。

3. 清除腋水平Ⅰ、Ⅱ组的淋巴脂肪组织，保留胸长神经，胸背神经及肩胛下血管支。分离前锯肌、肩胛下肌和背阔肌的筋膜组织，将其与腋淋巴脂肪组织和乳房整块切除。

4. 清除胸肌间淋巴结,清除腋水平Ⅲ淋巴结可将胸小肌向外侧牵拉。如清除腋水平Ⅲ困难时,可考虑切除胸小肌。

5. 彻底止血、放置引流,缝合切口。

【术后处理】

1. 术后用胸带适当加压包扎伤口,患肢外展及注意患肢的血液循环。

2. 引流保持通畅。

3. 根据肿瘤病理及免疫组化检测结果进行化疗、放疗、内分泌治疗及生物靶向治疗。

【并发症】

1. 皮下积液

(1) 术中创面彻底止血。

(2) 加压包扎时锁骨下、腋窝等处应加用小纱块垫平。

(3) 加压包扎持续至术后8天。

2. 皮瓣坏死

(1) 皮瓣不宜过薄。

(2) 皮肤对合张力过大时先行减张或扩大皮瓣的游离范围。

3. 上肢水肿:腋窝处淋巴组织广泛切除易导致淋巴引流障碍。腋血管周围轻柔操作,避免对腋静脉粗暴的机械刺激,避免静脉周围大块结扎。

## 二、乳腺癌保乳治疗

【适应证】

Ⅰ、Ⅱ期乳腺癌患者,部分Ⅲ期患者经新辅助化疗后。

【禁忌证】

1. 绝对禁忌证

(1) 多中心病灶。

(2) 妊娠期乳腺癌(1~6个月)。

(3) 患侧乳房或胸壁区域接受过放疗的病人。

(4) 累及皮肤的活动性结缔组织疾病。

(5) 病变广泛,局部切除难以彻底清除病灶。

(6) 术后无法完成放疗的患者。

2. 相对禁忌证

(1) 肿块大小与乳房大小比例。

(2) 妊娠期乳腺癌(6~9 个月)。

## 三、保留乳腺的乳腺癌手术

1. 手术常需两个切口:其中一个切口切除原发乳腺肿瘤,另一个切口行腋窝淋巴结清扫。

2. 几种手术方式用于原发乳腺肿瘤切除:象限切除术、区段切除术及扩大的肿瘤切除术。

3. 用缝线或有颜色墨水将不同边界(上、下、内、外、基底)做适当标记。送病理检查以确定切缘是否受累。如被证实阳性,继续切除边缘乳腺组织至切缘阴性。如切缘两次均为阳性,应放弃保乳治疗。

4. 腋窝淋巴结清扫术:切口设计在腋窝皮肤皱褶处,清除腋水平Ⅰ和水平Ⅱ淋巴清扫。如在水平Ⅰ和水平Ⅱ有可触及的淋巴结,需进行Ⅲ水平腋窝清扫。在清扫过程中,注意保护胸背、胸长、肋间壁及胸内侧、胸外侧神经血管。

## 四、前哨淋巴结活检(SLN)

SLN 是乳腺外科手术治疗中的一个重大进展。前哨淋巴结收集肿瘤引流的第一站淋巴结。乳晕下或原发灶、乳腺实质或活检部位作为注射的位点。

注射蓝染试剂和/或同位素示踪剂确定前哨淋巴结。同位素示踪剂从术前 1~24 小时的任何时间注射。(依据手术前的时间,注射剂量不同)。蓝染料大约为 35 分钟流过前哨淋巴结。第一站聚集蓝染试剂或放射性示踪剂的淋巴结即为前哨淋巴结。

在腋窝皮肤皱褶处做一小切口,向下解剖腋窝,找到蓝染淋巴结,分离蓝染的淋巴结;如使用放射性示踪剂,可通过伽马探测仪记录。分离并结扎周围淋巴管,分离该淋巴结送检。

## 五、乳腺癌根治术

乳腺癌根治术(Halsdet手术)为乳腺癌手术治疗的经典术式,现少用。

**【适应证、禁忌证】**

同乳腺癌改良根治术。

**【术前准备及麻醉】**

同乳腺癌改良根治术。

**【手术步骤】**

1. 切口及皮瓣剥离:同乳腺癌改良根治术。内至胸骨旁或胸骨中线,外至背阔肌前缘,上至锁骨下,下至肋弓缘。皮瓣不宜过薄,保证伤口一期愈合,争取术后及时放疗或化疗。

2. 切断乳房周围胸壁的脂肪结缔组织达胸肌筋膜,保留靠近头静脉的一束肌纤维,于肱骨结节胸大肌止点处切断胸大肌。

3. 于锁骨下缘切断附着于锁骨的胸大肌,于胸骨缘附着处离断胸大肌,逐一结扎内乳血管穿通支。

4. 游离胸小肌,于喙突附着处切断胸小肌,切开喙锁筋膜,显露腋血管、神经。

5. 切开腋神经血管鞘,游离、切断并清除腋血管前及下方的小血管、神经及淋巴、脂肪组织,整块切除标本。

6. 创面彻底止血,于腋窝置橡皮引流管,腋中线戳洞引出,缝合切口。

7. 创面加压包扎。应注意敷料平整,压力均匀。

并发症及处理同乳腺癌改良根治术。

## 六、单纯乳房切除术

**【适应证】**

1. 导管原位癌。
2. 保乳治疗复发。
3. 高龄患者不能耐受根治手术。
4. 乳房肉瘤。

术前准备及麻醉同乳腺癌改良根治术。

【手术步骤】

1. 横梭形切口，切缘应距肿瘤 3～5cm。

2. 切开皮肤和皮下组织。分离皮瓣内至胸骨缘，外至胸大肌外侧缘，沿胸大肌表面切除乳腺组织。

3. 止血，放置引流。

4. 缝合切口。

术后并发症及处理同乳腺癌改良根治术。

## 七、乳管内乳头状瘤

术前乳管镜检查或乳管造影乳头溢液出口明确乳管内新生物并定位标记。

1. 在标记处找到病变导管开口，注入亚甲蓝，并根据乳管镜或乳管造影提示的部位做切口。

2. 切开皮肤及皮下组织，在乳头根部找到蓝染的病变乳管。

3. 将病变的乳管完整解剖，直至分支末端，将所属分支乳管及其边缘的腺体组织做楔形切除。剖开导管，寻找乳管内病变。

4. 残腔较大时放置引流条，缝合腺体及皮肤。

## 八、乳房肿块切除：超声或钼靶及体检证实肿块

1. 切口：皮肤张力线即 langer 线非常重要，自乳头乳晕区呈环形向外延伸。在乳头或乳头以上水平，应沿张力线做弧形切口或乳晕周围切口。乳头水平以下切口可以做放射状切口。

2. 切口皮肤及皮下组织，切开肿块表面腺体，完整将肿块切除，如边界欠清，连同周围腺体与肿块一并切除，探查残腔避免残留肿瘤组织。

3. 止血，残腔较大时放置引流，缝合腺体及皮肤。

（吴亚群）

# 第三十六章　腹外疝手术

## 一、腹股沟疝修补术

**【适应证】**

成人腹股沟斜疝、直疝、滑动性疝。

**【禁忌证】**

1. 婴幼儿,疝较小且无嵌顿或绞窄者。
2. 老年患者合并前列腺增生症、明显尿潴留者。
3. 恶性肿瘤、晚期肝硬化及大量腹水者。
4. 慢性支气管炎未予治疗控制者。

**【术前准备】**

术前应积极控制引起腹内压增高的疾病,如:慢性咳嗽,便秘。术前晚甘油灌肠。留置导尿管以助排空膀胱。

**【麻醉】**

局部浸润麻醉,椎管内麻醉,髂腹股沟神经阻滞,全麻。

**【术式选择】**

1. Shouldice 法:修补重点在腹横筋膜层次。曾作为成年人腹股沟斜疝的首选手术方法。适用于较大的成人腹股沟斜疝和直疝。

2. Lichtenstein 无张力疝修补术:也称平片修补法。1984年,Lichtenstein 在疝修补常规使用补片的基础上,提出了无张力的要求,首次提出了"无张力疝成形术"的新概念。修补腹横筋膜后,在腹股沟韧带和腹外斜肌腱膜之间置入补片,从而加强腹股沟管后壁。适用于成人腹股沟疝患者。

3. 疝环充填式无张力修补术(Mesh Plug Hernioplasty):常用于缺损较大的腹股沟直疝。

4. 腹膜前疝修补术(Stoppa 修补术):经腹膜前途径网片

修补法,适合于①>50 岁男性或从事强体力劳动的年轻患者;②滑动疝,巨大疝和再次复发;③肥胖,老年人和肝硬化患者。

5. 腹腔镜腹股沟疝修补术:创伤小、术后疼痛感轻、恢复也相对较快。现应用广泛。可以同时检查和治疗双侧腹股沟疝。手术方法包括经腹膜前疝修补术、腹膜内铺网修补术等。

【手术步骤】

1. Shouldice 法

(1) 切口:与腹股沟韧带平行做 10cm 左右的长切口。或横向、沿皮纹皱褶的切口。

(2) 沿纤维方向切开腹外斜肌腱膜。应注意不要损伤深面的髂腹股沟神经。切开腹外斜肌腱膜后,从内环水平向下切开外环,充分游离后,纵行切开提睾肌。

(3) 将内环与周围组织分开后,找出疝囊。高位结扎疝囊。如果在精索上发现脂肪瘤,应一并切除。

(4) 修补腹股沟后壁,应避免张力。用连续缝合法将腹横筋膜外侧叶在内侧叶下面与联合腱或腹内斜肌腱下面相缝合。直到内环口。再用该线将腹横筋膜内侧叶在外侧叶之上与腹股沟韧带连续缝合,直至耻骨部。再从内环外将腹内斜肌和腹横肌边缘与腹股沟韧带做一层连续缝合,从而加强第 2 层。

(5) 精索放回,冲洗伤口后逐层缝合。

2. Lichtenstein 法

(1) 切口:通过 Scarpa 筋膜达腹外斜肌腱膜。注意切开时将腱膜提离精索和髂腹股沟神经。减少神经切断的机会。

(2) 在腹外斜肌腱膜内、外两侧钝性分离,把精索与左右组织分开。用一 Penrose 软管环绕牵引精索。将精索与疝囊分离,将精索游离至腹股沟管的内环处穿出的水平。

(3) 打开疝囊后,应切除多余的疝囊及任何明显的精索旁脂肪瘤。

(4) 取一块 7.5cm×15cm 的长方形补片进行剪裁。外侧端剪成脚掌样,用 2-0 不可吸收缝线固定于耻骨结节,下缘与腹股沟韧带连续缝合,上缘与腹内斜肌用 1-0 可吸收线间断缝合固定。尾端剪出一处供精索通过的裂口,呈燕尾样缝合固定。网片不可绷紧。

3. 疝环充填式无张力修补术(Mesh Plug Hernioplasty)

(1) 切口:在腹股沟韧带中点上方2cm处开始,做一与腹股沟韧带平行的切口,向下至耻骨结节,约6～8cm。

(2) 显露腹外斜肌腱膜,游离精索,分出疝囊。

(3) 高位游离疝囊,暴露腹膜前脂肪后,将花瓣状填充物(Perfix Plug)对着疝囊底部往腹腔内还纳,直至疝环边缘。嘱患者咳嗽,证明填充物已经顶住疝孔后,用不可吸收缝线将填充物周边缝合到疝环周围。

(4) 用一平片加强腹股沟管后壁。方法同Lichtenstein手术。

(5) 用生理盐水冲洗伤口后,逐层缝合。

4. 腹膜前疝修补术(Stoppa修补术)

(1) 取脐下正中切口,向下达Rerzius间隙,向两侧分离至腹直肌后缘。显露疝囊。

(2) 切除疝囊,关闭腹膜。取15cm$^2$大小的网片,根据术中要求裁剪。将网片置于腹壁与髂筋膜所在的区域要求平坦。网片下缘要覆盖在髂血管前。

(3) 网片前后或放置引流,然后逐层缝合。

5. 腹腔镜疝修补术

A. 腹腔镜经腹腹膜前腹股沟疝修补术(TAPP)

(1) Hasson技术建立气腹。

(2) 通过两侧套管,用腹腔镜剪和电凝钳打开腹膜。在疝囊上方向侧方切开腹膜2～3cm至髂前上棘,进入腹膜前间隙后用分离器在腹膜和腹横筋膜间钝性分离。

(3) 将疝囊提至腹膜前间隙并从精索上分离开。显露腹壁下血管、耻骨联合和腹直肌。

(4) 放置大补片(单侧15cm×10cm,双侧30cm×15cm)。置于分离开腹膜的区域。可以覆盖所有易形成疝的区域。从对侧耻骨结节向中间延展,直到同侧髂前上棘。将补片贴于对侧和同侧的耻骨结节及Cooper韧带旁的组织上。

(5) 关闭覆盖于补片上的腹膜。患者恢复平卧位后,放气至气腹压为10mmHg。

B. 全腹膜外修补术(TEP)

(1) 切口:在与疝同侧的脐外下方做一2cm切口。打开腹膜前间隙。

(2) 通过脐部切口置入气囊分离器。在脐下正中线上放置两个5mm套管。

(3) 显露耻骨结节,分离器钝性分离打开腹膜前间隙。分离腹膜前间隙的范围和补片放置的位置与TAPP术相同。卷起补片后在直视下放入补片。展开后在内侧钉合。避开几个危险点。

(4) 移除套管,用可吸引线间断缝合筋膜。皮下缝合皮肤切口。

## 二、股疝修补术

(一) 普通股疝修补术

**【适应证】**

所有股疝均应手术修补,除非患者有明显的禁忌证。

**【术前准备】**

视全身情况而定。如发生疝内容物绞窄,需静滴乳酸林格液以保证水和电解质平衡。如果发现肠管可能已失活而要切除,应开始应用抗生素。

**【麻醉】**

首先考虑局部浸润麻醉。

**【手术步骤】**

(1) 紧靠腹股沟韧带上方,按皮纹线做切口。

(2) 在腹壁下动静脉内侧剪开腹横筋膜,推开下面的腹膜外脂肪组织,即露出股环上方的疝囊颈部,其内侧为陷窝韧带,外侧为股静脉,上面是腹股沟韧带,下面是耻骨韧带。把疝囊经股管向上提至表面,用镊子向上牵拉疝囊的同时,在腹股沟韧带下方向上推挤疝块,将疝囊拉出股管。

(3) 如以上操作无法使疝囊复位,则需游离皮下组织,直至疝囊显露于腹股沟韧带下方的股管位置。若为箝闭性或绞窄性股疝,疝块难以拉出时,可先将囊颈附近腹股沟韧带横形切开,使疝环松解。

(4) 切开疝囊前壁,检查疝内容物有无坏死。若无坏死,即可将其还纳;若肠管已有坏死,则应将坏死肠段切除,并做肠吻合术。

(5) 将疝囊剥离到颈部,在颈部做高位荷包缝合,结扎。剪去多余的疝囊壁。

(6) 再在精索后方将联合腱、耻骨韧带和腹股沟韧带一并缝合,封闭股环。如腹股沟韧带已被切断,应先缝合。

(7) 分层缝合腹外斜肌腱膜、皮下组织和皮肤。

【术后处理】

术后短时间内应将大腿维持于微屈位。鼓励患者尽早行走。术后1个月内避免重体力活动。

(二) 应用plug网塞的股疝修补术

【适应证】

除非有禁忌证,所有的股疝都应修补。因股环开口小而边缘韧,应注意是否发生绞窄。

【术前准备】

无胃肠道体征及症状的嵌顿性股疝应尽快手术。而有症状的股疝急诊处理。绞窄疝者,应用鼻胃管减压、静脉输液及胃肠外应用抗生素。

【手术步骤】

(1) 切口、疝囊处理如前所述。

(2) 取聚丙烯材质的网塞,修剪至适当大小后,把网塞从股管的外口置入,其外缘与股环周围的韧带组织缝合固定。

(3) 分层缝合腹外斜肌腱膜、皮下组织和皮肤。

【术后处理】

无并发症的患者可以很快出院。大多数患者可于几天内恢复正常活动。

（三）经腹膜前间隙股疝修补术

**【适应证】**

除非有禁忌证，所有的股疝都应修补。因股环开口小而边缘韧，应注意是否发生绞窄。

**【术前准备】**

无胃肠道体征及症状的嵌顿性股疝应尽快手术。而有症状的股疝急诊处理。绞窄疝者，应用鼻胃管减压、静脉输液及胃肠外应用抗生素。

**【手术步骤】**

(1) 切口处理如前所述。

(2) 在腹壁下动脉内侧切开腹横筋膜，显露出腹膜前间隙，将疝囊从股管前拉回，使其成为直疝，将疝囊完全还纳后，用补片置入腹膜前间隙，充分覆盖"耻骨肌孔"。

(3) 分层缝合腹外斜肌腱膜、皮下组织和皮肤。

**【术后处理】**

无并发症的患者可以很快出院。大多数患者可于几天内恢复正常活动。

（李兴睿）

# 第三十七章　周围血管手术

## 一、血管手术操作基本原则

血管手术操作的技术要求很高，直接关系到手术的成功率和术后血管的通畅率。常见的基本要点如下。

1. 术中避免用镊子直接钳夹血管内膜。

2. 使用合适的血管阻断钳，避免过紧和反复钳夹。

3. 血管游离后可采用束带绕双环的方法预先控制各分支血管。

4. 意外出血时避免盲目钳夹，应先采取指压法控制出血，在吸引器辅助下清理视野后酌情钳夹。

5. 缝合血管时应仔细修整吻合口处血管内膜和血管外膜。

6. 血管内膜暴露时注意使用肝素溶液(50U/ml)反复冲洗。

7. 血管阻断前全身使用肝素(0.5～1mg/kg)，阻断的远端血管内注入肝素10～20mg。

8. 血管缝合时内膜应对齐、光整、无损伤、酌情外翻。

9. 血管避免张力过大、扭曲、过长。

10. 血管切开时尽量做横行切口，避免纵行缝合后血管狭窄。纵行缝合血管估计将造成狭窄者应行血管补片缝合。

11. 血管缝合时应避免同一部位反复进针，减少血管内膜损伤。

12. 血管缝合结束前应局部注入肝素溶液排除空气，血管近心端和远心端分别放血排出可能存在的血栓。

13. 对动脉硬化明显的血管，应从腔内向腔外方向进针缝合。

14. 血管缝线牵拉应适度，并且避免用镊子和钳子直接钳夹的风险。

15. 大、中口径的血管吻合时,针距和边距控制在 2mm 左右,小血管吻合时针距控制在 1mm 左右。

16. 大血管缝合可选用 3-0 和 4-0 无损伤缝线;中等口径血管缝合可选用 5-0 无损伤缝线;小血管缝合可选用 6-0 和 7-0 无损伤缝线。

## 二、大隐静脉高位加曲张静脉点式剥脱术

【适应证】

1. 单纯性大隐静脉曲张。
2. 原发性深静脉瓣功能不全功辅助手术。
3. 血栓形成后遗症完全再通后。

【禁忌证】

1. 血栓形成后遗症血管未完全再通者。
2. 先天性下肢深静脉畸形。

【术前准备】

1. 皮肤准备:患肢、会阴部。
2. 手术切口标志:病人立位,按照曲张静脉走行,用龙胆紫标出拟作切口处,并用碘酒固定。
3. 小腿溃疡应在术前控制:如卧床抬高患肢;行走时穿着弹力袜等,尽量在溃疡愈合后手术,以免发生切口感染。

【麻醉】

连续硬膜外麻醉,或神经阻滞麻醉,或腰麻。

【手术步骤】

1. 切口:两种切口,均取仰卧位。

(1) 腹股沟韧带下方,股动脉搏动内侧沿大隐静脉走行作向内下的纵行切口长约 6cm,切开皮肤皮下组织及浅筋膜,游离出大隐静脉。

(2) 腹股沟皮纹下方 0.5 ~ 1cm 或者皮纹上方 1cm 处作平行切口 4 ~ 5cm,有利于显露大隐静脉属支。

2. 在大隐静脉进入股静脉前约 0.5～1cm 处双重结扎，切断其近心端。分离、结扎各分支(分支数目变异较大)。向远心端大隐静脉内插入静脉剥脱器至关节附近引出，将静脉残端缚于剥脱器头部，抽剥大隐静脉主干，同法剥脱小腿段主干。

3. 曲张分支静脉处理：下肢驱血后于大腿中段上止血带，根据术前描记的曲张静脉走行，做多个约 3mm 点状切口，用蚊式血管钳将皮下浅筋膜层的曲张静脉挑出、抽剥。

4. 小腿深筋膜下穿通静脉可经 Linton 切口离断、结扎，或经腔镜结扎。

5. 下肢弹力绷带包扎。

【并发症及预防】

1. 下肢深静脉血栓形成：发生率为 0.3%，术后鼓励病人尽早下床活动，卧床时作踝趾关节运动。

2. 股静脉损伤：熟悉解剖层次，寻找大隐静脉不应在深筋膜下，确认为大隐静脉后再行离断。

3. 隐神经损伤：在小腿段隐神经与大隐静脉主干伴行，损伤后可引起小腿内侧和足内侧皮肤感觉障碍。由近心端往远心端剥脱主干可减少发生率。

## 三、下肢动脉取栓术(Fogarty 导管取栓术)

【适应证】

髂股动脉栓塞，无禁忌证均应手术取栓。

【禁忌证】

1. 一般情况极差，病人濒死状态。

2. 肢体坏死已有明显分界。

【术前准备】

1. 此类病人栓子多来源于心脏，术前应争取尽量改善病人心脏及循环功能。

2. 作动脉造影或者彩超明确病变部位及栓塞长度。

【麻醉】

局麻或连续硬膜外麻醉

【手术步骤】

1. 仰卧位,患肢稍外展外旋。

2. 于腹股沟韧带略上方行沿股动脉走行纵切口。

3. 切开皮肤、皮下及深浅筋膜,切开股神经血管鞘显露股动脉,可见栓塞远端动脉搏动消失。

4. 用橡皮筋或血管束带分别绕过股总动脉、股浅动脉和股深静脉,准备阻断血流。

5. 静脉注入肝素 1mg/kg 体重。阻断股总、股深浅动脉。

6. 横形切开股总动脉前壁,取出切口下血栓。

7. 用 F3-6 号导管,向下通过血栓导入股浅动脉,尽量深入。髂动脉内血栓,将 Fogarty 导管向上导入髂动脉依同法取栓。

8. 注入生理盐水,使管端球囊扩张,缓缓拖出导管,带出血栓。反复数次,直至远端动脉内有血液喷出。

9. 有条件者可行术中动脉造影,行 PTA 或支架植入处理相应动脉狭窄或闭塞性病变。

10. 取尽血栓后,取肝素盐水(肝素 50mg/200ml 生理盐水)灌洗远端动脉。

11. 用 5-0 无损伤缝线缝合管壁切口。

12. 缝合切口。

【术后处理】

1. 肢体远端动脉搏动恢复较慢,因此应密切观察肢体色泽、温度变化,若局部情况改善后又加重。则提示又有栓塞,需再手术取栓。

2. 术后抗凝,肝素 50mg,或低分子肝素 4000~5000U 皮下注射,每 12 小时 1 次,5~7 天。

## 四、下腔静脉滤器植入术

【适应证】

适用于急性下肢深静脉血栓(DVT)病人预防致死性肺栓

塞,慢性深静脉血栓病人无需植入。

1. 下肢 DVT 患者有抗凝治疗禁忌证。

2. 本次急性发作期间有可证实的肺栓塞发生。

3. 正规抗凝治疗期间深静脉血栓延长或新发深静脉血栓,或新发肺栓塞。

4. 漂浮的髂股静脉血栓。

5. 拟行静脉取栓术或者经导管溶栓术的病例。

6. 急性期下肢 DVT 患者需行盆腔或下肢手术者。

【禁忌证】

1. 下腔静脉充满血栓者。

2. 穿刺入路血管有血栓形成者。

3. 穿刺路径有感染者。

4. 病情危重不能耐受手术者。

【术前准备】

1. 彩超检查了解下腔静脉、髂静脉、股静脉、颈内静脉通畅情况,以及有无下腔静脉解剖变异。

2. 禁食水。

3. 碘过敏试验。

【麻醉】

局部浸润麻醉。

【手术步骤】

1. 取仰卧位。

2. 经股静脉或颈内静脉入路。

3. 局部麻醉后穿刺置入 5F 导管鞘。

4. 行下腔静脉造影或者术中超声检查,了解下腔静脉情况,并定位右侧肾静脉。

5. 更换 6F 输送鞘,将其推送至右侧肾静脉平面下方。

6. 明确定位无误后一手固定内杆,另一手回撤外鞘,推送释放滤器。

7. 再次透视或行术中超声检查确认滤器位置。

8. 拔除输送鞘后穿刺点局部压迫 15 ~ 20 分钟,加压包扎。

【术后处理】

1. 股静脉穿刺点术后加压包扎20小时。颈内静脉穿刺点可采用宽胶布斜行加压。

2. 常规抗凝治疗。

3. 出现双侧下肢水肿时行彩超多普勒检查，了解有无下腔静脉、对侧下肢深静脉血栓形成。

4. 观察腹部体征，警惕血管损伤。

（阳 军）

# 第三十八章　常用小手术

## 一、脓性指头炎切开引流术

【适应证】

1. 手指末节指腹皮下软组织感染并形成脓肿。

2. 手指末节指腹皮下软组织感染未形成脓肿，但局部张力高，疼痛明显，影响睡眠、休息，经抗感染或局部治疗无好转，应切开减压，预防指骨骨髓炎或骨坏死的发生。

【手术要点】

1. 通常采用指根部两侧指神经阻滞麻醉。

2. 患指末节侧面偏掌侧行纵形切口，切口远端不超过甲沟的1/2，近端不超过末节指横纹，以免损伤屈肌腱鞘，用尖刀切开脓腔，并切断脓腔内所有纵行纤维索，剪去突出的脂肪使脓液引流通畅，放出脓液并使用生理盐水冲洗干净脓腔，填塞凡士林布条。如果脓腔较大，宜作对口引流，使两侧切口相通，分别填入凡士林纱条或放置橡胶片引流。

## 二、拔　甲　术

【适应证】

1. 外伤致指(趾)甲下积血或与甲床分离。

2. 甲沟炎扩展引起弥漫性指(趾)甲下积脓。

3. 指(趾)甲癣经药物及局部治疗无效。

【手术步骤】

1. 通常采用患指(趾)神经阻滞麻醉。

2. 手术者左手固定患指(趾)，用尖刀片在甲根部将甲根与其上的皮肤分离；再于指(趾)甲前缘将刀片平行插入指

(趾)甲与甲床之间进行分离。应注意紧贴甲下插入,以避免损伤甲床。将全部指(趾)甲与甲床分离后,用直的止血钳夹住甲前部,将整块指(趾)甲平行拔除。如果将指(趾)甲剪成两部分,用止血钳分别将两部分指(趾)甲拔除。甲床表面覆盖凡士林纱条。

## 三、腋臭切除术

**【适应证】**

重度腋臭经非手术治疗无效者。

**【手术步骤】**

1. 取平卧位,患侧上肢外展,肩背部适当垫高,备皮后消毒手术区皮肤,铺无菌巾。

2. 局部皮下浸润麻醉。

3. 切除方法

(1) 腋窝皮肤全层切除法:沿腋毛边缘做梭形切口,用组织钳钳夹拟切除皮肤侧,用刀片于皮下浅层水平切割分离,整块切除梭形区域皮肤及皮下浅层脂肪组织,应注意切割勿过深,以免伤及深部的腋血管和神经。亦可将切口设计"Z"型或"S"型皮瓣等方式。创面严密止血,丝线间断缝合皮肤切口。如果皮肤缝合时张力过大,可于切口两侧皮下潜行分离以便于拉拢切口两侧皮肤,在无张力下的情况下缝合。此方法最彻底,但是随着时间延长会留一较宽瘢痕。

(2) 腋窝皮下汗腺去除术:分为可视下和不可视下手术。不可视搔刮术式:在腋毛区中央顺腋窝皱襞切开皮肤,充分游离皮下组织(腋毛区范围内),用工具从皮肤底面刮除皮下组织,甚至部分真皮深部组织,直至所刮皮肤呈紫红色。这种方法目前使用较广泛,且切口设计长度越来越小,搔刮工具如刮匙等,被不断改进。搔刮术式不切除皮肤,损伤较小,但是在不可视条件下进行,因而存在刮除汗腺不彻底或搔刮过度造成皮瓣坏死(愈合延迟、瘢痕增生严重)或者出血的可能。

可视条件下剪除顶泌汗腺：内窥镜技术由于设备复杂昂贵，技术要求较高，尚不普及。翻转皮瓣剪除术式是目前的主要技术，切开皮肤(部位同搔刮术式)，充分游离皮下，然后翻转皮瓣，直视下剪除顶泌汗腺。目前最常用的设计是做单一沿皮纹切口或者两条平行小切口。该方法术后瘢痕增生较轻，且疗效肯定，但是依然存在复发的患者，考虑可能是部分真皮深部大汗腺组织没有破坏，且被剪断的毛囊及汗腺有部分能继续发育，臭味复发。

无论哪种手术方法，有效的包扎固定是防止手术早期并发症的有效措施。

## 四、脓肿切开引流术

【适应证】

1. 浅部脓肿液化，有波动感。

2. 深部脓肿穿刺时抽出脓液者。

3. 脓肿虽未形成，但脓肿部位特殊，如手部感染，也应及时切开减压。

4. 快速扩展的蜂窝织炎。

【手术要点】

1. 患者取适当体位。消毒手术区皮肤后，铺无菌单。

2. 可用局部浸润麻醉或区域阻滞麻醉，指、趾端用神经阻滞麻醉。局部浸润麻醉时要自脓肿周边向中心进行浸润注射，勿穿透脓腔壁及自脓肿中心向外浸润以避免炎症向外扩展。

3. 切口选择在波动明显且位置最低处，以利引流。颈面部应顺皮纹方向做切口。应避免在足跟、坐骨下等负重部位进行切开。表浅脓肿可直接切至脓腔。较深者应切开皮肤及皮下组织，再切开脓腔，将其内纤维分隔剪开，以便于充分引流。脓腔内填塞凡士林纱条，用以引流和压迫止血，最后敷料包扎。

## 五、皮脂腺囊肿切除术

【适应证】

1. 未发生感染的皮脂腺囊肿。

2. 有感染或破溃的皮脂腺囊肿。

【手术步骤】

1. 取有利于手术显露的舒适体位,常规消毒术区皮肤,铺无菌巾。

2. 行局部浸润麻醉范围包括囊肿周围及基底部。

3. 沿皮纹方向做梭形切口,以能完整切除皮脂腺囊肿并且皮肤缝合无张力为宜。用尖刀片轻轻切开皮肤,分离解剖至露出囊壁。

4. 用止血钳或剪刀紧贴囊壁分离,使全部囊壁与周围组织分离,完整摘除囊肿。

5. 剥离过程中,注意不可剥破囊壁并残留囊壁组织。如不慎剥破囊肿,使用止血钳夹闭囊肿破口,清除流出物后继续剥离,直至囊壁完整摘除。

6. 间断缝合切口,并避免皮肤缝合后留有死腔,敷料加压包扎。

## 六、浅表肿块切除活检术

【手术指征】

1. 浅表肿块例如脂肪瘤、纤维瘤等。

2. 肿大浅表淋巴结活检。

【手术步骤】

1. 取有利于手术显露的舒适体位,碘伏或酒精常规消毒皮肤,铺无菌巾。

2. 以1%利多卡因作肿块周围以及切口处局部浸润麻醉。

3. 沿皮纹或肿块长轴做切口,切开皮肤、皮下组织,显露肿块。

4. 用组织钳钳夹肿块表面或邻近结缔组织牵引,以血管钳或解剖剪沿肿块包膜解剖,逐渐游离,完整切除病灶。若肿块边界不清或局部粘连,为避免残留病灶组织,可切除少许邻近正常组织,确保切缘病灶阴性。

5. 逐层间断缝合切口,避免残留死腔,腔隙大者可留置引流物并加压包扎。

【注意事项】

1. 完整切除肿块,避免残余瘤体复发。

2. 肿块较大者应注意放置引流物的角度和部位,做到彻底引流,避免术后因创腔引流不畅导致的积液。

3. 淋巴结活检时应当注意结扎引流淋巴管,以免术后长期淋巴瘘,影响切口愈合,淋巴结活检时可能遇到多个肿大淋巴结,在保证手术安全的前提下切取较大、质地较硬的淋巴结可提高取材阳性率,但不必勉强切除多个淋巴结。

## 七、腱鞘囊肿切除术

【手术指征】

手、足、背踝等部位的腱鞘囊肿。

【手术步骤】

手术步骤以腕背腱鞘囊肿切除术为例。

1. 碘伏、酒精常规皮肤消毒,铺无菌巾。

2. 先以1%甲紫(龙胆紫)标出切口线,再以1%利多卡因行局部浸润麻醉。

3. 采用横行或"S"行切口,长度应稍大于囊肿直径。切开皮肤、皮下,显露囊肿,沿囊肿包膜钝性分离,至囊肿蒂部,将囊肿完整摘除。有时囊肿蒂部位于肌腱于肌腱之间或骨关节关节之间,囊壁易破裂,一旦破裂,应将内容物擦拭干净后,持镊夹起囊壁,将其一一剪除,同时切除部分关节囊和部分肌腱膜。

4. 逐层缝合切口,适当加压包扎。

## 八、乳房脓肿切开引流术

【手术指征】

急性乳房炎脓肿形成。

【手术步骤】

1. 患者取侧卧位或仰卧位。碘伏、酒精消毒皮肤，铺无菌巾。

2. 进行局部浸润麻醉。用长针头注射器分别从乳房基底边缘的上、下方以及外侧向乳房后刺入，以1%的利多卡因作扇形浸润，总量不超过40ml，针头应与胸壁平行，避免误入胸腔。然后环绕乳房基底边缘再行皮下浸润。如切口部位麻醉不完全，可在切口沿线行皮内以及皮下浸润。若脓肿较小，亦可于炎症周围的正常组织内作菱形浸润麻醉以及切口沿线的皮内和皮下浸润。

3. 在乳晕以外，扪及波动明显处或压痛最明显处做放射状切口，若为乳房后脓肿可沿乳房下缘作弧形切口。

4. 切开皮肤及皮下组织，用血管钳探入脓腔，撑开，再以示指伸入脓腔，将脓腔内的多房性间隔一一打通，使之成为一个脓腔，能够被引流完全。若脓腔较大，可行口对口引流。

5. 继而冲洗脓腔，填塞凡士林纱条引流，所用引流物应准确记录数目。

【注意事项】

1. 注射局麻药物时应注意避免注入脓腔内部。

2. 注意切口足够大，但不可切开乳晕，以免形成乳瘘。

## 九、乳房肿块切除术

【手术指征】

乳房良性肿瘤、乳腺肿块活检。

【手术步骤】

1. 病员取仰卧位，碘伏、酒精消毒皮肤，铺无菌巾。

2. 1% 利多卡因局部浸润麻醉，同时注意将麻醉药注射于肿块基底部。

3. 作放射状切口，依次切开皮肤、皮下组织至腺体表面。

4. 切开乳腺组织，直至显露出肿块包膜，沿包膜处逐渐分离，直至将肿瘤完全游离切除。若肿块界限不清或无完整包膜，则将肿块连同邻近少许腺体组织一并切除。腺体组织中的小血管可缝扎止血，不宜钳夹止血。

5. 间断缝合腺组织、皮下组织以及皮肤。若创腔较大，可留置乳胶片引流。

6. 所有切除的肿块组织均需送病理检查。

**【注意事项】**

1. 如果肿块较大，可沿乳房下缘作弧形切口，切开皮肤和皮下组织，进入乳房后间隙，从深面显露肿块并切除，必要时放置引流。

2. 所有乳腺肿块术后均需加压包扎至少 48 小时。

3. 手术时间上尽量避开哺乳期或妊娠期，此时腺体分泌旺盛，可能影响创面愈合。

4. 术前乳腺彩超检查有助于了解病变部位、数目以及肿块质地，如是囊性还是实性病变等。

5. 如肿块为囊性，应注意切除完整囊壁组织，减少复发机会。

（张万广　殷　茜）